国家卫生健康委员会"十三五"规划教材

全 国 高 等 学 校 教 材

供健康服务与管理专业及相关专业用

健康服务与管理技能

Skills for Health Service and Management

主　编　许亮文　关向东

副主编　王淑霞　王　毅　许才明

U0207851

编　者（以姓氏笔画为序）

王　毅（成都中医药大学）　　　　　　　　关向东（广东药科大学）

王雪娇（海南医学院第一附属医院）　　　　许才明（浙江中医药大学）

王淑霞（新疆医科大学第一附属医院）　　　许亮文（杭州师范大学）

帅乐耀（杭州希和信息技术有限公司）　　　张璐璐（广州市第一人民医院）

冉利梅（贵州医科大学附属医院）　　　　　陈志恒（中南大学湘雅三医院）

司建平（河南中医药大学）　　　　　　　　黄仙红（杭州师范大学）

刘　涛（锦州医科大学）　　　　　　　　　黄立坤（山西省人民医院）

刘玉萍（四川省人民医院）

编写秘书　　王大辉（杭州师范大学）

人民卫生出版社

图书在版编目（CIP）数据

健康服务与管理技能/许亮文,关向东主编. —北京:人民卫生出版社,2020

全国高等学校健康服务与管理专业第一轮规划教材

ISBN 978-7-117-29620-5

Ⅰ. ①健… Ⅱ. ①许…②关… Ⅲ. ①卫生服务－高等学校－教材②卫生管理－高等学校－教材 Ⅳ. ①R19

中国版本图书馆 CIP 数据核字（2020）第 095781 号

| 人卫智网 | www.ipmph.com | 医学教育、学术、考试、健康，购书智慧智能综合服务平台 |
| 人卫官网 | www.pmph.com | 人卫官方资讯发布平台 |

健康服务与管理技能

主　　编：许亮文　关向东

出版发行：人民卫生出版社（中继线 010-59780011）

地　　址：北京市朝阳区潘家园南里 19 号

邮　　编：100021

E - mail：pmph @ pmph.com

购书热线：010-59787592　010-59787584　010-65264830

印　　刷：人卫印务（北京）有限公司

经　　销：新华书店

开　　本：850×1168　1/16　印张：22　插页：2

字　　数：621 千字

版　　次：2020 年 7 月第 1 版　2023 年 11 月第 1 版第 5 次印刷

标准书号：ISBN 978-7-117-29620-5

定　　价：78.00 元

打击盗版举报电话：010-59787491　E-mail：WQ @ pmph.com

质量问题联系电话：010-59787234　E-mail：zhiliang @ pmph.com

全国高等学校健康服务与管理专业
第一轮规划教材编写说明

《"健康中国2030"规划纲要》中指出,健康是促进人的全面发展的必然要求,是经济社会发展的基础条件。实现国民健康长寿,是国家富强、民族振兴的重要标志,也是全国各族人民的共同愿望。推进健康中国建设,是全面建成小康社会、基本实现社会主义现代化的重要基础,是全面提升中华民族健康素质、实现人民健康与经济社会协调发展的国家战略。

要推进落实健康中国战略,大力促进健康服务业发展需要大量专门人才。2016年,教育部在本科专业目录调整中设立了"健康服务与管理"专业(专业代码120410T);本专业毕业授予管理学学位,修业年限为四年;目前逐步形成了以医学类院校为主、综合性大学和理工管理类院校为辅、包括不同层次院校共同参与的本科教育体系,各院校分别在不同领域的专业比如中医、老年、运动、管理、旅游等发挥优势,为本专业适应社会发展和市场需求提供了多样化选择的发展模式,充分体现了健康服务业业态发展充满活力和朝阳产业的特色。

我国"健康服务与管理"专业理论和实践教学还处于起步阶段,具有中国特色的健康服务与管理理论体系和实践服务模式还在逐渐完善中。为此,2016年4月和8月,人民卫生出版社分别参与"健康服务与管理"专业人才培养模式专家研讨会和"健康服务与管理"专业教材建设会议;2017年1月,人民卫生出版社组织召开了"健康服务与管理"专业规划教材编写论证会议;2018年2月,人民卫生出版社组织召开了"健康服务与管理"专业规划教材评审委员会一届一次会议。在充分调研论证的基础上,根据培养目标、课程设置确定了第一轮规划教材的编写品种,部分编写品种也与《"健康中国2030"规划纲要》中"要积极促进健康与养老、旅游、互联网、健身休闲、食品融合,催生健康新产业、新业态、新模式,发展基于互联网的健康服务,鼓励发展健康体检、咨询等健康服务,促进个性化健康管理服务发展,培育一批有特色的健康管理服务产业;培育健康文化产业和体育医疗康复产业;制定健康医疗旅游行业标准、规范,打造具有国际竞争力的健康医疗旅游目的地;大力发展中医药健康旅游"相对应。

本套教材编写特点如下:

1. 服务健康中国战略　本套教材的编撰进一步贯彻党的十九大精神,将"健康中国"战略贯穿教材编写全过程,为学科发展与教学改革、专业人才培养提供有力抓手和契机,为健康中国作出贡献。

2. 紧密围绕培养目标　健康服务与管理专业人才培养定位是为健康服务业培养既懂业务又懂管理的实用性管理型人才。人才培养应围绕实际操作技能和解决健康服务问题的能力要求,用医学和管理学手段为健康服务业健康、有序、科学发展提供专业支持。本套教材的编撰紧密围绕培养目标,力求在各部教材中得以体现。

3. 作者团队多样　本套教材的编者不仅包括开设"健康服务与管理"专业院校一线教学专

家,还包括本学科领域行业协会和企业的权威学者,希望能够凝聚全国专家的智慧,充分发挥院校、行业协会及企业合作的优势,打造具有时代特色、体现学科特点、符合教学需要的精品教材。

4. 编写模式创新　为满足教学资源的多样化,教材采用了"融合教材"的编写模式,将纸质教材内容与数字资源内容相结合,教材使用者可以通过移动设备扫描纸质教材中的"二维码"获取更多的教材相关富媒体资料,包括教学课件、思考题解题思路、高清彩图以及视频等。

本套教材共 16 种,均为国家卫生健康委员会"十三五"规划教材,预计 2019 年秋季陆续出版发行,数字内容也将同步上线。希望全国广大院校在使用过程中能够多提供宝贵意见,反馈使用信息,为下一轮教材的修订工作建言献策。

全国高等学校健康服务与管理专业
第一届教材评审委员会

主任委员

郭　姣　广东药科大学

副主任委员

郭　清　浙江中医药大学　　　　　　杨　磊　杭州师范大学
曾　渝　海南医学院　　　　　　　　杨　晋　人民卫生出版社

委员（按姓氏笔画排序）

于恩彦　浙江省人民医院　　　　　　李卫东　广东药科大学
王　锦　华录健康养老发展有限公司　李浴峰　武警后勤学院
王中男　东北师范大学　　　　　　　杨　华　浙江中医药大学
王彦杰　新乡医学院三全学院　　　　张会君　锦州医科大学
毛　瑛　西安交通大学　　　　　　　张志勇　山东体育学院
毛振华　武汉大学　　　　　　　　　张智勇　武汉科技大学
孔军辉　北京中医药大学　　　　　　范艳存　内蒙古医科大学
冯毅翀　成都医学院　　　　　　　　金荣疆　成都中医药大学
朱卫丰　江西中医药大学　　　　　　周尚成　广州中医药大学
向月应　广西师范大学　　　　　　　俞　熔　美年大健康产业集团股份有限公司
邬　洁　人民卫生出版社　　　　　　钱芝网　上海健康医学院
刘世征　中国健康管理协会　　　　　倪达常　湖南医药学院
刘忠民　吉林大学　　　　　　　　　曹　熠　贵州医科大学
江启成　安徽医科大学　　　　　　　曾　强　中国人民解放军总医院
孙宏伟　潍坊医学院　　　　　　　　魏　来　遵义医科大学
杜　清　滨州医学院

秘书

关向东　广东药科大学　　　　　　　曹维明　浙江中医药大学
黑启明　海南医学院　　　　　　　　肖宛凝　人民卫生出版社

全国高等学校健康服务与管理专业
第一轮教材目录

序号	书名	主编		副主编			
1	健康服务与管理导论	郭 清		景汇泉	刘永贵		
2	健康管理学	郭 姣		王培玉	金 浪	郑国华	杜 清
3	健康经济学	毛振华		江启成	杨 练		
4	健康保障	毛 瑛		高广颖	周尚成		
5	健康信息管理	梅 挺		时松和	牟忠林	曾 柱	蔡永铭
6	健康心理学	孙宏伟	黄雪薇	于恩彦	孔军辉	朱唤清	
7	健康运动学	张志勇	刘忠民	翁锡全	骆红斌	吴 霜	徐峻华
8	健康营养学	李增宁		夏 敏	潘洪志	焦广宇	叶蔚云
9	健康养生学	傅南琳		谢 甦	夏丽娜	程绍民	
10	健康教育与健康促进	李浴峰	马海燕	马 莉	曹春霞	闵连秋	钱国强
11	职业健康服务与管理	杨 磊	李卫东	姚 华	汤乃军	刘 静	
12	老年健康服务与管理	曾 强	陈 垦	李 敏	武 强	谢朝辉	张会君
13	社区健康服务与管理	曾 渝	王中男	李 伟	丁 宏	任建萍	
14	健康服务与管理技能	许亮文	关向东	王淑霞	王 毅	许才明	
15	健康企业管理	杨大光	曹 煜	何 强	曹维明	邱 超	
16	健康旅游学	黑启明	向月应	金荣疆	林增学	吴海波	陈小勇

主 编 简 介

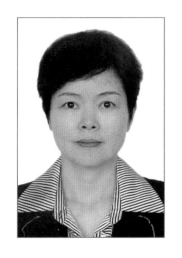

许亮文

教授，硕士研究生导师。现任杭州师范大学健康管理学院副院长，兼任浙江省健康促进与教育协会副会长，浙江省预防医学会健康教育专业委员会副主任委员，中华预防医学会卫生保健分会常委，浙江省预防医学会理事。曾被世界卫生组织健康城市合作中心聘为"健康城市合作网络（中国）"专家组成员。

从事高等教育工作 30 年，长期承担流行病学、全科医学概论、预防医学、行为医学等教学工作。主要研究方向为人群健康素养、人群行为监测与评估、人群健康教育与健康管理、慢性病监测与评估、慢性病预防和管理措施等。主持完成了国家自然科学基金项目、教育部人文社科研究项目、"十一五"国家科技支撑计划项目的子课题、"十五"国家科技攻关重点计划项目的子项目、浙江省重点研发项目、市局级项目等 40 余项课题。发表学术论文 80 余篇，主编、副主编多部教材。

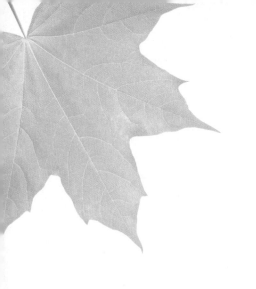

主 编 简 介

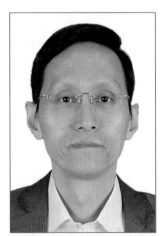

关向东

副教授,硕士研究生导师。现任广东药科大学健康管理中心主任,中国医师协会健康管理与健康保险专业委员会副主任委员、中国老年保健医学研究会老年教育分会副主任委员、广东省医师协会健康促进工作委员会主任委员、国家卫生健康委"健康管理师"试题库命题专家、国家体育总局"运动处方师"培训专家、国家健康科普专家库成员等职务。曾任广东药科大学附属第一医院副院长。从事内分泌和健康管理的临床、科研及教学 35 年。主要研究方向为基于互联网大数据的健康管理平台的研发、家居功能运动、饮食运动个性化方案制订、糖尿病及肥胖症非药物治疗等。

主持国家、省级等课题 10 余项,发表学术论文 20 余篇,作为主编、副主编或编委参与了多部教材及科普著作的编写。现有发明专利 1 项,软件著作权 5 项,开发并运作多个健康网站、手机APP 应用平台等。

副主编简介

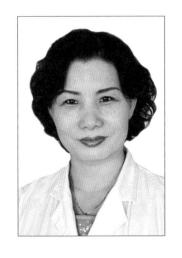

王淑霞

主任医师，副教授，硕士研究生导师。现任新疆医科大学健康管理院副院长，中华医学会健康管理学分会慢性病管理学组委员，中国健康管理协会互联网健康管理分会副秘书长，新疆医学会健康管理专业委员会常委兼秘书长等。

从事高等教育 25 年，主持及参与各级科研项目 18 项，在国内外学术刊物上发表论文 50 余篇，主编、副主编著作 6 部，参编 3 部，承办国家级、自治区级继续教育项目 10 余项。曾获中华医学科技奖医学科普奖、新疆维吾尔自治区第二届科学技术普及奖、中国老年保健医学研究会科技进步三等奖、全国"手拉手"健康管理社区行——城市社区全科医师公益性培训先进个人奖、全国"自我健康管理优秀奖"、新疆维吾尔自治区及乌鲁木齐市全民健康体检工作先进个人等荣誉。

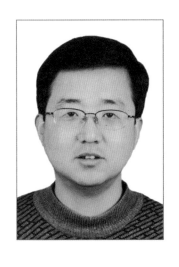

王　毅

副教授，硕士研究生导师。现任职于成都中医药大学管理学院。为四川省学术和技术带头人后备人选，四川省中医药管理局学术和技术带头人后备人选。

主要从事健康养老等方面研究。公开发表论文 25 篇，主持省部级及以上课题 5 项；主编（含副主编）教材 4 部；积极服务于地方经济建设，尤其在养生健康产业方面，做出了积极的贡献。

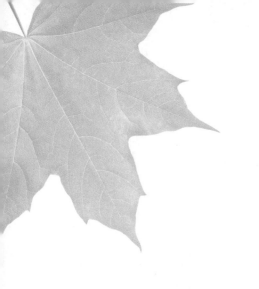

副主编简介

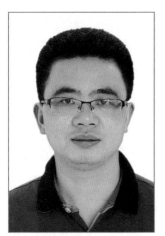

许才明

博士，教授，博士研究生导师。现任浙江中医药大学人文与管理学院副院长（主持工作），浙江省高校中青年学科带头人。兼任浙江省哲学社会科学规划"十三五"学科组专家（管理学）、浙江省学科评议组和专业学位研究生教育指导委员会成员，浙江省科技厅科技管理专家及国家社科基金项目评议专家等。

主要从事政府治理、公共卫生及中医药卫生事业管理等方面的研究。现已公开发表各类学术论文 70 余篇；主持包括国家社会科学基金在内的省部级及以上课题 14 项；出版专著 1 部，主编（含副主编）教材 5 部；获省部级奖 6 项。

前　言

习近平总书记在党的十九大报告中提出"实施健康中国战略",为人民群众提供全方位全周期的健康服务。2019年7月,国务院印发了《关于实施健康中国行动的意见》,以"健康中国战略"为顶层设计,以《"健康中国2030"规划纲要》为行动纲领,以"健康中国行动"为推进抓手的大国国民健康保护体系全面形成,从干预健康影响因素、维护全生命周期健康和防控重大疾病等三方面提出实施15项行动,并同步印发《健康中国行动(2019—2030年)》等文件,大力推进"以治病为中心"向"以人民健康为中心"转变,努力为人民群众提供全方位全周期的健康保障,使群众不生病、少生病。

"健康中国行动"指出健康知识普及、合理膳食、全民健身、控烟、心理健康、健康环境的促进等是全方位干预健康影响因素的具体内涵。妇幼健康促进、中小学健康促进、职业健康保护、老年健康促进是维护全生命周期健康的具体任务。心脑血管疾病、癌症、慢性呼吸系统疾病、糖尿病、传染病及地方病的防治是防控重大疾病的具体抓手。

健康服务,人才先行。为加快我国健康服务与管理人才培养步伐,提升健康服务与管理专业人才技能水平和服务能力,推进我国健康服务业快速发展,为健康中国战略的顺利实施提供人才支撑,各位编委在有关专家的指导下编写了《健康服务与管理技能》一书,本书为健康服务与管理专业人才培养提供了基本理论和实践技能体系依据和参考。《健康服务与管理技能》是预防医学、运动医学、临床医学、管理学等多学科深度交叉的产物,有较强的理论性和实操性。

本书以健康监测、健康风险评估、健康维护与干预为主线,健康监测和评估部分内容主要包括健康相关问卷和量表编制与评价、慢性病风险评估常见方法、基础代谢测量与评估、临床检查检测及意义等;健康维护与干预部分内容包括常见慢性病干预技术、健康功能常见干预技术、常见功能退化的检测与干预、常用应急救护技术等。此外,本书还对家庭健康服务与管理技能、健康管理服务的相关宏观政策制订、健康服务中的沟通技能、健康服务与管理常用文案写作技能等内容做了介绍。

本书在夯实基础理论知识的同时,着重介绍了健康服务与管理技能的实际应用,内容丰富,知识面广,应用性强。本书适用于健康服务与管理专业的本科生、研究生、健康服务行业技术人员和管理人员学习,也可以作为健康服务领域的自学教材。

由于健康服务与管理专业为新兴专业,学科交叉融合程度高,独立专业体系尚未成熟,编者水平及编写时间有限,难免有纰漏与错误,恳请同行专家及广大读者批评指正,愿意与大家共同为实现"健康中国"做出应有的贡献。

许亮文　关向东

2020年4月

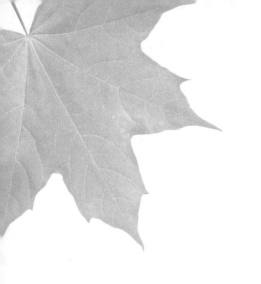

目　录

第一章 | 绪 论

 本章要点

1. **掌握** 健康服务与管理的概念；健康管理与疾病治疗的区别与联系。
2. **熟悉** 健康服务与管理技能类型、主要内容和实施流程。
3. **了解** 健康服务与管理技能未来发展趋势。

　　健康，是人类生活的基本需求，是人类全面发展的必然要求，是经济社会发展的基础，是民族昌盛和国家富强的重要标志，"没有全民健康，就没有全面小康。"在促进以"疾病为中心和对高技术无限追求"向"健康为中心"转变的进程中，掌握健康服务与管理相关技能，承担起民众健康维护、疾病预防职责，参与健康城市建设，应对慢性病及老龄化，开展多样化健康服务与管理工作，有效利用有限的资源来达到最大的健康改善效果，使人们不生病、少生病、延缓发病、防止大病，提高生命质量、降低疾病负担，具有显著的针对性和重大作用。因此，健康服务与管理技能是健康服务与管理专业的重要课程，是理论学习与实践工作的桥梁课程。

第一节　健康服务与管理的内涵

一、健康危险因素

　　1948 年，世界卫生组织（World Health Organization，WHO）首次提出健康概念，"健康不仅仅是没有疾病和虚弱，而是一种身体、心理和社会上的完善状态"。1978 年，WHO 在召开的国际卫生保健大会上通过的《阿拉木图宣言》中重申了健康概念的内涵，"健康不仅仅是没有疾病和痛苦，而是包括身体、心理和社会功能各方面的完好状态"。1989 年，WHO 又进一步完善了健康概念，指出健康应是"生理、心理、社会适应和道德方面的良好状态"。由此可见，健康状态不但受到机体内在环境的影响，而且受到外界环境的制约。20 世纪 70 年代以来，国内外学者们从预防的角度出发，将影响健康的因素概括为环境、生物、行为生活方式和卫生服务四大类。随着科学研究的逐步深入，人们意识到影响健康的因素相当复杂，根据世界卫生组织"健康三维观"及现代医学模式（生物 - 心理 - 社会）的内涵，学者们将影响健康的因素分为行为和生活方式、环境因素、生物学因素、卫生保健服务、其他危险因素等。

（一）行为和生活方式

　　2001 年 WHO 宣布人群约 60% 的疾病与不良行为和生活方式有关，且主要集中在慢性非传染性疾病。行为和生活方式主要包括人们的衣、食、住、行、兴趣爱好、休闲活动、风俗习惯与个人信仰等，常见不良行为和生活方式有吸烟、酗酒、饮食不合理、缺乏运动、药物依赖、不及时就医、生活不规律等。人们逐渐发现生活方式因素在全部死因中所占的比重越来越大。2018 年，WHO 统计数据显示，中国的癌症发病率与死亡率都已经高于全球平均水平。以肺癌为例，在我国每 10 万人中就有 40 人不幸罹患肺癌，这与吸烟率高密切相关。而且，一份癌症与吸烟相关性的研究指出，肺癌在中国还属于高发蔓延时期，吸烟人数仍在增加，肺癌患病人数还会继续逐年增加。

健康生活方式可以有效预防心血管病、糖尿病、癌症等慢性病，美国通过 30 年的努力，使心血管疾病的死亡率下降了 50%，其中 2/3 是通过改善行为和生活方式取得的。1992 年国际心脏健康会议提出的《维多利亚宣言》指出：健康的四大基石包括合理膳食、适量运动、戒烟限酒、心理平衡，强调了生活方式的重要性。为加快各国处理非传染性疾病问题的努力，2012 年世界卫生大会通过了到 2025 年要实现的 9 个具体自愿性全球目标，旨在减少非传染性疾病、有害使用酒精、烟草使用、缺乏身体活动、盐 / 钠摄入、高血压、糖尿病和肥胖症导致的过早死亡，促进非传染性疾病的药物治疗和咨询以及相关医药和技术的发展。各国需要在实现所有目标方面都取得进展，方能实现到 2025 年将四种主要非传染性疾病造成的过早死亡减少 25% 的总体目标。

（二）环境因素

环境因素涉及个人以外的所有物理、化学和生物因素，以及影响行为的一切相关因素。居家、工作场所等对人类产生各种影响，常见环境危险因素包括室内室外空气污染，水、环卫设施不充足及不良个人卫生，化学制品和生物制剂，辐射（紫外线和电离辐射），社区噪声，各类职业风险，农药使用和废水再利用，建筑环境及气候变化等。人类不仅生活在自然界，而且生活在复杂的社会关系中，所以人类环境包括自然环境和社会环境两个部分。世界卫生组织（WHO）发布报告指出，2012 年由大气、水和土壤污染等"不健康环境"引起的死亡人数在全球范围内预计达到约 1 260 万人，占全部死亡人数的 23%。健康应该强调人体与自然环境和社会环境的统一，应注重环境与人类发展的协调。自然环境是人类赖以生存和发展的物质基础，包括阳光、空气、水、气候、地理等。人类的各种活动，尤其是经济的快速发展和城市化进程的加剧，导致不同程度的环境污染，自然环境产生危害人类健康的各种有害因素，其危害机制比较复杂，一般具有浓度低、效应慢、周期长、范围大、人数多、后果重、多因素协同作用等特点。近年来，严重的大气污染以及居住环境因装修、油烟等造成的空气污染是人类发生癌症、心血管疾病、呼吸系统疾病、精神疾病、心理障碍、先天畸形等的影响因素。1952 年英国伦敦发生严重的空气污染事件，4 天死亡 4 000 人，随后的 2 个月又陆续死亡 8 000 人。有损人类健康的大规模全球环境危害包括气候变化、平流层臭氧损耗、生物多样性损失、水文地质系统和淡水供应变化、土地退化以及对食品生产系统的压力，对人类的健康造成了巨大威胁。2017 年，根据世界卫生组织和联合国儿童基金会发布的最新报告，全球约有 30% 的人口无法获得安全且易于获得的家庭用水。

此外，诸如噪声、垃圾、光、城市热岛等对环境的污染形势日趋严峻，从生存空间的多角度对人类健康构成严重威胁。因此，保护环境，保持自然环境与人类的和谐，对维护、促进健康有着十分重要而深远的意义。

影响健康的社会环境因素更为复杂和广泛，包括战争、社会制度、公共政策、经济状况、文化教育、法制建设、风俗习惯、人口增长、社会保障、食品安全、家庭环境、人际关系等因素，对人类的健康均有着不同程度的影响，其中社会制度和经济状况中的收入和社会地位、社会保障、教育文化、就业等对人类生存和健康起着极其重要的作用。社会环境因素既广泛又有交互作用，而且还具有重叠性、恒常性、积累性及因果关系的多元性等特点。

（三）生物学因素

生物学因素是影响人类健康的一类重要因素，主要表现在生物特征、种族特征和家族特征三个方面。

生物学特征一方面是指病原微生物为主和寄生虫为主的病原体及有害种植物，病原微生物包括细菌、病毒、真菌。病原微生物（感染致病菌、病毒、寄生虫等）如 HIV、HBV、HPV、SARS-CoV、埃博拉病毒等。另一方面,生物学特征还包括遗传性的疾病、染色体非整倍性、染色体畸形、基因突变等。

种族特征表现为不同人种、不同民族疾病谱不同,对疾病的易感性不同。研究表明,目前世界各国普遍认为糖尿病存在民族或种族方面的差异,包括流行病学、临床特点等,美国少数民族的患病率较白种人高出 2～6 倍,糖尿病并发症也较高,英国 UKPDS 研究也发现其国内少数民族糖尿病发病较白种人高。我国近年的研究也显示部分少数民族在糖尿病发病及并发症方面与汉族存在不同,基因水平的研究也显示出糖尿病的种族差异性。

家族特征表现在家族聚集现象疾病,一部分是基于遗传物质的影响,如多指(趾)、红绿色盲、血友病等;另一部分,同一家族中,由于饮食、居住等环境因素相同,可能导致多个成员患有相同的疾病。例如,一家中多个成员都可以由于饮食中缺少维生素 A 而患夜盲症;因缺碘而引起甲状腺功能低下;因高盐、高糖、高脂肪、高蛋白摄入水平导致的高血压、糖尿病等(表 1-1)。

表 1-1　影响健康的生物学因素

类别特征	举例
生物特征	病原微生物(感染致病菌、病毒、寄生虫等):HIV、HBV、HPV、SARS-CoV、埃博拉病毒等 遗传性因素:染色体非整倍性、染色体畸形、基因突变等
种族特征	疾病易感性、乳糖不耐受、花生过敏、乳糖酶缺乏、ABO 血型分布、RH 血型分布等
家族特征	家族聚集现象疾病,多指(趾)、红绿色盲、血友病 饮食、居住等环境因素导致的高血压、糖尿病等慢性病高发

(四)卫生保健服务

卫生保健服务又称健康服务,指卫生系统应用卫生资源和医疗防疫手段,向个体、群体和社会提供的健康服务活动。世界卫生组织把卫生保健服务分为初级、二级和三级。初级卫生保健服务是指社区卫生服务中心和乡镇卫生院等基层卫生服务机构,提供的以预防工作和基本医疗为主的卫生服务。最终目标是增进人人健康,世卫组织确定了以下五项主要内容:减少卫生领域的排斥和社会差距;围绕人们的需求和期望安排卫生服务;将卫生纳入所有部门的工作;实行政策对话合作模式;增强利益相关方的参与。第二级和第三级卫生保健服务主要是指医院和医疗网,以疑难复杂病种及专科医疗为主的服务。卫生保健服务关系到人的生老病死全过程,因此服务质量的优劣,以及医疗卫生机构、人员、经费与设施资源的分配是否科学、合理,对个体和群体的健康影响重大。三级卫生服务包括预防服务、医疗服务和康复服务,其服务中可能存在着医疗水平低、资料机构管理不善、误诊漏诊、医源性疾病、卫生技术人员不足、初级卫生保健不健全、卫生经费过少、卫生资源分配不合理、重治轻防、卫生保健服务利用率低等不利于健康的危险因素。

(五)其他危险因素

随着科学研究逐步深入,人们意识到心理因素、意外伤害和自然灾害等也很大程度上影响着人类的健康。

心理健康是健康三维观的重要维度,在这种状态中,每个人能够实现自己的能力,能够应付正常的生活压力,能够有成效地从事工作,并能够对其社区做出贡献。社会、心理和生物方面的多重因素决定着人们的心理健康状况和心理平衡,社会快速变革、工作压力大、性别歧视、社会排斥、不健康的生活方式、身体健康不良等都可能导致心理平衡失调,进而出现各种心理问题,甚至心理疾病。

心理健康状态与身体疾病的产生和防治密切相关,消极的心理因素能够导致多种疾病发生,医学临床实践和科学研究证明,消极情绪如焦虑、怨恨、悲伤、恐惧、愤怒等可使人体系统功能失调,导致失眠、心动过速、血压升高、食欲减退、月经失调等疾病;积极的心理状态是保持和增进健康的必要条件，积极、乐观的情绪能够使机体功能提升。

心理健康状态与生产力之间也是密不可分。WHO 指出抑郁症和焦虑症是常见的心理疾病，会影响人们的工作能力和生产力。全球约有 3 亿人患有抑郁症、2.6 亿人患有焦虑症，据 WHO 的一项研究估计，每年给全球经济造成约 1 万亿美元损失。

意外伤害就是在预料之外的情况下对人造成的损害，WHO 指出由于交通事故、溺水、中毒、跌倒或烧伤，以及暴力、袭击、自虐或战争造成的伤害每年导致全世界五百多万人死亡，占全球死亡率的 9%。国际疾病分类(ICD-10)将伤害单独列为一类疾病。我国伤害比例顺序为：交通事故、中毒、跌伤、烧伤、溺水、其他意外伤害。2001 年发生的美国 911 恐怖袭击事件是发生在美国本土的最为严重的恐怖攻击行动，遇难者总数高达 2 996 人，此次事件对全球经济所造成的损害甚至达到 1 万亿美元左右。有数据显示，至今有至少 2 518 名当年参与搜救的救援人员患癌，当中包括警察、消防员和医护人员。据中华医学会公布的一份统计表明，我国每年有 70 万人死于伤害，占死亡总人数的 9%。伤害已经成为继心血管疾病、肿瘤、呼吸系统疾病后的第四大死亡原因。儿童期的伤害目前在世界各国已经成为 0～14 岁儿童的第一位死因。

自然灾害通常指地震、台风、洪水、海啸等带来的破坏效应。我国各种自然灾害种类多、分布广、频率高、损失大，是世界上遭受自然灾害最严重的国家之一。近几年来雪灾、地震、洪涝、泥石流、台风等灾害对生产和受灾群体的健康生命造成了巨大的影响和损失。仅 2008 年汶川地震就造成 69 225 人遇难，374 640 人受伤，17 939 人失踪，直接经济损失 8 452 亿元人民币。

综上所述，各种危险因素往往交叉作用影响着人类的健康，健康服务与管理过程中要正确把握这些影响因素，全面、及时收集相关信息，做好危险因素识别和管理工作，维护个体和群体的健康。

二、健康服务与管理的目标与技能分类

（一）健康服务与管理的目标

健康服务与管理主要是运用预防医学、中医学、营养学、运动学、心理学、康复学、管理学等多学科理论、方法、技术，有效利用有限的资源来达到最大的健康改善效果，为健康人群、亚健康人群、慢性病患者以及疾病康复人群提供健康管理服务，使人们不生病、少生病、延缓发病、防止大病，提高生命质量、降低疾病负担。健康服务与管理受众广泛，主要人群为区域内处于临床医疗服务阶段的患者以外的所有人群；覆盖时间段较长，从妊娠到死亡的全生命过程；涉及领域较宽泛，包括社会环境、自然环境等方方面面。

健康服务与管理专业人才培养的目标是能系统掌握健康管理理论、技术与方法，具备现代健康理念、健康管理特长及健康服务技能，能胜任医药卫生和健康产业等企事业单位的健康监测、分析、评估、健康教育、健康咨询、健康指导等工作的应用型人才。

（二）健康服务与管理技能分类

健康服务与管理技能的核心是提供高效健康服务与管理的能力。健康服务与管理技能从工作层次上可以分为健康服务技能和健康服务管理技能；从服务对象上可以分为个体健康服务与管理技能和群体健康服务与管理技能；从服务内容上可以分为人群健康服务与管理技能和健康服务宏观管理技能。本书我们从人群健康服务与管理技能和健康服务宏观管理技能两大方面展开介绍。

健康服务与管理技能有健康体检及报告解读、疾病风险评估、慢性病风险筛查与跟踪管理服务、健康教育与咨询、健康功能评估与干预技术、养生保健与部分中医外治、运动健身指导、营养顾问、养老与健康照护、心理咨询、健康监测、家庭评估与健康服务、保健旅游服务、健康服务与管理常用文案撰写等。其中，个体健康体检、个体疾病风险评估与干预、慢性病风险筛查与跟踪管理服务等医学服务技能提供的主体是医院或疗养院开设的体检（健康管理）中心、独立经营的

健康管理（体检）机构，以及依托城乡社区（乡镇）卫生服务中心和大型企事业单位卫生机构建立的健康管理站（室）等。提供医学服务的机构通常需要获得政府卫生部门行政许可，独立经营的机构还需要经工商管理部门登记注册，从业人员一般需要具有法定医疗服务执业资质。健康教育与咨询、健康与行为监测、养生保健与部分中医外治、运动健身指导、营养顾问、养老与健康照护、心理咨询、健康监测、保健旅游服务等非医学服务技能，也可以是体检机构（健康管理中心）、疗养院、养老机构、中医养生馆、旅游服务公司等机构提供。这些机构通常只需要在政府工商管理部门获准等级注册，从业人员无需特定的职业资质。

三、健康服务与管理和疾病治疗的区别与联系

（一）健康服务与管理和疾病治疗的区别

健康服务与管理以健康为中心，关注影响健康的危险因素，旨在通过控制危险因素，降低其对健康的影响，预防疾病的发生出现。健康服务与管理的目标是预防疾病、减少或延缓并发症、积极康复，最终提升生命质量。疾病治疗是以疾病为中心，关注疾病的特性和表现，通过临床各种医疗手段，缓解病症，消除病痛，达到恢复健康的目的。健康服务与管理善用前控制的措施调理，疾病治疗主要用后处理的方法治疗；健康服务与管理消除的是疾病发生的根源，疾病治疗消除的主要是疾病本身；健康服务与管理主要靠综合养生调理，疾病治疗主要靠药物治疗；健康服务与管理改造的是人们的观念和习惯，疾病治疗改造的是患者的身体和器官。

（二）健康服务与管理和疾病治疗的联系

从预防保健的角度来看，健康服务与管理就是通过健康体检、问卷调查、运动检测等早期发现危险因素或疾病，并做到早诊断、早治疗；从疾病健康管理的角度分析，健康服务与管理就是更加积极主动地进行疾病筛查与诊治。

健康服务与管理的重点是慢性非传染性疾病及其风险因子，而慢性非传染性疾病是一类与不良行为和生活方式密切相关的疾病，其特点是病程长，迁延不愈，需要长期治疗，慢性病的早期主要是生活方式的干预，通过改变不良健康行为，达到控制健康生理指标的目的。随着慢性病病情的发展，并发症的出现或风险增加，单纯的生活方式干预已经不能够达到维护健康水平的目的。必须实施临床药物治疗，并结合生活方式干预，达到健康服务与管理的目标。由此可见，健康服务与管理和疾病治疗又密不可分。2017年，国务院办公厅发布了《中国防治慢性病中长期规划（2017—2025年）》，明确指出坚持预防为主，加强行为和环境危险因素控制，强化慢性病早筛查和早发现，推动由疾病治疗向健康管理转变。

第二节　健康服务与管理常用技能

健康服务与管理技能是开展健康服务，提升健康管理水平的基本手段、工具及组织管理方法，主要包括人群健康服务与管理技能和健康服务宏观管理技能。

人群健康服务与管理技能是指依赖于预防医学、运动医学、营养学以及相关学科的技术方法的集成和应用，针对机体身心健康状态及其危险因素进行连续、动态的信息收集、风险评估与健康干预和效果评价。主要包括健康状态测量和监测技术、慢性病及功能风险评估技术、慢性病及健康功能干预技术（营养干预、运动干预、心理干预、行为干预、睡眠障碍干预、功能退化干预）、常用应急救护技术等。健康服务宏观管理技能主要以管理技能、沟通技巧、公文写作能力等培养为基础，保证健康服务有效地开展，主要包括健康管理机构日常工作计划、干预方案、工作总结等文案写作；健康管理服务体系和模式构建、健康政策和健康城市建设规划等所需要的调查研究设计、研究分析、研究报告编制等技能；健康产业规划设计、健康经济评价技术应用、健康产品设计与营销等技能。

一、人群健康服务与管理技能

（一）健康与功能状态测量与监测

人群健康服务与管理的首要任务是进行健康状态测量及相关信息的收集，并进行不间断的监测。健康信息收集是进行健康风险评估与健康功能状态评价的重要依据，健康信息收集指标体系通常选择科学临床循证医学研究结果与大量流行病学调查数据结果。

1. 健康与功能状态测量与监测指标　健康测量指通过医学和非医学的技术，采用科学有效的测量方法以及特异、敏感的测量指标，对健康进行主观和客观检查评价的过程。健康监测指对特定人群的健康状况、健康危险因素进行定期观察或不定期调查及普查，以掌握其健康状况和主要健康危险因素变化；并通过分析其健康状况，发现健康的危险因素，提出存在的主要问题。健康信息收集可以为健康风险评估提供基础数据和科学依据，是健康管理的工作基础，对健康危险因素的早期干预和早期发现具有重要意义。

健康测量和监测指标选择科学可靠的指标和系统完整的指标体系，尽可能全面地反映健康方面的问题。指标体系符合全面性、客观性、科学性、实用性、简便性、合理性的要求。

个体健康测量和监测指标应该包括不同健康维度的指标。1948 年以来，根据 WHO 提出的生理、心理和社会适应能力健康三个维度的理论，心理健康和社会适应能力作为健康的重要维度。不少学者和部门制定了三个健康维度的测量与监测指标。1998 年，哈恩提出了六维健康理论：健康的生理维度、健康的社会维度、健康的智力维度、健康的精神维度、健康的职业维度、健康的环境维度。个体健康测量和监测指标可以按照健康多维度概念及内涵要素进行相关指标量化评价。目前，在健康服务与管理过程中，针对个体的健康信息收集常包括生理健康、心理健康、社会健康和行为健康四个方面，并根据这四个方面列出部分健康测量与监测指标（表 1-2）。

表 1-2　个体健康状况测量指标

指标细分	指标内容
生理	身高、体重、体重指数、血压、血糖、血氧、脉搏、心率、肝肾功能、血细胞、二便成分、骨密度等
心理	环境适应力、心理耐受力、心理自控力、心理自信力、心理恢复力、创造力、反应力、思维品质、注意集中度等
社会	交往能力、合作能力、竞争意识、决策能力、沟通能力等
行为	运动能力、营养情况、吸烟、饮酒等

（1）生理指标：主要包括身高、体重、体重指数、血压、血糖、血氧、脉搏、心率、肝肾功能、血细胞、大小便成分、骨密度等基本生理指标。通过体格检查以及必要的实验室检查，如血液学检查、生物化学检查、心电图、X 线等辅助检查完成收集相关指标。最常用的健康检测方法就是健康体检。

（2）心理健康测量指标：包括环境适应力、心理耐受力、心理自控力、心理自信力、心理恢复力、创造力、反应力、思维品质、注意集中度等。心理健康量表是专门用来测评心理健康的测验工具，心理健康概念包含面广，因此针对不同心理健康问题进行测量需要选用不同的心理健康量表。

（3）社会测量指标：包括交往能力、合作能力、竞争意识、决策能力、沟通能力。常常通过一些量表进行测量或者观察法、交谈法获取相关信息。

（4）行为健康测量指标：包括吸烟、饮酒、运动、饮食等。吸烟与饮酒行为主要包括烟酒频率、持续年月、种类等。运动检测包括运动习惯了解、运动能力评估等，体适能是运动能力关键的评估内容。健康相关体适能主要包括心肺耐力、身体成分、肌肉力量、肌肉耐力、柔韧性等指标，为科学的运动处方制订提供依据。

营养测量主要通过膳食调查和评价结果，以及人体测量、资料分析、人体营养水平的生化检验、营养缺乏病的临床表现对服务对象进行营养状况的综合评价，为营养干预提供依据。

针对人群的健康信息收集指标主要包括单一型指标和复合型评价指标。单一型指标如疾病统计指标、死亡统计指标。复合型评价指标潜在减寿年数、伤残调整生命年、健康期望寿命、生命质量等（表1-3）。

表1-3 人群健康状况评价指标

指标类型	指标细分	指标内容
单一型	疾病统计指标	发病率、患病率
	死亡统计指标	死亡率、年龄别死亡率、死因别死亡率、婴儿死亡率、5岁以下儿童死亡率、孕产妇死亡率、死因构成比和死因顺位、平均期望寿命
复合型	潜在减寿年数	减寿年，某病某年龄组人群死亡者的期望寿命与实际死亡年龄之差的总和，死亡所造成的寿命损失
	伤残调整生命年	从发病到死亡所损失的全部健康寿命年，包括因早死所致的寿命损失年和疾病所致伤残引起的健康寿命损失年两部分，是生命数量和生命质量以时间为单位的综合性指标
	健康期望寿命	扣除了死亡和伤残影响之后的平均期望寿命，即完全健康期望寿命
	生命质量	生命质量（quality of life，QOL）又称生活质量、生存质量，是一个多维度的概念，包括身体功能状态、心理状态、社会满意度、健康干预以及与疾病相应的自觉症状等。

2. **健康测量和监测方法** 健康测量主要包括主观采集法和客观采集法。主观采集法包括健康问卷调查、健康量表测试、健康咨询交流和交谈等。健康调查问卷和量表是一种以书面形式获得健康资料和信息的载体，是健康调查中的一种收集数据的方法和手段。通过问卷和量表的调查，测量一个人的身体健康状况、焦虑情况、社会适应能力等抽象的事物，将测量结果以数字或符号呈现出来，获得具体、科学、精确的测量结果，以便对目标人群健康及行为等问题进行分析和总结。

客观采集法需要借助客观检测与监测设备、仪器与技术进行健康信息的采集。仪器设备监测技术包括生理信号检测技术（如血液学检查、生物化学检查和病原学检查、心电图、X线、CT、磁共振、超声和内镜等）、体能检测仪、心理健康监测技术、社会适应性检测技术、健康风险因子监测评估技术、身心负荷状态检测技术、中医健康辨识技术、中医体质辨识仪、中医脉象仪、中医四诊仪、中医经络仪等。将中医健康状态的测评结果与西医体检资料相参照，从中医、西医两个角度进行综合分析，做出更为全面的健康评估，以利于实施中西医结合的更具有个性化的健康管理。

（二）健康状况及健康风险评估

健康状况评估一般包括机体状态评估和功能状态评价。综合分析各类指标，发现和揭示个体的健康状况就是机体健康状态评估，确定个体处于健康、亚健康、高风险、患病哪一状态。健康状况评价为进一步诊断、治疗、干预提供依据。通过心肺功能、肌肉功能、关节功能等的测量，发现和揭示个体的机体功能水平，并从机体功能水平下降或失衡引起的健康问题进行评价就是健康功能评价。健康功能评价为针对性的功能维持和功能改善提供依据。

健康风险评估（health risk appraisal，HRA）是通过收集人群健康信息，建立危险因素与健康状态之间的量化关系，对个体或群体的健康状体和健康危险因素导致特定疾病和/或死亡的频率以及潜在的健康损失程度进行量化评估。为个体和群体制订分层健康管理解决方案和健康风险管控策略提供依据。

　　健康服务与管理中的风险评估主要包括一般健康风险评估、疾病风险评估两大类型。一般健康风险评估主要对危险因素和可能发生疾病的评估，包括生活方式、行为危险因素评估、生理指标危险因素评估及个体存在危险因素的数量和严重程度的评估，发现主要问题及可能发生的主要疾病。疾病风险评估是以疾病为基础的危险性评价，是对特定疾病患病风险的评价，如心血管病风险评估、糖尿病风险评估、癌症风险评估及其他常见疾病风险评估等。健康风险评估方法相对成熟的有健康危险因素评价方法、哈佛癌症风险指数评价方法等，同时也具有一些新开发的疾病评估模型。

　　群体健康风险评估是筛选高危人群，进行风险分层的最佳方法。通过健康风险评估，可以对人群进行分层管理，使得健康管理更加有效，更加有针对性，更好地监测疾病进程，降低医疗费用。健康风险分层管理是群体风险管理的重要策略。健康风险高低分层因素通常可以按照健康危险因素的多少、疾病危险性的高低等进行，比如对高血压患者根据心血管危险分层管理等；也可以根据卫生服务的利用水平，设定标准等进行医疗花费高低分层；依据成本负担或卫生服务利用率等指标的高低，对服务人群按照风险排序，然后进行分层管理。通过对不同风险的人群采取不同等级的干预手段，达到健康的最大效果和资源的最大利用。比如对经常利用卫生服务的人群进行疾病管理，对偶尔利用卫生服务的人群进行需求管理，对很少利用卫生服务的人群机型生活方式管理等。对处于低风险的大众人群，进行健康干预主要是生活方式和行为矫正等旨在减少危险个数和降低危险因素危害程度等的措施。对于高危人群的患者，通过筛查和系统的行为干预，以及完整的疾病管理方案，预防疾病发生，减缓疾病进程及其并发症的发生。健康风险评估在群体风险管理中的应用范围广泛。医院体检中心社区卫生服务中心等医疗卫生服务机构通过健康风险评估，可以根据服务人群的健康危险因素的多少和疾病危险性高低等进行健康风险高低分层，进行分层管理，开展群体健康教育与健康促进以及有效针对性的疾病管理等服务。企业等可以借助自身资源或以健康管理公司为依托，通过风险评估，获得员工的健康状况总结报告，引进合适的健康管理项目，提高本企业人群的职业安全系数，降低员工的健康风险，节约企业医药费，提高企业凝聚力，提升企业竞争力等。健康保险行业，通过评估，确定合理的保险费率，量化投保人群的健康和医疗花费风险，帮助降低自身经营风险。同时可以通过与相关机构合作，开展专业化的健康管理服务，打造专业化的服务项目与经营模式。

　　（三）健康干预

　　健康干预是运用医学、营养学、运动医学、管理学以及相关学科的专业知识，针对个体或群体存在的健康危险因素及健康功能问题，降低健康危险因素及其危害的健康服务与管理过程的非药物干预。健康干预的目的是通过健康教育传授自我保健基本技能，并针对服务对象进行包括生活起居、饮食调养、身体锻炼、精神养护、克服不良习惯等方面的健康技能训练，使得个体或群体掌握自我健康管理的技能、方法和手段，从而在疾病预防、慢性病管理、康复等过程中发挥自身的主观能动性，提高健康服务与管理的效果，使自身获得最大的健康收益。

　　健康干预根据目标可以分为慢性病干预技术、健康功能状态干预技术及应急救护技术等。慢性病健康干预技术关注常见高血压、糖尿病、脑卒中、慢性阻塞性肺疾病、恶性肿瘤、肥胖症、常见运动系统疾病等的健康干预与健康指导等。健康功能状态围绕功能改善目标分为减脂、增肌、降血糖、降血压运动干预，减脂、降糖、降压、降尿酸营养干预。不良站、坐、卧、走、跑姿干预，睡眠障碍干预，常见功能退化干预等。常用应急救护技术关注针对心绞痛、心脏性猝死、休克、高血压危象、脑出血、晕厥、呼吸困难、低血糖、糖尿病昏迷等院外急救基本技能与健康管理。健康干预根据干预方法可以分为营养干预、运动干预、心理干预、健康教育及其他干预技术等。

　　1. 营养干预　通过营养状态的测定与评价、食品摄入的调查与评价，开展膳食营养配餐、膳食指导及营养咨询和教育等开展营养干预服务。营养教育和咨询的目的是提高全民营养健康的观念，消除或减少不利的膳食因素，减盐、减油、减糖，进一步达到预防营养缺乏或营养过剩的发生，提高健康素养和生活质量。

膳食营养配餐分为公共集体配餐和针对性个性化配餐。公共集体配餐针对不同人群或特定人群的生理特点和营养需要，编制可执行、好操作、价格合理、易消化、多样化、营养均衡、营养丰富、营养素供给恰当、服务符合卫生标准的食物，并指导合理烹调，如幼儿园、学校食堂、机关企事业单位食堂、养老院、酒店餐饮、健身俱乐部等。个性化配餐是指根据个人或单独家庭的生理特点、身体状况、职业、饮食习惯等编制针对性食谱，针对心脑血管系统疾病、胃肠道类疾病、肝胆类疾病、代谢类疾病、肿瘤等患者开展针对性的个性化配餐；对心脑血管疾病、糖尿病、癌症等常见慢性病高危人群，通过膳食调整达到降脂、降糖饮食、降压、降尿酸，补充能力、营养素、微量元素等作用。

2. 运动干预 运动干预是通过对个体进行运动能力的测量与评估，制订个体化的运动处方，以针对性地改善个体的机体功能状态。长期、坚持不懈的运动对增进心肺、肌肉和骨骼健康，减少慢性病非传染性疾病和抑郁症等心理问题等均有重要的意义。例如，研究证明中等强度的身体活动，可以降低心血管病、糖尿病、结肠肿瘤和乳腺肿瘤等慢性病发病风险和死亡率。

运动干预形式多样，根据不同的干预人群也有不同的要求。常见的日常生活活动、家务劳动、家庭和社区环境内的休闲时间活动、交通往来、职业活动（如工作）、有意识的体育锻炼等都属于运动干预的类型。老年人群、学校人群、慢性病人群等几大特殊群体在运动干预方面都有着特殊要求。

科学运动干预的核心是运动处方的制订。运动处方是人们有目的、有计划、科学地进行体育锻炼的重要依据，一般包括有氧运动、抗阻运动、柔韧性运动和神经动作运动等。同时考虑运动频率、运动强度、运动时间、运动类型及运动总量与健康之间的效益关系。运动处方的种类较多，如提高心肺耐力的运动处方、力量练习处方、柔韧性练习运动处方以及不同年龄段和高血压病、糖尿病、血脂异常、肥胖症、慢性阻塞性肺疾病、骨质疏松症等慢性病人群的运动处方。每一个运动处方中应明确运动频率、运动强度、运动方式、运动时间、总运动量和进展。近年来，随着穿戴设备、物联网、互联网的快速发展，运动处方的制订越来越信息化和智能化。通过运动干预达到减脂、增肌、降血糖、降血压、体重控制等目的。此外，针对常见站、坐、卧、走、跑等不良姿势的运动干预，针对常见跌倒、认知障碍、视听障碍、心肺功能障碍功能退化问题干预，盆底功能、口腔、皮肤等保健技术及抗衰老技术等。

3. 心理干预 心理干预是在心理学原理和有关理论指导有计划、按步骤地对个体的心理活动、个性心理特征或行为问题事件影响，使之发生指向预期目标变化的过程。心理健康干预对个体或群体提供心理健康训练、调适促进自尊、积极心理开发等，不但能够使个体或群体能够达到和保持良好的心理状态，还可以有效避免吸烟、长期反复酗酒、药物成瘾等成瘾行为，减少对躯体和精神的严重损害。面对常见的心理问题包括焦虑和焦虑症、恐惧与恐怖症、创伤后应激障碍、抑郁和抑郁症、失眠问题、婚恋问题可以进行情绪调节调节、调整自我、正确心理治疗等不同的策略。

心理干预常见技术有冥想训练、放松训练、认知训练、情绪训练等。此外，心理干预的技术还有心理咨询、心理治疗和危机预防干预等。情绪调节可以从生理调节、情绪体验调节、行为调节、认知调节和人际调节等方面入手。正确心理治疗从改变不良信念、合理宣泄情感、认知行为矫正，建立新的思维模式等。此外，还可以通过共情、倾听、提问、表达等心理咨询技术对心理问题进行干预。

心理健康教育是根据人们心理活动的规律，采取各种教育方法与措施，调动受教育者的一切内外积极因素，维护其心理健康，培养其良好的心理素质，以促进其整体素质提高的教育活动。

心理健康教育是心理健康管理的重要事实手段。心理健康教育的目的是消除或减轻影响心理健康的危险因素，预防心理疾病，促进心理健康和提高生活质量。其基本过程再对特定个体、躯体心理健康相关问题分析的基础上，确定有针对性的心理健康教育等内容和方法，从而有计划、有步骤地实施干预活动，最后，评估干预活动效果的一系列活动过程。

心理健康促进是把心理健康教育和有关组织、职能和经济干预结合起来，促使个体心理行为和环境的改变，从而改善和保证身心健康的一种综合策略。心理健康促进是心理健康管理的重要组成部分，心理健康促进主要活动领域包括：加大促进心理健康的公共政策，创造支持的环境，强化社区性大力发展个人技能，调整卫生服务方向。要达到保持心神健康的目的，可以通过情绪调节手段，更重要的是保持个人的内心平衡，改变认识，建立新的思维模式。

目前，面对群体与组织的心理健康管理技术和方法，包括群体心理健康管理技术和企事业员工帮助计划（employee assistance program，EAP）。群体心理健康管理技术，可以分为云心理健康管理技术和群体心理健康管理。云心理健康服务是指通过虚拟与现实资源设计丰富的心理健康产品来提供个性化服务，以满足社会日益膨胀的心理健康需求。其模式是为健康服务机构设计心理体验与心理健康管理系列服务于产品，通过虚拟与现实网络让客户按需使用。群体心理健康管理是运用管理科学的理论和方法，通过有目的、有计划、有组织的管理手段，调动全社会各个组织和每个成员的积极性，对群体和个体心理健康进行有效的促进干预，达到维护、巩固、促进群体和个体心理健康的目的。

企事业员工帮助计划（EAP）也使企业组织为员工提供的系统的、长期的援助福利项目，通过专业人群对组织以及员工进行诊断和建议，提供专业指导、培训和咨询，帮助员工及其家庭成员解决心理和行为问题，提高绩效及改善组织气氛和管理。

4. 健康教育　健康教育是有组织、有计划、系统地通过信息传播，帮助与促使个人和群体掌握健康保健知识和技能，树立健康观念，自愿采纳有利于健康行为和生活方式，降低或消除影响健康的危险因素的教育活动与过程。通过健康教育，也希望让民众培养起自身健康维护、疾病预防的责任意识。

目前，国家把健康素养评价指标纳入国家健康与卫生事业发展规划之中，作为综合反映国家健康与卫生事业发展的评价指标之一，健康素养是指个人获取和理解健康信息，并运用这些信息维护和促进自身健康的能力，健康素养包括了三方面内容：基本知识和理念、健康生活方式与行为、基本技能。健康教育是提高民众健康素养的重要途径，通过健康教育，可以帮助民众养成科学、文明、健康的生活习惯，了解和熟悉影响健康的主要因素，唤起民众主动降低或消除影响健康的危险因素、选择有益于健康的行为生活方式自觉性和技能。

根据健康检测和评估结果，分析主要存在健康问题和健康危险因素，就可以对居民或患者开展针对性、个体化的健康教育，重点是帮助居民和患者提高自我保健意识和技术，持续改变不良生活行为，掌握预防疾病、早期发现、紧急救援、及时就医、合理用药等维护健康的知识与技能。健康教育形式可以包括一对一的咨询，也可以面向家庭、单位、社区集中一部分人员进行讲座、座谈等方式；可以多学科专家联合面对面全方位直接指导，也可以书面给予健康行为指导处方，或利用网络开展信息化健康教育与干预。通过不断的检测、评估、干预、监测循环，提高居民健康素质。

5. 其他干预技术　以绘画、音乐、舞蹈、雕塑等艺术形式为手段的艺术干预，以国学、传统文化等为载体的健康理念普及等在健康服务与管理中也被广泛使用。我们以音乐干预为例做一介绍。

音乐干预（也称音乐治疗）是使用音乐为手段进行亚健康干预或者疾病干预达到维护或者提升健康水平的目标一种干预方法。前美国音乐治疗协会主任 Bruscia.K 1998 年将音乐治疗定义为"音乐治疗师通过运用各种音乐体验及在治疗师和治疗对象之间作为动态的变化力量发展起来的关系，来帮助治疗对象达到健康的目的"。我国著名音乐治疗学家、中央音乐学院张鸿懿教授指出"音乐治疗是新兴的交叉学科,它以心理治疗的理论和方法为基础,运用音乐特有的生理、心理效应,使求治者在音乐治疗师的共同参与下,通过各种专门设计的音乐行为,经历音乐体验,达到消除心理障碍,恢复或增进身心健康的目的。"

音乐疗法达到健康干预效果主要以其物理学、生理学、心理学、社会学四个方面的机制为基础,调节人体中枢神经系统和自主神经系统状态,影响人的神经内分泌系统,调节人体全身与局部免疫功能等作用。生理学机制基于音乐能够对中速神经系统、自主神经系统、神经 - 内分泌系统及全身与局部免疫功能产生影响。如适宜的音乐可刺激大脑产生一种儿茶酚胺类物质、肾上腺素和去甲肾上腺素等,进一步激发人体产生天然的镇痛剂吗啡肽。音乐能促进机体分泌一些对健康有益的激素、酶、乙酰胆碱等物质,增加胃肠蠕动和消化液分泌等促进消化道的活动,影响心脏血管系统,加速体内废物排出,促进身体代谢功能,增强抵抗力,减少疾病和恢复健康。心理学机制主要包括音乐可以转移注意力、影响人的情绪等作用。社会学机制一方面表现在音乐疗法能够通过音乐活动为服务对象提供了愉快的人际交往环境,提高患者的自信心,促进患者心身健康;另一方面,通过音乐和语言交流来表达,宣泄内心情感的机会,促进了心理康复,概念人的社会行为。

音乐疗法一方面对于常见亚健康状态及心理问题等具有良好的应用,如对于失眠、疲倦、紧张、不安、焦躁、易怒、烦乱、心悸、胸闷、消沉、易激动、头晕乏力、体力下降、情绪低落、神经衰弱、便秘等健康状态干预。音乐疗法也广泛应用于临床疾病的治疗。如内科疾病的音乐疗法主要包括呼吸系统心身疾病、心血管系统心身疾病、消化系统心身疾病、内分泌与代谢系统心身疾病、结缔组织心身疾病。神经、精神科疾病中的音乐疗法应用于偏头痛、脑血管疾病、阿尔茨海默病、帕金森病、神经症、精神分裂症。此外,音乐疗法在恶性肿瘤、疾病康复医学中也得到较好地应用。

(四)中医治未病技术应用

1. 治未病信息采集与状态评估 中医治未病的信息采集和状态评估是开展中医健康管理服务的第一步,是通过中医的望诊、闻诊、问诊、切诊,对受检者气血、脏腑、经络等健康状态进行信息收集并对其健康状态进行全面地评估和判断。

中医体质是指人体生命过程中,在先天禀赋和后天获得的基础上所形成的形态结构、生理功能和心理状态方面综合的、相对稳定的、固有的特质,是人类在生长、发育过程中所形成的与自然、社会环境相适应的个体个性特征,表现为结构、功能、代谢以及对外界刺激反应等方面的个体差异性,对某些病因和疾病的易感性,以及疾病传变转归中的某种倾向性。中医体质具有个体差异性、群类趋同性、相对稳定行和动态可变性等特点。王琦教授等把中医体质归类为平和质、气虚质、阳虚质、阴虚质、痰湿质、湿热质、血瘀质、气郁质和特禀质9种基本类型。目前,临床上中医治未病的信息采集是通过中医师对个体进行健康辨识,或部分医疗机构使用王琦教授等编制的《中医体质分类与判定》标准化测量工具进行体质辨识。卫生部2009年10月10日颁布的《国家基本公共卫生服务规范》,中医体质辨识成为唯一一项中医体检内容,实现了中医药首次进入国家公共卫生体系。2013年中医体质辨识被纳入国家基本公共卫生服务项目《老年人中医药健康管理服务技术规范》。全国30省(区/市)235家"治未病"中心以及香港台湾应用体质辨识开展疾病预防及健康管理,取得良好效果。

福建中医药大学李灿东教授在总结中医辨证思维规律、分析辨证原理的基础上,以系统科学为指导,提出了中医健康状态辨识理论,指出状态是中医辨证诊断的核心,是健康认知的逻辑起点。状态是人的生命过程中,在内外因素的作用下,人体脏腑、经络、气血产生与之相适应的调整而形成的生命态,它是对生命时序连续过程的概括。按照健康水平的不同,可将人体状态分为未病态、欲病态及已病态。未病态是指对于各种各样的刺激,人体通过阴阳的自我调整,维持人体脏腑、经络、气血等功能的正常,处于"阴平阳秘"状态;已病态是指外在的刺激或体内的应激超过了阴阳的调节能力,人体的脏腑、经络、气血的功能出现了偏颇,处于"阴阳失衡"状态;欲病态是介于未病态与已病态之间的状态。中医健康状态辨识的参数应包括:宏观、中观和微观参数三个方面。宏观参数是指与健康相关的天时、气候、节气、地理环境及其他影响健康的社会因素等;中观参数即指人的表征参数,包括:性别、年龄、中医四诊采集的"症"、心理、体质及对社会的适应能力等参数;微观参数指的是分子、原子及通过现代化手段采集的参数,包括:生化指标、病理检查、影像检查及脉诊仪、舌诊仪、嗅诊仪采集的参数。

根据中医理论及中医健康干预的相关技术,目前,开发了适用于中医治未病服务适宜技术相关诊疗仪器,如中医体质辨识系统、中医脉象诊断仪、医用红外热像仪、舌面脉信息采集体质辨识系统、中医舌象信息采集管理系统、中医切脉信息采集管理系统、中医经络检测仪、健康体适能管理系统、脏腑功能检测仪、五态辨识调心养身系统、超声骨密度检测仪、人体成分分析仪、心血管功能测试仪等。

2. 治未病服务技术应用　中医治未病技术服务是开展中医药健康状态干预调节的重要手段,运用中医药特色技术,对人体健康状态进行干预调节,使人体保持和恢复"和"态,达到强体增健和预防疾病的目的。常用的治未病技术主要类型包括中医外治法、中医内服法,或者借助中医相关诊疗仪器的方法,外治法主要包括针法类、灸法类、按摩疗法等。2016年2月国务院印发《中医药发展战略规划纲要(2016—2030年)》,指出:"提升中医养生保健服务能力,研发一批保健食品、保健用品和保健器械器材。加快中医治未病技术体系与产业体系建设。全国卫生产业企业管理协会治未病分会也持续推出中医治未病服务适宜技术(产品和设备)。

针刺是运用针具刺激特定穴位,并施以提、插、捻、转等补泻手法,激发经络之气,以达到疏通经络、调畅气血、防病治病、益寿延年的目的。灸法类常见的如艾灸,艾灸产生于中国远古时代,它的作用机制和针疗有相近之处,并且与针疗有相辅相成的治疗作用,通常针灸并用,故称为针灸。针灸治病在国内外有着广泛应用,其中艾灸是指艾叶支撑的艾灸材料产生的艾热刺激体表穴位或特定部位,通过激发经气的活动来调整人体紊乱的生理生化功能,从而达到防病治病目的的一种疗法,具有温经通络、祛湿散寒、升阳举陷、扶阳固脱、消瘀散结、拔毒泄热等功效,是在保健和疾病预防中运用最为广泛的中医特色技术之一。常见操作方法有艾炷灸和艾条灸。艾炷灸又有肤灸(直接灸)、隔物灸(间接灸)之分;艾条灸则有温和灸、回旋灸、雀啄灸及按压灸、隔物悬灸等不同种类。人于无病时常灸足三里、三阴交、关元、气海、命门、中脘、神阙等穴,亦可保健、延年益寿。

推拿养生是在中医基础理论指导下,在人体表面特定部位或穴位上,运用各种手法,以调节机体生理、病理状态,从而达到防病治病目的的一种方法。推拿是通过手法作用于人体体表的特定部位,具有疏通经络,促进气血运行,调整脏腑功能,舒筋滑利关节,增强抗病能力的作用。现代医学认为推拿可以促进血液循环,提高机体代谢水平,具有调节免疫功能作用。按摩疗法也属于"手法类",常用包括头部按摩、腹部按摩、肾部按摩、足底按摩、踩跷疗法、整脊疗法、捏脊疗法、背脊疗法、拨筋疗法、小儿推拿疗法、点穴疗法等。

中医外治法包括刮痧疗法、灌肠疗法、火罐疗法、盐熨疗法、熏洗疗法、药浴疗法、香薰疗法、外敷疗法、膏药疗法、中药蜡疗、敷脐疗法、蜂针疗法等。如拔火罐是以杯罐做工具,用各种方法排去其中的空气,通过负压作用,使罐体吸着于皮肤,造成淤血现象,达到临床治疗效果的一种中医传统疗法。拔罐有温经通络、祛湿逐寒、行气活血、消肿止痛的作用。拔火罐疗法技术在中医理论指导下,可用于缓解慢性疼痛、缓解疲劳、预防感冒、改善过敏体质、促进消化、改善睡眠、减肥、美容护肤、延缓衰老等。刮痧是应用光滑的硬物器具或手指、金属针具、磁匙、古钱玉石片等,辅以食用油、凡士林、白酒或清水,在人体表面特定部位反复进行刮、挤、揪、捏、刺等物理刺激,造成皮肤表面暗红色出血点,达到防治疾病目的的一种方法。刮痧可以通过刺激体表皮肤及经络,改善人体气血流通状态,从而达到扶正祛邪、调节阴阳、活血化瘀、散热消肿、软坚

Note

散结等功效。刮痧还可以刺激神经末梢或感受器而产生效应，促进微循环，扩张毛细血管，加强机体新陈代谢，促进体内毒素排出，从而预防疾病及促进机体康复。

中医内服法主要包括汤药服用，以及中药雾化吸入疗法、中药茶饮法、中药药酒疗法、饮食药膳、膏方疗法等。例如中医饮食养生，是按照中医理论调整饮食结构，注意饮食宜忌，合理地摄取食物，以增进健康，益寿延年的养生方法。饮食养生通过合理而适度地补充营养，并通过饮食调配，纠正脏腑阴阳之偏颇，从而增进健康，延缓衰老。药膳是具有保健医疗功效的菜肴类食品，以中医理论为指导，采用一定的中药与相应的食物搭配调制而成的保健食品。简言之，药膳即药材与食材相配伍而做成的美食。即"寓医于食"，取药物之性，用食物之味，食借药力，药助食威，相辅相成，相得益彰的食养食疗方法。药粥和药膳种类繁多，根据配方和功效不同，可以分为滋补健体和防病治病两大类。

目前，根据中医理论及中医健康干预的相关技术，还开发了中医电疗、磁疗、热疗等治未病适宜技术相关设备等。

（五）家庭健康评估与干预

家庭健康是指能够使其家庭中每一个成员都感受到家庭的凝聚力，能够提供足够的滋润身心的内部和外部资源的家庭，它能够满足和承担个体的成长，维系个体面对生活中各种挑战的需要。健康的家庭往往具备良好的交流氛围，可以促进家庭成员的发展，能积极地面对家庭矛盾及解决问题，有健康的居住环境及生活方式，与社区保持密切联系。个体的健康水平与家庭遗传、居住环境、生活氛围、家庭关系、家庭生活周期等有密切的关系。

收集家庭健康信息如个人资料、家庭成员亲密度情况、家庭结构、家庭代际层次和亲属关系等。通过使用家系图、家庭功能的 APGAR 问卷等评估家庭健康情况，评估内容有家庭成员健康状况、家庭生活周期、家庭环境和功能现状等。在建立家庭健康档案的基础上，着重从家庭环境卫生、生活方式、心理健康、疾病防病知识、安全教育、生殖与性教育等方面开展家庭健康教育、家庭健康生活方式指导和干预。

二、健康服务宏观管理技能

健康服务宏观管理技能包括健康服务管理方案的设计与评估、健康服务管理文案写作、健康政策制定、健康服务调查与研究、健康服务模式构建、健康产业规划、健康经济评价、健康服务营销以及健康城市建设规划等相关内容。

健康服务管理方案的设计与评估技能涉及的内容有方案设计基本原则、内容与方法、方案实施的支持性环境构建、方案实施的效果评价等。健康服务管理文案写作技能包括健康宣传活动策划方案及健康教育类科普文案的写作等。

第三节 人群健康服务与管理实施流程

健康服务与管理因为服务对象、服务目的等不同，服务类型和服务内容等也不相同，但是从服务提供的角度来看，可以分为个体健康服务与管理和团体健康服务与管理。健康服务与管理的实施流程大体相同，主要包括健康信息的测量与健康状态评价、健康管理服务计划的制订与咨询、健康干预服务的实施与跟踪随访、健康干预效果评价和调整等过程。

一、个体健康服务与管理实施流程

个体健康服务与管理包括健康检测、健康评估和健康干预三个基本步骤，健康检测重在收集身心、行为及个人所处的环境等相关指标；健康风险评估以健康信息为基础，进行健康风险评价，分析个体的健康风险水平（健康、亚健康状态）、疾病情况、康复需求；健康干预的实施以健康状态维护、疾病状态改善、功能状态提升等为目标,通过行为指导、外治和用药指导、健康教育等手段进行干预。健康检测、健康评估和健康干预三个关键过程形成一个闭环健康管理路径,并通过持续观察、监测、分析、效果评价等不断优化健康管理方案,达到改善和提高个体生命质量的目的(图1-1)。

二、团体健康服务与管理实施流程

针对团体健康服务与管理实施流程主要包括基线调查、单位或社区健康评估、单位或社区健康干预。

基线调查指健康管理服务机构在适宜场所,以健康体检的方式,对服务对象采用合适的健康测量和监测手段收集服务对象的健康信息,全面详实地了解和掌握服务对象的健康状况基线,为后续健康管理服务计划的制订和服务成效评估提供依据。

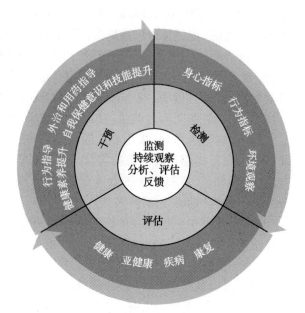

图1-1 个体健康服务与管理实施流程

单位或社区健康评估是根据收集的人群整体指标及单位或社区环境相关资料,通过分析评估发现单位或社区存在的健康问题,全面分析、综合评定单位或社区人群健康状况,准确辨识健康危险因素,及时做出医疗服务和健康管理服务的选择。

单位或社区健康干预是指在团体健康状况基线调查与评定的基础上,结合服务对象的文化和个性等因素,制订健康管理服务计划,明确健康管理服务的路径和阶段性目标,制订系统性和针对性的干预方案,实施健康服务干预。健康管理服务提供者按照健康方案对健康干预实施过程进行跟踪督导,服务对象按照健康管理计划落实各项干预措施,及时有效地改善服务对象的身心健康状况。团体健康干预的实施重点是强调健康管理计划的严肃性和执行的连续性,督导服务对象认真落实干预措施,发挥服务对象的主观能动性,保持良好互动关系,采取合适的方式定期与服务对象联络,了解计划执行情况,及时释疑解惑,纠正偏差。

针对单位或社区团体服务对象的基线调查、健康评估、健康干预三个阶段循序渐进,形成一个健康管理闭环,健康服务与管理提供者通过持续观察、监测、分析、效果评价等不断优化健康管理方案,完成一个管理周期后进入下一个更高层次的健康服务与管理过程周期,健康服务与管理是一个波浪式前进、螺旋式上升的递进过程,是持续发展不断升级的过程(图1-2)。

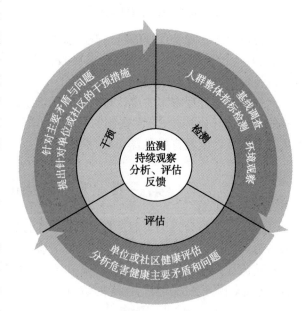

图1-2 团体健康服务与管理实施流程

第四节 健康服务与管理技能发展趋势

一、健康测量和监测发展趋势

随着人口老龄化进程加快及慢性病爆炸式增长，人们对于健康测量与监测的需求已经不局限于医院或其他医疗机构，不受地域、时间、专业性限制的监测需求日益凸显。医学可佩戴技术、无线传感器网络、医学多参数监测和数据融合等技术的发展也使得健康监测走向多元化。未来健康测量与监测在传统问卷量表的基础上将朝着智能化、可穿戴化、融合化、无创化、网络化的方向发展。

1. **智能化** 智能化即时监测技术是基于计算机技术、微电子技术与传感技术结合的产物，具有自动处理数据、判断、报警以及自动传输的功能。

2. **可穿戴化** 作为可穿戴设备的一种，穿戴式人体监测系统是可以通过直接穿戴于人体上的传感装置，对人体生理和生化指标进行检测与监测，可以在人体自然状态下进行个体多选参数（生理和非生理）的连续监测，监测过程中尽可能不影响使用者的正常生活，更能反映真实状态。未来可穿戴设备的发展将以构造"终端设备＋物联＋多参数＋人机交互"的发展模式为重心，研制用于代谢综合征患者的动态监测、慢性病危险分层、并发症预警的网络化人机交互式可穿戴产品。

3. **融合化** 监测的技术融合主要有两种方式：多指标融合和多技术融合。很多疾病的监测需要通过多种人体生理参数来指示，如心肺疾病与心电、血压、血氧饱和度、呼吸等密切相关。此外，往往单一生理参数由于多种因素相关联，如呼吸变化与疾病（睡眠呼吸暂停综合征）、人体运动、压力、情绪等有关，所以要正确评价患者的健康状态，必须在自然状态下对其进行多生理参数的连续监测。

4. **无创化** 对生物体不造成创伤或仅引起微创伤的监测方法被称为无创或微创监测。无创化监测因为不造成伤害或者伤害很小，更容易被人们普遍接受。此外，该技术产品便于对被监测对象的生理、生活过程进行长期监测，可以实时获知被监测对象的生理状态，因此，能广泛用于健康促进、临床诊断、疾病康复和重症监测等领域，是生物医学检测技术重要的发展方向，在健康服务与管理领域有着很好的应用前景。

5. **网络化** 随着物联网的快速发展，健康监测和疾病诊治网络化成为一个重要发展方向。以"互联网＋"实时健康监测智能穿戴设备＋云数据为基础，利用智能健康检测设备、无线通信、"互联网＋"实体、云计算＋人工智能等前沿技术，实现院外监测，通过后台数据的实时监控与分析，发现用户身体指标数据异常时，能及时提醒用户，并实现早期干预，避免发生危险。此外，通过对客户身体状况长期监测与分析结果，可以为其健康状况及健康危险因素的改善提供解决方案，也便于疾病早监测、早发现、早诊断和早治疗。

二、健康风险评估发展趋势

目前，健康风险评估还是更多地倾向和重视死亡和疾病的负面评估，未来健康风险评估将更多地以健康为中心的进行健康状态的正向评估。其次，健康风险评估目前更多地关注生物学因素，而对心理、行为和生活因素等考虑还相对较少，缺乏综合性的健康风险评估思维，未来健康风险评估应该要重点解决这一问题。最后，目前中医和西医健康风险评估是相互独立的，无论是中医的体质及健康状态辨识，还是西医的健康体检等都对健康状态的评估和健康风险的识别具有重要意义，两者各具有优势，如何将中西医的健康状态评价手段进行融合用于健康风险评估是未来健康风险评估又一可能的发展趋势。

三、健康干预发展趋势

健康干预未来发展趋势必定是中医治未病和现代西医干预深度相互融合的智慧健康服务。

1. 发挥中医健康管理优势　中医注重整体观、系统论，无论是疾病治疗、亚健康状态改善还是养生保健都具有简、便、廉、验、副作用小等多方面的优势。

中医健康管理的优势越来越突出，日益受人们重视。中医健康管理在继承中医理论基础上，运用中医特色保健服务，以治未病为重点，发挥了养生保健的重要作用。

《"健康中国 2030"规划纲要》指出要强化中医药防治优势病种研究，加强中西医结合，提高重大疑难病、危急重症临床疗效。大力发展中医非药物疗法，使其在常见病、多发病和慢性病防治中发挥独特作用。发展中医特色康复服务。健全覆盖城乡的中医医疗保健服务体系。在乡镇卫生院和社区卫生服务中心建立中医馆、国医堂等中医综合服务区，推广适宜技术，所有基层医疗卫生机构都能够提供中医药服务。促进民族医药发展。到 2030 年，中医药在治未病中的主导作用、在重大疾病治疗中的协同作用、在疾病康复中的核心作用得到充分发挥。实施中医治未病健康工程，将中医药优势与健康管理结合，探索融健康文化、健康管理、健康保险为一体的中医健康保障模式。鼓励社会力量举办规范的中医养生保健机构，加快养生保健服务发展。拓展中医医院服务领域，为群众提供中医健康咨询评估、干预调理、随访管理等治未病服务。鼓励中医医疗机构、中医医师为中医养生保健机构提供保健咨询和调理等技术支持。

2. 重视智慧健康服务构建　智慧健康服务利用物联网、云计算、大数据、智能硬件等新一代信息技术产品，能够实现个人、家庭、社区、机构与健康服务资源的有效对接和优化配置，推动健康服务智慧化升级，提升健康服务质量效率水平。随着"互联网+"时代的到来，以及人工智能技术的飞速发展，健康服务与管理的开展越来越离不开互联网及人工智能，线上与线下干预相结合，开展智慧健康服务是未来健康干预的另一大趋势。智慧健康管理在应对人口老龄化进程加剧及慢性病井喷形势更加严峻的过程中，已经被证明能够发挥重要的作用，不但能够减少人力成本，更能够提高健康管理效率，提高健康服务质量，实现远程健康干预。

《智慧健康养老产业发展行动计划（2017—2020 年）》指出要丰富智能健康养老服务产品供给。针对家庭、社区、机构等不同应用环境，发展健康管理类可穿戴设备、便携式健康监测设备、自助式健康检测设备、智能养老监护设备、家庭服务机器人等，满足多样化、个性化健康养老需求。发展健康养老数据管理与服务系统。运用互联网、物联网、大数据等信息技术手段，推进智慧健康养老应用系统集成，对接各级医疗机构及养老服务资源，建立老年健康动态监测机制，整合信息资源，为老年人提供智慧健康养老服务。发展健康养老数据管理和智能分析系统，实现健康养老大数据的智能判读、分析和处理，提供便捷、精准、高效的健康养老服务。

推动企业和健康养老机构充分运用智慧健康养老产品，创新发展慢性病管理、居家健康养老、个性化健康管理、互联网健康咨询、生活照护、养老机构信息化服务等健康养老服务模式。充分发挥市场主体作用，探索民办公助、企业自建自营、公建民营等多种运营模式，鼓励社会资本投入，推进基本、保障性服务由政府兜底购买，高端、个性化需求由市场调配的运作机制，推动用户、终端企业、系统集成平台、健康养老机构、第三方服务商等实现共赢，形成可持续、可复制的成熟商业模式。

综上可见，智慧化中西医融合的健康干预将是未来健康服务与管理发展的一大趋势。

（许亮文）

思考题

1. 个体健康监测指标和群体健康监测指标的主要区别是什么？
2. 个体和团体健康服务与管理实施流程的异同点是什么？
3. 健康信息的内容主要包括什么？

第二章 | 健康相关问卷和量表的编制及评价

本章要点

1. **掌握** 问卷/量表的结构、设计步骤及评价。
2. **熟悉** 问卷和量表的差异、设计的原则、设计时常见的错误。
3. **了解** 健康相关的常见量表和问卷。

本章介绍的问卷和量表是一种特殊形式的"测量仪器",它可以用来测量一个人的身体健康状况、焦虑情况、社会适应能力等抽象的事物,将测量结果以数字或符号呈现出来,使我们可以获得具体化、科学化、精确化的测量结果,是实现健康服务与管理的重要工具。本章将结合实例详细阐述问卷与量表的结构、如何设计一份问卷或量表,以及如何针对问卷或量表的质量作出评价,另外还将介绍在评价生理健康、心理健康、社会适应能力、道德、生命质量方面常用的、具有代表性的量表,供读者学习和参考。

第一节 问卷与量表的设计

问卷(questionnaire)和量表(scale)均是研究者用来收集数据的一种技术,也可以说是对个人行为与态度的一种测量技术。它们的用处在于度量,尤其是对某些主要变量的度量。在科研实践中,越来越多的健康测量或评估开始采用问卷或量表收集健康信息,所以围绕主题、紧扣研究目的而设计一份合理且高效的问卷或者量表非常重要。

一、问卷的结构

科学研究和社会调查对研究工具的高度要求,使得人们在长期调查实践中不断摸索,不断总结,逐步形成了一套较为固定的问卷结构。通常一份问卷包括封面信、指导语、问题和答案、编码等内容。

(一)封面信

问卷的封面信是一封致被调查者的简短说明,向被调查者介绍和说明调查者的身份、调查的目的及意义等,从而消除被调查者的顾虑,赢得信任与支持。封面信一般印在问卷表封面,200字左右。语言简洁、中肯,文笔亲切。

封面信的内容主要包括:

1. 我们是谁——介绍调查者的身份;
2. 我们要调查什么——说明调查内容;
3. 我们为什么要进行这项调查——说明调查目的;
4. 我们为什么找你做调查——解释采取什么方法来选取调查对象;
5. 我们的调查有何用——解释调查意义和价值;

6. 我们的调查不会损害被调查者的利益——即解释调查结果的保密措施。

（二）指导语

指导语是指导被调查者正确填写问卷或访问员正确实施问卷调查的说明语句。主要包括对被调查者如何填写问卷、如何回答问题的说明，对问卷中某些问题含义的进一步解释，对某些特殊的或复杂填答形式举例等。指导语主要的作用包括：限定回答的范围，指导回答的方法，指导回答的过程，规定或解释概念和问题的含义。

（三）问题及答案

1. 问题的形式　问题是问卷的主体，也是调查者所要了解的重要内容。

问题从内容上可分为：特征问题、行为问题和态度问题。特征问题是用来测量被调查者基本情况的问题，如年龄、性别、文化程度、婚姻状况、收入等，这些问题也称作为"背景资料"；行为问题是指用来测量被调查者过去发生的或现在进行的某些实际行为和有关事件的问题，如"请问您上个星期看了几场电影？""您是否吸烟"等；态度问题是测量被调查者对某一事物的看法、意愿、态度、情感、认识等主观因素的问题，如"您认为要解决看病难看病贵问题，关键要抓好哪几项工作？"

问题从形式上可分为：开放式问题和封闭式问题。开放式问题是指只提出问题，但不提供答案，而是由被调查者根据自己的情况自由做出回答类似于论述题。如"您认为你所在的医院经营管理中的薄弱环节是什么？"封闭式问题是指在提出问题的同时提供若干备选答案，供被调查者根据自己的实际情况进行选择。

2. 答案的类型　问卷设计中，开放式问题不提供答案，由被调查者自主回答。因此答案设计主要是针对封闭式问题。常见的答案形式为：

（1）填空式：填空式即在问题后面加一短横线，让被调查者直接在空白处填写。填空式一般只用于那些对被调查者来说既容易回答、又容易填写，通常只需要填写数字的问题。如被调查者的年龄、家庭人口数、子女数目等，从事某项活动的时间及对事物的评分等。如：

例1　请问您家有几口人？ ＿＿＿＿＿口

例2　您的年龄多大？ ＿＿＿＿＿周岁

这类问题的最大优点是所得结果的测量层次高，包含的信息最充分，统计分析十分方便。因此只要有可能，这类问题应尽量采用填空式设计。

（2）列举式：列举式问题即在问题后不提供具体答案，而只提供回答的方式，要求被调查者依据实际情况列举出若干回答。采用这种问题形式主要是因为有些问题所能列举出的答案类别实在太多。如，当调查青年人的择偶标准时，就会遇到这种情况。如果将各种可能的答案类别都列举出来，那么可能会有二三十个，甚至更多。比如个人客观条件方面的包括身材、容貌、年龄、职业、文化程度、收入、人品等，主观条件方面包括诚实、善良、温柔、有教养、上进等，家庭背景方面包括民族、城乡户口、有无住房等。此时可将各种条件全部列举在问卷中，一是容易漏掉某些重要的条件，二是设计起来也会占问卷中较大的篇幅，因此最好采用下列的列举方式：

例3　请问你找对象时最看重什么条件？（请列举你最看重的三个条件）

条件一：＿＿＿＿＿　　条件二：＿＿＿＿＿　　条件三：＿＿＿＿＿

（3）二项选择式：即问题的答案只有"是"和"否"（或其他肯定形式和否定形式）两种。被调查者根据自己的情况选择其一。这种形式的问题有两种不同的情况：一种是问题所能列举的答案本身就只有两种可能的类别，如性别的答案只有"男""女"两种；另一种是在询问人们的态度或看法时所进行的两级区分，如下面的例子：

例4　您是共青团员吗？　　是□　　不是□

例5　您是否同意民主选举厂长？　　同意□　　不同意□

二项选择式的优点是答案简单明确,可以严格地把被调查者分成两类不同的群体,可以简化人们的回答分布,便于集中、明确地从总体上了解被调查者的看法;其缺点是:一方面,对于态度问题它所得的信息量太少,两种极端的回答类型不能较好地测量人们在态度上的程度差异,因而问题形式也将使得原本处于中立状态的被调查者唯心地偏向一方,因此它在一定程度上带有强迫选择的性质。

(4)多项单选式:即给出的答案至少在两个以上,被调查者根据自己的实际情况选择其中之一作为答案。这是各种社会调查问卷中采用得最多的一种问题形式。其答案特别适合进行频数统计和交互分析。在设计上,这种问题类型的关键之处是要保证答案的穷尽性和互斥性。在具体表达形式上,多项单选式可以有几种不同表达方式。见下例:

例6 您的文化程度是:(请在合适答案上打√)

①小学及以下 　②初中 　③高中或中专 　④大专及以上

(5)多项多选式:与多项单选式有所不同,多项多选式是要求被调查者在问题所给出的全部答案中,根据自己的实际情况从中选择若干个。见下例:

例7 您最喜欢看哪些电视节目?(请从下列答案中选择三项打√)

①新闻节目 　②电视剧 　③体育节目 　④广告节目
⑤教育节目 　⑥歌舞节目 　⑦少儿节目 　⑧其他节目_____

(6)多项任选式:多项任选式是问题所提供的全部答案中,被调查者根据实际情况可以任意选择各种不同数目的答案的一种问题形式。比如下列:

例8 您家里有下列哪些家用物品?(请在您家有的物品答案上打√)

①彩色电视 　②录像机 　③影碟机 　④空调机 　⑤洗衣机
⑥电冰箱 　⑦计算机 　⑧微波炉 　⑨电话

(7)多项排序式:有时研究者除了希望了解被调查者所选择的答案类别,同时还希望知道他们对这些类型的看重程度,此时就可以采用多项排序式。这种方式是针对多项多选式的不足而发展的一种问题类型。它在一定程度上可以看成多项单选式和多项多选式的一种结合。其一方面要求被调查者在所给出的多个答案中,选择一个以上的答案;另一方面也要求被调查者对他所选择的答案按某种标准进行排序。比如下例:

例9 您认为作为一名企业领导最重要的三种素质是什么?(请将答案填入下标中)

第一重要	第二重要	第三重要

①大公无私 　②坚持原则 　③敢想敢干 　④以身作则 　⑤团结群众
⑥思想敏锐 　⑦业务熟悉 　⑧文化程度高 　⑨其他_____

多项排序式的结果既可像多项多选式那样按三个变量分别进行统计,也可以将这三个变量的结果合并成类似多项单选式那样的一个单一的结果进行统计分析。

(8)矩阵式:即一种将同一类型的若干问题集中在一起,构成一个问题的表达方式。如下例:

例10 你觉得下列环境问题在你居住的城市里是否严重?(请在每一行适当的方框内打√)

	很严重	比较严重	不太严重	不严重	不知道
①噪声	□	□	□	□	□
②烟尘	□	□	□	□	□
③污水	□	□	□	□	□
④垃圾	□	□	□	□	□
⑤有害气体	□	□	□	□	□

这种矩阵式的优点是节省问卷的篇幅,同时因为同类问题集中在一起,回答方式也相同,因

此也节省了被调查者阅读和填写的时间,但要注意的是,矩阵形式虽然具有简明、集中的优点,但它们却并不减少实际问题的数目。

(9)表格式:表格式其实是矩阵式的一种变体,其特点和形式都与矩阵式十分相似。比如,与上述矩阵式问题对应的表格式问题就是:

例11　您觉得下列环境问题在你居住的城市里是否严重?(请在每一行适当的格中打√)

环境问题	很严重	比较严重	不太严重	不严重	不知道
①噪声					
②烟尘					
③污水					
④垃圾					
⑤有害气体					

表格式的问题除了具有矩阵式的特点外还显得更为整齐、醒目。但应当注意的是,这两种形式虽然具有简单集中的优点,但也容易使人产生呆板、单调的感觉。

(四)编码

一份问卷中除了上述几个主要部分外,还有一些辅助内容。如问卷名称、问卷编号、问题编码等。其中编码是一项十分重要的设计工作。

所谓编码,简单来说就是给问题和答案编上数码,用这些数码来代替问卷中的问题及其答案,之所以需要编码,是因为只有把问题和答案转换成数码,才能用计算机进行统计处理和分析,编码工作既可以在设计问卷时进行(预编码),也可在问卷收回后进行(后编码)。一般来说,在以封闭式为主的问卷中,人们往往采取预编码的方式;而在以开放式问题为主的问卷中,由于研究者不能准确地预测会有什么样的回答和会有多少种不同的回答,所以他不可能在问卷收回前建立编码,故一般采用后编码方式。

二、量表的类型

测量量表就是根据特定的法则,把数值分派到被研究者、行为或事物上,以测量其某种特征标志的程度的数量化的一种工具。

在进行测量时可以运用四种不同类型的测量量表来进行测量,即类别量表(定类量表)、顺序量表(定序量表)、等距量表(定距量表)、比率量表(定比量表)。

(一)类别量表

类别量表也称为命名量表,它是用数字代表事物或对事物进行分类,只给出不分次序的类别,所测量结构是把事物的特征或属性分成两个或者更多类别,并且这些类别只表明某一种或某几种特征的差异,如以性别、是否为老师进行分类等。

类别量表可以分为两种:一是作为标记的量表;二是作为分类的量表。在类别量表中,数字仅代表事物的符号,不具有任何数量意义,因此它不能进行数量化分析和代数运算。适合对类别量表进行统计分析的方法有百分比法、众数法、次数法等。

(二)顺序量表

顺序量表也称为等级量表,它除了表明性别或属性不同,还按照个体属性或特征等级、大小和程度对数字进行排列。在顺序量表中,数字表示等级、大小、程度的顺序,不能确定各测量值间的距离可比关系,因为它不仅没有相等的单位,也没有绝对的零点。如在对媒体的测评中,要求按照自己对几种媒体的偏爱程度排出先后顺序。换而言之,顺序量表中的数字既不能表示事物特征的真正的数量,也不能表示绝对数值。因此,不能对这些数字进行运算,适合对顺序量表进行统计分析的方法主要有中位数法、等级相关法、百分位数法等。

（三）等距量表

等距量表不但用数值表示了顺序，且确定了等距的单位，但没有绝对零点。因此，它的测量水平比顺序量表提高了，等距量表中的数值是一个真正的数量，其数量中各部分的单位都是相等的，等距量表的零点是人为设定的相对零点。所以对等距量表的两个数量只能进行加减运算，不能进行乘除运算，它们之间没有倍数关系。适合对等距量表进行统计分析的方法主要有标准差法、平均数法、积差相关法、F 检验法和 t 检验法等。

（四）比率量表

比率量表又称为比例量表，它不仅有相等的单位，还有绝对零点（表示测得的信息代表一点也没有），是最高测量水平的量表，它不仅可以进行加减，还可以进行乘除。用比率量表进行测量，不但能知道事物间某种特征或属性上的差别有多少，而且能知道他们之间的比例。适合对比率量表进行统计分析的方法主要有变异系数法、几何平均数法等。

三、问卷与量表设计原则

（一）通俗性原则

通俗性原则是指问卷问题的设计要通俗易懂。问卷特别是自填问卷的对象大部分是一般大众，所以要充分考虑被调查的理解能力，不能提出一些过于抽象、过于专业的问题。

如调查家庭类型时，将家庭分为主干家庭、核心家庭、单身家庭、联合家庭、其他家庭 5 类，如果调查对象是熟悉社会学专业知识的人或婚姻家庭专业工作者，难度不大，然而如果面对普通群众，绝大多数人并不知道"主干""核心"、"联合"家庭的概念是什么，因而很难回答。所以在这种情况下，被调查者会给出非真实或不准确的回答，这必将影响调查效果。但如果换一种提问方式，如"你家里有几口人""你家里几代人同堂"，则通俗易懂许多，也容易回答。

（二）完备性原则

问卷设计的完备性原则是针对封闭式问题的设计而言，即要求备选答案的设计应具有完整性，不能残缺不全。如要求调查对象回答"你的最高学历是：①高中；②大专；③本科；④研究生。"从我国目前社会教育发展程度来看，九年义务教育尚未完全普及，且在中老年人中文盲的比例还较高，备选答案中关于学历的选项显然是不完整的。属于初中及初中以下学历者则无法进行选择，加上"初中及初中以下"备选答案后，所有的备选答案便涵盖了各学历层次。

（三）中立性原则

问卷设计的中立性原则是指问题设计时语言的表达要保持中立的态度，不要添加设计者个人的情绪，更不能故意设计一些带有明显倾向的语言来诱导被调查者。如要求回答：许多人都觉得穿"×××"牌旅游鞋很舒适，你也是这种感觉吗？①是的；②大概是；③不是的。这个问题的设计都存在明显的肯定倾向：问题中先给调查对象输入一个"舒适"的信息，容易诱导消费者给出认同的回答。这样的问题设计要么会诱导被调查者做出肯定的回答，要么会引起被调查者的强烈反感。

（四）互斥性原则

问卷设计的互斥性原则是指问卷设计中问题不能具有双重或多重含义以及备选答案不能相互交叉。如果出现了双重/多重含义或相互交叉，那么被调查者就有可能会无法作出正确的选择。如要求作答：你的家庭所在地是：①农村；②城市；③沿海城市；④内陆城市。这两个问题的设计都违反了互斥性原则。问题设计中的答案直接存在相互交叉，即沿海城市、内陆城市均属于城市，选择③④的同时可选择②，它们相互之间出现交叉，这样会影响后面的统计分析。因此问题的设计要语义明确，答案之间要互斥，不能出现交叉，这是问卷设计必须遵循的基本原则。

（五）效率原则

效率原则是在保证获得同样信息的条件下，选择最简单的询问方式，确保问卷的长度、题量和难易度合适,节约调查成本。全面、准确及有效地获取信息,并不等同于要一味追求容量大、信息多,而是要避免出现与本次调查目的无关的问题,否则不仅会造成人力、物力和财力的浪费,而且可能导致拒访率增高、数据质量下降、问卷效率降低等问题的出现。

(六)便于统计原则

便于统计的原则指在问卷的设计中,应考虑被调查者对问题的回答是否便于进行量化统计与分析。如果使用问卷的调查结果是一大堆难以统计的定性资料,那么要从中获取规律性的结论就十分困难,最终不能得到理想的效果。

四、问卷与量表设计步骤

(一)问卷设计的主要步骤

问卷设计的主要步骤包括问卷设计的准备工作、变量的操作化、探索性工作、设计问卷的初稿、试用与修改、问卷打印(图2-1)。

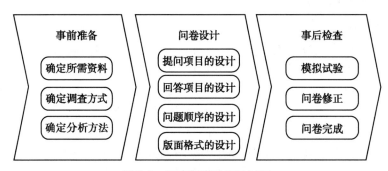

图 2-1 调查问卷的设计过程

1. 问卷设计的准备工作 问卷设计前的准备工作大体包括如下几个方面的内容。

(1)明确调查的总体目标:调查和研究的总体目标是问卷设计的出发点。整个问卷的设计工作都是为达到总体目标而开展的,在这项工作中,问卷设计者应考虑下列的问题:问卷的主要目标是什么?研究的假设和关键的变量是什么?根据假设和变量应搜寻什么资料?希望以什么样的信息作为结果?研究的类型如何?是一般的描述性研究还是探讨特定变量间关系的解释性研究?根据研究的目的和样本的特征,应采用什么样类型的问卷?问卷的使用方式如何?对于主办者身份、研究目的、调查的匿名性等内容应该如何描述?

(2)了解研究对象的基本情况:无论是哪一种类型的问卷,他们的询问对象始终是被调查者。因此在设计问卷之前,最好对问卷所要面对的各种对象的基本情况有一定的认识。特别是对有关被调查者总体的年龄、性别、文化程度、职业结构等社会特征方面的情况,最好有大致的了解。如有可能,还可对被调查对象所生活的地区,以及该地区中人们的生活方式、风俗习惯、价值标准、社会心理等作了解。这种认识和了解对于设计具体的问卷,特别是对问卷中问题的形式、提问的方式、所用的语言等有较大的帮助。

(3)确定所需要的信息范围:一项具体的社会调查通常主要围绕着某特定的问题,而这特定的问题决定了调查所需的信息范围。研究者在动手设计问卷以前,应围绕研究的主题对相关文献进行阅读,同时问自己:我所需要的主要资料是什么?确定所需信息范围时应遵循的总原则是:"先宽后窄,先松后紧"。即在问卷设计的初期,先扩大相关问题的范围,尽量覆盖所测量的概念,即凡是与这一概念或主题相关的问题都写进来。到了问卷设计的后期,再严格地一一核查,删除那些不太相关的、重复的、多余的问题,只留下那些与研究者预期测量的概念或希望得到的资料密切相关的问题。

(4)确定问卷调查的具体形式:由于不同的问卷调查形式在问卷设计要求、问题表达方式、对被调查者的影响、资料收集的难易度等方面都有所不同,因此在设计具体问卷之前,应该对调查将采取的具体形式作出决定。只有当调查的具体形式确定下来,问卷的设计才更明确,所设计的问卷也更适合调查实践的要求。

2. 探索性工作　探索性工作是整个调查研究从设计阶段走向资料收集阶段的过渡。一方面,它是所研究的问题经过操作化后各种结果的接受者;另一方面,它也是整个资料收集阶段的开路先锋。

这种探索性工作最常见的方式是:问卷设计者深入到社会背景中,进行一段时间的非结构式访谈,即围绕研究的主题,与各种类型的被调查者交谈,向他们提问。把研究者的各种设想在不同类型的被调查者中进行尝试和比较,从中既可获得对各方面问题的提法、实际语言和可能的回答种类等内容的初步印象,又可帮助问卷设计者在接近被调查者的方式、封面信的设计、问题的数量和排列顺序、问题与答案的形式、如何减少不回答率等方面形成客观的、有用的认识,使问卷设计者在后来的实际设计工作中少走弯路、少出差错。

探索性工作对设计封面及问卷的答案来说也有重要的作用。当问卷设计者在交谈中有意识地提出某一问题时,人们是以他们各自的语言、表达方式来进行回答。从这些不同的回答中,问卷设计者可能会发现,人们的回答主要集中在某几种答案上。设计者可以在后米的实际问卷设计中,用每一种回答中的一句最有代表性的语言作为答案,并加上一个"其他"选项的答案,就可以构成问卷初稿中的一个封闭式问题了。

3. 设计问卷初稿　经过探索性工作后,问卷设计者的头脑中已有了对研究所涉及的主要问题及答案的基本印象和认识。这时的任务是如何把这些零散的"部件"组装成一份合适的问卷。这既涉及各种问题的具体表达、答案的安排等内容,也涉及各种问题的排列顺序、整个问卷的逻辑结构、对被调查者的心理影响、是否便于被调查者回答等多方面的内容。

可以按以下的步骤进行问卷初稿的设计:

(1)根据研究目标、假设和概念框架,列出所需要资料的各大部分的标题和内容,并初步安排各方面的顺序结构。

(2)在每一个大的部分中,根据探索性工作中所获取的各种具体问题及其答案,尽可能详细地设计出这一部分的各种调查问题。

(3)在完成每一个大部分的具体问题设计后,逐一对每一个大部分的问题的排列顺序进行安排,并兼顾各个大部分之间问题的衔接。

(4)从问卷整体的长度以及便于回答、减少心理压力等方面,从头到尾对问卷中的每一个问题进行检查、增删和调整。

(5)将修改和调整好的问卷按真实调查问卷的格式编排及打印出来,并加上封面信、指导语和编码等内容,形成问卷初稿。

4. 使用与修改　当设计好问卷初稿后,千万不要认为这就大功告成了,切记此时的问卷仅仅是初稿,还不能用于正式调查。因此,在用于正式调查之前,必须对它进行试用和修改。

(1)试用:试用的具体方法有两种:一种客观检查法,即使将设计好的问卷初稿打印30~80份,然后从正式调查的总体中任意选择一部分样本,按正式调查的要求和方式进行试用。预调查实际上是正式调查的"预演",它对客观上起到了对问卷的检查作用,检查的内容包括:回答不全的情况、填答错误的情况、回答无变化的情况。主观评价法:直接依靠人们对问卷本身结构的主观评价。通常问卷初稿设计好后,可复印5~20份分别送给该研究领域的专家、学者、研究者的同行、实际调研部门的研究人员及典型的被调查者等,请他们从不同的角度和方面对问卷的整个设计工作进行评价。

在有条件的情况下,最好把这两种方法都用于试用中。即一方面采用主观评价法,找出一些问题,进行一次修改;另一方面采用客观检查法,又找出一些问题,再进行一次修改。要特别注意的是,如果在试调查中发现问卷初稿的毛病很多,对问卷初稿改动较大时,则应对修改后的新问卷重新进行试用。

（2）修改：问卷的修改工作实际上贯穿于整个设计过程的始终，除了设计初稿时经常性的修改和结合试用结果所做的修改外，还需对整个问卷从头到尾再审核和修改一遍。此时的审核与修改主要集中在两个方面：一是整体的结构和问题的顺序；二是删除重复的或不必要的问题。

5. 问卷打印　问卷的设计还包括问卷的打印格式、编排形式等方面的设计问题。这些问题虽然只涉及问卷的形式，但若不注意，有时也会给问卷调查带来影响。在问卷的打印方面应注意以下几个问题：

（1）用不同字体将问题和答案区分开：结构式访谈中也可以通过加大文字间距的方式实现区分，但如果是自填式问卷，最好不要这样做，因为这样会加大篇幅，增加被调查者的畏难心理。

（2）决定问卷中字体的大小：自填式问卷中的字体不能太大，以免加大整个问卷的篇幅。比较常见的是五号字体或小四号字体。访问式问卷中，字体大一点没有关系，有时甚至要大一点，使调查者看得清。常见为四号字体。

（3）尽可能按问题内容将问卷分为几部分并列出小标题：如，课堂学习、课外活动、校外生活几个板块。这样做的好处是，调查者和被调查者可以根据板块调整心理，做好回答问题的准备，同时板块的区分也可以使问卷设计者对问卷内容及其结构更加明确，在对问卷资料进行统计分析时更加方便。

（4）将问题和答案打印在同一页中：如果答案有两行，被调查者看见问题和前 3 个答案时，会误以为该问题仅有 3 个答案，于是只从这三个答案中进行选择。

（5）注意选择题答案的打印方式：设计结构式访问的问卷时，尽可能将每一个答案都分行排列；而设计自填式问卷时，则要兼顾到问卷的篇幅，在可能的情况下一行排列两个、三个（或最多）答案。

（6）认真校对，避免印刷错误：仔细检查有无遗漏、错别字等问题。

（二）量表的设计步骤

目前，对于量表的研制已形成一个较为系统和完整的一套程序和方法（图 2-2）：一是明确研究目的，确定研究对象；二是设立研究工作组；三是测定概念的定义及分解；四是提出量表条目，

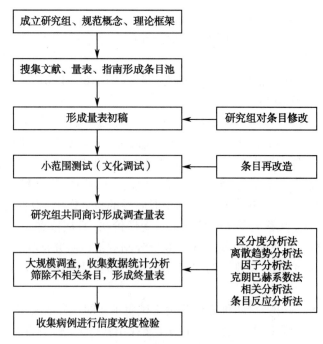

图 2-2　量表的设计步骤

形成条目池；五是确定条目的形式、回答选项和量表计分方法；六是条目的分析和初筛；七是进行预调查、条目再筛选；八是进行正式调查、量表考评和修改完善。

1. **量表理论框架**　是指量表某一领域当中的条目直接或某一患者报告结局（PRO）概念中的领域直接所预期的关系。量表研制之初需要利用现有的知识理论对所测量的概念覆盖的领域、方面进行分析和推断，构建量表的理论框架，从而实现对所测抽象概念的可操作化。

2. **条目池**　条目是组成量表的最小单位，是患者报告信息的输入终端。具体条目的产生和条目池的形成是量表研制过程中的重点和难点。量表研制中的条目池产生的常用方法主要包括文献分析法、头脑风暴法、德尔菲法（专家咨询法）和患者深入访谈法等。

3. **条目筛选**　条目池形成后要通过现场调查获得数据，而后利用多种统计学方法对条目池中的条目进行筛选。条目池筛选的方法主要有：专家重要性评分法、离散趋势法、Cronbach'α 系数法、相关系数法、因子分析法、聚类分析法、逐步回归分析法、判别分析法和 t 检验法等。

（1）专家重要性评分法：该法是从重要性和确定性角度挑选指标的方法。可通过组织若干名量表相关领域的医学专家独立地对各个条目的重要性程度进行评价，求其均值，保留平均值较大的指标。

（2）离散趋势法：也称作"变异系数法"，是从敏感性角度挑选指标的方法。如果指标的离散趋势小，用于评价时区别能力就差。因此，应选择离散趋势较大的指标。研究者利用各条目得分的标准差来衡量离散趋势，按公式：变异系数 = 标准差 / 均数 ×100%，计算各条目的变异系数，删除变异系数小于 75% 的条目。

（3）聚类分析法：该法是从代表性角度筛选条目的方法。其原理是将相似的指标归为同一类，使同一类的内部差异尽可能小，而不同类之间的差异尽可能大，从而可以通过聚类分析从同一类指标中挑选出具有代表性的指标。

（4）Cronbach's α 系数法：这种方法也是从代表性角度筛选条目的方法。首先计算某一维度总的 Cronbach's α 系数，然后与去掉区中任一条目后 Cronbach's α 系数进行比较，如果某条目去掉后 Cronbach's α 系数有较大的上升，则说明该条目的存在有降低该维度内部一致性的效果，应该去掉；反之应保留。

（5）相关系数法：该方法可以反映条目与量表得分间的相关性，当条目与总分一致性较好时，则说明条目对被测概念有一定的代表性，一般删除与初始量表总分 Pearson 相关系数小于 0.4 的条目。

（6）因子分析法：首先根据预想的量表理论框架确定因子数，再从各指标的相关矩阵出发进行因素分析，留下因子负荷系数较大者。该法是从代表性角度筛选条目的方法。当个因子负荷相差不大时，可通过负荷矩阵的方法最大旋转拉大其距离。采用因子分析方法筛选条目，按 <0.4 的标准删除各因子上负荷系数较小及在两个或两个因子上负荷系数相近而无特异性的条目。

（7）逐步回归分析法：在预调查时，让被调查者对其生存质量或总体健康状况给出一个自我评价作为因变量，或计算各条目得分之和作为因变量，然后将各条目的得分作为自变量，进行多重逐步回归分析，筛选出对综合评价影响较大的条目，因此这种方法也是从代表性角度筛选条目的方法。

（8）t 检验法：好的量表条目应具有区分不同人群的能力。条目筛选过程中可以应用 t 检验法考察条目对不同受试者的区分程度。研究者将得分最高的 27% 个体组成高分组，得分最低的 27% 个体组成低分组，通过 t 检验比较各条目高分组与低分组的得分，对差别无统计学意义的条目考虑删除。

（9）判别分析法：判别分析法也是从区分的角度筛选条目的方法，研究者采用此方法删除对不同人群区分能力差的条目。

上述条目筛选的方法需综合运用,确立纳入终选量表条目的准则。对于统计分析法没能纳入,而专家认为很重要的条目,应考虑保留。最后根据条目筛选的结果对量表理论框架做出优化和调整,便可最终形成正式的调查量表。

4. 性能评价 可行性分析主要解决量表是否容易被人接受及量表完成的质量问题。一般完成一份量表的时间控制在 20min 以内较易被人接受,量表的回收率和完成率通常应达到 85%以上。

五、问卷与量表设计常见的错误

问卷的设计是一个需要不断实践的过程,不仅初学者设计问卷时容易犯多种错误,就是有一定实践经验的研究者有时也难免出现一些疏忽。现我们将通过列举实际调查问卷中所存在的各种常见错误,并加以分析,来帮助读者在设计问卷时及时发现和尽量减少犯这些错误。

（一）专业术语、概念抽象

例. 请问您家庭属于下列哪一类家庭?

①单身家庭　②核心家庭　③主干家庭　④联合家庭　⑤其他家庭

题中所列的家庭类型属于社会学中的专业术语,对于一般的被调查者来说,他们并不了解这些概念,甚至从未听说过。问卷中若出现这样的问题就会导致所收集的数据的不准确。因此,问卷中应尽可能地使用具体概念,避开抽象概念,如"生活意义""政治体制"和"传统道德"等。

（二）问题含糊不清

所谓问题含糊,即问题的含义不清楚、不明确,或者有歧义。这种问题有些是因为问卷设计者对所提问题的目的和用意不清楚造成的,有些则是由于表达不当,对问题的用语推敲不够造成的。

例. 您认为我们国家现在最需要?

（1）全面迅速地改变　（2）全面慢慢地改变　（3）部分迅速地改变　（4）部分慢慢地改变

这一问题并未详细询问什么东西需要变,是我国的政治体制、经济制度,还是人们的生活方式、思想观念;答案中的"全面"包括哪些方面,"部分"又指哪些方面,都没有交代。因此,含含糊糊的问题得到的也只可能是含含糊糊的结果。

（三）问题带有诱导性或倾向性

合格的问卷应该具有客观性,而要做到这一点,就需要保证问卷中的每一个问题都是中性的,即不具有任何倾向性。如果不注意这一点,往往不能客观地收集到被调查者的行为和态度,从而使整个问卷的信度和效度受到影响。

例. 大家都认为工人的退休年龄应该延迟,您同意吗?

（1）不同意　（2）同意　（3）不知道

这种提问的态度已经包含了明显的倾向性和诱导性,被调查者往往在趋同心理的支配下容易作出肯定的回答,但不一定是自己最真实的想法,这就不利于问卷回答的真实性与可靠性。

（四）问题提法不妥

在一些问卷中,许多问题设计得不太合理,提法十分不妥,影响和阻碍了被调查者顺利填答问卷,有些提法不妥的问题甚至足以导致被调查者放弃填写。

例. 您现在的实际文化程度相当于?

（1）小学及以下　（2）初中　（3）高中　（4）大专　（5）本科及以上

"现在的实际文化程度"这种提法看似合理,实质上并不妥当。一般来说,人们可以按照自己实际完成的教育登记来填答自己的文化程度,但却很难评价自己"实际"的文化程度。即使人们这样做了,其评价的标准相互之间也不会一致。因此,这种问题的提法不妥当,还是直接问"您的文化程度"为好。

（五）问题具有双重 / 多重含义

问题的含义不能是双重或多重的，即不能在一个问题里同时问两件或多件事情。

例. 您的父母支持您到西部贫困山区支教吗？

    （1）同意 （2）不同意 （3）无所谓

这一问题中实际上询问了两件事，即"您的父亲支持您到西部贫困山区支教吗？"和"您的母亲支持您到西部贫困山区支教吗？"，这是一个复合问题。有的人可能父亲支持母亲反对，也有的母亲支持父亲反对，那么这一类问题被调查这便无法回答。

（六）问题与答案不协调

这是封闭式问卷中常出现的毛病，问题与答案是不可分割的整体，二者必须相互协调，密切配合。提什么问题，就必须为这个问题准备全面而恰当的答案，以供被调查者填答。简单来说，即在问什么的同时，还需考虑应该答什么和可能答什么。既不能出现答非所问的现象，也不能出现答案不全或答案互相包含的现象。

例. 您认为是否有调离现岗位的可能（现在或几年后）？

    （1）不可能 （2）比较困难 （3）不很难 （4）很困难

问题问的是"是否有调离现岗位的可能"，回答则应该是"有可能""没有可能""有一定可能"等；若问的是"调离现岗位是否困难"，倒是可以用后面的三个答案。

（七）答案设计不合理

例. 下列各种素质中，您认为哪些是一位合格的厂长应该具备的？

    ①决策能力 ②业务能力 ③创新能力 ④谋略能力 ⑤任贤能力

    ⑥指挥协调能力 ⑦管理科学知识 ⑧马列理论水平

    ⑨综合分析能力 ⑩实际生产能力

在多列答案中，相互包含很多，比如"业务能力"就包含了除"马列理论水平"以外的其他所有答案的内容。因此，这些答案与业务能力之间并不存在互斥的现象。

六、问题的排列

问卷中的问题排序是问卷设计中的一个非常重要的问题。良好的问题排列顺序会激发被调查者的回答热情；而杂乱无章的问题排列，则会降低被调查者的作答意愿。因此，问题的排序应遵循以下原则：

（一）按问题的难易程度进行排序

一般来说，如年龄、职业、婚姻状况、吸烟等事实、行为方面的问题宜放在前面，然后将观念、态度和敏感性问题，如婚前性行为、同性恋等问题放在问卷的后面部分，以降低被调查者的拒答率。

（二）先排列封闭式问题

开放型问题需要时间考虑，不容易回答，如将这类问题放在前面，容易导致拒答，影响问卷的回收。

（三）问题要按一定的逻辑顺序排序

考虑人们的思维方式，按照事物的内容与相互关系以及事情发生或发展的先后顺序排列问题。因此，相同或相似内容和性质的问题应集中在一起，问完同一类问题之后再转向另一类问题，可避免跳跃性的提问；对有时间顺序的系列问题，可考虑先问当前的情况，再问过去的情况，或先问过去的情况，再问当前的情况，不要随意变换问题的顺序，否则可能扰乱被调查者的思维。

（四）检验信度的问题需分隔开来

在很多问卷 / 量表中，研究者设置一些高度相关或内容完全相同而形式不同的问题，这些成对出现的问题，目的是要检验问卷的信度，它们不能排列在一起，否则被调查者很容易察觉并使回答无矛盾，达不到检验的目的。

第二节 问卷与量表的评价

当我们用问卷或量表将数据资料收回来后,如何才能得知这一调查工具的可信程度和准确程度有多高?这些所测得的数据是否与研究者需要的特征有关?测量所得到的结果是否是研究者所希望的?假如调查测量的时间、地点等发生变化,那么结果会发生什么样的变化?面对这些问题,就需要引入问卷和量表的信度效度问题。一般来说,通过量表或问卷得到的数据结果,都需进行信度和效度分析。标准化的量表通常需要分别进行总量表和各个维度的评价;一般问卷中的各种条目很难进行整体问卷的考评,那么就对某些条目或领域进行考评,并以此间接说明整个问卷的质量高低。

一、信度评价

信度(reliability)是指所得到的结果的可靠程度,通过测量结果的稳定性和一致性来判断。一个可以使用的量表在相似的条件下,相同个体多次重复测验的结果应该是一致的,或是可重复的,即具有较为可靠的信度。一般从量表的内部一致性角度评估量表的信度,通过考察量表项目的同质性,反映项目与潜变量的关联程度,采用的方法是分半法和克朗巴哈 α 系数法。

（一）重测信度

重测信度(test-retest reliability)是指用同一问卷对同一研究对象测量两次,两次测量结果之间的一致性程度。这是应用最多的一种方法,因为研究对象的特征可能随着时间发生变化,且重复测量容易受前一次测量的影响。因此,重复测量的时间间隔不宜太长,也不宜太短,以 2~4 周为宜。一般来说,复测信度系数应达到 0.7 以上。

（二）复本信度

复本信度(alternate form reliability)即设计另外一份与问卷的题目数、形式、内容、难度等方面高度类似的问卷或量表,同时测量同一研究对象,评价两个问卷测量结果的相关性。这种方法可以避免重复测量的缺陷,但它在保证两种问卷的相似性上有难度。

（三）折半信度

折半信度(split-half reliability)是将问卷拆分为内容相近的两部分,分别计算两半量表得分的相关系数,再进一步估算整个量表的信度。进行折半信度分析时,注意先将反向题目的得分作逆向处理,保证得分方向的一致性,然后将全部题目按奇偶或前后分为尽可能相等的两半,计算两者的相关系数,也就是半个量表的信度系数,再用 Spearman-Brown 公式 $r = 2r_半/1 + r_半$ 推出总量表的信度系数。这种方法的缺陷在于,拆分的方法不同,所得出的信度系数也会有所不同。

（四）内部一致性

这里的信度系数常被称为克朗巴哈 α 系数(Cronbach's α),它测量的是问卷中条目的内部一致性,也就是问卷的内在信度,用来评价条目在多大程度上考察是否为同一概念。Cronbach's α 系数是最常用的信度评价方法。有些量表分为若干维度的分量表,分别由一组问题来体现和测量,这时需要分别对几个维度的 Cronbach's α 系数进行考察,最后再来综合反映总量表的一致性情况,否则整个量表的内部一致性都较低。这是因为分量表中的条目反映的都是同一特征,因此相关性比较高;而总量表考虑到要有一定的"覆盖面",所以具有一定的"异质性"。那么究竟这一信度系数达到多少才是比较高了呢?一般认为,信度系数 >0.8 则量表的信度较好,如果 >0.7 则量表需要稍作修订,如果 <0.7 则量表的信度较低,需要重新设计。量表的条目数量和条目测量范围是影响量表内部一致性的重要因素,研究者应制定出测量范围足够大又有较高内部一致性的量表。

（五）评分者信度法

这种方法是指两个评分者给同一群调查对象答卷评分的一致性程度。具体方法是:随机抽取一定份数的问卷或量表,由两位或多位评分者分别评分,然后根据每份问卷或量表的分数考察评分的一致性,主要是考察两个评分者判断同一事物时,其评价结果是否一致。当评估的变量是分类变量时,采用 Kappa 系数来评价,Kappa 系数 > 0.75 表示信度极好,0.4 < Kappa 系数 < 0.75 表示信度较好,< 0.4 则信度较差;如果是等级资料,可用 Kendall 和谐系数来评价;如果是连续变量,可用内部相关系数(ICC)来评价,ICC > 0.75 表示信度极好,0.6 < ICC < 0.75 表示信度较好。

另外,在实际工作中并非所有内容都需要进行信度检验,例如年龄、性别、受教育程度、婚姻状况、收入水平等人口统计学资料一般不必进行信度检验,原因在于这些内容不太可能产生测量误差。

二、效度评价

效度(validity)是指测量工具是否能够准确、真实地测量某事物的程度,也被称为测量的准确度。它用来反映测量工具是否可以如实反映某一事物的真实情况,即测量结果与预想结果之间的符合程度,效度越高说明测量结果越能如实反映所测量事物的真正特征。效度的评价需要与外部标准作比较,表面效度、内容效度、结构效度、区分效度和聚集效度、准则关联效度是几种常用的效度指标。

(一)常用效度指标

1. **表面效度(face validity)** 指条目书面表达的意思与测量结果的吻合程度,吻合度越高,表面效度也越高。这是一个主观性很强的指标,由专家进行评价。有时为了获得调查对象真正的信息,避免出现"社会期望偏倚",调查者经常需要掩饰一些题目的真正目的,这时就要"牺牲"表面效度,以提高其他效度。

2. **内容效度(content validity)** 指问卷条目所测量的内容是否是研究者所希望获得的内容,即调查对象对条目的理解和回答是否与研究者希望询问的内容一致。内容效度也属于主观指标。如果测量工具能够紧扣所测概念的特征,则认为通过这一测量工具所获得的数据其内容效度比较高。内容效度的评价通常要考虑 3 个问题:条目所测量的内容是否确实属于应测量的领域;条目是否覆盖了应测领域的各个方面;条目的构成比例是否合适。如果量表的条目包含了所测概念的各个方面并且占有一定的比例,那么可认为这一量表有着较好的内容效度。

3. **结构效度(construct validity)** 指问卷或量表所要测量的概念是否能够体现理论上的设想,它是通过与理论假设的对比来进行检验的,根据理论假设提出的结构与实际测量之间的关系,判断出测量这一结构的问卷或量表能否很好地反映出此种联系。其评价过程为:提出结构假设,然后对结构假设进行验证。结构效度一般采用因子分析来评价,因子分析的目的在于考察属于相同概念的不同问卷条目是否如理论假设的那样集中在同一公因子里,因子负荷则反映了条目对领域的贡献大小,因子负荷越大表明条目与领域的关系越密切。判断问卷或量表的结构效度有以下 3 条标准:①公因子的数量与内容应该与问卷或量表设计时结构假设的组成领域一致,且公因子的累积方差贡献率应达到 40% 以上;②每个条目都应在其中一个公因子上有大于 0.4 的因子负荷值,而在其他公因子的因子负荷值则较低(若一个条目在所有的因子上负荷值均较低,说明它反映的意义不明确,应予以修改或删除);③公因子的方差均应大于 0.4,它表示公因子可以解释每个条目 40% 以上的变异。

4. **区分效度(discriminant validity)和聚集效度(convergent validity)** 区分效度也称为判别效度或辨别效度,表示不同特质和内涵的测量结果之间会有较弱的相关性;聚集效度也称聚合效度或收敛效度,表示相同特质和内涵的测量结果之间会有较弱的相关性。这两者一般可以通过比较量表各维度得分与总量表得分之间的相关性、各条目得分与其所属维度得分之间的相关性,以及各条目得分与其他维度得分之间的相关性来评价。一般情况下,如果各维度的得分与总量表得分之间的相关系数 > 各维度得分之间的相关系数,各条目得分与其所属维度得分之间的相关系数＞它与其他维度间的相关系数，那么可以认为问卷的区分效度和聚集效度比较好。一般来说，相关系数＞0.7为强相关，0.3～0.7为中度相关，＜0.3为弱相关。

5. 准则关联效度（criterion-related validity）　也被称为效标效度，它是将以往公认有效的量表作为准则，用新量表所得到的测量结果和标准量表的测量结果进行比较，如果新量表与标准量表具有相同的测量效果，那么说明这种新量表具有较好的准则关联效度。相关系数越大表示量表的准则关联效度越好。

（二）信度和效度的关系

测量的信度与效度之间存在着既相互联系又相互制约的关系。一方面，信度以效度为基础，有效的测量必然是可信的测量，不可信的测量必然是无效的。没有信度，也就谈不上测量结果是否有效。假设我们采用同一份问卷进行调查，每一次的结果都不同，测量无法保持一致性，那么这份调查问卷的结果是不可信的。另一方面，信度高只是效度高的必要条件，并不是充分条件，即具有很高信度的测量并不意味着同时也是高效度的测量，它也许是有效度的，也可能是无效度的。信度只是解释资料的真实可靠性，并不能解释这一资料与研究对象是否相关以及相关程度如何。因此，信度和效度之间的关系可概括为以下四种类型：

1. 信度低，效度不可能高。因为如果测量的数据不准确，也并不能有效地说明所研究的对象。

2. 信度高，效度未必高。例如，假设我们能够准确地测量出某人的经济收入，却未必能够说明他的消费水平。

3. 效度低，信度未必低。调查结果不能有效说明调查所要说明的问题，对于反映调查对象的实际情况而言，它的信度可能很低，也可能很高。

4. 效度高，信度也必然高。如果有效地说明了某种现象，那么它的资料和结论必然是且必须是可信的。

总之，一个优良的测量指标必须是同时具备信度和效度，是信度和效度的有机统一，只有这样才能保证调查得来的资料是可靠的和有用的。

三、反应度评价

一份调查量表经评价后有一定的信度和效度，但如果不能检测出细微的、有临床意义的、随时间推移而出现的变化，还不能算是一个有效的测量工具。反应度常被视为效度的一个侧面。以下两个方面用以评价量表的反应度。

1. 使用量表分别在治疗前后或施加干预措施前后对研究对象进行测量，记录治疗前后或施加干预前后的得分。如果治疗有效或干预措施起作用，则前后得分的差别应该具有统计学意义。此时可以通过配对 t 检验法分析得分的差别是否具有统计学意义，从而来判断量表的反应度。

2. 使用效应尺度统计量（effect size statistics）评价量表的反应度。

$$效应尺度 = 治疗后得分 - 治疗前得分 / 治疗前得分的标准差$$

一般来说，效应尺度应大于0.2，0.2～0.5为较小的效应，0.5～0.8为中等效应，0.8以上为较大效应。如果明知治疗是有效的，而效应尺度却不大，则说明该量表的反应度较差。

四、量表编制与评价案例——以农村居民健康素养量表的研制与评价为例

采用定性与定量相结合的方法，沿用国际通用的量表开发步骤，首先研究出中国农村居民健康素养的定义与理论框架，构建条目池，进行题项筛选，最后进行信度和效度评价，最终形成中国农村居民健康素养量表。

（一）编制过程

1. 农村居民健康素养评价指标体系和条目池

1）文献检索：文献检索以"health literacy""rural residents""index/indicator""scale""instrument"

"measurement"等作为关键词在 Pubmed、Medline、Springerlink 文献检索系统，以及以"农村居民""健康素养""评价指标""量表构建"作为检索词在中国知网、万方数据库文献检索系统，检索2005 年以来的文献、综述与研究报道。文献纳入标准为：2005 年以后的文献和中英文文献；排除标准为：重复发表的文献、概念定义不清晰的文献和统计方法不恰当的文献。

根据文献检索的结果，构建农村居民健康素养的定义与维度，并在此基础上编制二、三级指标和素养初始题项，形成初始条目池（item pooling）。

2）深入访谈：邀请专家开展个人深入访谈，如邀请北京大学社会科学研究院教授 1 人、北京大学医学部教授 1 人、中国健康教育中心研究员 1 人和协和医学院教授 1 人分别进行深入访谈。首先，向专家介绍研究背景及目的；然后针对"健康素养的定义与维度""农村居民健康素养的定义""农村居民需具备哪些健康素养""如何测量健康素养水平"等问题进行讨论，并详细记录专家意见；最后，对农村居民健康素养的定义、指标体系和条目池进行修改完善。农村居民健康素养评价指标体系见表2-1。

表2-1 农村居民健康素养评价指标体系

一级指标	二级指标	三级指标
健康意识和观念（HCC）	健康意识（HC1）	安全、自我保健、主动学习、健康责任、正确就医、合理用药、信息鉴别、心理
	健康观念（HC2）	健康道德
健康知识（HK）	基本健康知识（BHK）	生理卫生、环境卫生、职业卫生、营养与食品
	疾病防治知识（DPK）	传染病、慢性病、损伤与中毒
健康技能（HS）	基本健康技能（BHS）	个人卫生、营养与食品
	疾病防治技能（DPS）	传染病、慢性病、损伤与中毒
健康信息认知与应用（HI）	健康传播材料阅读（HCM）	狂犬病健康教育材料
	药品说明书阅读（DI）	复方黄连素说明书
	计算能力（CP）	营养成分表计算

3）条目池构建：通过文献复习与专家深入访谈，参考已有的评价指标体系和专家的相关建议，结合农村居民生活环境、健康状况和职业特点，构建农村居民健康素养量表条目池，共 107 个条目，见表 2-2。健康意识与观念（HCC）维度包括第 1～33 题，健康知识（HK）维度包括第 34～93 题，健康技能（HS）维度包括第 94～100 题，健康信息认识与应用（HI）维度包括第 101～107 题。

表2-2 农村居民健康素养条目池

条目	条目
1. 十几岁已经是大孩子了，即使去野外游泳也没有关系	12. 定期体检对保护和促进健康很重要
2. 现在都使用低毒农药，洒农药不用带特殊防护用具	13. 年轻人身体好，不需要锻炼身体
3. 农村道路车辆少，喝点酒开车问题也不大	14. 鸡鸭鱼肉营养丰富，应该多吃
4. 只要看起来没坏的食物，即使过了保质期也可以吃	15. 购买食物时看营养标签用处不大
5. 只有水性好的人，才能到水库或池塘游泳	16. 生病不生病与有没有健康知识没有关系
6. 平时很少发生火灾，不用过于关注	17. 从亲朋好友那得到的经验比书本上的健康知识更管用
7. 家里的电线烧断了，完全可以自己动手接上	18. 身体是自己的，生不生病与别人无关
8. 看起来很干净的山泉水，完全可以直接饮用	19. 为了节约用水，用生活污水和工厂排出的废水浇地
9. 只和自己要好的异性发生性关系不会得传染病	20. 久治不好的病可找算命先生试试
10. 不需要给小孩子讲性知识，长大了自然就明白了	21. 得了病，就得去找最好的医生看
11. 不干不净，吃了没病	

续表

条目	条目
22. 得了感冒就应该服用抗生素	66. 炒菜时,应该多加油盐,菜才好吃
23. 降血压、降血糖药太贵了,可以等有症状了再吃	67. 吃生鱼片既美味又营养
24. 无论什么病,输液打针都比吃药好得快	68. 孕产妇补充叶酸可以预防先天性痴呆
25. 凡是电视和广播上说的健康信息都可信	69. 病死家禽经过烧烤蒸煮、做熟后食用是完全安全的
26. 偏方治大病	70. 井水比自来水新鲜,日常生活中应尽量食用井水
27. 我常常感到不安	71. 细粮比粗粮更有营养
28. 我经常觉得困难重重	72. 乙肝可通过性生活传播
29. 我常常感到悲观失望	73. 得了乙肝,更要坚持服用抗生素
30. 我几乎没有什么好朋友	74. 青壮年身体好,不可能得结核病
31. 我经常感到无能为力	75. 正确全程使用安全套,可以预防艾滋病
32. 得了肺结核,只要不严重,照样可以外出打工赚钱	76. 被小狗咬破点皮,不会感染狂犬病
33. 自己家养的牲畜病死了,自己不能吃但可以卖给别人吃,多赚点钱	77. 禽流感是禽类传染病,不会传染给人
34. 果树病虫害特别严重时,必须使用剧毒农药杀虫	78. 蚊虫叮咬可传播疟疾和乙脑等疾病
35. 生男生女取决于女方	79. 洪涝灾害后下田劳动,应注射钩端螺旋体疫苗
36. 人类的主要造血器官是肝脏	80. 脑血管疾病的前兆症状包括一侧肢体麻木或一侧面瘫、走路重心不稳、言语不清、口眼歪斜等症状
37. 人体所需的维生素 D 可以通过晒太阳获得	81. 心肌梗死的患者急性发作时应该尽快口服硝酸甘油
38. 血液中具有杀菌作用的是红细胞	82. 高血压患者吃药一段时间,血压恢复正常后就不需再吃药了
39. 人体中,起到分解葡萄糖作用的激素是胰岛素	83. 身体胖瘦与得不得心脏病没有关系
40. 人体最重要的解毒器官是肾脏	84. 糖尿病患者不能吃糖
41. 所有的细菌对人体都有害	85. 吃得多喝得多排尿多,越来越瘦,应怀疑得了糖尿病
42. 测体温时,应将体温计放在腋下 3 分钟再读数	86. 农村空气好,即使吸烟,对身体健康影响也不大
43. 秸秆和垃圾最好的处理办法是焚烧	87. 不明原因的阴道出血是正常现象
44. 长期吸入厨房油烟会引起肺癌	88. 体重与健康没关系,不用经常测
45. 废电池可随垃圾一起丢弃	89. 煤气中毒中的煤气是指二氧化碳
46. 在农村不需要建立专门的卫生厕所	90. 皮肤轻度烫伤出现水疱时,要及时挑破
47. 生活污水可随便排放	91. 发现有人中暑后,应立即将其移到阴凉处,解开衣扣
48. 因劳动大量出汗后,应尽快多喝白开水	92. 一个溺水的人呼吸、心跳停止,就说明已经死亡
49. 被钉子扎伤后,应尽快注射狂犬疫苗	93. 遇到有人从高处摔落,腿部剧烈疼痛,应尽快将其搀扶到附近诊所
50. 经常下地劳动,就不用再进行体育锻炼了	94. 图片题:洗手的正确步骤
51. 用反复高温加热的油煎炸的食品含致癌物	95. 生熟案板分开使用
52. 发霉的粮食和花生等经过晾晒加工后仍可以售卖或饲养牲畜	96. 在戴安全套前应排出顶端的空气
53. 自行进山采摘蘑菇既新鲜又营养	97. 图片题:盐量的把握
54. 生扁豆可以直接食用	98. 图片题:口罩的佩戴
55. 有的保健食品对疾病具有治疗作用	99. 图片题:易燃易爆、有毒等标识
56. 腌制不好的酸菜中含有的主要致癌物是亚硝酸盐	100. 图片题:外伤出血包扎的位置
57. 食盐加钙能预防"大脖子病"	101. 狂犬病的主要症状
58. 正常成年人每天摄入的盐不能超过 10g	102. 狂犬病疫苗注射
59. 产妇的初乳不干净,应丢弃	103. 复方黄连素片药品适应证
60. 母乳喂养应最少坚持 3 个月	104. 复方黄连素药品禁忌证
61. 配方奶粉比母乳更有营养	105. 复方黄连素片服用方法
62. 6 个月内的婴幼儿只能喂母乳,不能喂其他任何食物,包括水	106. 读识牛奶营养标签
63. 吃肉比吃蔬菜更有营养	107. 计算牛奶的营养成分
64. 胖说明营养好,身体好	
65. 商店的零食只要孩子爱吃就让孩子吃,没关系	

2. 专家咨询

1）专家名义小组：经过专家名义小组讨论，将少于 8 名专家认同的条目予以删除，结果表明条目 1、7、36、40、67、73、75、90 和 100 共 9 个条目应删除。最终 98 个条目用于德尔菲专家咨询。

2）德尔菲咨询专家打分结果：德尔菲专家咨询的打分结果，根据条目重要性、敏感性和特异性得分均高于 7 分的条目保留的原则，有 28 个条目符合要求。然后，把总得分位于 25% 高分组的条目保留，又增加了 5 个条目。最后，纳入认为对农村居民健康素养评价重要的 19 个条目，共 52 个条目。即健康意识与观念（HCC）维度包括第 1～16 题，健康知识（HK）维度包括第 17～37 题，健康技能（HS）维度包括第 38～45 题，健康信息认知与应用（HI）维度包括第 46～52 题（表 2-3）。

表 2-3　农村居民健康素养评价指标德尔菲咨询结果

条目	重要性	敏感性	特异性	总分
1. 现在都使用低毒农药，洒农药不用带特殊防护用具	8.7	8.1	7.8	24.6
2. 农村道路车辆少，喝点酒开车问题也不大	8.5	7.8	7.0	23.3
3. 山上的溪水看起来很干净，完全可以直接饮用	7.9	7.5	7.0	22.4
4. 只和自己要好的异性朋友发生性关系，不会得性病	8.4	7.6	6.0	22.0
5. 不需要给小孩子讲解性知识，长大后自然就明白了	7.9	7.3	6.2	21.4
6. 为了节约用水，可用生活污水和工厂排出的废水浇地	8.3	7.5	7.6	23.4
7. 久治不好的病，可以找算命先生试试	7.7	7.4	9.4	24.5
8. 得了病，就得去大医院找好医生看	8.4	7.5	7.0	22.9
9. 有时候接生婆比医院大夫更有经验	7.4	7.3	7.4	22.1
10. 得了感冒就应该服用抗生素	8.8	8.5	7.0	24.3
11. 降压药太贵了，可以等有症状再吃	8.6	7.9	7.3	23.8
12. 不管什么病，输液打针都比吃药好得快	9.0	8.5	7.4	24.9
13. 偏方治大病	8.1	7.5	7.0	22.6
14. 得了肺结核，只要不严重，照样可外出打工挣钱	8.6	8.0	7.8	24.4
15. 自己家养的牲畜病死了，自己不能吃，但可卖给别人吃，多挣点钱	8.6	7.6	7.9	24.1
16. 果树病虫害特别严重时，必须使用剧毒农药杀虫	8.6	8.1	8.0	24.7
17. 秸秆和垃圾最好的处理办法是焚烧	8.3	7.6	7.8	24.7
18. 在农村不需要建立专门的卫生厕所	8.7	7.9	8.2	24.8
19. 生活污水可以随便排放	8.8	7.6	7.5	23.9
20. 被钉子扎伤后，应尽快注射狂犬疫苗	8.7	8.0	7.1	23.8
21. 用反复高温加热锅的油煎炸食品，会产生致癌物	8.1	7.5	6.5	22.1
22. 发霉的粮食和花生经过晾晒加工后仍可售卖或饲养牲畜	8.7	7.9	7.8	24.4
23. 自行进山采摘的蘑菇既新鲜又营养	8.3	7.4	7.3	23.0
24. 有的保健食品对疾病具有治疗作用	8.3	7.3	6.4	22.0
25. 产妇的初乳不干净，应丢弃	8.5	7.9	6.9	23.3
26. 肉类比蔬菜更有营养	8.0	7.5	6.7	22.2
27. 胖说明营养好，身体好	8.0	7.6	6.8	22.4
28. 孕产妇补充叶酸可以预防新生儿先天性痴呆	8.6	7.9	6.9	23.4
29. 病死家禽经过烧烤蒸煮、做熟后食用是完全安全的	8.7	8.0	7.4	24.1
30. 井水比自来水新鲜，日常生活中应尽量食用井水	7.8	7.5	7.1	22.4
31. 乙肝可以通过性生活传播	8.7	8.2	8.4	23.3
32. 被小狗咬破点皮，不会感染狂犬病	8.8	8.0	7.4	24.2

续表

条目	重要性	敏感性	特异性	总分
33.禽流感是禽类传染病,不会传染给人	8.6	7.8	7.0	23.4
34.洪涝灾害后下田劳动,应注射钩端螺旋体疫苗	8.0	7.5	7.5	23.0
35.高血压患者吃药一段时间,血压恢复正常后就不需再吃药了	8.8	7.9	6.7	23.4
36.农村空气好,即使吸烟,对身体健康影响也不大	8.2	7.7	7.5	23.4
37.发现有人中暑,应立即将其移到阴凉通风处,解开衣扣	8.7	7.9	6.8	23.4
38.洗手的正确步骤	8.0	7.1	6.2	21.3
39.图片题:生熟案板分开使用	8.6	7.8	7.4	23.8
40.图片题:口罩的佩戴	7.8	7.2	6.2	21.2
41.我常常感到不安	6.6	6.0	5.4	18.0
42.我经常感到悲观失望	6.5	5.9	5.4	17.8
43.我常常觉得困难重重	6.4	5.9	5.1	17.4
44.我几乎没有什么好朋友	6.4	5.7	5.2	17.3
45.我常常感到无能为力	6.4	5.7	5.1	17.2
46.健康教育材料:狂犬病主要症状	8.6	8.0	7.0	23.6
47.二度暴露是否需要注射疫苗	8.6	8.0	7.0	23.6
48.药品说明书:复方黄连素适应证	8.0	7.6	6.5	22.1
49.药品禁忌证	8.0	7.6	6.5	22.1
50.药品服用方法	8.0	7.6	6.5	22.1
51.营养标签阅读,牛奶营养标签	7.7	7.5	6.3	21.5
52.营养成分含量计算	7.7	7.5	6.3	21.5

3. **预试验**　用于预试验的问卷包含52个条目,大多数条目能够被调查对象理解,一般能在30分钟填完,平均每道题作答时间为40秒。通过对50名农村居民的调查和访谈,修改了部分条目用语,并删除第2、13、15、19、29和33六道答对率过高的条目。最后确定了46个条目用于现场验证测评农村居民健康素养。

4. **现场验证**　在甘肃省、山西省和山东省分别随机抽取250名15岁以上的农村居民进行现场调查,回收问卷712份,有效问卷667份,有效回收率为88.9%,满足量表验证的样本量要求。

5. **条目筛选**

1)离散趋势法结果:农村居民健康素养量表的选项设计为李克特5级评分法,且样本量大,各条目的得分分布近似正态分布。通过变异系数(coefficient of variation,CV)衡量条目离散程度,按照要求,删除变异系数过小(CV<0.30)的条目,结果见表2-4,建议删除HCC2、HCC5、HCC6、HCC9、HCC11、HCC12、HK5、HK10、HK14、HK17共10个条目。

2)校正题项-总相关系数法和克朗巴哈α系数:校正题项-总相关系数(corrected item-total correlation,CITC)是计算单个题项与整个问卷相关性的指标,一般来说CITC>0.3的题项给予保留。克朗巴哈α系数是评价问卷内部一致性的指标,是通过计算删除某个条目后,问卷的总克朗巴哈α系数是否上升,如果上升,则说明该条目的存在降低了问卷的内部一致性,应该删除。

本量表的总克朗巴哈α系数为0.52,各个条目删除后的CITC和克朗巴哈α系数见表2-5。结果建议删除HCC1、HCC3、HCC7、HK3-HK5、HK8、HK11、HK13、HK15、HK18、HS1-HS6、HS8、HI1-HI7共25个条目。

3)相关系数法结果:计算每个条目与其所属维度总分的相关系数,见表2-6。一般认为,若相关系数小于0.4为弱相关,因此可删除此条目。结果建议删除HK3-HK8、HK11-HK16、HK18、HS1-HS3、HI1-HI3、HI5、HI6共21个条目。

表2-4　各条目的均数及标准差

条目	平均值	标准差	变异系数	条目	平均值	标准差	变异系数
HCC1	11.42	4.72	0.41	HK11	14.95	7.75	0.51
HCC2	**10.98**	**3.09**	**0.28**	HK12	12.31	4.30	0.35
HCC3	11.15	3.29	0.30	HK13	23.31	15.62	0.66
HCC4	11.95	4.61	0.39	**HK14**	**10.73**	**2.91**	**0.27**
HCC5	**11.02**	**2.81**	**0.25**	HK15	16.01	8.42	0.54
HCC6	**11.20**	**2.66**	**0.24**	HK16	10.96	3.29	0.30
HCC7	15.12	10.06	0.67	**HK17**	**10.74**	**2.59**	**0.24**
HCC8	11.77	4.12	0.35	HK18	12.42	5.58	0.45
HCC9	**10.81**	**3.12**	**0.29**	HS1	12.74	5.01	0.40
HCC10	11.52	4.22	0.37	HS2	11.39	3.84	0.34
HCC11	**11.15**	**3.05**	**0.28**	HS3	11.63	4.52	0.39
HCC12	**10.96**	**2.42**	**0.22**	HS4	13.38	5.31	0.42
HCC13	11.35	4.02	0.36	HS5	11.93	3.72	0.33
HK1	11.63	4.21	0.36	HS6	14.12	6.01	0.42
HK2	10.92	3.35	0.31	HS7	14.49	5.72	0.40
HK3	11.36	4.08	0.36	HS8	11.63	3.92	0.34
HK4	12.52	6.21	0.51	HI1	11.82	4.50	0.38
HK5	**11.12**	**3.26**	**0.29**	HI2	11.63	4.83	0.42
HK6	11.14	3.48	0.31	HI3	14.62	8.16	0.56
HK7	12.80	4.627	0.36	HI4	30.22	25.49	0.84
HK8	12.81	5.37	0.42	HI5	11.72	4.38	0.38
HK9	11.73	3.90	0.33	HI6	13.65	5.65	0.41
HK10	**10.78**	**2.58**	**0.24**	HI7	21.25	12.91	0.61

注：标准加粗的数据表示不达标的条目。

表2-5　CITC与删除该条目后的克朗巴哈α系数

条目	CITC	α	条目	CITC	α	条目	CITC	α
HCC1	**0.25**	0.50	**HK4**	**0.07**	0.52	**HS1**	**0.12**	0.52
HCC2	0.38	0.50	**HK5**	**0.25**	0.51	**HS2**	**0.12**	0.52
HCC3	**0.28**	**0.52**	HK6	0.35	0.50	**HS3**	**0.21**	0.51
HCC4	0.35	0.50	HK7	0.33	0.50	**HS4**	**0.23**	0.50
HCC5	0.34	0.52	**HK8**	**0.16**	0.51	HS5	0.27	0.51
HCC6	0.30	0.51	HK9	0.47	0.50	**HS6**	**0.26**	0.50
HCC7	**0.24**	0.49	HK10	0.38	0.51	HS7	0.32	0.50
HCC8	0.39	0.50	**HK11**	**0.07**	0.52	**HS8**	**0.26**	0.51
HCC9	0.38	0.50	HK12	0.32	0.50	**HI1**	**0.12**	0.51
HCC10	0.42	0.50	**HK13**	**−0.14**	0.59	**HI2**	**0.18**	0.51
HCC11	0.40	0.50	HK14	0.35	0.51	**HI3**	**−0.07**	**0.54**
HCC12	0.35	0.51	**HK15**	**0.08**	0.52	**HI4**	**−0.28**	**0.71**
HCC13	0.40	0.50	HK16	0.35	0.50	**HI5**	**0.11**	0.52
HK1	0.39	0.50	HK17	0.41	0.51	**HI6**	**0.11**	0.51
HK2	0.36	0.50	**HK18**	**0.12**	0.51	**HI7**	**−0.17**	**0.58**
HK3	**0.27**	**0.51**						

注：表中加粗的部分表示不达标准的条目。

表2-6　各条目与各维度的相关系数

条目	HCC	HK	HS	HI
HCC1	0.48			
HCC2	0.54			
HCC3	0.47			
HCC4	0.57			
HCC5	0.45			
HCC6	0.44			
HCC7	0.63			
HCC8	0.64			
HCC9	0.56			
HCC10	0.65			
HCC11	0.49			
HCC12	0.45			
HCC13	0.62			
HK1		0.42		
HK2		0.42		
HK3		**0.35**		
HK4		**0.36**		
HK5		**0.33**		
HK6		**0.39**		
HK7		**0.36**		
HK8		**0.32**		
HK9		0.47		
HK10		0.44		
HK11		**0.18**		
HK12		0.38		
HK13		0.35		
HK14		0.37		
HK15		0.38		
HK16		0.37		
HK17		0.42		
HK18		**0.34**		
HS1			**0.28**	
HS2			**0.27**	
HS3			**0.39**	
HS4			0.70	
HS5			0.70	
HS6			0.76	
HS7			0.67	
HS8			0.48	
HI1				**−0.014**
HI2				**−0.09**
HI3				**0.31**
HI4				0.70
HI5				**0.032**
HI6				**0.15**
HI7				0.44

注：标准加粗的部分表示删除的条目。

4）区分度法结果：区分度法是从条目的区分能力角度来遴选条目，是衡量条目好坏的主要指标，首先，选取总分的 27% 高分组和 27% 低分组，对高分组与低分组进行 t 检验，差异没有统计学意义的条目应删除，结果见表 2-7。经核查，HI3 和 HI7 应删除。

表 2-7　各条目高分组与低分组 t 检验

条目	t	p	条目	t	p	条目	t	p
HCC1	6.17	<0.01	HK4	3.94	<0.01	HS1	3.44	<0.01
HCC2	10.35	<0.01	HK5	6.65	<0.01	HS2	3.66	<0.01
HCC3	7.63	<0.01	HK6	8.79	<0.01	HS3	5.64	<0.01
HCC4	8.84	<0.01	HK7	8.08	<0.01	HS4	6.96	<0.01
HCC5	8.62	<0.01	HK8	5.24	<0.01	HS5	7.53	<0.01
HCC6	6.98	<0.01	HK9	11.33	<0.01	HS6	8.13	<0.01
HCC7	9.69	<0.01	HK10	8.84	<0.01	HS7	8.75	<0.01
HCC8	9.18	<0.01	HK11	3.64	<0.01	HS8	6.94	<0.01
HCC9	8.49	<0.01	HK12	7.29	<0.01	HI1	4.27	<0.01
HCC10	10.21	<0.01	HK13	2.04	<0.05	HI2	5.43	<0.01
HCC11	8.52	<0.01	HK14	8.65	<0.01	**HI3**	**0.042**	**0.97**
HCC12	7.43	<0.01	HK15	5.13	<0.01	HI4	2.92	<0.01
HCC13	10.68	<0.01	HK16	8.33	<0.01	HI5	3.73	<0.01
HK1	11.38	<0.01	HK17	9.59	<0.01	HI6	3.31	<0.01
HK2	7.36	<0.01	HK18	3.84	<0.01	**HI7**	**0.64**	**0.52**
HK3	7.18	<0.01						

注：表中加粗部分表示不达标准的条目。

5）聚类分析法结果：计算每个条目与其所属类别的相关系数，删除每类中相关系数最低的条目。经核查，HK1、HI3、HS8、HK6、HI7、HK4、HK12、HCC3 共 8 个条目应删除，结果见表 2-8。

表 2-8　农村居民健康素养量表聚类分析

聚类	条目	R^2	聚类	条目	R^2	聚类	条目	R^2
类 1	HCC5	0.28	类 3	HI6	0.52	类 6	HK4	0.30
	HCC6	0.35		HS5	0.68		HK15	0.33
	HCC9	0.34		HS6	0.61		HK18	0.46
	HCC11	0.40		HS7	0.70		HS1	0.50
	HCC12	0.39		**HS8**	**0.51**		HS2	0.43
	HK1	**0.23**	类 4	HCC4	0.36	类 7	HK7	0.33
	HK2	0.30		HCC7	0.37		HK8	0.33
	HK3	0.28		HCC8	0.52		**HK11**	**0.30**
	HK5	0.25		HCC10	0.46		HK12	0.38
	HK10	0.41		HCC13	0.41		HK13	0.32
	HK16	0.32		**HK6**	**0.36**		HK14	0.35
	HK17	0.43		HK9	0.39	类 8	HCC1	0.56
类 2	HI1	0.45	类 5	HS4	0.41		HCC2	0.62
	HI3	**0.18**		HS9	0.43		**HCC3**	**0.44**
	HI4	0.47		HI2	0.48			
	HI5	0.37		**HI7**	**0.32**			

注：表中加粗的部分表示应该删除。

6）6种方法综合筛选条目：以上6种条目筛选的原理不同，各有侧重，需要综合结果进行选择，将同时有两种方法提示删除的条目予以删除。同时结合专业知识，将专家认为有必要保留的条目予以保留。删除的条目用"×"表示，结果见表2-9。故此量表有34个条目满足标准，用于因子分析。

表2-9　农村居民健康素养量表条目6中筛选方法结果

条目	离散趋势	α	CITC	相关系数	区分度分析	聚类分析法	入选次数	最终入选
HCC1			×				5	
HCC2	×						5	
HCC3			×			×	4	×
HCC4							6	
HCC5	×						5	
HCC6	×						5	
HCC7			×				5	
HCC8							6	
HCC9	×						5	
HCC10							6	
HCC11	×						5	
HCC12	×						5	
HCC13							6	
HK1						×	5	
HK2							6	
HK3			×	×			4	保留
HK4			×	×		×	3	×
HK5	×	×	×				3	保留
HK6			×			×	4	保留
HK7			×				5	
HK8			×	×			4	×
HK9							6	
HK10	×						5	
HK11			×	×			4	×
HK12				×			5	
HK13			×	×			4	×
HK14	×			×			4	保留
HK15			×	×			4	×
HK16				×			5	
HK17	×						5	
HK18			×	×			4	保留
HS1			×	×			4	保留
HS2			×	×			4	保留
HS3			×	×			4	×
HS4			×				5	
HS5			×				5	
HS6			×				5	
HS7							6	
HS8			×			×	4	×
HI1			×	×			4	保留

续表

条目	离散趋势	α	CITC	相关系数	区分度分析	聚类分析法	入选次数	最终入选
HI2			×	×			4	×
HI3		×	×	×	×	×	1	×
HI4		×	×				4	×
HI5			×	×			4	保留
HI6			×	×			4	保留
HI7		×	×		×	×	2	×

注：表中加粗条目表示应删除的条目。

7）探索性因子分析：通过统计软件 SPSS 21.0 计算得 KMO 的统计量为 0.88，Bartlett's 球形检验 $p < 0.001$，表明该量表的资料适合做因子分析。根据探索性因子分析结果最终选取 8 个因子，累计方差贡献率为 52.9%。见表 2-10。因子负荷系数 <0.5 或同时被纳入多个因子的条目提示删除；结合专业知识，共删除 12 个条目。

表2-10　旋转后的因子负荷矩阵

条目	成分							
	1	2	3	4	5	6	7	8
HCC6	0.62							
HCC11	0.61							
HK5	0.60							
HCC5	0.53							
HK17	0.51							
HCC12	0.49							
HCC9	0.45							
HCC10		0.47						
HCC7		0.66						
HCC8		0.59						
HCC13		0.55						
HCC4		0.49						
HK6		0.59						
HS5			0.76					
HS4			0.82					
HS6			0.83					
HS7			0.70					
HS2				0.62				
HS1				0.75				
HI1				0.53				
HK18				0.73				
HK3					0.60			
HK2					0.67			
HK9					0.46			
HK16						0.48		
HK14						0.51		
HK7						0.52		
HK12						0.66		
HCC2							0.71	

续表

条目	成分							
	1	2	3	4	5	6	7	8
HCC1							0.71	
HI5								0.65
HI6								0.67
HK10	0.39							
HK1	0.17							

注：标中加粗条目表示根据标准建议删除的条目。

　　对剩余的 22 个条目再次进行探索性因子分析，计算得 KMO 的统计量为 0.79，Bartlett's 球形检验 $p < 0.001$，提示该量表适合做因子分析。根据探索性因子分析结果最终选取 6 个因子，累计方差贡献率为 54.3%。见表 2-11。

表 2-11　旋转后的因子负荷矩阵

条目	成分					
	1	2	3	4	5	6
HCC1				0.64		
HCC2				0.77		
HCC4	0.53					
HCC7	0.64					
HCC8	0.64					
HCC10	0.53					
HK2					0.72	
HK3					0.73	
HK5				0.50		
HK6				0.44		
HK7	0.63					
HK9	0.48					
HK18			0.70			
HS1			0.74			
HS2			0.67			
HS4		0.86				
HS5		0.80				
HS6		0.82				
HI1			0.53			
HI5						0.69
HI6						0.64

　　旋转后的因子负荷矩阵结果显示，公因子 1 为医学意识和知识；公因子 2 包含的 HS5-HS7 属于社会心理调试技能，应单独作为一个维度；公因子 3 为健康技能；公因子 4 为健康安全意识和知识；公因子 5 为疾病防治知识；公因子 6 为健康信息认知与应用。公因子 1 中的医学意识和公因子 4 中的安全意识共同组成健康意识与观念（维度 1），公因子 1 中的医学知识、公因子 4 中的安全知识和公因子 5 的疾病防治知识共同组成健康知识（维度 2），公因子 3 为健康技能（维度 3），公因子 2 为社会心理调适技能（维度 4），公因子 6 为健康信息认知与应用（维度 5）。

　　8）农村居民健康素养量表：选用的 6 种统计学方法同时进行条目筛选，在通过因子分析，进一步筛选条目，调整量表结构。最终形成了包含 22 个条目的农村居民健康素养量表，见表 2-12。

Note

表2-12　农村居民健康素养量表

维度	条目	分组	公因子
健康意识与观念		9.4	
	1. 现在都使用低毒农药,喷洒农药时不用佩戴口罩、防护服等	1.3	4
	2. 山上的溪水看起来很干净,完全可以直接饮用	1.2	4
	3. 不需要给小孩子讲解性知识,长大后自然就明白了	1.4	1
	4. 得了病,就得去大医院找好医生看	2.7	1
	5. 有时候接生婆比医院大夫更有经验	1.4	1
	6. 降压药太贵了,可以等有症状了再吃	1.4	1
健康知识		9.03	
	1. 在农村不需要建立专门的卫生厕所	1.2	5
	2. 被钉子扎伤后,应尽快注射狂犬疫苗	1.3	5
	3. 发霉的粮食和花生经过晾晒加工后仍可售卖或饲养牲畜	1.2	4
	4. 自行进山采摘的蘑菇既新鲜又营养	1.3	4
	5. 有的保健食品对疾病具有治疗作用	1.6	1
	6. 肉类比蔬菜更有营养	1.4	1
	7. 被小狗咬破点皮,不会感染狂犬病	1.1	1
健康技能		4.5	
	1. 发现有人中暑,应立即将其转移到阴凉通风处,解开衣扣	1.6	3
	2. 洗手的正确步骤	1.6	3
	3. 生熟案板分开使用	1.3	3
社会心理调适技能		4.97	
	1. 我常常感到一些不幸的事情会发生在我身上	1.7	2
	2. 我常常感到生活没有希望	1.4	2
	3. 我常常为过去的事感到伤心难过	1.9	2
健康信息认知与应用		4.66	
	1. 阅读理解:狂犬病健康教育材料	1.5	3
	2. 复方黄连素片药品说明书服用方法	1.4	6
	3. 简单计算:根据营养标签计算牛奶的营养成分	1.8	6
总分		32.56	

（二）量表的评价

1. 信度评价

1）分半信度:分半信度能够反映量表条目的内部一致性程度,一般是通过奇偶分组的方法将量表条目分成相等的两半,计算两组条目的相关。相关系数越高,则表示信度越高,内部一致性程度越高。将本量表分为两组,每组11个条目,计算得到Spearman分别信度系数为0.75(>0.70),说明分半信度较高。

2）克朗巴哈α系数:测量量表内部一致性信度最常用的方法是克朗巴哈α系数法。农村居民健康素养总量表的克朗巴哈α系数为0.73,各维度的克朗巴哈α系数较之略低,表明量表具有较好的内部一致性信度(表2-13)。

2. 效度评价

1）内容效度:本量表在开发之初,查阅了国内外相关领域的大量文献和资料,并与农村卫生、健康教育和健康促进、流行病学和统计学等领域的专家进行深入访谈,与基层代表进行面对面沟通,对量表指标体系和条目池进行多次修改和调整,使量表在测量健康素养的基础上,很好地反映农村特色。开展讨论,请专家对条目进行判断,结果显示,各条目的内容效度指数(CVI)均高于0.80。

表 2-13   农村居民健康素养量表各维度及总量表的信度

维度	克朗巴哈 α 系数
健康意识和观念	0.61
健康知识	0.64
健康技能	0.61
社会心理调适技能	0.77
健康信息认知与应用	0.54
总量表	0.73

2）结构效度：本量表利用 AMOS 21.0 软件进行验证性因子分析，不仅可以评价模型的适配程度，也可对量表的信度和效度进行检验。由于农村居民健康素养包括 5 个维度，且维度间可能有相关性，因此采用多因素斜交模型进行一阶验证性因子分析。

采用极大似然法对模型进行拟合，根据模型提示的修正指数，结合专业知识对残差进行修正，得到最终模型的标准化路径图（图 2-3）。评价模型的拟合优度指标众多，GFI 和 AGFI 被称为

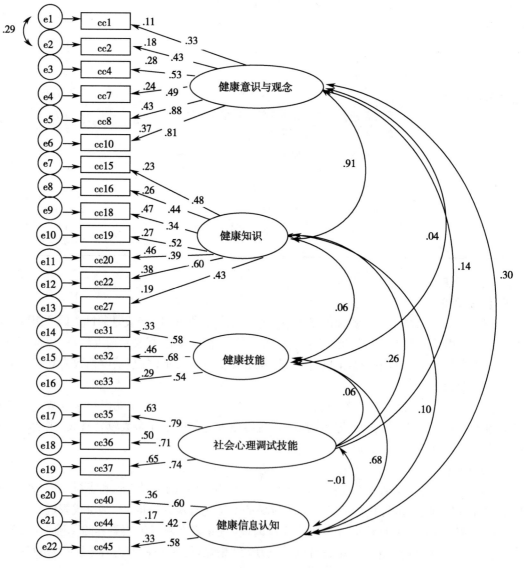

图 2-3   农村居民健康素养量表的结构方程模型标准化路径图

绝对适配指标,CMIN/DF、PRATIO 和 CN 是简约适配指数,RMSEA 的值越小,表明适配度越好。结果显示模型各拟合指数基本达到适配标准,可认为模型拟合较好,量表的效度较高(表2-14)。

表2-14　农村居民健康素养量表整体模型适配度检验结果

拟合指数	适配的标准或临界值	检验结果数据
CMIN/DF(卡方自由度比值)	<3.0	2.29
GFI(拟合优度指数)	>0.90	0.942
AGFI(调整后适配度指数)	>0.90	0.926
PRATIO(简约比)	>0.50	0.857
RMSEA(渐进残差均方和平方根)	<0.05	0.044
CN(临界样本数)	>200	341

第三节　健康相关常见的问卷和量表

健康是个综合的概念。一个人只有在生理、心理、社会适应等方面保持良好的状态,才算得上真正的健康。健康测评主要包括身体结构和功能正常,具有生活自理能力的生理健康测评;能够正确认识自己,及时调整自己的心态以适应外界变化的心理健康测评;有较强的社会适应能力的社会适应测评;能够按照社会规范的细则和要求来支配自己的行为,能为人们的幸福做贡献,表现为思想高尚,有理想、有道德、守纪律的道德健康测评。所以本章从生理健康、心理健康、社会适应能力、生命质量评价等方面介绍与健康相关的常用量表或问卷。实际上,不少量表之间是共通的,既可归为这一类,又可归为另一类,在应用上也是互相交叉的。如 Achenbach 儿童行为量表(CBCL)既可以属于心理检测量表,又可以属于行为相关量表。

一、生理健康常见问卷与量表

涉及生理健康的量表主要有蒙特利尔认知评估量表(MoCA)、简短躯体功能量表(short physical performance battery,SPPB)、简易精神状态检查表(MMSE)等,本节列举了具有代表性的适合老年人群检测的简易精神状态检查表(MMSE)和适合不同职业人群检测的日常生活活动能力(ADL)量表。

（一）简易精神状态检查表

1. **开发情况**　简易精神状态量表或称简易精神状态检查表(mini-mental state examination,MMSE)由 Folstein(1975)等人编制,是最具影响的标准化智力状态检查工具之一,其作为认知障碍检查方法,可以用于阿尔茨海默病的筛查,简单易行。中文版有李格和张明园两个修订版本,本量表依据张明园《精神科评定量表手册》介绍(附录1,见数字资源)。

2. **结构与特性**　该量表由 11 个条目组成,共分 5 个方面,定向力、记忆力、注意力和计算力、回忆及语言,完成所有条目测试耗时 5～10min,测试时间不应超过 30min。

3. **计分与解释**

（1）得分计算:回答或操作正确记"1",错误记"5",拒绝回答或说"不会"分别记"9"和"7"。统计记"1"的项目的总和为 MMSE 总分,范围"0～30"分,其他不记分。

（2）得分解释:总分 30 分,分数越高,说明患者认知功能越好。结果分析和分界值:①国际标准:24 分为分界值,18～24 分为轻度认知功能受损,16～17 分为中度认知功能受损,<15 分为重度认知功能受损;②国内标准:因受教育程度不同分界值也有区别,文盲组(未受学校教育)为17 分,小学组(教育年限≤6)为 20 分,中学或以上组(教育年限>6)为 24 分,低于分界值为认知功能受损。

4. 使用与应用　Folstein 等在研制过程中表明 MMSE 具有良好的信度和效度。Tombaugh 等通过循证医学研究发现，MMSE 的内部一致性信度和重测信度良好，且与 DSM-Ⅲ-R、NINCDS-ADRDA 诊断标准、Blessed 痴呆评定量表及 ADL 评定量表等均具有较好的关联效度。研究表明，MMSE 对痴呆诊断的灵敏度及特异性高，但其作为轻度认知功能障碍（MCI）的筛查工具并无优势，阳性预测值低。另外，MMSE 得分易受受试者年龄和教育水平的因素影响，年龄较大、教育水平较低的受试者 MMSE 得分相对较低。

（二）日常生活活动能力（ADL）量表

1. 开发情况　日常生活活动能力量表（activity of daily living scale，ADL）由美国的 Lawton 和 Brody 于 1969 年制订。此量表为短程自评量表，操作方便，容易掌握，不受年龄、性别、经济状况等因素影响，应用范围颇广，适用于各种职业、文化阶层及年龄段的正常人或各类精神病患者。包括青少年患者、老年患者和神经症患者。

2. 结构与特性　该量表由躯体生活自理量表（physical self-maintenance scale，PSMS）和工具性日常生活活动能力量表（instrumental activities of daily living，IADL）两部分组成（附录 2，见数字资源）。PSMS 包括上厕所、进食、穿衣、修饰、行走、洗澡 6 项，IADL 包括打电话、购物、备餐、做家务、洗衣、使用交通工具、吃药、自理经济 8 项。

3. 计分与解释

（1）得分计算：该量表出现了很多不同的版本和评分方法，常用的标准化的 ADL 评定方法有 Barthel 指数、Katz 指数、PULSES、修订的 Kenny 自理评定等。Barthel 指数是目前临床应用最广、研究最多的一种 ADL 评定法，通过对进餐，洗澡，修饰（洗脸、刷牙、刮脸、梳头），穿衣（系鞋带、纽扣），大便控制，小便控制，用厕（擦净、整理衣裤、冲水），床椅转移，平地走 45m，上下楼梯 10 项日常生活活动是否需要帮助及其需要帮助的程度评 0、5、10、15 分 4 个功能等级。

（2）得分解释：总分为 100 分，得分越高独立性越强、依赖性越小。>60 分为生活基本自理，>40~60 分为生活需要帮助，20~40 分为生活需要很大帮助，<20 分为生活完全需要帮助。Barthel 指数得分 40 分以上者康复治疗的效益最大。

4. 使用与应用　日常生活活动能力（ADL）量表已由世界卫生组织（WHO）认可并被推荐用于老年流行病学的研究，常被用作痴呆患者的辅助诊断工具。ADL 还广泛用于康复科学，常被用作疾病进展的指数、慢性疾病康复指标，还可用于评价生活质量、老人社会医疗服务的需求、保险支付的等级和保健措施的评价。此外，尚可用于确定家庭护理及为预测预后提供依据。

二、心理健康常见问卷与量表

近些年国内外学者对心理健康方面的研究颇多，心理健康状态涉及的范围也很广泛。有关心理测评的量表使用比较广泛，主要有以 EPQ 人格测试（成人）、气质测试等为代表的人格测试量表，以韦氏智力测验、幼儿智力测验等为代表的智力测试量表，以 90 项症状清单（SCL-90）、焦虑自评量表等为代表的心理健康量表，以成人人际关系量表、社会适应能力量表等为代表的心理状态量表。本节列举了适合正常人群检测的自测健康评定级表（SRHMS）和适合患者检测的患者健康问卷抑郁量表（PHQ-9）。

（一）自测健康评定级表（SRHMS）

1. 开发情况　自测健康是个体对其健康状况的主观评价和期望，这一概念最早是由 Suchman 等人在 1958 年提出。此后，许多学者对这一概念进行了充实和完善，目前自测健康已成为国际上比较通用的健康测量方法之一。许军等人基于 WHO 的健康定义，顺应生物医学模式向生理-心理-社会医学模式以及健康测量从一维到多维、群体到个体、负向到正向的转变，吸收人文科学的最新成果，采用 Delphi 法和现场调查法，从生理、心理和社会三个方面筛选自测健康评价指标，建立了适合于我国国情和文化背景下的自测健康评定量表（self-rated health measurement scale version 1.0, SRHMS），该量表克服了以往自测健康测量的不足，比较直观、全面、准确地反映自测健康的真正内涵（附录 3，见数字资源）。

2. 结构与特性　SRHMS 由 10 个维度，48 个条目组成，涉及个体健康的生理、心理和社会三个方面，其中 1～18 条目组成自测生理健康评定子量表，19～34 条目组成自测心理健康评定子量表，35～47 条目组成自测社会健康评定子量表。

3. 计分与解释

（1）得分计算：计分方法有三点：①有 11 个反向评分条目（4，5，7，24，25，26，27，28，29，30）；②有 37 个正向评分条目；③健康总体自测维度即维度 10 中的四个条目不参与子量表分和总量表分的计算，将以分类变量的形式进行独立分析如效标关联效度研究等。每个条目的理论最高值是 10，最小值为 0；自测生理健康、自测心理健康、自测社会健康三个评定子量表分和自测健康评定量表总分的理论最高值分别为 170，150，120，440；理论最小值均为 0。

（2）得分解释：SRHMS 的得分高低能够直接反映健康状况的好坏，得分高说明健康状况好，例如，条目 7 得分高，说明身体疼痛轻；日常生活功能维度得分高，说明身体完成日常生活功能越强。

4. 使用与应用　自测健康评定级表（SRHMS）自研发以来，得到广泛应用，主要可用于 14 岁以上各种人群（尤其是普通人群）的健康状况评价，临床医疗的效果评价和社区卫生保健服务，同时也是卫生决策部门、各类保险业和职业适性检测具体量表。

（二）患者健康问卷抑郁量表（PHQ-9）

1. 开发情况　患者健康问卷抑郁量表（patient health questionaire）是基于美国精神疾病诊断与统计手册（DSM-IV）的抑郁和焦虑症状学编制而成（附录 4，见数字资源）。该量表具有良好信度和效度，在识别抑郁方面有较高的灵敏度和特异度。

2. 结构与特性　该量表由 9 个条目组成。

3. 计分与解释

（1）得分计算：每个条目进行 0～3 分的分值赋分，每一条得分分别相加，总分共 27 分。

（2）得分解释：0～4 表明没有抑郁症，5～9 表明可能有轻微抑郁症 10～14 表明可能有中度抑郁症，15～19 表明可能有中重度抑郁症，20～27 表明可能有重度抑郁症。此外，条目 1、条目 4、条目 9 任何一题得分 >1（即选择 2、3），需要关注。条目 1、4，代表着抑郁的核心症状，条目 9 代表有自伤意念。

4. 使用与应用　该量表已被译成不同的语言版本，用于不同国家人群抑郁、焦虑筛查，在国内外得到广泛应用。在国外，患者健康问卷抑郁量表（PHQ-9）被广泛应用于基层卫生中心进行抑郁症的筛查工作。在国内该量表被广泛应用于基层社区人群或疾病特定人群抑郁和焦虑的识别。

三、社会适应能力常见问卷与量表

涉及社会适应能力的量表主要有社会内向量表、社会适应不良量表、安全感量表等，本节列举了具有代表性、适合大众人群检测的安全感量表（SQ）和社会支持评定量表（SSQ）。

（一）安全感量表（SQ）

1. 开发情况　安全感量表由丛中（北京精神卫生研究所）和安莉娟（河北师范大学教科院心理系）在 2003 年编制而成。安全感作为基础的心理需要一直受到各理论学派的重视。马斯洛的安全-不安全量表（S-I）编制于 20 世纪 50 年代，时间较早，项目较多（共 75 题）且对于文化不同的中国来说，部分题项不适合，目前在我国并没有得到普遍使用。作者认为，安全感是对可能出现的对身体或心理的危险或风险的预感，以及个体在应对处置时的有力/无力感，主要表现为确定感和可控制感。为了能够对安全感这一重要心理特征进行检测，编制了"安全感量表"（security questionnaire，SQ）（附录 5，见数字资源）。

2. 结构与特性　该量表共包含 16 个项目，分为两个因子。即人际安全感因子（因子 I），共

8个条目（包括第1、3、6、8、10、12、15、16题），主要反映个体对于人际交往过程中的安全体验；确定控制感因子（因子Ⅱ），共8个条目（包括第2、4、5、7、9、11、13、14题），主要反映个体对于生活的预测和确定感、控制感。

3. 计分与解释

（1）得分计算：计分分为A（非常符合），B（基本符合），C（中性或不确定），D（基本不符合），E（非常不符合）共五个等级，分别记为1、2、3、4、5分。

（2）得分解释：量表得分范围为16~80分，分数越高意味着安全感越高。

4. 使用与应用　安全感量表符合安全感的理论构想，且具有较好的信度和效度，可用于对正常人安全感的测查，也可以用于神经症的安全感的检测，在心理治疗和精神医学临床实践中具有较为广泛的应用前景。

（二）社会支持评定量表（SSQ）

1. 开发情况　为了提供评定社会支持的工具，肖水源于1986年设计了一个十条的《社会支持评定量表》并在小范围内试用，1990年又根据使用情况进行了小规模修订，而后形成社会支持评定量表（social support questionnaire，SSQ）（附录6，见数字资源）。该量表主要为了了解受测者社会支持的特点及其与心理健康水平、精神疾病和各种躯体疾病的关系。社会支持是影响人们社会生活的重要因素。社会支持从性质上可以分为两类：一类为客观的支持，这类支持是可见的或实际的，包括物质上的直接援助、团体关系的存在和参与等；另一类为主观的支持，这类支持是个体体验到的或情感上感受到的支持，指的是个体在社会中受尊重、被支持与理解的情感体验和满意程度，与个体的主观感受密切相关。该量表设计合理，具有较好的信度和效度，能较好地反映个体的社会支持水平。

2. 结构与特性　该量表有10个条目，包括客观支持（3条）、主观支持（4条）和对社会支持的利用度（3条）三个维度。主观支持维度包括1、3、4、5共四个条目，反映被测者与主观感受到自己被尊重、支持、理解的情感体验和满意程度。客观支持维度包括2、6、7共3个条目，反映被测者认为自己实际得到的支持，包括直接援助和社会关系两方面。对支持利用度维度包括8、9、10共3个条目，反映被测者对社会支持的利用程度。

3. 计分与解释

（1）得分计算：第1~4条，8~10条；每条只选一项，选择1、2、3、4项分别记1、2、3、4分。

第5条分A、B、C、D、E五项记总分，每项从"无"到"全力支持"分别记1~4分，即"无"记1分，"极少"记2分，"一般"记3分，"全力支持"记4分。

第6、7条如回答"无任何来源"则记0分，回答"下列来源"者（即选择或作答题中的任意选项），有几个来源就记几分。

（2）得分解释：总分，即10个条目评分之和。维度分：①客观支持分：2、6、7条评分之和；②主观支持分：1、3、4、5条评分之和；③对支持的利用度：8、9、10条评分之和。如果受试者得分越高，说明受试者的社会支持度越好，生活会比较健康，反之如果社会支持度分比较低，说明受试者的社会支持度比较少。

4. 使用与应用　《社会支持评定量表》自开发以来，已在国内研究中广泛应用。从反馈的意见看，该问卷的设计基本合理，条目易于理解无歧义，具有较好的信度和效度。国内学者的研究主要聚焦于不同人群的心理健康素质调查和临床疾病应用等方面。

四、生活方式和行为评价问卷/量表

生活方式是影响健康的一大因素，形成良好的生活方式可以显著提高健康水平。世界卫生组织于1986年开始倡导"健康促进"的理念，目的在于通过制定促进健康为导向的行动策略提高公众参与度，以提高个人和群体健康水平。健康促进生活方式是指引领个人、家庭、社区及社会朝向增进幸福及实现健康潜能的行为，1987 年，Pender 研制出健康促进生活方式量表（health promoting lifestyle profile，HPLP），随后经过修订编制成 HPLP-Ⅱ量表（附录 7，见数字资源），修正后的量表后来被翻译成多种不同的语言，在我国主要应用于护理和预防等领域。

（一）健康促进生活方式量表

1. **开发情况**　中国台湾学者黄毓华最初的健康促进生活方式量表（health promoting lifestyle profile，HPLP）进行了翻译和进一步的修订，形成中文版的 HPLP-C 量表，之后曹文君等学者通过测量该量表的信度和效度并进行了适当的修订，形成了适合在中国大陆人群中使用的中文版 HPLP-ⅡR 量表，且表现出了较好的信效度，被证明是测量健康促进行为的有效工具。

2. **结构与特性**　健康促进生活方式量表包括 6 个维度，共 52 个条目。该量表的 6 个维度分别为：人际关系（interpersonal relations，IR）（9 个条目）、健康责任（health responsibility，HR）（9 个条目）、压力管理（stress management，SM）（8 个条目）、营养（9 个条目）、体育运动（physical activity，PA）（8 个条目）、精神成长（spiritual growth，SG）（9 个条目）。

3. **计分与解释**

（1）得分计算：调查对象需要根据自身的实际情况对每个条目依日常生活中出现的频率进行选择，选项分为从不、偶尔、经常、总是 4 个等级，计分规则采用 4 级评分法，使从不 =1，偶尔 =2，经常 =3，总是 =4，将各条目的得分相加得到总分，总分范围在 52～208 分之间，得分越高表示生活方式越健康。

（2）得分解释：将量表的总分划分为四个等级：52～90 分表示健康行为促进生活方式较差，91～129 分为一般，130～169 分为良好，170～208 分为较优。若总分在 130～208 分之间为健康的生活方式，52～129 分则为不健康的生活方式。

4. **使用与应用**　健康促进生活方式量表的应用十分广泛，现已被翻译成中文、西班牙语、日语、土耳其语等。最初的健康促进生活方式量表基于生活方式与健康习惯评估量表（lifestyle and health habits assessment，LHHA）和健康促进的描述内容编制而成，经过多次修正成为评价健康促进生活方式最常用的量表，用于评价学生、老年人、某一特定病种患者等人群的健康促进行为，目前国内大部分的研究也集中于此；还有一部分研究针对特定人群使用该量表并测量其信效度，再对量表进行修订，最终形成一个针对某特定人群的、具有较好信效度的量表。

（二）慢性病患者健康素养量表

1. **开发情况**　孙浩林编制的慢性病患者健康素养量表（scale on health literacy for patients with chronic disease）是基于澳大利亚墨尔本大学 Jordan 教授编制的 Health Literacy Management Scale（HeLMS）量表，经过翻译后将不符合中国国情的条目进行修改，通过信效度的分析形成初始量表，之后进行了两个阶段的调查不断对量表内容进行调整和修订，最终形成慢性病患者健康素养量表（附录 8，见数字资源）。

2. **结构与特性**　慢性病患者健康素养量表由 24 个条目组成，共有信息获取能力（第 1～9 条目）、交流互动能力（第 10～18 条目）、改善健康意愿（第 19～22 条目）、经济支持意愿（第 23～24 条目）4 个维度。

3. **计分与解释**

（1）得分计算：慢性病患者健康素养量表所有题目采用 Likert 5 级计分法，没有困难 =5，有少许困难 =4，有一定困难 =3，非常困难 =2，完全不能 =1。将各条目的得分相加得到总分，将各维度内条目的得分相加得到维度得分。

（2）得分解释：慢性病患者健康素养的总得分在 24～120 分之间。其中信息获取能力、交流互动能力两个维度的得分在 9～45 分之间，改善健康意愿的得分在 4～20 分之间，经济支持意愿的得分在 2～10 分之间。得分越高说明健康素养具备情况越好。

4. **使用与应用**　该量表基于 HeLMS 量表、针对慢性病患者，从语言、环境、文化等方面反映出健康素养的内涵，能够全面反映个体的各种能力和认知等方面的内容，还考虑到了一些如焦虑、对疾病的不安情绪等混杂因素，可用于分析高血压、糖尿病、冠心病或其他心脏疾病、呼吸系统疾病、关节炎患者的健康素养具备情况。

五、常见的生命质量评价量表

生命质量一词是英文（quality of life）的中文译文，有的学者有译为生存质量、生活质量和生命素质等。健康相关生命质量是指在病伤、医疗干预、老化和社会环境改变的影响下个人的健康状态，以及与其经济、文化背景和价值取向相联系的主观满意度。目前已报道的有关生命质量评价量表有数百种，其适用的对象、范围和特点各异。生命质量量表主要包括面向患者及特殊人群的特异性量表和一般人群的普适性量表。本节列举了具有代表性的适合普通人群检测的36条目简明健康量表（SF-36）和欧洲生存质量测定量表（EQ-5D）；适合亚健康或癌症人群检测的TDL生命质量测定表（TDL-QOLAS）和EORTC生命质量测定量表QLQ-C30（V3.0）中文版，以及适合慢性病人群的慢性病患者生命质量测定量表体系之共性模块（QLICD-GM）。

（一）36条目简明健康量表（SF-36）

1. 开发情况　36条目简明健康量表（SF-36）是由美国波士顿健康研究所在医疗结构研究调查研究表（medical outcomes study，MOS）的基础上开发出来的通用性简明健康问卷，适用于普通人群的生命质量测量、临床试验研究和卫生政策评价等。

2. 结构与特性　SF-36量表（附录9，见数字资源）包括36个条目，评价健康相关生命质量的8个维度，分别属于"生理健康"和"精神健康"两大类。生理功能（physical functioning，PF）：因健康原因生理活动受限，条目序号：3.1、3.2……3.10；生理职能（role-physical，RP）：因生理健康原因角色活动受限，条目序号：4.1、4.2、4.3、4.4；躯体疼痛（bodily pain，BP）：疼痛程度及其对日常活动的影响，条目序号：7、8；总体健康（general health，GH）：个体对自身健康及发展趋势的评价，条目序号：1、10.1、10.2、10.3、10.4；活力（vitality，VT）：个体对自身经历和疲劳程度的主观感受，条目序号：9.1、9.5、9.7、9.9；社会功能（social functioning，SF）：因生理或情感原因社会活动受限，条目序号：6、9.10；情感职能（role-emotional，RE）：因情感原因角色活动受限，条目序号：5.1、5.2、5.3；精神健康（mental health，MH）：心理压抑和良好适应，条目序号：9.2、9.3、9.4、9.6、9.8；另：健康变化（reported health transition，HT）：用于评价过去一年健康状况的总体变化情况，条目序号：2。

3. 计分与解释

（1）得分计算：SF-36量表的主要统计指标是计算8个维度的健康得分和反映健康变化维度评分（表2-15）。根据8个维度的条目重新计分值，可以计算出8个维度的初始分和标准分（表2-16）。各维度的初始分需要分别计算，初始分等于该维度内各条目重新计分值之和。

初始分需转化成标准分（百分制），转化公式为：标准分=（原始分－该条目最低分值）×100/（该条目最高分值－该条目最低分值）。

条目原始计分值的转化处理：有些条目的原始计分值越高，反而健康状况越差，需做正向化处理，如条目1（SF1）原始计分1分表示总体健康状况非常好，5分表示总体健康状况非常差，则需重新计分处理。

表2-15　条目原始计分值～重新计分值转化

条目序号	原始计分值	重新计分值（权重得分）
1	1/2/3/4/5	5/4.4/3.4/2/1
2、10.1、10.3	1/2/3/4/5	1/2/3/4/5
3.1～3.10	1/2/3	1/2/3
4.1～4.4、5.1～5.3	1/2	1/2

续表

条目序号	原始计分值	重新计分值（权重得分）
6、10.2、10.4	1/2/3/4/5	5/4/3/2/1
7	1/2/3/4/5	6/5.4/4.2/3.1/2.2/1
8（7选1，8选1）*	1/2/3/4/5	6/4.75/3.5/2.25/1
8（7不选1，8选1）*	1/2/3/4/5	5/4/3/2/1
9.1、9.4、9.5、9.8	1/2/3/4/5/6	6/5/4/3/2/1
9.2、9.3、9.6、9.7、9.9、9.10	1/2/3/4/5/6	1/2/3/4/5/6

* 条目8：过去四周躯体疼痛对社会工作影响程度得分分为两种情况：躯体没有疼痛（7选1），对工作没有影响（8选1），则影响程度有小到大权重得分为6、4.75、3.5、2.25、1.0；躯体有疼痛（7不选1），对工作没有影响（8选1），则影响程度有小到大权重得分为5、4、3、2、1。

表2-16　SF36各维度计分规则

维度	条目数	得分范围	初始分（RS）	标准分（SS）
生理功能（PF）	10	10～30	3.1+3.2+……+3.10	$(RS-10)\times100/20$
生理职能（RP）	4	4～8	4.1+4.2+4.3+4.4	$(RS-4)\times100/4$
躯体疼痛（BP）	2	2～11	7+8	$(RS-2)\times100/10$
总体健康（GH）	5	5～25	1+10.1+10.2+10.3+10.4	$(RS-5)\times100/20$
活力（VT）	4	4～24	9.1+9.5+9.7+9.9	$(RS-4)\times100/20$
社会功能（SF）	2	2～11	6+9.10	$(RS-2)\times100/8$
情感职能（RE）	3	3～6	5.1+5.2+5.3	$(RS-3)\times100/3$
精神健康（MH）	5	5～30	9.2+9.3+9.4+9.6+9.8	$(RS-5)\times100/25$
健康变化（HT）	1	1～5	2	$(RS-1)\times100/4$

（2）得分解释：各维度及各条目得分越高，则表示健康状况越佳。

4. **使用与应用**　SF-36量表主要应用于人群健康和状况监测、临床干预措施疗效评价、慢性病患者健康监测、不同疾病相对负担的评估和卫生政策与技术评估等方面。

（二）欧洲生存质量测定量表（EQ-5D）

1. **开发情况**　欧洲生存质量测定量表（EQ-5D）是欧洲生命质量组织发展起来的一个简易通用型生命质量自评量表。作为一种多维健康相关生存质量测量法在全世界范围得到广泛应用。使用方便、简明易懂是其最大的特点。目前，中国大陆、中国香港、中国台湾、新加坡和马来西亚的EQ-5D官方中文版均已发布（附录10，见数字资源）。该量表的问卷除了多维健康分类系统之外，还有一个视觉模拟标尺（visual analogue scale，VAS）。前者从行动能力维度、自我照顾能力维度、日常活动能力维度、疼痛/不适维度和焦虑/抑郁维度评价健康状态，每个维度均设定为没有任何困难（no problem）、有些困难（some problem）和有严重困难（extreme problem）等三个水平，因此被称为EQ-5D-3L，而之后开发的EQ-5D-5L的每个维度分为没有任何困难（no problem）、有轻微困难（slight problem）、有中等困难（moderate problem）、有严重困难（severe problem）和有极其严重困难（extreme problem）等五个水平。EQ-5D可补充疾病专门化问卷或其他通用性问卷使用，适合于信访调查或临床面谈调查，其目的在于了解一般人群的综合健康状况，或者作为一种综合的社会经济和医疗手段评价人群健康。

2. **结构与特性**　EQ-5D量表由问卷和效用值积分体系两部分组成。问卷调查结果可以用来描述人群的健康状况和获得EQ-VAS得分，使用效用值换算表则可进一步获得EQ-5D指数得分。

问卷由两部分组成：第一部分，应答者回答在5个方面存在问题的程度：移动性、自我照顾、日常活动、疼痛或不适、焦虑或压抑，每个维度包含3个水平：没有任何困难、有些困难、有极度困难；第二部分，应答者在视觉模拟尺度（visual analogue scale，VAS）上标记其总体健康感觉，视觉模拟尺度长 20cm，顶端为 100 分代表"心目中最好的健康状况"，底端为 0 分代表"心目中最差的健康状况"。效用值换算表可以看作是一个计算公式，根据受访者在问卷中五维度三水平上做出的选择，计算出 EQ-5D 指数得分。该得分代表了受访者的健康状况在普通民众看来的好坏程度。

3. 计分与解释

（1）得分计算：效用值积分体系是通过视觉模拟标尺（VAS）、时间权衡法（TTO）或标准博弈法（SG）等技术建立的一套算法，构建的基本思路是直接测量量表中少数健康状态的效用值，再根据计量经济学技术或多维效用函数建立合适的模拟以预测所有状态的效用值。

中国 EQ-5D 健康效用计算公式：$U = 1 - (C + 0.099 \times MO_2 + 0.246 \times MO_3 + 0.105 \times SC_2 + 0.208 \times SC_3 + 0.074 \times UA_2 + 0.193 \times UA_3 + 0.092 \times PD_2 + 0.236 \times PD_3 + 0.086 \times AD_2 + 0.205 \times AD_3 + 0.022 \times N_3)$，其中 C 为常数项，$MO_2$、$SC_2$、$UA_2$、$PD_2$ 和 AD_2 表示行动能力、日常照顾、日常活动、疼痛/不适以及沮丧/焦虑处于水平 2 时为 1；MO_3、SC_3、UA_3、PD_3 和 AD_3 表示以上各维度处于水平 3 时为 1；N_3 表示 5 个维度中至少有 1 个维度处于水平 3 时为 1，其他为 0。如按照中国健康效用值积分体系计算状态为 23212 的效用值为 $1 - (0.039 + 0.099 + 0.208 + 0.074 + 0 + 0.086 + 0.022) = 0.472$。

（2）得分解释：若五个维度全部处于水平 1，即"1111"，则为完全健康状态，健康效用值为 1；若五个维度全部处于水平 3，即"33333"，则健康为最差状态，健康效用值为 −0.149，所以基于中国 EQ-5D 健康效用值积分体系的健康效用值区间为（−0.149，1）。

4. 使用与应用　欧洲生存质量测定量表（EQ-5D）主要应用于描述人群健康状况，不同疾病负担的评估，老年人、癌症与慢性病患者等高危人群的生命质量评价，临床疾病研究与医药研发，健康相关影响因素分析，健康普查与卫生服务管理，卫生经济学研究等方面。

（三）TDL 生命质量测定表（TDL-QOLAS）

1. 开发情况　生命质量测定始于 1949 年。80 年代后期，生命质量测定在临床中的应用日趋活跃，各种专为某种疾病的治疗评价或为说明某种生理功能和心理状态而编制的生命质量量表层出不穷。1989 年美国已正式将生命质量测定作为肿瘤临床试验和慢性病治疗的评价方法。国内这方面的研究时间不长，目前尚缺乏一种适合中国国情、简单明了、重现性与灵敏度好的生命质量量表，汤旦林根据国外信息，结合国情，设计了一种简明扼要的：TDL 生命质量测定表（quality of life assessment scale）（附录 11，见数字资源）。

2. 结构与特性　该量表包含 16 个条目，覆盖了生命质量的 5 个主要方面，即：身体方面、心理方面、社会方面、尽职责的能力以及自我健康意识。另外还包含被试者的年龄、性别、职业、文化程度、是否正在患病、所在省份等内容。

3. 计分与解释

（1）得分计算：先按 5 分制为各项计分，即：选答"是"计 5 分，"大体是"计 4 分，"不确定"计 3 分，"不像是"计 2 分，"否"计 1 分；再将第 1、3、8、12 四项的计分加倍，即这四项的得分从"是"到"不是"依次为 10、8、6、4、2 分；最后相加得总分。16 个条目中其中 12 个条目为 5 分制和 4 个条目为 4 分制，故 $12 \times 5 + 4 \times 10 = 100$（分）为满分，$12 \times 1 + 4 \times 2 = 20$（分）为最低分。

（2）得分解释：总分 <65 分为较差，65～74 分为中下，75～89 分为中等，≥90 分为较高。

4. 使用与应用　目前，TDL 生命质量测定表（TDL-QOLAS）已应用于：①心、脑血管疾病、癌症、老年病及其他慢性病的临床试验的疗效评价；②人群和患者的健康状况评价；③预防保健措施的效果评价；④资源分配、计划和决策的制定。

（四）慢性病患者生命质量测定量表体系之共性模块第一版 QLICD-GM（V1.0）

1. 开发情况　QLICD（quality of life instruments for chronic disease，QLICD）是由广东医学院万崇华和昆明医学院李晓梅等研制的慢性病患者生命质量测定量表序列。该体系是由一个测量慢性病患者生命质量共性部分的一般量表,即共性模块(generic module)QLICD-GM 和一些特定慢性疾病的特异性条目即特异模块(specific module)构成的量表群。如 QLICD-HY(quality of life instruments for chronic disease: hypertension)就是由 QLICD-GM 加上 17 个针对高血压患者的特异性条目组成的高血压特异模块组成的,专门用于高血压患者的生命质量测量。

2. **结构与特性** GLICD-GM(V1.0)由 3 个领域、10 个小方面的 30 个条目构成,即生理领域(physical Domain,PH):包括 3 个方面,即独立性(IND)、食欲睡眠(AAS)、躯体症状(PHS),共 8 个条目;心理功能领域(psychological domain,PS):包含 4 个方面,即认知(REC)、焦虑(ANX)、抑郁(DEP)、自我意识(SEC),共 11 个条目;社会功能领域(social domain,SO):包含 3 个方面,即社会支持(SSS)、社会影响(SOE)和性活动(SEF),共 11 个条目(附录 12,见数字资源)。

3. **计分与解释**

(1)得分计算

1)条目计分:由于 GLICD-GM(V1.0)采取五点等距评分法,依次计为 1、2、3、4、5 分。在量表中有正负性条目之分,正向条目得分越高代表生命质量越好,逆向条目得分越高代表生命质量越差。对正向条目而言,无需进行转换,原始得分即为条目得分,对逆向条目,需对其进行"正向变换",即用 6 减去原始得分得到条目得分。

用公式表达为:正向条目得分 =(0 + 回答选项数码);逆向条目得分 =(6 - 回答选项数码)。GLICD-GM(V1.0)中正向条目有 PH1、PH6、PH7、SO2、SO4、SO5、SO7、SO8、SO10,其余均为逆向条目。

2)领域、侧面及总量表计分:首先分别计算各领域、侧面、总量表的原始分(raw score,RS),同一领域/侧面的各个条目得分之和构成该领域/侧面的原始分,五个领域得分之和构成了总量表的原始分。

为了便于相互比较,需要将原始分转化为标准得分(standard score,SS),采用的是极差化方法,即 $SS = (RS - min) \times 100/R$。

其中 SS 为标准化分,RS 为原始分,min 为该领域侧面/总量表得分的最小值,R 为其得分极差,即最大值减去其最小值($R = max - min$)。详见表 2-17。

(2)得分解释:评分等级越高,表明生命质量越好。

表 2-17 QLICD-GM(V1.0)的各领域及方面和总量表计分规则

领域及方面	条目数	得分范围	粗分(RS)	标准分(SS)
生理状况(PWB)	8	8～40	IND + AAS + PHS	$(RS - 8) \times 100/32$
独立性(IND)	3	3～15	PH1 + PH3 + PH4	$(RS - 3) \times 100/12$
食欲睡眠(AAS)	2	2～10	PH6 + PH7	$(RS - 2) \times 100/8$
躯体症状(PHS)	3	3～15	PH5 + PH2 + PH8	$(RS - 3) \times 100/12$
心理功能(PS)	11	11～55	REC + ANX + DEP + SEC	$(RS - 11) \times 100/44$
认知(REC)	2	2～10	PS1 + PS2	$(RS - 2) \times 100/8$
焦虑(ANX)	3	3～15	PS5 + PS6 + PS7	$(RS - 3) \times 100/12$
抑郁(DEP)	3	3～15	PS3 + PS4 + PS11	$(RS - 3) \times 100/12$
自我意识(SEC)	3	3～15	PS8 + PS9 + PS10	$(RS - 3) \times 100/12$
社会功能(SO)	11	11～55	SSS + SOE + SEF	$(RS - 11) \times 100/44$
社会支持(SSS)	6	6～30	SO2 + SO4 + SO5 + SO7 + SO8 + SO10	$(RS - 6) \times 100/24$
社会影响(SOE)	4	4～20	SO1 + SO3 + SO6 + SO9	$(RS - 4) \times 100/16$
性活动(SEF)	1	1～5	SO11	$(RS - 1) \times 100/4$
量表总分(CGD)	30	30～150	PH + PS + SO	$(RS - 30) \times 100/120$

4. 使用与应用   该量表可适用于所有慢性病患者,一般用于没有特异量表的疾病。可用于发病期、治疗期、康复期等时期患者生命质量的测定。

(五)EORTC 生命质量测定量表 QLQ-C30(V3.0)中文版

1. 开发情况   EORTC QLQ-C30 是欧洲癌症研究与治疗组织(European Organization for Research and Treatment)的生命质量核心量表。该组织于 1986 年开始研制面向癌症患者的核心量表(共性量表),在此基础上增加不同的特异性条目(模块)即构成不同病种的特异量表。目前,QLQ-C30 已经被翻译为 54 种语言的版本,被广泛地应用于美国、加拿大、英国、法国、德国、瑞典、比利时等国家。中国、日本也有应用,中文版的 QLQ-C30 已于 1995 年推出,并已通过了对中国肿瘤患者的测评,具有较好的信效度(附录 13,见数字资源)。

2. 结构与特性   EORTC 的 QLQ-C30(V3.0)共 30 个条目,可分为 15 个领域,即 5 个功能领域(躯体、角色、认知、情绪、社会功能)、3 个症状领域(疲劳、疼痛、恶心呕吐)、1 个总体健康状况和 6 个单一条目(气促、失眠、食欲丧失、便秘、腹泻、经济困难)。

3. 计分与解释

(1)得分计算

1)条目得分的计算:EORTC 的 QLQ-C30(V3.0)共 30 个条目。其中,条目 29、30 分为七个等级,根据其回答选项,计为 1~7 分;其他条目分为 4 个等级:没有、有一点、较多、很多,评分时,直接评 1~4 分。

2)领域(维度)得分(粗分)的计算:将 15 个维度所包括的条目得分相加并除以包括的条目数即可得到该领域的得分(粗分 RS,Raw Score),即 RS=(Q1+Q2+…Qn)/n。如表 2-18。

表 2-18   QLQ-C30(V3.0)各子量表及计分(粗分)方法

子量表	条目数	得分极差	计分方法(条目得分相加)
功能子量表(functional scales)			
躯体功能(physical functioning)	5	3	(1+2+3+4+5)/5
角色功能(role functioning)	2	3	(6+7)/2
情绪功能(emotional functioning)	4	3	(21+22+23+24)/4
认知功能(cognitive functioning)	2	3	(20+25)/2
社会功能(social functioning)	2	3	(26+27)/2
总健康状况子量表(global health)	2	6	(29+30)/2
症状子量表(symptom scales)			
疲倦(fatigue)	3	3	(10+12+18)/3
恶心与呕吐(nausea and vomiting)	2	3	(14+15)/2
疼痛(pain)	2	3	(9+19)/2
呼吸困难(dyspnoea)	1	3	8
失眠(insomnia)	1	3	11
食欲丧失(appetite loss)	1	3	13
便秘(constipation)	1	3	16
腹泻(diarrhoea)	1	3	17
经济困难(financial difficulties)	1	3	28

3)标化分的计算:为了使得各领域得分能相互比较,还进一步采用极差化方法进行线性变换,将粗分转化为在 0~100 内取值的标准化得分(standard score,SS)。此外,变换还有一个目的,即改变得分的方向。因为 QLQ-C30 量表,除条目 29、30 外均为逆向条目(取值越大,生命质量越差),而在计分规则中明确规定:对于功能领域和总体健康状况领域得分越高说明功能状况和生

命质量越好,对于症状领域得分越高表明症状或问题越多(生命质量越差)。因此,计算功能领域的标化分时还要改变方向。具体说来,分别按下式计算(式中 R 为各领域或条目的得分全距)。

功能领域:SS=[1-(RS-1)/R]×100

症状领域和总体健康状况领域:SS=[(RS-1)/R]×100

(2)得分解释:条目得分的计算:量表得分范围为30~126分,得分越高,说明生命质量越差。

4. 使用与应用　QLQ-C30 是目前国际通用的癌症患者 QOL 测定量表,被广泛用于手术或治疗方案的评价和选择、药物疗效或副作用评价、治疗或干预的影响因素评价等,已经成为一个国际公认的医疗结局综合指标和评定工具。此外,还可见 EORTC QLQ-C30 用于除肿瘤外的其他疾病(如慢性胰腺炎)及其他方面(如与其他量表进行比较和评价)的报道。

(黄仙红)

 思考题

1. 问卷结构应包括哪些?
2. 问卷编制的具体步骤是什么?
3. 测量量表的编制步骤有哪些?并作深入的叙述。
4. 如何评价问卷/量表的质量?

|第三章| 临床检查检测及意义

 本章要点

1. **掌握** 基本生理指标及医学检测指标的正常值判读。
2. **熟悉** 医学辅助检查的影响因素及评估。
3. **了解** 睡眠障碍、跌倒风险、脊柱功能检测及评估。

本章就体检中常见的临床检测和检查项目进行汇总描述，内容涉及体检常见项目的意义、检测方法、注意事项、参考范围及检测结果的评估。结构清晰、内容精简，是体检项目设置、体检结果解读和检后随访的理论基础。通过本章学习需掌握健康体检中常见检查项目的目的与意义、熟悉检查项目的正常值范围及异常结果判断，了解检查项目的检测方法及注意事项，为健康管理服务提供可靠的临床检测信息，更是健康管理专业从业者的基本技能。

第一节 基本生理指标检测与评估

一、身高、体重、腰围和臀围

体型（habitus）是身体各部发育的外观表现，是对人体形状的总体描述和评定。体型可以综合反映出机体、肌肉、内脏的发育和潜在能力等，是人体健康状况的综合体现。

描述体型的指标主要是身体的形态观察和人体指标测量两个方面。

从身体形态观察出发，按照骨骼、肌肉的生长和脂肪分布的状态等，可将成人体型大略分为以下3种。

第一种为无力型亦称瘦长型，表现为体高肌瘦、颈细长、肩窄下垂、胸廓扁平、腹上角小于90°。

第二种为正力型亦称匀称型，表现为身体各个部分结构匀称适中，腹上角90°左右。见于多数正常成人。

第三种为超力型亦称矮胖型，表现为体格粗壮、颈粗短、面红、肩宽平、胸围大、腹上角大于90°。

这种体型描述的好处是简单、直观、通俗易懂，利于大众普及。但是由于缺乏客观指标，不利于医学观察和研究。在临床实践中，往往需要对人体的情况进行客观记录和描述。身高、体重、腰围、臀围的测量是健康体检中的常规项目，也是国际上用于描述体型的常用指标，由此演变的体重指数等，更是广泛应用于肥胖、糖尿病、代谢综合征等疾病的临床治疗与评估中。如何准确地测量身高、体重、腰围、臀围，正确分析和理解这些指标的临床意义，合理地运用这些指标进行人体健康状况的评估是每一个医务工作者必须掌握的临床基本技能。

（一）身高和体重

身高是指从头顶点至地面的垂直距离，一般以厘米（cm）作单位，也较经常用"米"（m）。

体重，即人体的重量，一般是指裸体或穿着已知重量的工作衣称量而得到的身体重量。

在测量时，受试者应当空腹、脱鞋、只穿轻薄的衣服。测量身高的量尺（最小刻度为1mm）应与地面垂直固定或贴在在墙上。受试者直立、两脚后跟并拢靠近量尺，并将两肩及臀部也贴近量尺。测量人员用一根直角尺放在受试者的头顶，使直角的两个边一边靠紧量尺另一边接近受试者的头皮，读取量尺上的读数，准确至1mm。称量体重最好用经过校正的杠杆型体重秤，受试者全身放松，直立在秤底盘的中部。测量人员读取杠杆秤上的游标位置，读数准确至10g。

由身高和体重可计算得出体重指数（BMI）。

$$体重指数（BMI）= 个体的体重（kg）÷身高（m）的平方（kg/m^2）$$

已有大量研究证据表明BMI较单用体重更能准确反映人体内脂肪的蓄积情况，是世界上广泛采用的体重评价指标。世界卫生组织依据西方人群BMI值与心血管疾病发病率和死亡率的关系，对超重和肥胖进行了划分，如表3-1。

表3-1 WHO对成人BMI的划分

分类	BMI/(kg/m²)	并发症危险性
低体重（营养不足）	<18.5	低（但其他临床问题增加）
正常范围	18.5～24.9	在平均范围
超重	≥25.0	
肥胖前状态	25.0～29.9	增加
一级肥胖	30.0～34.9	中等严重
二级肥胖	35.0～39.9	严重
三级肥胖	≥40.0	极严重

但是，该标准的划分是基于西方人群的人体特点得出的结论。亚洲人和西方欧美人属于不同人种，亚洲地区人群的BMI水平在整体上低于西方国家，因此该标准并不适用于中国人。根据我国大规模人群调查研究的结果，我国在《中华人民共和国卫生行业标准》里对我国的成人体重的判定标准进行了规范，详见表3-2。

表3-2 成人体重分类（中国标准）

分类	BMI/(kg/m²)
体重过低	<18.5
体重正常	18.5～23.9
超重	24.0～27.9
肥胖	≥28

在判断肥胖程度时，使用体重指数的目的在于消除不同身高对体重指数的影响，以便于人群或个体间比较。大多数个体的体重指数与身体脂肪的百分含量有明显的相关性，能较好地反映个体的肥胖程度。但在进行具体的临床评估时还应考虑到人体肌肉和脂肪的含量对体重指数的影响，例如对肌肉发达的运动员或有明显水肿的患者，计算所得的体重指数可能过高估计其肥胖程度。对于老年人，由于肌肉组织较少，计算所得的体重指数可能过低估计其肥胖程度。在有适当仪器条件的地区，可在体重指数的基础上，进一步测定体脂百分含量（体脂%）、内脏脂肪含量等指标，会有助于更准确地判断肥胖程度。

（二）腰围和臀围

腰围（waist circumference）是指腰部周径的长度。目前公认腰围是衡量脂肪在腹部蓄积（即中心性肥胖）程度的最简单、实用的指标。脂肪在身体内的分布，尤其是腹部脂肪堆积的程度，与肥胖相关性疾病有更强的关联。

臀围（hip circumference）是指臀部向后最突出部位的水平围长。臀围反映髋部骨骼和肌肉的发育情况。

腰围的测量方法是让受试者直立，两脚分开30～40cm，用一根没有弹性、最小刻度为1mm的软尺放在右侧腋中线胯骨上缘与第十二肋骨下缘连线的中点（通常是腰部的天然最窄部位），沿水平方向围绕腹部一周，紧贴而不压迫皮肤，在正常呼气末测量腰围的长度，读数准确至1mm。臀围是测量臀部的最大周径。测量时，受试者两腿并拢直立，两臂自然下垂，皮尺水平放在前面的耻骨联合和背后臀大肌最凸处，以水平围绕臀一周测量。

腰围与臀围的比值（简称腰臀比）可以反映出人体脂肪在腰部和臀部的区域性分布，是间接反映中心型肥胖的指标之一。一般来说，女性腰臀比不大于0.8，男性腰臀比不大于0.9，超过这一数值则可能诊断为中心型肥胖。但腰臀比对腹部脂肪累积程度和对某些疾病危险度的估计并不比单独测量腰围更灵敏，而且其分界值还会受到性别、人种、年龄、职业等因素的影响。因此，在《中华人民共和国卫生行业标准》里对我国的成人中心型肥胖仍主要采用腰围进行划分，如表3-3所示。

表3-3 成人中心型肥胖分类

分类	腰围值/cm
中心型肥胖前期	85≤男性腰围<90 80≤女性腰围<85
中心型肥胖	男性腰围≥90 女性腰围≥85

随着我国经济的发展和人民生活水平的提高，我国超重和肥胖症的患病率一直呈上升趋势，并逐步成为公共健康领域的一个重要关切点。一项基于我国人群大规模测量数据的统计研究，汇总分析了超重和肥胖与高血压、糖尿病等相关慢性疾病患病率的关系，以体重指数、腰围的分类为标准，评估罹患相关疾病的危险度，如表3-4所示。

表3-4 中国成人超重和肥胖的体重指数和腰围界限值与相关疾病 * 危险的关系

分类	体重指数 /（kg/m^2）	腰围 /cm		
		男：<85 女：<80	男：85～95 女：80～90	男：≥95 女：≥90
体重过低 **	<18.5			
体重正常	18.5～23.9		增加	高
超重	24.0～27.9	增加	高	极高
肥胖	≥28	高	极高	极高

* 相关疾病指高血压，糖尿病，血脂异常和危险因素聚集（包括血压高、血糖高、血清总胆固醇高、血清甘油三酯高和血清高密度脂蛋白胆固醇降低）。

** 体重过低可能预示有其他健康问题。

从表3-4中可以看出，随着体重指数、腰围的增高，罹患糖尿病、高血压、血脂异常等慢性疾病的风险也明显升高。科学合理地控制体重，是保持健康、预防和减少各类慢性疾病发生的关键环节。

肥胖作为一种独立疾病，早已被世界卫生组织列为导致疾病负担的危险因素之一，也是我国在 21 世纪面临的重要公共健康问题。正确检查身高、体重、腰围、臀围等基本指标，是对公众进行有效体重管理、解决"肥胖"这一世界性问题的第一步。

二、体温、脉搏和呼吸

（一）体温

1. **检测目的与意义**　根据体温的高低来协助疾病的诊断与鉴别诊断。

（1）体温高于正常称为发热，见于感染、创伤、恶性肿瘤、脑血管意外及各种体腔内出血等。

（2）体温低于正常者称为体温过低，见于休克、严重营养不良、甲状腺功能低下及过久暴露于低温环境下。

2. **检测方法与注意事项**　常用的体温检测方法包括：腋测法、口测法和肛测法，耳测法和额测法。所用测量工具有水银体温计、电子体温计和红外线体温计。

（1）腋测法：将体温计头端置于患者腋窝深处，嘱患者用上臂将体温计夹紧，10min 后读数。

（2）口测法：将消毒后的体温计头端置于患者舌下，让其紧闭口唇，5min 后读数。

（3）肛测法：让患者取侧卧位，将肛门体温计头端涂以润滑剂后，徐徐插入肛门内达体温计长度的一半为止，5min 后读数。

（4）耳测法：应用红外线耳式体温计测量鼓膜的温度，注意事项：测量大人时，向后上提拉耳朵，测量儿童时，向后下拉扯耳朵。

（5）额测法：应用红外线测温计，测量额头皮肤温度。此法仅用于体温筛查。

注意事项：测量体温前，将体温计的汞柱调至 36℃ 以下；口测法测量时不能用口腔呼吸，测量前 10min 内禁饮热水和冰水；患者明显消瘦、病情危重或神志不清者，因不能将体温计夹紧，因而不推荐使用腋测法、口测法；检测局部存在冷热物品或刺激时，可对检测结果造成影响，如用温水漱口、局部放置冰袋或热水袋等。

3. **检测结果的评估**　正常体温在不同个体之间略有差异，且常受机体内、外因素的影响稍有波动。一般腋温为 36～37℃；口腔温度为 36.3～37.2℃；肛温为 36.5～37.5℃。在 24h 内下午体温较早晨稍高，剧烈运动、劳动或进餐后体温也可略升高，但一般不超过 1℃。妇女月经前及妊娠期体温略高于正常。老年人因代谢率偏低，体温相对低于青壮年。另外，在高温环境下体温也可稍升高。

发热分度：低热 37.3～38℃；中等度热 38.1～39℃；高热 39.1～41℃；超高热 41℃ 以上。

（二）脉搏

1. **检测目的及意义**　脉搏检查属于周围血管检查，是心血管检查的重要组成部分。在检查时应注意脉率、脉律、紧张度和动脉壁弹性、强弱和脉波。

2. **检测方法及注意事项**　检查脉搏主要用触诊的方法，也可用脉搏计描记波形。检查时可选择桡动脉、肱动脉、股动脉、颈动脉及足背动脉等。让受检者取坐位，检查者将一手示指、中指、环指的指尖互相并拢，平放于桡动脉近手腕处，仔细触诊。手指施于桡动脉上压力适当，可感受到受检者桡动脉搏动。至少计数 30s，以 30s 脉搏数乘以 2 即为脉率，同时注意脉搏节律是否规则。再以同样的方法，双手分别置于受检者左右桡动脉上，仔细触诊至少 30s，比较其对称性。此外，除脉率快慢外，还应观察脉率与心率是否一致。

3. **检测结果的评估**

（1）脉率的影响因素：一般类似于心率。在安静、清醒的情况下，正常成人的脉率为 60～100 次 /min，老年人偏慢，女性稍快，儿童较快，<3 岁的儿童多在 100 次 /min 以上。各种生理、病理情况或药物影响可使脉率增快或减慢。某些心律失常，如心房颤动或较早出现的期前收缩时，由

于部分心脏收缩的搏出量低,不足以引起周围动脉搏动,故脉率可小于心率。

(2)脉搏的节律:可反映心脏的节律。正常人脉律规则,有窦性心律不齐者的脉律可随呼吸改变,吸气时增快,呼气时减慢。各种心律失常患者均可影响脉律,如心房颤动者脉律绝对不规则,脉搏强弱不等,且脉率少于心率;有期前收缩呈二联律、三联律者可形成二联脉、三联脉;二度房室传导阻滞者可有脉搏脱漏,称脱落脉。

(3)脉搏的强弱:与心搏出量、脉压和外周血管阻力相关。脉搏增强,见于高热、甲状腺功能亢进、主动脉瓣关闭不全等;脉搏减弱,见于心力衰竭、主动脉瓣狭窄与休克等。

（三）呼吸

1. 检测目的及意义　呼吸运动是借膈肌和肋间肌的收缩和松弛来完成的,胸廓随呼吸运动而扩大和缩小,以带动肺的扩张和收缩。健康人在静息状态下呼吸运动稳定而有节律。呼吸运动的异常可由多种疾病导致。

2. 检测方法及注意事项　通过观察受检者胸廓的起伏变化计数呼吸 30s,乘以 2 为呼吸频率,同时注意呼吸的节律与深度。因呼吸受主观因素影响,检查者勿告诉受检者正在计数呼吸。

3. 检测结果的评估

(1)呼吸频率:正常成人静息状态下,呼吸为 12～20 次 /min,呼吸与脉搏之比为 1:4,新生儿呼吸约 44 次 /min,随着年龄的增长而逐渐减慢。呼吸过速指呼吸频率超过 20 次 /min,见于发热、疼痛、贫血、甲状腺功能亢进及心力衰竭等,一般体温升高 1℃,呼吸大约增加 4 次 /min;呼吸过缓指呼吸频率低于 12 次 /min,见于麻醉剂或镇静剂过量和颅内压增高等。

(2)呼吸节律:正常成人静息状态下,呼吸的节律基本上是均匀而整齐的。在病理状态下,往往会出现各种呼吸节律的变化。中枢神经系统疾病,如脑炎、脑膜炎、颅内压增高及某些中毒(如糖尿病酮中毒、巴比妥中毒等),使呼吸中枢的兴奋性降低,从而导致呼吸节律异常。

(3)呼吸深度的变化:呼吸浅快见于呼吸肌麻痹、严重鼓肠、腹水和肥胖等,以及肺部疾病,如肺炎、胸膜炎、胸腔积液和气胸等;呼吸深快,见于剧烈运动、情绪激动或过度紧张时。当严重代谢性酸中毒时,亦出现深而快的呼吸,见于糖尿病酮中毒和尿毒症酸中毒等,称为库斯莫尔(Kussmaul)呼吸。

第二节　医学检测及意义

医学检验学(medical laboratory science)是运用物理学、化学、生物学、生物化学、免疫学、遗传学等技术方法,对人体血液、体液、分泌物、排泄物及组织细胞等进行检验,从而进一步明确诊断的一门学科。

一、血液、尿液、大便常规的检测及意义

（一）血液一般检查

1. 白细胞检测

【参考区间】

成人$(4～10)×10^9/L$;新生儿$(15～20)×10^9/L$;6 个月至 2 岁$(11～12)×10^9/L$。

【临床意义及风险提示】

白细胞总数高于正常值称白细胞增多,低于正常值称白细胞减少。白细胞总数的增多或减少主要受中性粒细胞数量的影响,淋巴细胞等数量上的改变也会引起白细胞总数的变化。白细胞总数改变的临床意义详见白细胞分类计数中临床意义的有关内容。

2. 白细胞的分类计数（表3-5）

表3-5 5种白细胞正常百分数和绝对值

细胞类型	百分数/%	绝对值/(×10⁹/L)
中性粒细胞（N）		
杆状核（st）	0～5	0.04～0.5
分叶核（sg）	50～70	2～7
嗜酸性粒细胞（E）	0.5～5	0.05～0.5
嗜碱性粒细胞（B）	0～1	0～0.1
淋巴细胞（L）	20～40	0.8～4
单核细胞（M）	3～8	0.12～0.8

【临床意义及风险提示】

（1）中性粒细胞变化：中性粒细胞增多见于急性感染或化脓性炎症、急性中毒、代谢性中毒、急性大出血、严重组织损伤或急性溶血、白血病及恶性肿瘤等；中性粒细胞减少则多见于病毒性感染（如：流感、病毒性肝炎、传染性单核细胞增多症等），革兰氏阴性菌感染（如：伤寒、副伤寒等），原虫感染（如：疟疾、黑热病等），再生障碍性贫血，部分巨幼红细胞性贫血，严重缺血性贫血。

（2）嗜酸性粒细胞变化：嗜酸性粒细胞增多见于寄生虫病、变态反应性疾病、皮肤病、传染病、血液病和恶性肿瘤、脑垂体功能低下及原发性肾上腺皮质功能不全等；嗜酸性粒细胞减少见于长期使用肾上腺糖皮质激素、急性传染病早期、大手术及烧伤等应激状态时。

（3）嗜碱性粒细胞变化：嗜碱性粒细胞增多见于荨麻疹、慢性粒细胞白血病等。

（4）单核细胞变化：单核细胞增多见于急性单核细胞性白血病、淋巴瘤、结核病、感染性心内膜炎、带状疱疹病毒感染、疟疾、黑热病等。

（5）淋巴细胞变化：原发性淋巴细胞增多见于急性淋巴细胞白血病、慢性淋巴细胞白血病、淋巴瘤等；继发性淋巴细胞增多见于病毒感染，结核分枝杆菌、百日咳杆菌、梅毒螺旋体感染及移植排斥反应；淋巴细胞减少见于放射线损伤、免疫缺陷性疾病、应用肾上腺皮质激素后。

2. 红细胞检测

（1）红细胞（red blood cell，RBC）计数和血红蛋白（hemoglobin，Hb）测定

【参考区间】

血红蛋白及红细胞计数的参考区间（表3-6）。

表3-6 血红蛋白和红细胞计数参考值

人群	参考值	
	血红蛋白/(g/L)	红细胞计数/(10¹²/L)
成年男性	120～160	4.0～5.5
成年女性	110～150	3.5～5.0
新生儿	170～200	6.0～7.0

【临床意义及风险提示】

1）生理变化：增多见于胎儿、新生儿、高原居民、剧烈运动、情绪激动等；减少见于6个月～2岁婴儿、老年人、妊娠中后期等。

2）病理性变化：相对性增多，见于严重吐泻和大面积烧伤等；继发性增多，见于肺源性心脏病、先天性心脏病等；原发性增多，见于原因不明的骨髓增殖性疾病。临床上根据 Hb 减少的程度将贫血分为四级：轻度贫血（男性 Hb<120g/L、女性 Hb<110g/L），中度贫血（Hb<90g/L），重度贫血（Hb<60g/L），极重度贫血（Hb<30g/L）。

（2）血细胞比容（hematocrit，HCT）测定

【参考区间】

微量法：男性（0.467±0.039）L/L；女性（0.421±0.054）L/L。

【临床意义及风险提示】

1）增高：各种原因所致的血液浓缩或各种原因所致的红细胞绝对性增多时，血细胞比容均增加，如真性红细胞增多症。

2）减低：见于各种贫血和血液稀释，并可用于贫血的形态学分类。

（3）红细胞平均值的计算：利用红细胞计数、红细胞比容、血红蛋白浓度指标计算得出，主要用于贫血的形态学分类诊断。

1）平均红细胞容积（mean corpuscular volume，MCV）：指每个红细胞的平均体积，以飞升（fl）为单位。

【参考区间】

血细胞分析仪法：80～100fl。

2）平均红细胞血红蛋白量（mean corpuscular hemoglobin，MCH）：指每个红细胞内血红蛋白平均含量，以皮克（pg）为单位。

【参考区间】

血细胞分析仪法：27～34pg。

3）平均红细胞血红蛋白浓度（mean corpuscular hemoglobin concentration，MCHC）：指每升血液中平均所含血红蛋白浓度，以 g/L 为单位。

【参考区间】

320～360g/L，32%～36%。

【临床意义及风险提示】

以上 3 种红细胞平均值主要用于贫血的形态学分类，具体见表3-7。

表3-7　贫血的形态学分类

贫血的形态学分类	MCV （80～100fl）*	MCH （27～34pg）*	MCHC （320～360）*	病因
正常细胞性贫血	80～100	27～34	320～360	再生障碍性贫血、急性失血性贫血、多数溶血性贫血、骨髓病性贫血如白血病等
大细胞性贫血	>100	>34	320～360	巨幼细胞贫血及恶性贫血
小细胞低色素性贫血	<80	<27	<320	缺血性贫血、珠蛋白生成障碍性贫血、铁粒幼细胞性贫血
单纯小细胞性贫血	<80	<27	320～360	慢性感染、炎症、肝病、尿毒症、恶性肿瘤、风湿性疾病等所致的贫血

*括号内为正常参考值

3. 血小板检测

（1）血小板计数（platelet count，PLT）

【参考区间】

（100～300）×10⁹/L。

【临床意义及风险提示】

1）生理变化：一天中清晨比午后低；进食和剧烈运动后可增多；冬季高于夏季；静脉血高于末梢血；新生儿较低，出生 3 个月后可达成人水平；月经前稍低；妊娠中后期升高，分娩后 1～2 天降至正常。

2）病理变化：①增多：原发性增多见于骨髓增殖性肿瘤，如真性红细胞增多症、原发性血小板增多症、骨髓纤维化等；反应性增多，见于急性感染、急性出血、溶血性贫血等；②减少：PLT <100×10⁹/L 称为血小板减少；<50×10⁹/L 称为血小板临界水平，易发生出血；<20×10⁹/L 时，常有自发性出血倾向，见于急性白血病、再生障碍性贫血、化学物质及药物的毒性作用、原发性血小板减少紫癜、自身免疫性疾病、弥散性血管内凝血等。

（2）血小板平均容积（mean platelet volume，MPV）

【参考区间】

7～11fl。

【临床意义及风险提示】

MPV 检测应结合血小板计数的变化才有诊断价值。

1）鉴别 PLT 增多、减少的原因；

2）作为骨髓增生功能恢复的早期诊断指标：骨髓功能衰竭时 MPV 与 PLT 同时下降；当骨髓功能恢复时 MPV 增大先于 PLT；

3）血栓前状态或血栓性疾病 MPV 常增大；

4）作为出血程度的监护指标：有出血倾向者 MPV 显著低于无出血倾向者。

4. 网织红细胞（reticulocyte，Ret）计数

【参考区间】

成年人 / 儿童：0.005～0.015（0.5～1.5%）；

新生儿：0.03～0.06（3～6%）。

【临床意义及风险提示】

Ret 计数是反映骨髓造血功能的敏感指标，对贫血的判断、鉴别诊断及疗效观察等具有重要意义。

（二）尿液化学检查

尿液化学检查简便、安全、无创伤，对泌尿系统疾病、肝脏疾病、代谢性疾病的诊断及疗效观察有重要价值，是尿液检查的重要内容和诊断疾病的重要指标，目前是常规检查指标。

1. 尿常规检查

（1）尿蛋白质

【参考区间】

定性：阴性。定量：0～80mg/24h。

【临床意义及风险提示】

生理性蛋白尿见于功能性蛋白尿（剧烈活动、发热、紧张等）和体位性蛋白尿；病理性蛋白尿根据尿蛋白的来源可分为肾小球性蛋白尿（肾小球疾病、肾循环障碍、缺氧等）、肾小管性蛋白尿（肾盂肾炎、急性肾小管坏死、急慢性间质性肾炎等）、混合性蛋白尿（慢性肾炎、肾小管间质病、糖尿病肾病综合征等）、溢出性蛋白尿（多发性骨髓瘤、巨球蛋白血症、急性溶血性疾病等）和组织性蛋白尿。

（2）尿葡萄糖

【参考区间】

定性：阴性。定量：0.56～5.0mmol/24h。

【临床意义及风险提示】

暂时性糖尿见于饮食性糖尿、精神性糖尿、妊娠糖尿；病理性糖尿见于肾性糖尿、血糖增高性糖尿、甲状腺功能亢进、遗传性半乳糖或果糖尿、戊糖尿等。

（3）尿酮体

【参考区间】

阴性。

【临床意义及风险提示】

尿酮体阳性见于糖尿病酮症酸中毒、妊娠剧烈呕吐、子痫、腹泻等。

（4）尿胆红素

【参考区间】

定性：阴性。定量：≤2mg/L。

【临床意义及风险提示】

尿胆红素是反映机体胆红素代谢的重要指标，结合血清胆红素测定可对黄疸类型作出鉴别诊断。尿胆红素阳性见于肝细胞性黄疸或胆汁淤积性黄疸，尿中存在高浓度维生素C、亚硝酸盐或使用吩噻嗪类药物可致假阳性。

（5）尿胆原

【参考区间】

定性：阴性或弱阳性。定量：≤10mg/L。

【临床意义及风险提示】

完全胆汁淤积性黄疸时尿胆原呈阴性，溶血性黄疸时尿胆原呈强阳性，肝细胞性黄疸时尿胆原轻度升高。大剂量或长期使用广谱抗生素可致假阴性，使用非那吡啶或吩噻嗪类药物可致假阳性。

2. **尿液显微镜检查**   尿液有形成分是指尿液在显微镜下观察到的成分，如脱落细胞、各种管型、结晶感染微生物和寄生虫等。

（1）红细胞

【参考区间】

玻片法0～3个/HPF，定量检查0～5个/μL。

【临床意义及风险提示】

病理性尿红细胞增多见于肾小球肾炎、肾结核、肾盂肾炎、急性膀胱炎、泌尿系统结石和肿瘤等。

（2）白细胞

【参考区间】

玻片法0～5个/HPF，定量检查0～10个/μL。

【临床意义及风险提示】

尿白细胞增多见于泌尿系统的化脓性炎症。

（3）上皮细胞

【参考区间】

肾小管上皮细胞：无。移行上皮细胞：无或偶见。鳞状上皮细胞：男性偶见，女性3～5个/HPF。

【临床意义及风险提示】

尿液中出现大量上皮细胞伴白细胞，见于泌尿生殖系统炎症，如：肾盂肾炎、膀胱炎、尿道炎等；出现移行上皮的成片脱落见于肾盂、输尿管或膀胱颈部炎症；出现肾小管上皮细胞见于急性肾小球肾炎、急性肾小管坏死、肾移植排斥反应、慢性肾炎、肾梗死等。

（4）尿沉渣管型检查

【参考区间】

正常尿液中无管型或偶见少量透明管型（0～1/LP）。

【临床意义及风险提示】

1）透明管型：当肾脏有轻度或暂时性功能改变，如：剧烈运动、高热或心功能不全等，尿中可见少量透明管型；肾实质性病变时，透明管型明显增多。

2）细胞管型：红细胞管型见于急性肾小球肾炎、慢性肾小球肾炎发作期、急性肾小管坏死、肾移植后急性排斥反应；白细胞管型见于急性肾盂肾炎、间质性肾炎、狼疮性肾炎等；上皮细胞管型见于急性肾炎、肾移植急性排斥反应、子痫等。

3）颗粒管型：见于慢性肾炎、急性肾炎后期和肾单位淤滞。

4）脂肪管型：见于类脂性肾病。

5）蜡样管型：见于肾脏长期而严重的病变，如：慢性肾小球肾炎晚期等。

（三）粪便检查

1. 粪便的一般理化检查

（1）量：正常成人一般每日排便 1 次，约为 100～300g。

（2）颜色：正常成人粪便颜色为黄褐色，婴儿粪便呈黄色或金黄色。

柏油样便见于上消化道出血；白陶土样便见于胆汁淤积性黄疸；鲜血便见于下消化道出血；绿色便见于婴儿腹泻。

（3）性状：正常成人粪便为成型、柱状软便。黏液便见于各类肠道炎症、细菌性痢疾、阿米巴痢疾、急性血吸虫病、肿瘤等；鲜血便见于痔疮、肛裂、直肠损伤、直肠息肉、结肠癌等；脓性及脓血便见于细菌性痢疾、溃疡性结肠炎、局限性肠炎、结肠或直肠癌、结核等；米泔样便见于霍乱或副霍乱。

（4）气味：结肠癌、结肠溃疡合并感染时常有恶臭味；阿米巴肠炎有腥臭味；脂肪和糖消化不良时有酸臭味。

2. 粪便的显微镜检查

（1）白细胞或脓细胞无或偶见，增多见于肠炎和痢疾。

（2）红细胞无，增多见于下消化道出血、结肠癌和炎症。

（3）寄生虫卵和原虫检出，见于寄生虫感染。

（4）淀粉颗粒或脂肪滴增多，见于消化不良或胰腺疾病。

3. 隐血试验

【参考区间】

阴性。

【临床意义及风险提示】

隐血试验阳性见于消化性溃疡活动期、胃肠黏膜受损、肠息肉、钩虫病、消化道恶性肿瘤等。常用于消化道出血的筛查和诊断。

二、生化、免疫、体液检测及意义

主要利用光谱分析技术、电化学检测技术、层析技术、电泳技术、质谱技术等方法进行临床生物化学检测。应用免疫浊度检测技术、免疫标记检测技术、免疫电泳技术、免疫印迹技术等进行临床免疫学检测。健康体检常用的检测指标如下：

（一）肝脏功能的生物化学检查

1. 血清总蛋白（serum total protein, STP）

【参考区间】

成人为 60～80g/L。

【临床意义及风险提示】

血清总蛋白降低一般与清蛋白减少相平行，由于肝脏具有很强的代偿能力，且清蛋白半衰期较长，因此只有当肝脏病变达到一定程度才出现血清总蛋白的改变，因此它常用于检测慢性肝损伤，并可反应肝实质细胞储备功能。

浓度下降常由清蛋白浓度下降而引起；浓度增高主要因球蛋白增高。

2. 血清清蛋白（albumin, A）

【参考区间】

40～55g/L。

【临床意义及风险提示】

增高见于各种原因导致的血液浓缩。

降低见于下述疾病情况：

（1）清蛋白合成不足：①严重的肝脏合成功能下降，如肝硬化、重症肝炎；②营养不良，蛋白质摄入不足或吸收不良。

（2）清蛋白丢失：①A由尿中丢失如肾病综合征、慢性肾小球肾炎、糖尿病肾病、系统性红斑狼疮性肾病等；②胃肠道蛋白质丢失，如肠道炎症性疾病时因黏膜炎症坏死丢失；③皮肤丢失，如烧伤及渗出性皮炎等。

（3）清蛋白分解代谢增加：①组织损伤，如外科手术和创伤；②组织分解增加，如感染性炎症疾病等。

（4）清蛋白的分布异常，如门静脉高压时大量蛋白质尤其是A从血管内漏入腹腔；肝硬化导致门脉高压时，A显著下降。

3. 血清球蛋白（globulin，G）

【参考区间】

20～30g/L。

【临床意义及风险提示】

增高见于慢性肝脏疾病、M球蛋白血症、自身免疫性疾病、慢性炎症与慢性感染。降低见于生理性减少（3岁以下婴幼儿）、免疫功能抑制、先天性低γ球蛋白血症。

4. 血清总胆红素、结合胆红素及非结合胆红素

【参考区间】

血清总胆红素（STB）：3.4～17.1μmol/L。

结合胆红素（CB）：0～6.8μmol/L。

非结合胆红素（UCB）：1.7～10.2μmol/L。

【临床意义及风险提示】

（1）用于判断有无黄疸、黄疸程度及演变过程：当STB>17.1μmol/L且<34.2μmol/L时为隐性黄疸或亚临床黄疸；34.2～171μmol/L为轻度黄疸；171～342μmol/L为中度黄疸；>342μmol/L为高度黄疸。

（2）根据胆红素升高程度判断黄疸类型：若STB增高伴UCB明显增高提示溶血性黄疸；若STB增高伴CB明显增高为梗阻性黄疸；三者均增高为肝细胞性黄疸。

5. 血清转氨酶及其同工酶

转氨酶中丙氨酸氨基转移酶（alanine aminotransferase，ALT）和天门冬氨酸氨基转移酶（aspartate aminotransferase，AST）是最重要的两种。

【参考区间】

ALT：5～40U/L。

AST：8～40U/L。

【临床意义及风险提示】

ALT是反映肝损伤的灵敏指标，临床上主要用于肝脏疾病的诊断。急性肝损害时，如各种急性病毒性肝炎、药物或酒精中毒性肝炎，血清ALT水平可在临床症状出现前就急剧升高，且ALT>AST。其他肝胆疾病如胆石症、胆囊炎，肝癌和肝淤血时ALT也可升高，常以400U/L为界，超过此值绝大多数可诊断为肝炎。血清AST活性升高，多来自心肌或肝脏损伤；肾脏或胰腺细胞损伤时，也可出现AST活性明显升高。慢性肝炎特别是肝硬化时，AST升高程度超过ALT。胆道疾病时AST亦可升高。

（二）肾功能的生物化学检查

1. **血肌酐**（serum creatinine，Scr）

【参考区间】

男性：53～106μmol/L；女性：44～97μmol/L。

【临床意义及风险提示】

（1）血肌酐增高：见于各种肾病、肾功能衰竭、心肌炎、肌肉损伤等。肾功能不全的代偿期，肌酐可不增高或轻度增高；肾功能衰竭失代偿期，肌酐中度增高（可达178μmol/L）；肾衰竭期，血肌酐明显升高（可达445μmol/L）。

（2）血肌酐降低：见于进行性肌肉萎缩、白血病、贫血、肝功能障碍及妊娠等。

2. **血尿素氮**（blood urea nitrogen，BUN）

【参考区间】

成人：3.2～7.1mmol/L。

【临床意义及风险提示】

（1）器质性肾功能损伤时血尿素氮增高，如各种原发性肾小球肾炎、肾盂肾炎、间质性肾炎等所致的慢性肾衰竭。对慢性肾衰竭，尤其是尿毒症患者，血尿素增高程度常与病情严重性一致。

（2）血尿素氮增高还可见于肾前性和肾后性因素，前者包括严重脱水、大量腹水、心脏功能衰竭等导致的血容量不足、肾血流量减少，后者见于输尿管结石等疾病引起的尿路阻塞。

3. **血尿酸**（Uric acid，UA）

【参考区间】

男性：150～416μmol/L；女性：89～357μmol/L。

【临床意义及风险提示】

血尿酸浓度升高主要见于：肾小球滤过功能损伤；体内尿酸生成异常增多。血尿酸浓度降低主要见于：肾小管重吸收尿酸功能损害，尿中大量丢失，肝功能严重损害尿酸生成减少。

（三）心功能标志物的检查

1. **血清乳酸脱氢酶**（lactate dehydrogenase，LD）

【参考区间】

速率法：120～250U/L。

【临床意义及风险提示】

LD在急性心肌梗死（AMI）发作后8～18h出现增高，24～72h达峰值，持续6～10天。在急性病毒性肝炎、肝硬化等肝脏疾病中LD显著增高。

2. **肌酸激酶**（creatine kinase，CK）**及其同工酶**

【参考区间】

速率法：男性50～310U/L；女性40～200U/L；

CK-MB：<5%。

【临床意义及风险提示】

CK、CK-MB是应用最广泛的心肌损伤指标，既可用于急性心肌梗死的早期诊断，也可用于估计梗死范围或再梗死发生率。CK在AMI发生后3～8h明显增高，10～36h达峰值，3～4天恢复正常。

3. **心肌肌钙蛋白T**（cardiac troponin T，cTnT）

【参考区间】

0.02～0.13μg/L；>0.5μg/L可以诊断AMI。

【临床意义及风险提示】

cTnT是诊断急性心肌梗死的确定性标志物，发病后3～6h血清cTnT即升高，10～24h达峰值,峰值可为参考值的 30～40 倍,恢复正常需要 10～15 天。

（四）电解质的生物化学检查

1. 血清钠（Na⁺）

【参考区间】

135～145mmol/L。

【临床意义及风险提示】

（1）高钠血症:当血清 Na⁺ 浓度大于 145mmol/L 称为高钠血症。高钠血症可因摄入钠增多或体液中水丢失增多引起,根据发生的原因和机制,高钠血症分为浓缩性高钠血症和潴留性高钠血症两种,浓缩性高钠血症最常见,临床上主要见于尿崩症、水样泻、换气过度、大汗及糖尿病。

（2）低钠血症:当血清中 Na⁺ 浓度小于 135mmol/L 称为低钠血症。低钠血症可由水增多或钠减少引起,临床上常见于水增多引起的低钠血症,根据病因可分肾性和非肾性原因两大类。①肾性原因见于肾上腺功能低下、渗透性利尿、肾素生成障碍以及急、慢性肾功能衰竭等;②非肾性原因常见于肝硬化腹水、心衰、肝硬化、腹泻、大量出汗、出血、呕吐、肠瘘和烧伤等。

2. 血清钾（K⁺）

【参考区间】

3.5～5.5mmol/L。

【临床意义及风险提示】

（1）高钾血症:血清 K⁺ 浓度高于 5.5mmol/L 时,称为高钾血症。临床上引起高钾血症的原因有:①钾输入过多,多见于钾溶液输入过快或过量,服用含钾丰富的药物、输入大量库存血等;②钾排泄障碍,如肾小管酸中毒,肾小管分泌钾离子障碍;③钾由细胞内向细胞外转移,常见于大面积烧伤、挤压伤等组织细胞大量破坏,细胞内钾释放入血。

（2）低钾血症:血清 K⁺ 浓度低于 3.5mmol/L 时,称为低钾血症。临床上引起低钾血症的原因有:①钾摄入不足;②钾排出增多,常见于严重呕吐、腹泻、胃肠减压和肠瘘等;③钾由细胞外进入细胞内,如输入过多葡萄糖,大量输入碱性药物或代谢性碱中毒时;④血浆稀释。

3. 血清氯（Cl⁻）

【参考区间】

95～105mmol/L。

【临床意义及风险提示】

血清氯增高常见于高钠血症、高氯性代谢性酸中毒、过量注射生理盐水等;而血清氯降低在临床上较为多见,常见原因为氯化钠的摄入不足或丢失增加。

4. 血清钙（Ca²⁺）

【参考区间】

总钙:2.25～2.58mmol/L;离子钙:1.10～1.34mmol/L。

【临床意义及风险提示】

Ca²⁺ 增高见于甲状腺功能亢进、维生素 D 过多症、多发性骨髓瘤及恶性肿瘤骨转移;Ca²⁺ 降低见于甲状旁腺功能减低、维生素 D 缺乏、婴儿手足搐搦症、骨质软化症、长期腹泻、肾脏疾病等。

（五）血糖及其代谢的生物化学检查

1. 空腹血糖（fasting blood glucose,FBG）　空腹血糖是指至少 8h 内不摄入含热量食物后测定的血浆葡萄糖浓度,是糖尿病最常用的检测项目。

【参考区间】

3.9～6.1mmol/L。

【临床意义及风险提示】

空腹血糖水平是诊断糖尿病最主要的依据,也是判断糖尿病病情和控制程度的主要指标。

生理性增高：餐后 1～2h、高糖饮食、剧烈运动、情绪激动、胃倾倒综合征等。病理性增高：①各型糖尿病；②内分泌疾病：如甲状腺功能亢进症、巨人症、肢端肥大症、皮质醇增多症、嗜铬细胞瘤和胰高血糖素瘤等；③应激性因素：如颅内压增高、脑损伤、心肌梗死等；④药物影响：如噻嗪类利尿剂、口服避孕药等；⑤肝脏和胰腺疾病。

FBG 减低：低于 3.9mmol/L 时为血糖减低，当 FBG 低于 2.8mmol/L 时称为低血糖症。见于生理性减低，如：饥饿、长期剧烈运动、妊娠期等。病理性减低，如：胰岛素过多，对抗胰岛素的激素分泌不足，急性乙醇中毒等。

2. 口服葡萄糖耐量试验（oral glucose tolerance test，OGTT）

【检测方法】

试验前 3 天，正常饮食且维持正常活动，影响试验的药物应在 3 天前停用。试验前应空腹 10～16h，坐位取血后 5min 内饮入 250ml 含 75g 葡萄糖的糖水。之后，分别检测 0.5h、1h、2h 和 3h 的血糖。

【参考区间】

口服葡萄糖后 30～60min 血糖升高达峰值，约为 7.8～9.0mmol/L，峰值＜11.1mmol/L，2 小时血糖＜7.8mmol/L，3 小时血糖恢复至空腹水平。

【临床意义及风险提示】

凡峰值过高或恢复正常水平迟缓均为糖耐量降低，可用于：①诊断糖尿病；②诊断糖耐量减低；③有无法解释的肾病、神经病变或视网膜病变，其随机血糖＜7.8mmol/L，可用 OGTT 了解糖代谢状况。

3. 糖化血红蛋白（glycosylated hemoglobin，GHb）

【参考区间】

HbA_{1c} 4%～6%。

【临床意义及风险提示】

HbA_{1c} 可反映近期 2～3 个月的平均血糖水平，主要用于糖尿病治疗的监测。

（六）脂类代谢的生物化学检查

1. 总胆固醇（total cholesterol，TC）

【参考区间】

合适水平：＜5.20mmol/L；边缘水平：5.20～6.20mmol/L；升高＞6.20mmol/L。

【临床意义及风险提示】

增高见于高胆固醇血症、高脂肪饮食、脂肪肝、糖尿病等，其浓度增高，冠心病等心血管疾病发生的风险性也增高。

2. 三酰甘油（triglyceride，TG）

【参考区间】

合适水平：0.56～1.70mmol/L；边缘水平：1.70～2.30mmol/L；升高：＞2.30mmol/L。

【临床意义及风险提示】

（1）TG 增高见于：冠心病、原发性高脂血症、动脉粥样硬化症、肥胖症、糖尿病、痛风、甲状旁腺功能减退症、肾病综合征、高脂饮食和胆汁淤积性黄疸等。

（2）TG 减低见于：低 β- 脂蛋白血症和无 β- 脂蛋白血症。严重的肝脏疾病、吸收不良、甲状腺功能亢进症、肾上腺皮质功能减退症等。

3. 高密度脂蛋白胆固醇（high density lipoprotein cholesterol，HDL-C）

【参考区间】

合适水平＞1.04mmol/L。

【临床意义及风险提示】

随着 HDL-C 水平降低，缺血性心血管病的发病危险性增加。

4. 低密度脂蛋白胆固醇（low density lipoprotein cholesterol，LDL-C）

【参考区间】

合适水平：≤3.4mmol/L；边缘水平：3.4～4.1mmol/L；升高＞4.1mmol/L。

【临床意义及风险提示】

LDL 是动脉硬化的危险因子，LDL 水平增高与冠心病发病呈正相关。

（七）甲状腺内分泌功能检查

1. 血清促甲状腺激素（thyroid stimulating hormone，TSH）　TSH 为腺垂体合成和分泌的糖蛋白，是下丘脑 - 垂体 - 甲状腺调节系统的主要调节激素。

【参考区间】

2～10mU/L。

【临床意义及风险提示】

TSH 测定配合甲状腺激素水平的测定，可对甲状腺功能紊乱的诊断及病变部位进行诊断。①原发性甲状腺功能亢进时，T_3、T_4 增高，TSH 降低，主要病变在甲状腺；继发性甲状腺功能亢进时，T_3、T_4 增高，TSH 也增高，主要病变在垂体或下丘脑。②原发性甲状腺功能减退时，T_3、T_4 降低而 TSH 升高，主要病变在甲状腺；继发性甲状腺功能减退时，T_3、T_4 降低而 TSH 也降低，主要病变在垂体或下丘脑。③其他可引起 TSH 分泌下降的因素有活动性甲状腺炎、急性创伤、皮质醇增多症、应用大剂量皮质激素、慢性抑郁症、慢性危重疾病等；可引起 TSH 分泌增多的因素有长期应用含碘药剂、居住在缺碘地区等。

2. 血清甲状腺激素　血清甲状腺激素，包括总 T_3（total T_3，TT_3）、总 T_4（total T_4，TT_4）、游离 T_3（free T_3，fT_3）、游离 T_4（free T_4，fT_4）和反 T_3（reverse T_3，rT_3）。

【参考区间】

TT_3：1.6～3.0nmol/L；

TT_4：65～155nmol/L；

fT_3：6.0～11.4pmol/L；

fT_4：10.3～25.7pmol/L；

rT_3：0.2～0.8nmol/L。

【临床意义及风险提示】

TT_4 是判断甲状腺功能状态最基本的体外筛检指标。fT_4 不受血浆甲状腺素结合球蛋白（thyroxine-binding globulin，TBG）的影响，直接测定 fT_4 对了解甲状腺功能状态较 TT_4 更有意义。T_4 在肝脏和肾脏中经过脱碘后转变为 3，5，3'- 三碘甲腺原氨酸（3，5，3，-triio-dothyronine，T_3），T_3 的含量是 T_4 的 1/10，但其生理活性为 T_4 的 3～4 倍。与 TBG 结合的结合型 T_3 和游离型 T_3（free triiodothyronine，fT3）之和为总 T_3（TT_3）。甲亢时血清 rT_3 增加，与血清 T_4、T_3 的变化基本一致，而部分甲亢初期或复发早期仅有 rT_3 的升高；甲减时血清 rT_3 降低；非甲状腺疾病，如心肌梗死、肝硬化、糖尿病、尿毒症、脑血管意外和部分癌症患者，血清中 rT_3 增加，T_3/rT_3 比值降低。

（八）骨代谢相关激素及标志物检测

1. 甲状旁腺激素（parathyroid hormone，PTH）

【参考区间】

免疫化学发光法：1～10pmol/L。

【临床意义及风险提示】

PTH 增高见于原发性和继发性甲状旁腺功能亢进、甲状旁腺瘤、佝偻病、骨软化症、骨质疏松症等；PTH 降低见于甲状旁腺功能减退、先天性甲状旁腺和胸腺发育不全等。

2. 降钙素（calcitonin，CT）

【参考区间】

＜100ng/L。

【临床意义及风险提示】

升高见于孕妇、儿童、甲状旁腺功能亢进、甲状腺髓样癌、肾衰竭、慢性炎症、泌尿系统感染、急性肺损伤、甲状腺降钙素分泌细胞癌、白血病、骨髓增殖症、肺癌、食管癌、乳腺癌；降低见于甲状腺先天发育不全、甲状腺全切患者、妇女停经后、低血钙、老年性骨质疏松等。

三、病原体检测及意义

（一）病毒性肝炎血清标志物检查

目前已经发现的病毒性肝炎主要有 5 型，即甲型、乙型、丙型、丁型和戊型，医学检验可通过检查相关病毒的血清标志物来获取肝炎病毒的感染和转归情况。

1. 乙型肝炎病毒表面抗原（hepatitis B virus surface antigen，HBsAg）

【参考区间】

阴性。

【临床意义及风险提示】

HBsAg 主要在感染 HBV 后 1～2 个月在血清中出现，可维持数周、数月至数年，因其常与 HBV 同时存在，常被用作传染性标志之一。HBsAg 阳性见于乙型肝炎潜伏期和急性期、慢性迁延性肝炎、慢性活动性肝炎、肝硬化、肝癌和慢性 HBsAg 携带者。

2. 乙型肝炎病毒表面抗体（hepatitis B virus surface antibody，HBsAb）

【参考区间】

阴性。

【临床意义及风险提示】

HBsAb 约在感染后 3～6 个月出现，可持续多年。HBsAb 阳性表明既往感染过 HBV，现已恢复；注射过乙肝疫苗或 HBsAb 免疫球蛋白者，HBsAb 也可呈阳性。

3. 乙肝肝炎病毒 e 抗原（hepatitis B virus e antigen，HBeAg）

【参考区间】

阴性。

【临床意义及风险提示】

HBeAg 阳性表明乙肝病毒处于复制期，具有较强的传染性，如患者 HBeAg 持续阳性，表明肝细胞损害较重，可发展为慢性乙型肝炎或肝硬化，孕妇可通过垂直传播致新生儿 HBeAg 阳性。

4. 乙型肝炎病毒 e 抗体（hepatitis B virus e antibody，HBeAb）

【参考区间】

阴性。

【临床意义及风险提示】

HBeAb 阳性表明大部分乙肝病毒被消除，病毒复制减少，传染性减低。慢性乙型肝炎、肝硬化、肝癌患者部分可检出 HBeAb。

5. 乙型肝炎病毒核心抗体（hepatitis B virus core antibody，HBcAb）

有 IgG、Ig A、IgM 三种类型，通常检测抗 HBc 总抗体和 IgM 类抗体。

【参考区间】

抗 HBc 总抗体：阴性；

抗 HBc-IgM：阴性。

【临床意义及风险提示】

抗 HBc-IgM 是机体感染 HBV 后血液中最早出现的特异性抗体,是乙肝病毒近期感染的敏感指标,也是 HBV 在体内持续复制的指标,提示患者具有传染性。抗 HBc-IgM 转阴,提示乙肝逐渐恢复。急慢性乙型肝炎、肝癌患者可见抗 HBc 总抗体阳性。

（二）梅毒病原体测定

诊断梅毒常要依靠血清学检查,潜伏期梅毒血清学诊断尤为重要。人体感染梅毒螺旋体后,可产生抗梅毒螺旋体抗体 IgM 及 IgG,也可产生反应素,用不同的抗原来检测体内是否存在抗梅毒螺旋体抗体或反应素以诊断梅毒。

基因诊断技术检测梅毒螺旋体,TP-PCR 检测梅毒螺旋体 DNA,特异性很强,敏感性很高,是目前诊断梅毒螺旋体的先进方法。PCR 检测梅毒螺旋体的 DNA,其敏感性、特异性均优于血清学方法。

第三节　医学辅助检查与应用

一、心电检测技术及应用

（一）检测目的与意义

心电图(electrocardiogram,ECG)是临床最常用的心电检测技术之一。作为心血管疾病诊断中的一种重要的方法,ECG 能为心脏疾病的诊断、治疗和监护提供客观指标。房室肥大,心肌受损,冠状动脉供血不足,药物和电解质紊乱都可引起一定的心电图变化,可用于帮助临床诊断。心电图主要反映心脏激动的电学活动,因此对各种心律失常和传导障碍的诊断分析具有肯定价值,到目前为止尚没有任何其他方法能替代心电图在这方面的作用。特征性的心电图改变和演变是诊断心肌梗死可靠而实用的方法。心脏电生理检查时,常需要与体表心电图进行同步描记,帮助判断电生理现象和辅助诊断。对于瓣膜活动、心音变化、心肌功能状态等,心电图不能提供直接判断,但作为心动周期的时相标记,又是其他检查的重要辅助手段。

（二）检测方法

1. 心电图机开机前,检查电源、线路、器械有无漏电及短路现象,接通电源及地线,注意电源电压必须与心电图机规定的工作电压相符。

2. 在被检查者两手腕关节上方及两侧内踝上部涂好导电膏,放置电极板,将电极线按规定与各电极板相连接,通常规定为红色、黄色、蓝色(或绿色)、黑色导联线分别与右手、左手、左足及右足电极板相连,白色电极线与胸部电极相接。胸部 V1 导联电极放置在胸骨右缘第 4 肋间,V2 电极放置在胸骨左缘第 4 肋间,V4 电极放置在左锁骨中线上第 5 肋间,V3 电极在 V2、V4 电极中间位置,V5、V6 电极分别安置在左腋前线、腋中线与 V4 电极同水平,必要时安置 V7、V8、V9 电极,其位置分别在左腋后线、左肩胛线、脊椎左缘,与 V5,V6 电极位置同水平。有时还要设置 V3R、V4R、V5R 电极,其位置分别在右胸与 V3、V4、V5 电极相对应部位。

3. 调节灵敏度控制器,校对定准电压。

4. 调导联选开关,依次描记常规 12 导联,必要时加做其他导联。

5. 全部检查完成后,关闭电源,(部分机型需将各控制器旋钮至最低点),并及时在心图纸上注明姓名、科别、日期、时间(或导联)。

（三）检测结果的评估

1. **正常心电图**　一个正常的典型体表心电图,如图 3-1。

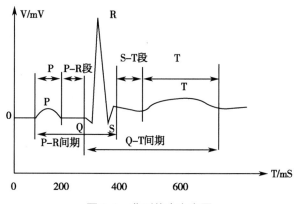

图 3-1 典型体表心电图

（1）P 波

1）形态：P 波位于 QRS 波群之前，形态呈圆钝型，可伴有轻微切迹，在 Ⅰ、Ⅱ、$V_4 \sim V_6$ 导联直立，aVR 导联倒置。

2）时限（宽度）：P 波时限不超过 0.11s，双峰型者两峰间距 <0.04s。

3）振幅（电压）：不超过 0.25mV，小于同导联 R 波的 1/2，V_1 <0.2mV。

4）V_1 导联 P 波终末电势（Ptf）：≥−0.04mm·s。

（2）PR 间期：心率在正常范围时 PR 间期为 0.12～0.20s。

（3）QRS 波群

1）时限：<0.11s。

2）形态：QRS 波群主波通常在 Ⅰ、Ⅱ、$V_4 \sim V_6$ 导联向上，aVR、V_1、V_2 导联向下。Q 波无切迹，振幅小于同导联 R 波的 1/4，以 R 波为主的导联时限 <0.04s。

3）R 波振幅：Ⅰ导联不超过 1.5mV，aVL 导联不超过 1.2mV，aVF 导联不超过 2.0mV，aVR 导联不超过 0.5mV，V_1 导联不超过 1.0mV，V_5、V_6 导联不超过 2.5mV（女性不超过 2.0mV），Rv5＋Sv1 不超过 4.0mV（女性不超过 3.5mV）。胸前导联 R/S 比例逐渐增高。3 个标准肢体导联或 3 个加压肢体导联的 QRS 波群峰值不得同时低于 0.5mV。

（4）ST 段：ST 段应与等电位线平行一致，但允许轻度抬高或降低，抬高一般不超过 0.1mV，下降不超过 0.05mV。

（5）T 波：圆钝型、无切迹，一般无明显的起始点（上升支缓慢），Ⅰ、Ⅱ、aVF、V_5、V_6 导联必须直立，aVR 导联倒置，T 波的方向应与 QRS 波群的主波方向一致。

（6）U 波：应与其 T 波方向一致。振幅不超过同导联 T 波振幅的 25%，最高不应超过 2.0mV。

（7）QT 间期：0.32～0.40s，QT 间期与心率有关，心率较慢时可以相对延长（不长于 0.44s），心率较快时可以相对缩短（不短于 0.30s）。Q-T 间期延长是指 Q-T 间期大于该心率正常 Q-T 间期最高值。除心率对 QT 间期的影响，可用校正 QT 间期（Q-Tc）。正常 Q-Tc 值男性为≤0.44s，女性及小儿为≤0.45s。其公式为：Q-Tc＝Q-T/R-R（单位为 s）。

（8）额面平均电轴：传统的正常值范围是 0°～+90°，近些年有学者研究认为平均电轴的正常范围应在 −30°～+105°，因为平均电轴与年龄有关，<40 岁者多在 0～+105°，而 >40 岁者多在 −30°～+90°。

心电图时间间期的测量规则：在同步 12 导联（至少 3 个标准导联同步记录）心电图进行测量，以波形出现最早的导联为起点，波形结束最迟的导联为终点。

2. 异常心电图 心律失常主要包括激动起源异常和激动传导异常。激动起源异常包括窦性心律失常，如窦性心律过速、窦性心律过缓、窦性心律不齐、窦性停搏。还有异位心律，异位心律包括被动性和主动性，被动性包括异搏与异搏心律，主动性包括期前收缩、心动过速、扑动与颤动。激动传导异常包括：生理性传导障碍、病理性传导阻滞和传导途径异常。生理性传导障碍包括干扰与脱节；病理性传导阻滞包括窦房阻滞、房内阻滞、房室传导阻滞（一度、二度、三度）、室内阻滞（左右束支阻滞、左束支分支阻滞）、意外传导；传导途径异常如预激综合征（图3-2）。

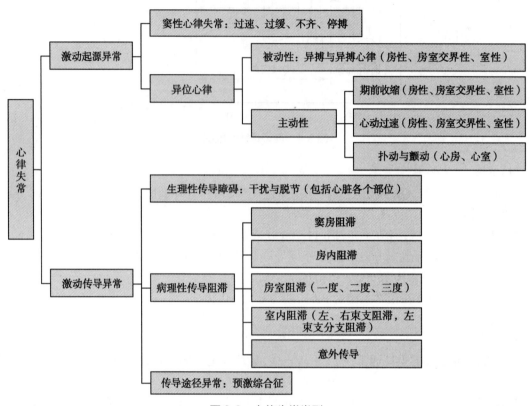

图3-2　心律失常类型

二、影像学检查及应用

（一）检测目的及意义

随着经济的发展和社会的进步，人们越来越关注健康，健康体检已经逐渐被更多的人群所认同。电子技术和计算机技术的发展使更多的医学影像检查介入到体检项目中。临床常用的影像检查有超声检查、X线检查、CT成像和磁共振成像以及核医学检查等。

1. **超声检查**　超声波是利用压电原件所产生的压电效应即电能与机械能的相互转换而发生，通过超声波的物理特性，包括指向性，反射、折射、散射、绕射、吸收与衰减、分辨力与穿透力、多普勒效应等，由换能器完成超声波的发射与接收。超声波为物体的机械振动波，属于声波的一种，其振动频率超过人耳听觉上限阈值[20 000 次/s（Hz，赫兹）]。超声检查是运用超声波的物理特性和人体器官组织声学性质上的差异，以图形、曲线或图像的形式显示记录，从而对人体组织的形态结构、物理特征和功能状态以及病变情况，作出诊断的一种非创伤性方法。近年来，超声影像技术飞速发展，从平面的二维超声扩展到立体的三维超声和四维超声；从传统的形态学成像进入了微血管成像，并正向分子影像领域进军。同时作为现代医学影像检查的重要组成部分，超声检查因其实时性、无放射性、无创性及高分辨力，在健康医学领域中发挥着越来越重要的作用。

随着人民生活水平的不断提高，健康问题越来越受到重视，常规健康体检已成为保障健康和早期发现疾病的一种重要途径，影像学技术在其中发挥了不可替代的作用。不同成像技术在诊断中都有各自的优势与不足。超声由于其无创性、安全性和方便性被广泛接受，原则上符合超声散射和反射物理特性的人体部位都可以用 B 型超声进行初步筛查,超声检查现已成为健康体检中应用最为普遍的影像检查方法。根据不同的体检需求,可进行腹部、泌尿系统、妇科、心脏、外周血管如颈、椎动脉以及浅表部位如甲状腺、乳腺、皮下等的超声检查,对这些部位的相应疾病具有较高的敏感性。

2. X 线成像　X 线成像是基于 X 线对人体组织的穿透性以及不同组织由于厚度、密度差异,对 X 线吸收衰减不同而形成图像。高密度、高厚度组织在 X 线片呈白色,低密度、低厚度组织则呈黑色。X 线检查可获得永久性图像记录,对复查疾病的进展有重要帮助,是目前呼吸系统、骨关节系统、消化系统等疾病的首选影像学检查方法。目前在健康体检中应用 X 线检查主要用于胸部、骨关节、乳腺等部位的检查。

(1)胸部疾病作为常见、多发病,综合临床及经济因素,在成年人健康体检中胸部 X 线检查作为常规项目。而 X 线摄片产生的辐射比 X 线透视远远要少得多,并且图像清晰度也大大提高,还具有长久保存影像资料的功能,因此 X 线摄片可作为胸部检查的首选项目。

(2)在健康体检中,X 线对骨关节诊断应用最为广泛是颈椎双斜位检查。颈椎双斜位能够显示椎间孔的大小,形态以及上下关节的增生,对颈椎病诊断有重要意义,结合 X 线检查普遍、经济、直观的特点,对于 30 岁以上具有临床症状的成年人首选颈椎双斜位检查。

(3)乳腺疾病是妇女常见病、多发病,其中乳腺癌发病率居女性恶性肿瘤的第 1 位,因此乳腺检查是女性健康体检重点项目。乳腺 X 线摄影作为相对无创的检查方法,能比较全面而正确地反映出整个乳房的大体解剖结构,对乳腺病变的诊断有着重要意义。

3. CT 检查　CT 图像不同于 X 线检查所获得组织厚度和密度差的重叠图像,而是 X 线束穿过人体特定层面进行扫描,经计算机处理而获得的重建图像。CT 图像的分辨率由图像的像素所代表的对应体素的大小决定,体素由扫描野的大小、矩阵的行列数及层厚决定,扫描野越小,矩阵数越多,层厚越薄,其分辨率越高。

CT 图像为人体组织断面像,其密度分辨率明显优于 X 线检查图像,能良好地显示人体内各部位的器官结构,除发现形态改变外,还能检查组织的密度变化,扩大了影像学的检查范围。但 CT 检查是有射线辐射的检查方法,较难发现器官组织结构的功能变化;因成像野的限制,不宜检查四肢小关节,难以显示空腔器官的黏膜变化;做强化扫描时有造影剂的不良反应存在。CT 检查具有方便、迅速而安全,图像清晰,病变的检查率和诊断准确率高等特点,且可直接显示 X 线检查无法显示的器官和病变,因此在体检中,CT 检查对于神经系统、心血管系统、胸部、盆腔等部位筛查有着重要意义。

(1)脑部 CT 对于颅内肿瘤、脑血管病、颅内炎性病变等疾病有着重要诊断意义,目前随着脑梗死、脑出血等疾病增多,且趋向年轻化,对于 45 岁以上并且伴临床症状的成年人,头部 CT 作为健康体检的可选项目是必要的。

(2)胸部 CT 与 X 线检查相比,更能准确鉴别肺部肿物的性质、位置、范围及与纵隔的解剖关系,可发现弥漫性间质病变、肺大疱、支气管扩张、较小肺结核空洞以及肿大淋巴结等病变,有助于纵隔肿物的定性诊断,因此在健康体检中,建议 50 岁以上吸烟的高危人群完善胸部 CT 检查。

(3)肝脏 CT 对于肝内占位性病变、原发性肝癌、转移性肝癌的形态、轮廓、坏死、出血及生长方式等都可以显示,对于早期肝硬化诊断有着较高灵敏性,因此可作为有慢性肝炎病史患者体检项目。

4. PET-CT 检查　正电子发射断层 -X 线计算机断层组合系统(PET-CT)是正电子发射断层(positron emission tomograghy,PET)和 X 线计算机断层(computer tomography,CT)组合而成的多模式成像系统,是目前全世界最高端的影像学设备。PET-CT 检查较目前其他手段灵敏度高、准确性好,对许多疾病(尤其是肿瘤和最为常见的心脑疾病)具有早期发现、早期诊断的价值;

PET-CT 检查可一次全身成像，便于发现全身体内是否存在危险的微小病灶，因此 PET-CT 不仅能够发现肿瘤的原发病灶，而且能发现早期的转移灶。同时，PET-CT 检查还特别适合于判断大脑或心脏是否存在早期的缺血、缺氧等代谢功能方面的异常变化，检查结果有助于指导受检者及时采取针对性治疗或采取恰当的预防措施。

PET-CT 检查价格高昂，且存在一定的风险。对于能否用于健康人群的体检目前存在不同的声音。

5. 磁共振成像　磁共振成像（MRI）是利用人体氢原子核（质子）在巨大、恒定、均匀磁场中受射频脉冲激动后共振、经接收线圈接收后计算机处理的人体断面图像。磁共振检查在健康体检中的意义：

（1）颅内疾病的诊断：头 MRI 对缺血性脑血管病、颅内肿物等更敏感，同时，磁共振在不使用造影剂的前提下，获得三维血管影像，有助于血管狭窄、血管畸形的诊断，这是一种无创伤的血管检查。头 MRI 和 MRA 在健康体检中的应用，使得脑血管病及颅内肿物的检出率更高，对颅内疾病能够早发现、早诊断。

（2）脊柱及骨关节疾病的诊断：如颈椎、胸椎、腰椎 MRI 及双膝关节 MRI，对椎间盘、脊髓、膝关节、韧带等软组织分辨率更高，显示关节软骨、韧带、脊髓等更清晰，MRI 检查对于脊柱疾病及骨关节疾病的诊断尤为重要，能够提高疾病检出率，同时精准判断疾病的严重程度。

（二）影像检查方法的选择及注意事项

1. 影像学检查的特点　各种影像学检查技术迅速发展，从早期单纯提供解剖学信息发展到目前能够提供功能及代谢信息，在身体出现症状之前就能早期发现机体的改变，甚至是分子水平的改变，所以各种影像学检查在健康体检中的地位也越来越重要。不同的影像学检查尤其各自的特点和适应证，合理选择运用这些技术，发挥各自的优势，减少不必要的副损伤尤为重要。

（1）X 线透视及照片：X 线透视所需设备简单，操作方便，价格低廉，耗时短，它可以从多个角度、连续、动态地观察到人体的活动图像如呼吸的运动、心脏的搏动、消化道情况等。但是其受操作者技术水平的影响较大，部分设备无法留下完整的客观记录。随着其他影像学检查技术以及内镜的进步，其临床应用逐渐减少，甚至已被很多医院淘汰。

X 线照片能够快速得到高分辨力的图像，辐射剂量小，而且由于能够客观记录、存档图像，方便日后复查，是目前最常用的健康体检方法之一。其主要用于胸部、骨骼和关节、乳腺等部位。但是 X 线照片得到的是多个脏器的重合图像，会影响到部分病变的早期发现。

（2）超声检查：超声检查没有放射损伤，而且操作简便，价格低廉，重复性好。但是，超声图像显示相对较粗糙，对操作者的技术水平也有较大的依赖性。受超声波穿透性的限制，主要应用于浅表软组织、腺体、心脏大血管、腹腔内实质脏器等部位的检查。

（3）CT 检查：CT 扫描作为一种断层扫描，能够快速提供高分辨率的二维及三维图像，尤其是对于一些微小病变，有着其他检查无法比拟的优势，是健康体检最重要的手段。CT 使用范围广泛，可以用于全身各部位的检查。但由于其存在电离辐射，所以其应用在妊娠期妇女及儿童受到一定的限制，重复检查的次数也因此受到限制，所以是否将 CT 作为常规的健康体检项目，也受到一定的争议。目前低剂量 CT 越来越受重视，各种扫描及重建技术的应用，使辐射剂量大大减低，其在健康体检中的应用势必日益广泛。

（4）MRI 检查：磁共振（MRI）检查有着很好的软组织分辨力，并且能够进行功能成像和分子成像，广泛应用于神经系统、腹腔实质脏器、骨骼和肌肉、乳腺、心血管系统等，而且 MRI 检查没有电离辐射损伤。但是由于 MRI 检查扫描时间长，价格较贵，对于普通的健康体检来说并不是首选的影像学检查。

（5）PET-CT 检查：PET-CT 能够反映细胞的代谢功能，是最重要的功能成像手段，目前最常用的成像药物是 18F-FDG，能够提供细胞糖代谢的信息。对于恶性肿瘤早期诊断、心肌活力判断等要优于其他检查。PET-CT 检查价格昂贵，而且存在电离辐射，所以不适用于常规健康体检。但是对于重点人群，尤其是有遗传倾向的肿瘤家族史者可以选择。

2. 影像学检查选择及注意事项　影像学检查选择的基本原则：安全、有效、简便、经济。一般是先简单、后复杂；先廉价、后昂贵；具体情况具体选择。任何一种医学影像学检查方法都具有自己固有的优点和不足，在不同的场合下，它们的作用和地位也是各不相同的。应该发挥不同检查的优势，取长补短，还要强调各种成像手段的优选和不同成像诊断的综合应用。既要避免盲目检查、重复检查和随意选择影像检查技术的行为，也不要忽略必要的进一步高级检查，避免漏诊、误诊。孕妇及儿童对于电离辐射敏感，因尽量避免产生电离辐射的检查，减少无明显收益的影像学检查。对于必须的检查，也应该优先选择超声或者 MRI。

在健康体检机构，为方便体检客户体检选项，都设计了不同的体检套餐，体检项目的设置不是简单的罗列，是由专家根据常见病、多发病，综合年龄、性别因素设置。套餐只作参考，参检者可以根据自己的需要或医生建议加减体检项目。体检医生在协助参检者选择体检项目时考虑 3 个方面的综合因素：①慎重而准确地应用目前可获取的最佳研究证据；②结合临床医师个人的专业技能和临床经验；③尊重参检者的选择和价值观。

3. 常见影像学检查方法的选择

（1）头颈部检查：头颅检查一般以 CT 检查为首选，能够同时显示脑内及颅骨的异常改变。尽管 MRI 在神经系统的检查中优势明显，但因其受扫描时间、价格等因素的制约，在健康体检中仍无法取代 CT。

颈部有甲状腺、涎腺等腺体，还有丰富的大血管，它们位置表浅，超声检查是优先选择的检查方法。

（2）胸部：肺部疾病作为常见病、多发病，综合临床及经济因素，在成年人健康体检中一般将胸部正侧位 X 线摄影作为常规项目。胸透虽然价格低廉，但清晰度低，无法保留客观影像学资料，在健康体检中已逐渐被淘汰。

胸部 CT 体检应有适当的年龄选择性。40 岁以上病变发生率高，胸片漏诊率高，40 岁应为胸部 CT 体检项目选择的最低年龄限度。50 岁以上为胸部 CT 体检的推荐年龄，而 40 岁以下年龄段应以胸部 X 线平片为首选。

（3）心脏检查及大血管：X 线平片检查仅能显示心脏、大血管的轮廓和形态，瓣膜以及动脉壁上的钙化。超声检查在心脏大血管疾病的检查中有重要的地位，不仅能实时地显示心脏瓣膜的形态、活动状况、增厚程度、关闭情况和附着位置等，还能观察血流动力学变化，各房、室大小及心脏功能，在诊断心瓣膜病、先天性心脏病、心肌病、心包积液及缩窄性改变、心腔内良恶性肿瘤以及进行心室壁厚度的测量等方面，超声检查可作首选或筛选的影像学检查方法。

对于可疑冠状动脉疾病或者高危人群，冠脉 CTA 是首选的影像检查。而且目前"双低"CT（低辐射剂量、低碘造影剂）扫描也逐渐被推广，所以冠脉 CTA 的应用也逐渐增加。心脏 MRI 在心肌病以及大血管疾病的诊断中优势明显，是对于 CT 及超声的有益补充。

（4）乳腺：女性乳腺常规体检推荐使用乳腺 X 线摄影，经济高效、观察全面，尽管存在一定的辐射，但对发现钙化等优于超声，目前仍是国际上通用的乳腺常规检查方法。对于超声及乳腺 X 线检查无法定性的疾病可以进一步进行 MRI 检查。导管造影和导管内镜检查对导管内乳头状瘤的诊断是可靠的检查方法，对一些乳头溢液的患者进行脱落细胞检查有一定的诊断意义。

（5）腹部：腹部脏器结构复杂，涉及多个系统，但超声作为一种便捷的检查手段，是首选的影像学检查方法。超声在肝、胆、胰、脾、肾脏、膀胱、子宫及附件、前列腺等都有很好的敏感度和较高的特异度，CT 和 MRI 能够起到很好的补充作用，帮助病灶精确定位和定性。对于肾上腺、下段输尿管这类腹膜后位置较深的脏器，超声的应用受到一定限制，CT 和 MRI 由于能够提供断层图像，是优先推荐的检查。

消化道造影对于食管、胃、肠这类空腔脏器来说，能够很好显示管腔、黏膜的情况，至今仍是重要的检查手段，尤其是气钡双重造影，能显示更多的细节。相对于内镜检查，受检者更容易耐受。但是对于年老体弱者以及其他无法很好配合的受检者，CT 扫描和消化道仿真内镜重建可以部分取代消化道造影，而且能够全面显示管腔周围的情况。

（6）脊柱、四肢关节检查：脊柱及关节病变在老年人中发病率较高，对于有上述病变临床症状的患者建议初步做 X 线摄影检查，有治疗需求的考虑进行 CT 或 MRI 检查。随着人们工作生活方式的转变，脊柱及关节病变发病年龄有年轻化的趋势。有研究发现 25 岁以上人群颈椎病 X 线阳性率明显增加，因此颈椎 X 线摄影可以作为 25 岁以上有症状人群的健康检查项目，对早期发现与早期预防颈椎病具有重要的意义。

总之，影像学检查在健康管理中是不可或缺的部分，而且其发挥的作用随着影像技术的进步越来越重要。但是面对如此多的影像学检查，合理地选择，以最经济、最安全的方式获得最大收益是基本的出发点。此外，我们应结合受检者的年龄、生活习惯和背景、身体基本情况、其他物理及实验室检查结果，综合判断，以选择最优的影像学检查，尽量避免检查带来的副损伤，并降低检查成本。随着人们健康观念的不断进步，健康体检逐渐受到大家的重视。各种先进的影像检查技术不断应用于健康管理，为早期发现疾病提供了重要的技术支持。各种影像检查有着其自身特点，对于健康管理来说，并非越先进或者价格越高的检查就越好，合理运用这些检查是十分必要的。

三、内镜检查及应用

（一）基本原理简介

一个多世纪以来，临床医生不断探索观察内脏病变的准确诊断方法。内镜的发展过程体现了这种思路的演进过程，也反映了科学技术的进步对医学发展的影响。以胃镜为例，自 1869 年德国医生 Kussmaul 制成硬式胃镜以来，胃镜检查经历了由硬式至可曲、由纤维至电子的发展历程。继 1957 年美国医生 Hirchowz 首先使用纤维胃镜之后，日本学者相继进行了大量的研究和实践，最早的纤维胃镜是将数以万计的特制光学纤维按一定次序和数量排列，分别接上目镜和物镜，再辅以先进的冷光源。这种胃镜的特点是：保证了优质的导光，图像清晰；先进的冷光源保证了内镜的亮度；柔软、纤细可曲的镜身使操作灵巧，观察方便，患者痛苦也大大减少；不断改进的送水、送气和吸引装置，保证了插镜的效率和视野的清晰度。此后几十年，胃镜技术不断发展，活检钳、细胞刷的使用使胃镜可以进行病理检查，显著提高诊断准确率；摄影、录像等技术的应用可以记录各种病变，供会诊、教学使用；各种治疗附件的应用还可以进行镜下止血、切除息肉、异物取出、支架放置、圈套结扎等内镜治疗，形成了新兴的治疗内镜（therapeutic endoscopy）领域。

（二）上消化道内镜检查

上消化道内镜检查包括食管、胃、十二指肠的检查，是应用最早、进展最快的内镜检查，通常亦称胃镜检查。

1. **适应证**　适应证比较广泛，一般说来，一切食管、胃、十二指肠疾病诊断不明者，均可进行此项检查。主要适应证如下：

（1）吞咽困难、胸骨后疼痛、烧灼、上腹部疼痛、不适、饱胀、食欲下降等上消化道症状，原因不明者。

（2）不明原因的上消化道出血。急性上消化道出血，早期检查不仅可获病因诊断，尚可同时进行镜下止血。

（3）X 线钡餐检查不能确诊或不能解释的上消化道病变，特别是黏膜病变和疑有肿瘤者。

（4）需要随访观察的病变，如溃疡病、萎缩性胃炎、术后胃、反流性食管炎、Barrett 食管等。

（5）药物治疗前后对比观察或手术后随访。

（6）需作内镜治疗的患者，如取出异物、镜下止血及食管静脉曲张的硬化剂注射与结扎、食管狭窄的扩张治疗、上消化道息肉摘除等。

2. 禁忌证　随着器械的改良和技术的进步，禁忌证较过去明显减少。下列情况属禁忌证：严重的心肺疾病，如严重心律失常、心力衰竭、心肌梗死急性期、严重的呼吸衰竭及支气管哮喘发作期等。轻症心肺功能不全不属禁忌证，必要时酌情在监护条件下进行，以策安全。

（1）休克、昏迷等危重状态。

（2）神志不清、精神失常，不能合作者。

（3）食管、胃、十二指肠穿孔急性期。

（4）严重咽喉疾病、腐蚀性食管炎和胃炎、巨大食管憩室、主动脉瘤及严重颈胸段脊柱畸形者。

（5）急性传染性肝炎或胃肠道传染病一般暂缓检查；慢性乙、丙型肝炎或病原携带者、AIDS患者应具备特殊的消毒措施。

3. 方法

（1）检查前准备

1）检查前禁食8h。有胃排空延缓者，须禁食更长时间；有幽门梗阻者，应洗胃后再检查。

2）阅读胃镜申请单，简要询问病史，做必要体检，了解检查的指征，有否危险性及禁忌证。做好解释工作，消除患者恐惧心理，以取得患者的合作。

3）麻醉：检查前5～10min，吞服含1%丁卡因胃镜胶（10ml）或2%利多卡因喷雾咽部2～3次，前者兼具麻醉及润滑作用，目前应用较多。

4）镇静剂：一般无需使用镇静剂。过分紧张者可用地西泮5～10mg肌注或静注。做镜下治疗时，为减少胃蠕动，可术前10min用山莨菪碱10mg或阿托品0.5mg。

5）口服去泡剂：可用二甲硅油去除十二指肠黏膜表面泡沫，使视野更加清晰。此项不作为必须要求。

6）检查胃镜及配件：注意光源、送水、送气阀及吸引装置，操纵部旋钮控制的角度等。检查胃镜的线路、电源开关及监视器屏幕影像。此外，内镜室应具有监护设施、氧气及急救用品。

（2）检查方法要点

1）患者取左侧卧位，双腿屈曲，头垫低枕，使颈部松弛，松开领口及腰带，取下义齿。

2）口边置弯盘，嘱患者咬紧牙垫，铺上消毒巾或毛巾。

3）医生左手持胃镜操纵部，右手持胃镜先端约20cm处，直视下将胃镜经咬口插入口腔，缓缓沿舌背、咽后壁插入食管。嘱患者深呼吸，配合吞咽动作可减少恶心，有助于插管。注意动作轻柔，避免暴力。勿误入气管。

4）胃镜先端通过齿状线缓缓插入贲门后，在胃底部略向左、向上可见胃体腔，推进至幽门前区时，伺机进入十二指肠球部，再将先端右旋上翘90°，操纵者向右转体90°，调整胃镜深度，即可见十二指肠降段及乳头部。由此退镜，逐段观察，配合注气及抽吸，可逐一检查十二指肠、胃窦、胃角、胃体、胃底及食管各段病变。注意各部位的大小、形态、黏膜皱襞、黏膜下血管、分泌物性状以及胃蠕动情况。特别应注意勿遗漏胃角上部、胃体垂直部及贲门下病变。

5）对病变部位可摄像、染色、局部放大、活检、刷取细胞涂片及抽取胃液检查助诊。

6）退出胃镜时尽量抽气防止腹胀。被检查者2h后进温凉流质或半流质饮食。

4. 并发症

（1）一般并发症：喉头痉挛、下颌关节脱臼、咽喉部损伤感染、腮腺肿大、食管贲门黏膜撕裂等。

（2）严重并发症

1）心搏骤停、心肌梗死、心绞痛等。

2）食管、胃肠穿孔。

3）感染。

4）低氧血症。

（三）下消化道内镜检查

下消化道内镜检查包括乙状结肠镜、结肠镜和小肠镜检查，以结肠镜应用较多，可达回盲部甚至末端回肠，了解部分小肠和全结肠病变，在此仅讨论结肠镜检查。

1. 适应证

（1）不明原因的便血、大便习惯改变，或有腹痛、腹部包块、消瘦、贫血等征象，怀疑有结、直肠及末端回肠病变者。

（2）钡剂灌肠或乙状结肠镜检查结肠有狭窄、溃疡、息肉、癌肿、憩室等病变，需进一步确诊者。

（3）转移性腺癌、CEA、CA199升高，需寻找原发病灶者。

（4）炎症性肠病的诊断与随诊。

（5）结肠癌术前确诊，术后随访，息肉摘除术后随访。

（6）行镜下止血、息肉切除、整复肠套叠、肠扭转、扩张肠狭窄及放置支架解除肠梗阻等治疗。

2. 禁忌证

（1）肛门、直肠严重狭窄。

（2）急性重度结肠炎，如急性细菌性痢疾、急性重度溃疡性结肠炎及憩室炎等。

（3）急性弥漫性腹膜炎、腹腔脏器穿孔、多次腹腔手术、腹内广泛粘连及大量腹水者。

（4）妊娠期妇女。

（5）严重心肺功能衰竭、精神失常及昏迷患者。

3. 方法

（1）检查前准备：肠道准备是检查成功的前提。

1）检查前1日进流质饮食，当晨禁食。

2）肠道清洁有多种方法，可于检查前3h嘱患者饮主要含氯化钠的平衡电解质液3 000～4 000ml，或主要含磷酸缓冲液的清肠液，饮水总量不足1 000ml，可达到同样清肠效果。也可用20%甘露醇500ml和5%葡萄糖生理盐水1 000ml混合液于检查前1天傍晚口服，导致渗透性腹泻，但应注意甘露醇可在大肠内被细菌分解产生可燃气体"氢"，如行高频电凝术有引起爆炸的危险。

3）阅读结肠镜申请单，简要询问病史，做必要体检，了解检查的指征，有否禁忌证，做好解释工作，说明检查的必要性及安全性，消除恐惧心理，争取主动配合。

4）术前用药。可术前5～10min用阿托品0.5mg肌注或山莨菪碱10mg肌注，以减少肠蠕动。对青光眼、前列腺肥大或近期发生尿潴留者禁用。对情绪紧张者可肌注地西泮5～10mg、哌替啶50mg，但使用上述药品可使痛阈增高，降低结肠穿孔反应信号，应特别警惕。

5）检查室最好有监护设备及抢救药物，以备不时之需。

6）检查结肠镜及配件如同胃镜前准备，以确保结肠镜性能及质量。

（2）检查方法要点

1）国内多采用无X线透视下，双人操作检查，亦可单人操作。镜检难度较胃镜为大，需要术者与助手默契配合，共同完成。

2）嘱患者穿上带空洞的检查裤，取左侧卧位，双腿屈曲。

3）术者先做直肠指检，了解有无肿瘤、狭窄、痔疮、肛裂等。此后，助手将肠镜先端涂上润滑剂（一般用硅油，不可用液状石蜡，可损坏肠镜前部橡胶外皮）后，嘱患者张口呼吸，放松肛门括约肌，以右手示指按压镜头，使镜头滑入肛门，此后技术者指令循腔进镜。

4）遵照循腔进镜原则，少量注气，适当钩拉、去弯取直、防襻、解襻等插镜原则，助手随时用沾有硅油的纱布润滑镜身，逐段缓慢插入肠镜。特别注意抽吸气体使肠管缩短，在脾曲、肝曲处适当钩拉、旋镜，并配合患者呼吸及体位进镜，以减少转弯处的角度，缩短检查距离。

5）助手按检查要求以适当的手法按压腹部，以减少肠管弯曲及结襻，防止乙状结肠、横结肠结襻，对检查特别有帮助。

6）到达回盲部的标志为内侧壁皱襞夹角处可见圆形、椭圆形漏斗状的阑尾开口，Y 字形（画盘状）的盲尖皱襞及鱼口样的回盲瓣。打开强光灯，部分患者在右下腹体表可见到集中的光团。在回盲瓣口尽可能调整结肠镜前端角度，伺机插入或挤入回盲瓣，观察末端回肠 15～30cm 范围的肠腔与黏膜。

7）退镜时，操纵上下左右旋钮，灵活旋转前端，环视肠壁，适量注气、抽气，逐段仔细观察，注意肠腔大小、肠壁及袋囊情况。对转弯部位或未见到结肠全周的肠段，调整角度钮及进镜深度，甚至适当更换体位，重复观察。

8）对有价值的部位摄像、取活检及细胞学等检查助诊。

9）做息肉切除及止血治疗者，应用抗生素数天，半流食和适当休息 3～4 天，以策安全。

4. 并发症

（1）肠穿孔。

（2）肠出血。

（3）肠系膜裂伤。

（4）心脑血管意外。

（5）气体爆炸。

（陈志恒　刘玉萍　王淑霞）

思考题

1. 如何用体重指数（BMI）评估肥胖程度？

2. 简述发热的分度。

3. 通过本章的学习，尝试解读一份您家人的体检报告。

4. 影像学检查选择及注意事项是什么？

5. 如何实施个性化的体检套餐设计？

第四章 | 健康监测与评估

随着"生物-心理-社会"医学模式的发展，以及世界卫生组织新健康概念的提出，健康监测与评估在世界各国得到了发展。以疾病为中心向以健康为中心转变，也健康监测与评估的服务对象从疾病人群，逐步扩展到亚健康与健康人群，深入大众的日常生活。

健康监测与评估针对特定人群的健康状况、健康危险因素进行定期观察或不定期调查及普查，以掌握其健康状况和主要健康危险因素变化；并通过分析其健康状况，发现健康的危险因素，及时进行健康状况的评价和风险评估，对健康危险因素的识别和亚健康问题的早干预，疾病的早发现、早诊断、早治疗，以及健康干预效果的科学评价等都具有重要意义。

第一节 概　述

一、健康监测与评估的概念

健康监测与评估是指通过主观采集法和客观采集法，收集个人的健康相关信息，综合分析全面的检测各类指标，对机体状态评估和功能状态进行评价，发现健康问题，为制订功能维持和功能改善方案提供依据。

二、健康监测与评估的内容

在健康服务与管理过程中，针对个人的健康信息收集，常包括生理健康、心理健康、社会健康和行为健康四个方面。

1. **生理健康** 主要包括问诊、病史采集、体格检查（视、听、叩、触等），实验室检查，辅助检查（心电图、X线等）等方面的结果，最常见的健康信息采集是通过健康体检服务完成的。

2. **心理健康** 主要包括环境适应力、心理耐受力、心理自控力、心理恢复力、反应力、思维品质、注意集中度等。不同方面的心理健康状态可以通过不同的心理健康量表测试获得。针对心理健康问题的综合评价有适用于成人的症状自评量表（SCL-90）、适用于中学生的心理健康诊断测验（MHT）和 Achenbach 儿童行为量表（CBCL）等；针对情绪及相关问题评价的量表有焦虑自评量表（SAS）、抑郁自评量表（SDS）、汉密尔顿焦虑量表（HAMA）、汉密尔顿抑郁量表（HAMD）、社交焦虑量表、备课抑郁问卷（BDI）等。针对特殊人群情绪及相关问题评价量表有老年抑郁量表（GDS）、爱丁堡妊娠后抑郁量表（EP-DS）等；针对人格及相关问题的评价量表有卡特尔 16 中人格因素量表（16PF）、埃森克人格问卷（EPQ）、明尼苏达多相个性调查表（MMPI）和大五人格量表等；针对应激源和应付方式的评价量表如生活事件量表（LES）和应付方式问卷等。

3. 社会健康　测量指标包括交往能力、合作能力、竞争意识、决策能力、沟通能力。常常通过一些量表，如社会内向量表、社会适应不良量表、安全感量表（SQ）和社会支持评定量表（SSQ）等进行测定与评价。

4. 行为健康　测量指标包括营养、运动、吸烟、饮酒、睡眠等。吸烟与饮酒行为主要包括烟酒频率、持续年月、种类等。运动检测包括运动习惯了解、运动能力评估等，体适能是运动能力关键的评估内容。健康相关体适能主要包括心肺耐力、身体成分、肌肉力量、肌肉耐力、柔韧性等指标；技能相关的体适能包括灵活性、协调性、平衡能力、做工能力、反应时间、速度等指标。营养测量与监测通过膳食调查和评价结果，以及人体测量、资料分析、人体营养水平的生化检验、营养缺乏病的临床表现，对服务对象进行营养状况的综合评价。

生理指标的检测和监测主要通过健康体检来获取，详细内容见本书第三章临床检查检测及意义；心理健康、社会健康测量和评价见本书第二章健康相关问卷和量表的编制及评价。所以，本章我们就健康干预中最为重要的运动、营养、生活能力与行为等三个方面健康监测与评估做重点介绍，包括能量消耗监测与评估、运动功能监测与评估、营养监测与评估、生活能力与行为等内容。

第二节　能量消耗监测与评估

能量是一切生命活动的物质基础。机体需要能量来维持体温、呼吸、心跳和血液循环、肌肉活动等。机体每天所需要的能量主要来源于食物中的碳水化合物、脂肪和蛋白质，这些物质在体内经过代谢释放出能量，其中一部分以三磷酸腺苷的形式为机体各种活动提供能源，另一部分则转变为热能维持体温和散发出体外。根据能量守恒定律，当机体的能量摄入与消耗失衡时，易导致消瘦或肥胖。因此，机体能量消耗监测与评估显得尤为重要。

一、能量单位及能量系数

（一）能量单位

能量在国际上以焦耳（Joule，J）为单位表示。1J是指1牛顿的力把1kg的物体移动1m所消耗的能量。由于能量数值常常较大，一般以千焦（kJ）或兆焦（MJ）作为衡量单位。营养学上习惯使用卡（cal）或千卡（kcal）作为能量单位。在1个标准大气压下把1L纯水由15℃升到16℃所需要的能量则为1kcal。两种单位的换算关系：1MJ＝1 000kJ，1kJ＝1 000J，1kJ＝0.239kcal，1kcal＝4.184kJ。

（二）能量系数

1g产热营养素在体内氧化产生的能量称为能量系数。每克碳水化合物、脂肪和蛋白质在体外完全燃烧所产生的能量分别为17.15kJ、39.54kJ和23.64kJ，与其在体内氧化所产生的能量不同。这是因为碳水化合物和脂肪可以在体内完全氧化为CO_2和H_2O，而蛋白质的体内氧化产物除了CO_2和H_2O外，还有尿素、尿酸、肌酐等有机物随尿液排出，这些有机物储备了部分能量，故碳水化合物和脂肪在体外燃烧和在体内代谢所产生的能量相似，蛋白质体内代谢所产生的能量低于体外完全燃烧释放的能量。考虑到混合食物中碳水化合物、脂肪和蛋白质并非完全被消化道吸收，经消化率校正之后，食物中的碳水化合物、脂肪和蛋白质的能量系数分别是碳水化合物16.74kJ（4.0kcal）/g、脂肪37.66kJ（9.0kcal）/g、蛋白质16.66kJ（4.0kcal）/g。

二、人体的能量消耗

对于人体而言，获取能量主要是为了满足基础代谢、体力活动、食物热效应及生长发育等方面的需要,不同年龄、不同生理阶段能量消耗的比重有所不同。健康成年人的能量消耗主要满足基础代谢、体力活动和食物热效应三方面的需要,幼儿和儿童还包括生长发育所需的能量,孕妇和乳母还包括胎儿生长发育、母亲组织储备和哺乳的能量消耗等。

（一）基础代谢

人体在 22～26℃室温下,空腹、静卧并处于清醒状态称为基础状态,此时人体维持心跳、呼吸等基本生命活动的能量代谢,称为基础代谢(basal metabolism,BM)。人体基础代谢所消耗的能量称为基础能量消耗(basal energy expenditure,BEE)。基础代谢消耗的能量一般占人体消耗总能量的 60%～70%。单位时间内的基础代谢称为基础代谢率(basal metabolic rate,BMR),可用每小时每平方米体表面积散发的热量 kJ/$(m^2 \cdot h)$ 来表示。人体基础代谢率,表 4-1。

表 4-1　人体基础代谢率　　　　　　单位:kJ/$(m^2 \cdot h)$

年龄/岁	男	女	年龄/岁	男	女
1～	221.8	221.8	30～	154.0	146.9
3～	214.6	214.2	35～	152.7	146.4
5～	206.3	202.5	40～	151.9	146.0
7～	197.9	200.0	45～	151.5	144.3
9～	189.1	179.1	50～	149.8	139.7
11～	179.9	175.7	55～	148.1	139.3
13～	177.0	168.6	60～	146.0	136.8
15～	174.9	158.8	65～	143.9	134.7
17～	170.7	151.9	70～	141.4	132.6
19～	164.0	148.5	75～	138.9	131.0
20～	161.5	147.7	80～	138.1	129.3
25～	156.9	146.0			

1. BEE 的计算方法

1)根据体表面积计算:先把身高、体重代入体表面积与身高、体重的线性回归方程按公式计算体表面积:

$$体表面积(m^2)=0.006\ 59×身高(cm)+0.012\ 6×体重(kg)-0.160\ 3$$

然后,体表面积与基础代谢率(根据年龄、性别查人体基础代谢率表得到)的乘积,即为每小时基础代谢消耗的能量。

$$BEE(kJ/24h)=体表面积(m^2)×基础代谢率[kJ/(m^2 \cdot h)]×24h$$

2)Harris-Benedict 公式计算:根据性别,按体重、身高和年龄,用 Harris-Benedict 多元回归方程计算 BEE。

男性:$BEE(kcal/24h)=66.47+13.75×体重(kg)+5.00×身高(cm)-6.76×年龄(岁)$

女性:$BEE(kcal/24h)=655.10+9.56×体重(kg)+1.85×身高(cm)-4.68×年龄(岁)$

2. BMR 的测量与计算　　BMR 可由气体代谢分析仪测量(较可靠),也可根据 BMR 百分比计算表达。BMR 测量一般在清晨且至少禁食 10～12 小时之后,人处于清醒、静卧状态下进行,而且测评前最后一餐不宜吃太饱,以排除食物消化、吸收、转运的影响;测量室温保持在 22～26℃,以排除环境温度的影响。

1)气体代谢分析仪测量:目前使用较多的是心肺功能测试仪测量 BMR。由其测得 O_2 消耗量和 CO_2 产生量,利用 Weir 公式计算 BMR。

$$BMR[kJ/(m^2 \cdot h)]=[(3.941×VO_2(L/min)+1.106×VCO_2(L/min))×4.186×60]÷体表面积(m^2)$$

2）百分比计算表达：临床工作中，常用实测基础代谢率与正常基础代谢率平均值差的百分比表达，通过改良盖尔法计算。该法以脉率、脉压为变量计算 BMR，适用于影响心室率、脉压相关疾病的患者，正常值范围为 −10%～+15%。

$$BMR = [平均心室率 + 脉压（mmHg）− 111]\%$$

3. 基础代谢的影响因素　体表面积、身高、体重、年龄和性别等是影响 BMR 的重要因素。

1）体表面积：BEE 与体表面积成正比，体表面积越大，通过体表散热就越多，BEE 也就越大。因此，通常用每平方米体表面积为标准来衡量 BMR。

2）身体体成分：瘦体组织（包括肌肉、内脏等）和脂肪组织的构成比不同，也会影响基础代谢。瘦体组织代谢耗能大于脂肪组织，所以体重相同时瘦高的人其 BEE 比矮胖的人高。

3）年龄与生理：基础代谢与年龄成反比，成人比儿童 BEE 低，更年期后更低。成年以后 BMR 每隔 10 年约降低 2%。孕妇和乳母 BMR 较一般女性高 28% 左右，与胎盘、子宫、胎儿发育、呼吸、心跳等耗热增加有关。

4）性别：男性的肌肉组织比女性多，所以年龄和体表面积相同时，男性基础代谢较女性高。通常情况下，女性比男性 BMR 约低 5%～10%。

5）激素水平：肾上腺素、去甲肾上腺素、甲状腺素等激素对能量代谢有较大的影响。如甲状腺功能亢进时，能量代谢升高，机体易消瘦；相反甲状腺功能低下时，能量代谢降低，易导致肥胖。

6）气温和生活方式：气温越低，机体的 BEE 就越高；寒冷的冬季明显高于炎热的夏季。通常严寒地区居民，基础代谢率比温带的居民约高 10%，温带的又比热带的约高 10%。劳动强度大、精神紧张者 BEE 也会升高；而摄食减少的人群其 BEE 会降低。

（二）体力活动

人体的能量消耗不仅用于维持基础代谢，还可满足人体各项体力活动的需要。一般来说体力活动消耗的能量占机体总消耗能量的 15%～30%，体力活动的能量消耗受劳动强度、劳动持续时间、工作熟练程度、体重、肌肉所占比重等因素影响，其中劳动强度为主要影响因素。

成人能量消耗或需要量可用基础代谢能量消耗乘以身体活动水平（physical activity level，PAL）来计算，PAL 的计算公式：

$$PAL = 每人每日 24 小时消耗的总能量 / 基础代谢能量$$

中国营养学会把中国成人体力活动强度按 PAL 分为三级：轻（PAL 1.50）、中（PAL 1.75）、重（PAL 2.00）体力活动水平，见表 4-2。

表 4-2　中国营养学会建议中国成人体力活动水平分级

活动水平	职业工作时间分配	工作内容举例	PAL
轻	75% 时间坐或站立，25% 时间站着活动	办公室工作、修理电器钟表、售货员、酒店服务员、化学实验操作、讲课等	1.50
中	25% 时间坐或站立，75% 时间特殊职业活动	学生日常活动、机动车驾驶、电工安装、车床操作、精工切割等	1.75
重	40% 时间坐或站立，60% 时间特殊职业活动	非机械化农业劳动、炼钢、舞蹈、体育运动、装卸、采矿等	2.00

（三）食物热效应

食物热效应（thermic effect of food，TEF）也称食物特殊动力作用（specific dynamic action，SDA）。人体摄食后对食物进行消化、吸收、代谢、转化等过程所消耗能量，并能升高体温和散发热量，这种因为摄食引起能量的额外消耗称为食物热效应。

食物的热效应与膳食成分有关。食物中的蛋白质热效应最大，是其本身产能的 30%～40%，碳水化合物为 5%～6%，脂肪为 4%～5%，混合膳食的食物热效应相当于基础代谢的 10%。另外，食物热效应还与摄食量和进食速度有关，吃得越多越快，食物热效应就越大。食物热效应的能量只升高体温和散发出体外，无法提供机体可利用的能量，因此在摄食时要考虑食物热效应的能耗，保证摄入能量和消耗能量的平衡。

三、能量消耗监测与评估

总能量消耗（total energy expenditure，TEE）与超重或肥胖的发生有着密切的关系。TEE 由身体活动能量消耗（physical activity energy expenditure，PAEE）、BEE 和 SDA 三部分组成。PAEE 是 TEE 的最大可变因素。准确测评能量消耗，特别是体力活动的能量消耗，了解某类人群身体活动水平，对有针对性地指导其科学运动和制定膳食推荐标准有重要意义。能量消耗评估的"金标准"是双标水法和气体代谢分析法。

（一）双标水法

双标水法（doubly labeled water，DLW）最早由 Lifson 等于 1955 年提出，是一种非损害及非侵入性技术，1982 年，Schoeller 和 Van Santen 将其应用于人体研究。该方法是口服经非放射性同位素 ^2H 和 ^{18}O 双重标记的水，^2H 参加 H_2O 的代谢，^{18}O 参加 H_2O 和 CO_2 的代谢。当两种同位素在体内达到平衡后，利用同位素质谱仪，通过测量血液、唾液或尿液（通常收集尿液）中 ^2H 和 ^{18}O 的代谢速率常数，得到 CO_2 生成率，再结合饮食结构估计呼吸商（respiratory quotient，RQ），求出氧消耗率，采用 Weir 公式：

$$TEE = 3.941 \times rO_2 + 1.106 \times CO_2 - 2.17 \times UN \text{ 或}$$
$$TEE = 3.9 \times 1.0 \times rO_2 + 1.1 \times rCO_2$$

其中，UN 为每天的尿氮量（g/d），rO_2 指 O_2 的使用量（L/min），rCO_2 指 CO_2 的产生量（L/min），TEE 的单位为 kcal/d。

双标水法在无损伤性和不限制日常活动条件下，采用两点或多点法（一般采用多点法）收集样品 1～3 周测试 TEE，适用于测量无法配合实验或无法限制其活动的婴儿、儿童及运动员等的能量代谢。双标水法精确度达 93%～98%。

（二）运动加速度传感器法

Rowlands 等研究证实，加速度计通过对身体运动的持续时间和强度的测量，可对身体活动提供客观评估。运动加速度传感器法的原理是根据牛顿力学定律，测量身体加速度绝对值的积分，运用预先设定的回归方程，结合佩戴者身高、体重、年龄、性别等信息预测能量消耗。随着技术的改进，不断与心率、体温等传感技术联合，运动加速度传感器法已成为体力活动能量消耗监测的热门技术。

（三）问卷调查法

问卷调查法是体力活动评估中最普遍、最实用的方法。体力活动问卷种类较多，形式多为日记、日志、活动回忆、定量化回顾、访谈等。目前测试效果较好的是活动日记。通过问卷调查法估算能量消耗，有一定的主观局限性。

此外，能量消耗评估还有能量代谢房法和气体代谢分析法等（见数字资源）。

总之，每种能量消耗的监测与评估方法均有优劣。最佳方案是结合测评对象年龄特点，联用多种测量方法。小样本测评可采用双标水法或间接测量法等；稍大样本测评可采用运动加速度传感器法；超大样本测试则可采用问卷调查法。无论运动加速度传感器还是问卷调查法，均需与"金标准"进行方法学比较，以得到适合而准确的预测方程，从而有效测评能量消耗。找到客观、精确、重复性高、可操作性强的能量消耗测量方法的探索将会继续，多传感器联用及应用传感器与采集生理信号相结合的穿戴式联合传感器将是未来的一个趋势。

第三节 营养状态监测与评估

食物是人类赖以生存的物质基础,是人类活动所需热能和各种营养素及生物活性物质的主要来源,其主要作用是提供营养素、维持生命、促进生长发育和修复机体组织。营养素(nutrient)是机体以食物的形式摄入的一类化学物质。机体所需的营养素包括蛋白质、脂类、碳水化合物、维生素、矿物质、水和膳食纤维,共七大类。各种营养素在体内均有其独特的生理生化功能,如宏量营养素碳水化合物、脂类、蛋白质可分解产生机体所需能量,并参与器官组织的构成;微量营养素维生素、矿物质作为许多酶的辅助因子参与代谢调控等。一些营养素之间还存在着复杂的相互作用,任何一种营养素摄入不足或过多均会对机体产生不良影响。可见,饮食营养对健康的重要性。

营养状态监测与评估是通过调查、人体体格测量、生化及实验室检查、人体组成分析等多种方法,评估人体营养素摄入情况、营养状况以及营养缺乏或过剩引起的疾病发病情况,以便及时发现问题,提出针对性的营养干预措施,估计营养不良的预后,并监测营养支持疗效的方法。

一、营养摄入调查

营养摄入调查内容应包括受调查者的日常摄入习惯和饮食喜好(包括地域特点、餐次食物禁忌、软烂、口味、烹制方法)、饮食结构、食物频率、食物摄入量、营养补充剂(包括肠内营养及肠外营养)的摄入量、宗教及文化背景的影响、酒的消耗、饮食过敏或不耐受的历史以及个体购买及制作食物的能力等。常用的营养摄入调查方法包括称重法、记账法、询问法、化学分析法(除昏迷、智力障碍者)。

1. **称重法** 该方法是对某一膳食单位(集体食堂或家庭)或个人一日三餐中每餐各种食物的食用量进行称重,计算出每人每天各种营养素的平均摄入量,调查时间为3~7天,调查期间调查对象在食堂或家庭以外的零食或添加的菜肴等都应详细记录,精确计算。此方法能准确反映被调查对象的食物摄取状况,也能看出一日三餐食物分配状况,适用于团体、个人和家庭的膳食调查,但费时、费力,不适合大规模的人群调查。

2. **记账法** 适用于有详细账目集体单位的膳食调查。是由调查员(或调查对象)称量、记录一定时间内的食物消耗总量,并统计同时期进餐人数,从而计算出平均每人每日各种食物的平均摄入量。此法多用于就餐人数和场所比较固定的集体对象。记账法简便、快速。可适用于大样本调查,只能获得人均的摄入量,不适用于分析个体膳食的摄入情况。与称重法相比不够精确。

3. **询问法** 通过问答方式回顾性地了解调查对象的膳食营养状况,是目前较常用的膳食调查方法,可适用于个体调查及人群调查。询问法通常包括膳食回顾法和膳食史法。

(1)膳食回顾法:是由受试者尽可能准确地回顾调查前一段时间的食物消耗量。成人在24小时内对摄入的食物有较好的记忆,一般认为24小时膳食的回顾调查最易取得可靠的资料,简称24小时回顾法。该法是目前最常用的一种膳食调查方法,一般采用3天连续调查方法。调查时一般由最后一餐开始向前推24小时。食物量通常采用家用量具、食物模型或食物图普进行估计。询问的方式可以通过面对面询问、使用开放式表格或事先编好的调查量表通过电话、录音机或计算机程序进行。该方法由于只依靠被调查者的回忆来描述他们的食,因此不适合年龄在7岁以下的儿童和超过75岁的老年人。24小时回顾法可用于家庭中个体的食物消耗状况调查,也可用于评价人群的膳食摄入量。此方法简单易行,然而多数个体可能很难准确回忆摄入情况,而且甜点、饮料和营养制剂易被遗忘。需要培训访谈者的能力、以便于了解并记录全面而准确的信息。

(2)膳食史法:与24小时回顾法相比,是一种抽象的方法,该法对调查者和被调查者均提出更高的要求,非营养学专家进行这样的调查往往十分困难,也不适用于每天饮食变化较大的个体。

询问法的结果不够准确,一般在无法用称重法和记账法的情况下才使用。

4. 化学分析法 是将调查对象的一日全部食物收集齐全,在实验室进行化学分析。此方法操作复杂,除特殊需要精确测评外,一般不做。

二、病史调查

通过评估个体的病史以明确可能导致个体发生营养问题的因素,包括膳食史、疾病史和治疗史等。

1. 膳食史 询问有无厌食、食欲减退、进食困难、食物禁忌、吸收不良、消化功能障碍,以及能量与营养素摄入量等。

2. 疾病史 了解有无影响营养状况的疾病,消化系统疾病如胃炎、消化性溃疡、胆石症、肠易激综合征、胰腺功能不全、结肠炎、肝硬化等;循环、呼吸系统疾病如心力衰竭、冠心病、肺脓肿、慢性阻塞性肺疾病等;感染性疾病如结核、肝炎、艾滋病等;内分泌代谢性疾病如甲状腺功能亢进、糖尿病等,以及神经运动系统疾病等。

3. 治疗史 主要是用药治疗史,了解是否用过代谢类药物、类固醇、免疫抑制剂、放疗与化疗药、利尿剂、导泻药等。

4. 其他 如腹胀、恶心、呕吐等常见症状,食物的过敏及不耐受性等可能影响营养状态,也应询问了解。

调查结果与评价,对膳食调查所得资料进行整理,将所得结果与中国居民膳食营养素参考摄入量进行比较,并做出评价。评价主要项目如下:①食物是否多样,营养素种类是否齐全,能量及各营养素摄入数量是否满足需要;②三大供能营养素能量分配比例是否恰当,主、副食搭配、荤素搭配是否合理,三餐能量分配是否合理;③蛋白质、脂肪食物来源是否合理等,如蛋白质质量及蛋白质互补作用的发挥情况等。

三、体格检查

通过视、触、叩、听等体格检查方法,发现营养素缺乏的表现,并判定其程度,同时与其他疾病鉴别。①肌肉萎缩;②水肿或腹水;③毛发脱落;④皮肤改变;⑤必需脂肪酸缺乏体征;⑥维生素缺乏体征;⑦常量和微量元素缺乏体征;⑧肝大;⑨恶病质等。常见营养素缺乏表现及可能原因见表4-3。

表4-3 常见营养素缺乏表现及可能原因

部位	表现	可能的营养素缺乏
头发	干燥、变细、易断、脱发	蛋白质-热能、必需脂肪酸、锌
鼻	脂溢性皮炎	烟酸、维生素 B_2、维生素 B_6
眼	眼干燥症、夜盲症、毕脱斑	维生素 A
	结膜炎	维生素 B_2、维生素 B_6
舌	舌炎、舌裂、舌水肿	维生素 B_2、维生素 B_{12}、维生素 B_6、叶酸、烟酸
牙	龋齿	氟
	牙龈出血、肿大	维生素 C
口腔	味觉减退、改变	锌
	口角炎、干裂	维生素 B_2、烟酸
甲状腺	肿大	碘
指(趾)甲	杵状指(趾)、指(趾)甲变薄	铁

续表

部位	表现	可能的营养素缺乏
皮肤	干燥、粗糙、过度角化	维生素 A、必需脂肪酸
	瘀斑	维生素 C、维生素 K
	伤口不愈合	锌、蛋白质、维生素 C
	阴囊及外阴湿疹	维生素 B_2、锌
	糙皮病	烟酸
骨骼	鸡胸、佝偻病串珠、O 型腿、X 型腿、骨质疏松	维生素 D、钙
神经	肢体感觉异常或丧失、运动无力	维生素 B_1、维生素 B_{12}
	腓肠肌触痛	维生素 B_{12}
肌肉	萎缩	蛋白质 - 热能
心血管	维生素 B_1 缺乏病心脏体征	维生素 B_1
	克山病体征	硒
生长发育	营养性矮小	蛋白质 - 热能
	性腺功能减退或发育不良	锌

四、人体测量

人体测量是简便易行的营养监测与评估方法，内容包括身高、体重、皮褶厚度、上臂围、上臂肌围等。它简便易行、安全有效，能够识别轻、中营养不良，同时可以监测营养状况的变化，但对于发现短时间内营养状况的失调不够敏感，不能发现某些营养素的缺乏。

1. **体重**　测量方法参见本书第三章临床检测监测及意义相关内容。急性、饥饿性或消耗性疾病或创伤，体重下降达原来体重的 30% 时，是一个致死的界限；而当慢性的体重丧失时，个体可耐受大于 30% 的体重丧失。短期体重变化可反映体液的变化，长期的体重变化体现了真正的机体组织变化，尽管它不能反映人体组成的变化。3 个月内体重减轻是评价营养状态的重要指标，体重减轻小于 5% 表明轻度体重减轻，体重减轻大于 10% 为重度体重减轻。称量个体体重后可通过计算理想体重百分率、通常体重百分率和近期体重改变率 3 个参数来评估营养状况。计算公式如下，评估标准见表 4-4。

（1）理想体重百分率（%）= 实际体重 / 理想体重 ×100%，表示实际体重偏离总体标准的程度。

（2）通常体重百分率（%）= 实际体重 / 通常体重 ×100%，表示平常体重的改变。

（3）近期体重改变率（%）=（通常体重 - 实测体重）/ 通常体重 ×100%，表示短期内体重改变的程度。

表4-4　依据体重对营养状态进行评估的标准

	正常	轻度营养不良	中度营养不良	重度营养不良
理想体重百分率 /%	>90	80～90	60～80	<60
通常体重百分率 /%	>95	85～95	75～85	<75

2. **体重指数**　体重指数（body mass index，BMI）是反映蛋白质 - 热能营养不良以及肥胖症的可靠指标。身高测量、BMI 计算及判断肥胖的标准，参见本书第三章临床检查检测及意义相关内容。BMI 判断 18 岁以下青少年营养不良标准，见表 4-5。

3. **皮褶厚度**　皮褶厚度是皮下脂肪的厚度，可反映人体皮下脂肪含量，是衡量个体营养状况和肥胖程度较好的指标，可间接评价人体肥胖与否。WHO 推荐选用肩胛下角、肱三头肌和脐旁 3 个测量点。皮褶厚度与全身脂肪含量具有线性关系，可以通过测量人体不同部位皮褶厚度推算全身脂肪含量。相关系数在 0.7～0.9。

表4-5　BMI(kg/m²)评估18岁以下青少年营养不良标准

年龄/岁	营养不良类型	
	存在蛋白质-能量营养不良	重度营养不良
11～13	BMI < 15.0	BMI < 13.0
14～17	BMI < 16.5	BMI < 14.5

（1）肱三头肌皮褶厚度：肱三头肌皮褶厚度（triceps skinfold thickness, TSF）测量方法为：①受试者自然站立,被测部位充分裸露;②测试人员找到肩峰、尺骨鹰嘴（肘部骨性突起）部位,并用油笔标记出右臂后面从肩峰到尺骨鹰嘴连线中点处;③用左手拇指和中指将被测部位皮肤和皮下组织夹提起来;④在该皮褶提起点的下方用皮褶计测量其厚度,把右拇指松开皮褶计卡钳钳柄,使钳尖部充分夹住皮褶,在皮褶计指针快速回落后立即读数。要连续测3次,记录以毫米（mm）为单位,精确到0.1mm。正常参考值,男性为8.3mm,女性为15.3mm。实测值相当于正常参考值的90%以上为正常;介于80%～90%之间为轻度营养不良;介于60%～80%之间为中度营养不良;小于60%为重度营养不良;超过120%以上为肥胖。若皮褶厚度小于5mm,则表示无脂肪,皮下脂肪消耗殆尽。我国目前尚无群体调查理想值,但可作为个体治疗前、后自身的对比参考值。

测量注意事项：①受试者自然站立,肌肉不要紧张,体重平均落在两腿上;②把皮肤与皮下组织一起夹提起来,但不能把肌肉提夹住;③测量者每天工作开始前,应将皮褶厚度计校准;测量中,皮褶厚度计的长轴应与皮褶的长轴一致;每天工作完成后,装入皮褶厚度测量计盒中,并放回仪器箱中保存。

（2）肩胛下皮褶厚度：临床上常以肩胛下皮褶厚度（subscapular skinfold thickness, SSF）与肱三头肌皮褶厚度之和来判断营养状况。肩胛下皮褶厚度测量方法：①受试者自然站立,被测者上臂自然下垂,被测部位充分裸露;②测试人员找到左肩胛角下方2cm处,顺自然皮褶方向（即皮褶走向与脊柱成45°）;③用左手拇指和示指、中指将被测部位皮肤和皮下组织夹提起来;④在该皮褶提起点的下方用皮褶计测量其厚度,把右拇指松开皮褶计卡钳钳柄,使钳尖部充分夹住皮褶,在皮褶计指针快速回落后立即读数。要连续测3次,记录以毫米（mm）为单位,精确到0.1mm。评估标准见表4-6。

表4-6　肩胛下皮褶厚度评估营养状态的标准　　　　　　　　　　　　单位：mm

性别	正常	肥胖	消瘦
男性	10～40	>40	<10
女性	20～50	>50	<20

4. 上臂围与上臂肌围

（1）上臂围：上臂围（mid arm circumference, MAC）分为上臂紧张围和上臂松弛围。两者差值大说明肌肉发育状况良好;反之说明脂肪发育状况良好。可用符合国家标准生产的软尺,使用前先校正器材,用标准钢尺校对,每米误差不超过0.2cm。

上臂紧张围是指上臂肱二头肌最大限度收缩时的围度。让被测者斜平举左上臂,角度约为45°,手掌向上握拳并用力曲屈,用卷尺在上臂肱二头肌最粗处绕一周进行测量。卷尺形成的围径要与上臂垂直。松紧度要适宜,测量误差不超过0.5cm。上臂松弛围是指上臂肱头肌最大限度松弛时的围度。在测量上臂紧张围后,将卷尺保持原位不动,让被测者将上臂缓慢自然下垂,卷尺在上臂肱二头肌最粗处绕一周进行测量。测量误差不超过0.5cm。

评估标准：MAC一般指上臂松弛围,成年男性24.8cm,成年女性21.0cm;实测值相当于正常值的90%以上为正常,80%～90%为轻度营养不良,60%～80%为中度营养不良,小于60%为重度营养不良。

（2）上臂肌围：上臂肌围（mid-arm muscle circumference，MAMC）是反映肌蛋白量变化的良好指标，能间接反映出体内蛋白质储存的情况。同时它与血清白蛋白水平相关，可作为个体营养状况好转或恶化的指标。计算公式及评估标准如下。

$$上臂肌围（MAMC）＝MAC（cm）－3.14×TSF（cm）$$

MAMC 正常值：我国男性平均为 25.3cm，女性为 23.2cm。上臂围与上臂肌围比较的评估标准见表 4-7。

表 4-7　上臂围与上臂肌围评估营养状态（％）的标准

	正常	轻度营养不良	中度营养不良	重度营养不良
上臂围/上臂肌围	＞90	80～90	60～80	＜60

5. 腰围和腰臀比

（1）腰围：腰围（waist circumference，WC）是反映脂肪总量和脂肪分布的综合指标。目前作为评估腹型肥胖的指标，也能很好地预测心血管病的危险因素；腰围、腰身指数与高血压水平、危险分层的关系均呈线性正相关。WHO 推荐的测量方法和评估标准参见本书第三章临床检查检测及意义相关内容。

（2）臀围：臀围（hip circumference）是反映髋部骨骼和肌肉的发育情况。测量时，两腿并拢直立，两臂自然下垂，软尺水平放在前面的耻骨联合和背后臀大肌最凸处，精确度为 0.1，连续测量 3 次，取其平均值。

（3）腰臀比：腰臀比（waist-to-hip ratio，WHR）是反映身体脂肪分布的一个简单指标。WHO 通常用它来测量人体是否肥胖。保持臀围和腰围的适当比例关系，对成年人体质和健康及其寿命有着重要意义。该比值与心血管发病率有密切关系。

腰臀比计算公式：腰臀比＝腰围（cm）/臀围（cm）

评估标准：腰臀比正常值，男性＜0.8，女性＜0.7。男性＞0.9，女性＞0.8，可定为中心性肥胖（向心性肥胖），但其分界值随年龄、性别、人种的不同而不同。目前一般用腰围代替腰臀比来评定向心性肥胖。

五、生化及实验室检查

1. 血浆蛋白　血浆蛋白是反映蛋白质 - 能量营养不良（PEM）的敏感指标。由于疾病应激、肝脏合成减少、氨基酸供应不足，以及体内蛋白的亏损等都可影响血浆蛋白的浓度。住院患者在应激情况下，分解代谢亢进，如不能进食，仅用 5% 葡萄糖生理盐水维持，短时间内即可出现血浆蛋白浓度降低。其中半衰期较长的血浆蛋白（如白蛋白和运铁蛋白）可反映人体内蛋白质的亏损，而半衰期短、代谢量少的前白蛋白和视黄醇结合蛋白则更敏感地反映膳食中蛋白质的摄取情况。此外，血浆蛋白浓度与其代谢速度、利用、排出和分布情况以及水化程度有关。因而在评估时，必须考虑患者的肝脏功能是否正常，胃肠道或肾脏有无大量丢失，对测评数值要作具体分析。如持续降低在 1 周以上，即表示有急性蛋白质营养缺乏。

内脏蛋白评价是通过血液中某些蛋白的监测了解内脏中蛋白质的储备，见表 4-8。理论上血浆蛋白质受肝脏蛋白质合成能力的影响，而与蛋白质的摄入及需要量无关，通常用蛋白的半衰期评估内脏蛋白质。较短半衰期的蛋白质称为快速反应蛋白。

（1）白蛋白：白蛋白在血浆蛋白中含量最多，对维持血液胶体渗透压有重要作用。血清白蛋白和运铁蛋白的减少与患者发生并发症、死亡率、创伤愈合及其免疫功能都有密切关系。正常成人每天肝内合成白蛋白约 16g，半衰期为 17～20 天。

（2）转铁蛋白：转铁蛋白主要在肝脏合成，对血红蛋白的生成和铁的代谢有重要作用，半衰期为 8～10 天。孕妇、体内缺铁及长期失血的人血清转铁蛋白浓度增高,而患恶性贫血、慢性感染、肝脏疾病、肠炎或补铁过多时,转铁蛋白浓度降低。

（3）前白蛋白:由于应激、传染病、手术创伤、肝硬化及肝炎可使血清中前白蛋白浓度迅速下降,肾脏病时,前白蛋白水平升高。半衰期 2～3 天。

（4）视黄醇结合蛋白:代谢量少,半衰期为 10～12 小时,是反映膳食中蛋白质营养最灵敏的指标。它主要在肾脏内代谢,当患肾病时可造成血清视黄醇结合蛋白升高的假象。

（5）纤维黏蛋白:半衰期为 15 小时。受抗凝治疗、炎症反应、创伤的影响,但在急性反应阶段仍可评估蛋白质状态。

表4-8　内脏蛋白生化检查评价指标

内脏蛋白质	正常范围	半衰期	基本功能	评价
白蛋白	35～50g/L（3.5～5.0mg/dl）	17～20 天	血转运蛋白,维持血管液体及电解质平衡	急性反应时降低,在疾病、感染、创伤、应激等都会下降,受体内水平衡的影响较大
转铁蛋白	215～380mg/dl	8～10 天	转载铁离子	急性反应时降低,受体内铁状态影响
前白蛋白	19～43mg/dl	2～3 天	运载甲状腺素	急性反应降低,受急慢性病、吸收不良、甲状腺功能亢进的影响较大
视黄醇结合蛋白	2.1～6.4mg/dl	10～12 小时	运载维生素 A	快速反应蛋白,肾衰竭时升高,甲状腺功能亢进、肝衰竭、维生素 A 锌缺乏时降低
纤维黏蛋白	220～400mg/dl	15 小时	创伤愈合,促进细胞发育,调节细胞生长及分化	受抗凝治疗、炎症反应、创伤影响,但在急性反应阶段仍可评估蛋白质状态

2. 肌酐 - 身高指数　肌酐 - 身高指数（creatinine height index, CHI）,在肾功能正常时,CHI 是测评肌蛋白消耗量的一项生化指标。肌酐是肌酸的代谢产物（肌酸绝大部分存在于肌肉组织中,每百克肌肉含肌酸 400～500mg）,其排出量与肌肉总量、体表面积和体重密切相关,不受输液与体液潴留的影响,比氮平衡、血浆白蛋白等指标灵敏。在蛋白质营养不良、消耗性疾病和消瘦时,肌酐生成量减少,尿中排出量亦随之降低。正常情况下健康成人每千克体重 24 小时肌酐排出量约为:男性 23mg/kg,女性 18mg/kg。

测评方法:准确地收集患者 24 小时尿,分析其肌酐排出量,与相同身高的健康人尿肌酐排出量对比,以 CHI 衡量骨骼肌亏损程度。肾功能衰竭时肌酐排出量降低

CHI=被测者 24 小时尿中肌酐排出量（mg）/相同身高健康人 24 小时尿中肌酐排出量（mg）×100%

评估标准:CHI,90%～100% 为营养状况正常,80%～90% 为轻度营养不良,60%～80% 为中度营养不良,低于 60% 为重度营养不良。

3. 尿羟脯氨酸指数　羟脯氨酸是胶原代谢产物,儿童营养不良和体内蛋白质亏损者,其尿中羟脯氨酸排出量减少,因此可用尿羟脯氨酸指数作为评估儿童蛋白质营养状况的生化指标。

尿羟脯氨酸指数 = 尿羟脯氨酸（mol/ml）× 体重（kg）/ 尿肌酐（mol/ml）

评估标准:尿羟脯氨酸指数,>2.0 为正常,1.0～2.0 为不足,<1.0 为缺乏,适用于 3 个月～10 岁儿童。

4. 氮平衡　正常情况下,生长发育期的儿童处于正氮平衡状态,老年以后为负氮平衡,成年到老年则处于零氮平衡阶段。因疾病、创伤或手术的影响造成大量含氮成分流失而又未得到足够的补充,是引起负氮平衡的重要原因。临床营养支持治疗中,氮平衡还可间接了解个体对外来含氮物质的吸收利用率。

氮平衡＝24小时蛋白质摄入量(g)/6.25－[24小时尿素氮(g)+3g]

上式中,24小时蛋白质摄入量(g)/6.25为氮的摄入量,一般以每100g蛋白质含16g氮计算,但如果患者输入的是氨基酸液,则应以产品含氮量和输液总量进行计算。[24小时尿素氮(g)+3g]相当于氮的排出量,公式中3g为每日必然丢失氮值,作为常数计算,包括尿中的尿酸、肌酐、少量氨基酸以及粪便和皮肤排泄的氮量。

5. 血浆氨基酸谱　血浆氨基酸谱在重度蛋白质-热能营养不良时,血浆总氨基酸值明显下降。不同种类的氨基酸浓度下降并不一致。一般来说,必需氨基酸(EAA)下降较非必需氨基酸(NEAA)更为明显。在EAA中,缬氨酸、亮氨酸、异亮氨酸和蛋氨酸(半胱氨酸)的下降最多,而赖氨酸与苯丙氨酸的下降相对较少。在NEAA中,大多数浓度不变,而酪氨酸和精氨酸出现明显下降。个别氨基酸(如胱氨酸等)浓度还可升高。EAA/NEAA<1.8,提示存在中度以上的营养不良。

6. 免疫功能　免疫功能是近年来用于监测内脏蛋白质的一个新的指标,可间接评估机体的营养状况。它的测评方法很多,可根据技术设备、评价目的等选用。

(1)淋巴细胞总数:淋巴细胞总数是评估免疫功能的简易方法,细胞免疫与营养相关。淋巴细胞一般占细胞总数的20%～40%。个体营养不良、应激反应使其分解代谢增高,不能进食仅靠输注葡萄糖、生理盐水维持,都会使淋巴细胞的生成减少。

淋巴细胞总数不是营养状况的绝对指标,在感染和白血病时可以增多;癌症、代谢性应激、类固醇治疗和外科手术后可减少。评估参考值见表4-9。

表4-9　不同营养状态下淋巴细胞参考值

	正常	轻度营养不良	中度营养不良	重度营养不良
淋巴细胞	$1.7×10^9$/L	$(1.2～1.7)×10^9$/L	$(0.8～1.2)×10^9$/L	$0.8×10^9$/L

(2)皮肤迟发型过敏反应:皮肤迟发型过敏反应(skim delayed hypersensitivity, SDH)细胞免疫功能与机体营养状况密切相关。营养不良时,免疫试验常呈无反应性。细胞免疫功能正常的个体,当在其前臂内侧皮下注射0.1ml本人接触过的三种抗原,24～48小时后可出现红色硬结,呈阳性反应。如出现2个或3个斑块硬结直径大于5mm为免疫功能正常;其中仅一个结节直径大于5mm为免疫力减弱;3个结节直径都小于5mm则为无免疫力。

一般常用的皮试抗原(致敏剂)有流行性腮腺炎病毒、白色念珠菌、结核菌素、纯化蛋白质行生物(PPD)等,可任选其中3种作为致敏剂。本试验结果虽与营养不良有关,但属于非特异性的。因此,在评定结果时应注意一些非营养性原因对皮肤迟发型过敏反应的影响,如感染、癌症、肝病、肾功能衰竭、外伤、免疫缺陷疾病(如艾滋病)或接受免疫抑制性药物治疗等。

7. 其他　包括血常规、电解质水平,如钙、磷,镁离子,肝、肾功能等。详细内容参见本书第三章临床检查检测及意义相关内容。

六、人体成分分析

人体是由水分、蛋白质、脂肪和矿物质四种成分组成的,人体成分是指人体总体重中脂肪成分和非脂肪成分的比例。人体成分保持一定的比例是衡量一个人是否健康的重要指标。近年来,不少专家学者采用很多方法,研制出了不同的人体成分分析设备,这些方法的优缺点见表4-10,其中生物电阻抗法,较简易、快、无创伤的优点,已成为全球公认的首选方法。

人体内脂肪为非导电体,而肌肉水分含量较多,为易导电体。如脂肪含量多,肌肉少,电流通过时生化电阻值相对较高;反之生化电阻值相对较低。通过电阻抗信息,根据中国人不同年龄、性别的数字模型定量分析人体成分,为生物电阻抗法。生物电阻抗法是目前测量身体成分的常用技术，人体成分分析仪是一种用测量生物电阻抗的方法确定人体成分的仪器。它采用微弱的恒定交流电流，通过人体手、足与电极连接测量人体各部分的电阻抗。

1. 分析的内容　人体成分分析仪可分析细胞内液、细胞外液、体内总水分、体脂肪、体蛋白、肌肉、瘦体重、矿物质等8种成分，并推算出脂肪百分比、肥胖度、体重指数、基础代谢率、标准肌肉、标准体重、体重控制、脂肪控制、肌肉控制、目标体重以及水肿系数等11项基本指标。另外，成人提供身体年龄、体型判断、内脏脂肪等级、腰臀比等分析内容；儿童提供成长曲线、成长评分、营养评估（通过蛋白质、无机盐、体脂肪等做出的营养评价）等分析内容。同时，分析仪提出营养措施和运动建议供被测者参考。

2. 分析的意义　人体成分分析的意义主要有：①诊断肥胖，评估营养状态；②监测水肿、骨质疏松、身体平衡、透析后、激素治疗后身体成分的改变；③测评身体脂肪比例和脂肪分布，可用于健康体检及老年病风险预测，如：高血压、糖尿病、动脉硬化和高血脂；④为体重控制、减脂、肌肉训练、营养平衡和营养相关疾病风险预测等提供科学有效的依据；⑤可用于监测癌症等消耗性疾病。

表4-10　人体成分分析方法的优缺点比较

方法	优点	缺点
水下称重法	精度高，传统的"黄金"测量标准	被测者不能移动，需要将其完全浸入水中
空气替代法	测试快捷、过程简单	需要进一步的可靠性研究检验
皮褶法	对于瘦型受测者精度较高，仪器价格相对低廉	测试者需要相当的操作技巧，对老年和肥胖者不适用
人体参数法	测量比较简单	结果不准确，定量少
生物电阻抗法	快捷、简单，能够进行身体不同部分的分析，测量变量较多	需要被测者的年龄、性别等基本信息
近红外线吸收法（NIR）	快捷、测试过程简单	可靠性差，误差大
双能X射线（DEXA）	结果比较准确	设备昂贵，有X射线辐射
磁共振法MRI	结果准确	设备昂贵，拍摄时间比较长
CT	结果准确	设备昂贵，有X射线辐射
同位素稀释法	结果比较准确	需要较长的平衡时间，操作复杂

总之，不同测评项目从不同的侧面反映营养状态，有一定的局限性，实际应用时应综合各测评项目，全面考虑，方能得出较为准确的评估结论。

第四节　运动功能监测与评估

运动本身能增强人体心肺功能，改善血液循环系统、呼吸系统、消化系统的功能状况，提高抗病能力，增强机体的适应能力。体育与医疗融合在人群健康方面可以发挥重要作用。因此，运动功能监测与评估是健康服务与管理者必须掌握的技能之一。运动功能监测与评估主要包括心肺功能、身体组成、肌肉力量、肌肉耐力、柔韧性和一般运动等体适能等功能的监测与评估。

一、体适能的概念与分类

（一）概念

体适能一词来源于英文 physical fitness，最早出现在美国健康、体育与休闲协会所制定的《国家青少年适应能力测试》的文件中。最初，体适能并没有明确的定义。美国白宫体能委员会和世界卫生组织将体适能定义为"人在工作时表现积极、愉快而不感到疲劳，同时还有余力去享受休闲和个人爱好,以及处理突发事件的能力"。因此,体适能与人的健康水平、劳动、工作能力以及竞技运动水平等有着非常密切的关系。

(二)分类

目前,国际上通常采用美国运动医学学会(ACSM)的体适能要素分类法,即体适能由健康体适能(health-related physical fitness)和竞技体适能(sport-related physical fitness)两个组成部分,见图4-1。

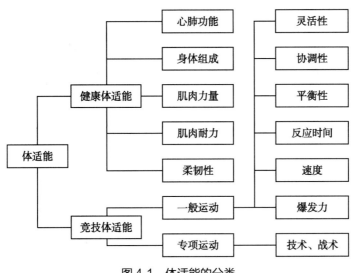

图4-1 体适能的分类

健康体适能指身体有足够的活力和精神进行日常事务,而又不会过度疲倦,还有足够精力享受余暇活动和应付突发的紧张事件的能力。健康体适能由心肺功能、身体组成、肌肉力量、肌肉耐力和柔韧性组成,这些要素与人体的健康有着密切联系。竞技体适能又称技能体适能或运动体适能,可分为从事一般休闲运动或比赛活动所需要的一般运动体适能,以及运动选手不可或缺的专项运动体适能。一般运动体适能包括灵活性、协调性、平衡性、反应时间、速度和爆发力等要素对所参与的活动的适应能力,主要是以如何通过身体练习获得优异的成绩为关注点。

二、心肺功能

指持续体力活动中,循环和呼吸系统能够供养的能力。包括心肺等器官吸入、运输、利用氧气的能力,以及经由一定时间和一定强度的耐力运动,心肺器官在氧利用率方面所能得到的有效改善。常用测评指标有心率、肺活量、台阶试验等。详细内容参阅本教材第三章临床检查检测及意义相关内容。

三、身体组成

指身体不同部位相关肌肉、脂肪、骨骼和其他身体的重要器官。常用测评指标有皮褶厚度、身高、体重、体重指数等。主要关注人体内的脂肪含量以保持适合健康的体重。参见本章第三节相关内容。

四、肌肉力量

肌肉力量重要的测量和评估指标包括肌容积、肌张力和肌力等。

(一)肌容积

肌容积是指肌肉的外形、轮廓、体积等。肌容积可以用于判断有无萎缩或假性肥大。肌萎缩主要见于下运动神经元损害及肌肉疾病,如脊髓前角灰质炎。假性肌肉肥大时,触之似面团、凝胶,常见于进行性肌营养不良。触诊肌肉弹性,用软尺测量两侧肢体同一部位的周径等可以评估肌容积。

（二）肌张力

肌张力（muscular tension）是指静息状态下肌肉的紧张度。评估对象完全放松肢体,触诊肌肉的硬度,以及根据各关节被动运动的阻力来判断肌张力。肌张力增高,肌肉坚硬,被动运动阻力增大或难以完成。肌张力减弱,做被动运动时阻力减低,或触诊时肌肉松软,表现为关节过伸。

（三）肌力

肌力（muscle power）,为肌肉力量的简称,是指肢体主动运动时肌肉的最大收缩力。常用测评指标为不同部位（上肢、下肢、肩部、腰部等）的肌肉力量。肌力测评是运功功能监测与评估的重要内容。

1. **肌肉功能分类**　肢体的复杂动作需要靠多组肌肉协同才能完成,根据肌肉参加动作时所起的作用不同可以分为原动肌、拮抗肌、固定肌、中和肌,在神经系统的支配下完成复杂的精细动作和粗大运动。

（1）原动肌:直接完成动作的肌群称原动肌（agonist）,其中起主要作用者为主动肌,协助或帮助完成动作或仅在动作的某一阶段起作用的称为副动肌。在一般情况下徒手肌力测评的对象主要是主动肌。如,手持哑铃屈肘动作时,起主要作用的肱二头肌和肱肌是主动肌,肱桡肌和旋前圆肌是副动肌。

（2）拮抗肌:与原动肌作用相反的肌群称为拮抗肌（antagonist）,在原动肌收缩时,拮抗肌可以协调地放松或作适当的离心收缩,保持关节活动的稳定性和动作的精确性,防止关节的损伤。如,在做手持哑铃屈肘动作时,肱三头肌和肘肌是肱二头肌和肱肌的拮抗肌。

（3）协同肌:协同肌包括固定肌与中和肌,在肌肉活动中与主动肌、拮抗肌共同起协同辅助的作用。

固定肌是为了充分发挥原动肌对肢体运动的动力作用,必须将原动肌相对固定的端（定点）所附着的骨骼或附近的一连串骨骼充分固定,使主动肌拉力方向能始终朝着关节运动的方向的肌群称为固定肌。如,屈肘时,为了在肩关节处固定肱骨,避免在屈肘时出现肩部不必要的屈伸,需要肩关节附近的屈肌群和伸肌群共同收缩,这两组肌群都属于屈肘动作的固定肌。

中和肌是在原动肌完成多种动作时,为抵消原动肌收缩时所产生的一部分不需要的动作,使动作更准确、更经济,这些肌肉称为中和肌。如,燕式练习时,肩胛提肌、菱形肌可以抵消斜方肌使肩胛骨上旋的作用,使斜方肌只能表现出使肩胛骨内收的作用,这时肩胛提肌和菱形肌为斜方肌的中和肌。

2. **肌肉收缩类型**　肌肉的基本收缩形式有等张收缩和等长收缩。在平时工作和日常生活中,一般不会产生单纯的等张收缩和等长收缩,而是既有长度变化又有张力变化的混合收缩。

（1）等张收缩:等张收缩（isotonic contraction）也称为动力性收缩,其特点是在肌肉收缩时肌张力基本保持不变,肌肉的长度发生变化,产生关节运动。如,上下楼梯时的股四头肌的收缩,拿哑铃时的肱二头肌的收缩等。

（2）等长收缩:等长收缩（isometric contraction）也称为静力性收缩,其特点是在肌肉收缩时肌肉长度保持不变,肌张力增高,不产生关节活动,此时肌肉收缩力与阻力相等。等长收缩常用于维持特定的体位、姿势和平衡,并能有效地增强肌力。

3. **影响肌力的因素**

（1）肌肉的发达程度:衡量肌肉的发达程度最直接的指标是肌肉的生理横断面,肌肉的生理横断面说明肌肉中肌纤维的数量和肌纤维的粗细。一般来说,肌肉的生理横断面越大,肌肉收缩时产生的力量也就越大。

（2）肌肉的初长度：肌肉的初长度是指肌肉收缩前的长度。根据肌肉的组织学和生理学知识及运动实践，在一定的生理范围内，肌肉的初长度越长，收缩时发挥的力量就越大。当肌肉被牵引至静息长度的1.2倍时，肌力最大。

（3）神经系统的协调和肌肉的募集：运动神经元和肌肉的募集受大脑皮层运动中枢兴奋强度的直接影响。肌肉的募集是指在肌肉收缩时投入收缩的运动单位数量，投入运动单位的数量越多，肌力越大。当大脑皮层运动中枢兴奋的强度高时，运动神经发出冲动的强度和频率就高，动员和激活的运动单位就多，肌肉收缩的力量自然就强。运动员在比赛之前强调的运动动态，就是指大脑皮层运动中枢兴奋的状态。

神经系统的协调作用，可以通过三种方式对肌力产生影响：①使参加运动的单位肌群尽可能多地做到同步收缩；②调节更多的原动肌参加收缩；③调节拮抗肌适当的放松。

（4）杠杆效率：肌肉收缩产生的实际力矩输出，受运动节段杠杆效率的影响，即运动时肌肉、骨杠杆和关节之间的力点、支点和阻力点相互关系的影响。

4. 肌力测评方法　常见的肌力测评方法包括徒手肌力测评、器械肌力测评等。

（1）徒手肌力测评：嘱评估对象做肢体屈伸动作，测试者从相反方向测试受测者对阻力的克服力量，并两侧对比。肌力分级，常采用Robert Lovett 0～5级六级肌力分级法，见表4-11。自主运动时肌力减退（1～4级）称不完全性瘫痪（轻瘫，或不全麻痹），肌力消失（0级）称完全性瘫痪（麻痹）。

表4-11　Robert Lovett 0～5级六级肌力分级标准

分级	判断标准	相当于正常肌力的百分比
0级，零（zero，Z）	完全瘫痪，测不到肌肉收缩	0%
1级，微弱（trace，T）	仅见肌肉轻微收缩，但不能产生动作	10%
2级，差（poor，P）	肢体可在床面上水平移动，但不能抬离床面	25%
3级，尚可（fair，F）	肢体能抬离床面，但不能拮抗阻力	50%
4级，良好（good，G）	能做拮抗阻力动作，但肌力有不同程度减弱	75%
5级，正常（normal，N）	正常肌力	100%

尽管徒手肌力测评简便易行，但还存在一定的局限性，如不能测评肌肉的耐力、肌肉的协调性，不能准确地测评存在肌肉痉挛的上运动神经元病变人群的肌力，诸如脑卒中，脑外伤和脑瘫患者，这是由于这些患者粗大的协同运动模式往往使患者不能进行单关节运动，但获得了随意肌的独立控制后，患者可表现出不同程度的肌力减退。

（2）器械肌力测评：肌力超过3级时可以用专门的器械和设备对肌力进行测评。目前，肌力测试的常用的设备有握力计、背力计、捏力计和等速肌力测试仪等。器械肌力测评虽然仅能用于身体的少数部位，只能对肌群的肌力进行测评，但它可以给我们比较客观的指标，因此健康服务机构广泛使用。

1）握力测评：该测评反映的是屈指肌群的肌力。用握力计测评，被测者站立或座位，上肢自然放在体侧，适当屈肘，保持上肢在测评时不要摆动，避免用其他肌群的代偿，调节把手至适当的宽度，用力握2～3次，取最大值。握力评定的单位一般是牛顿（1kg=9.8N），由于性别和体重对绝对握力影响较大，故一般用握力指数（握力指数 = 握力/体重×100）来评定握力，高于50为正常，一般男性的握力指数大于女性，右手大于左手。

2）捏力测评：用拇指分别与其他手指的指腹捏压捏力计测评捏力，该测评反映的是拇指对掌肌及屈肌的肌力，通常是握力的30%左右。

3）背力测评：拉力计测评。测评时两膝伸直，将手柄调节到膝关节的高度，两手抓住把柄用力向上拉把手。用拉力指数评定(拉力指数=拉力/体重×100)，正常值：男性150～200，女性100～150。

4) 四肢肌力测评：通过钢丝绳及滑轮拉动固定的测力计(弹簧秤)组成综合测力器，可对四肢各组肌肉的肌力进行分别测评。

5) 等速肌力测评：用等速肌力测试仪测评。等速测试时肌肉收缩，带动仪器上的杠杆绕其轴心转动。杠杆转动的角度预先设定，不能加速；而肌肉收缩产生的关节运动力矩被仪器产生的相反方向的力矩所平衡，并由仪器的计算机绘图记录、提供数据。等速肌力测评的主要优点是可以提供最大肌力矩、肌肉的爆发力、作功能力、功率和耐力方面的数据，被认为是肌肉功能评估及肌肉力学特征研究的最佳方法；缺点是不能进行3级以下的肌力测评及手部肌力的测评，而且仪器的价格昂贵，不宜普及，操作耗时长。

6) 克劳斯•威伯肌力测评：由6个动作组成，是为测评身体各部位的肌肉力量及柔韧性而设计的。其中腰腹肌力量及下肢关节柔韧性的测评占比较大。限于评价正常青少年、儿童应具备的一般功能能力。腰、腹肌力量测评——直腿仰卧起坐，腹肌力测评——屈腿仰卧起坐，腰肌与下腹肌力测评——仰卧举腿，上背肌力量测评——俯卧背伸，下背肌力量测评——俯卧举腿，背肌与腓肠肌伸展性测评——立位体前屈。个体测评：凡一个动作不合格者，即为总分不合格。群体测评：比较各群体的合格率。

5. 肌力测评注意事项　肌力测评时，应先观察被测者肌肉的外形，并且比较两侧肌肉是否对称，有无明显的肌肉肥大或者萎缩。在被动关节活动时，估计肌肉的张力；在主动的关节活动时，观察运动的速度、平滑性、节律，是否有震颤、共济运动失调等异常活动。有效测评需要正确的体位，被测评者应取舒适的体位，如平卧于检查床上，解开或脱去衣服以充分暴露被测评肌肉。如果被测评者不能处于正确的体位，测评者必须调整测评方法，估计肌肉的力量。测评的正确性还依赖于仔细地固定、肌肉的触摸和运动的观察。测评的步骤包括：取正确的体位、给予适当的固定、进行仔细地触诊和观察、施加一定的阻力评估定级。

（1）适应人群：肌力测评的适应人群包括：①失用性肌萎缩，由制动、运动减少或其他原因引起的肌肉失用性改变，导致肌肉功能障碍；②肌源性肌萎缩，由肌肉病变引起的肌肉萎缩或肌力减弱；③神经源性肌萎缩，由神经病变引起的肌肉功能障碍；④关节源性肌无力，由关节疾病或损伤引起的肌力减弱，肌肉功能障碍；⑤其他，由于其他原因引起的肌肉功能障碍；⑥正常人群，作为健康人或运动员的体质评定指标。

（2）禁忌人群：关节不稳、骨折未愈合、急性渗出性滑膜炎、严重疼痛、关节活动范围极度受限、急性扭伤、骨关节肿瘤等人群禁忌进行肌力测评。长时间的等长收缩会引起被测评者的血压升高、心脏负荷增加等不良反应，故有心血管疾病的人群应慎用。

（3）解释说明和示范：测评前应向被测者用比较通俗的语言解释测评的目的和方法，必要时给予示范，以取得配合。根据被测者的全身功能状况、关节活动的质量、关节有无异常的病理形态以及其配合意识，确定肌力测评的方法，选择恰当的测评体位和姿势。

（4）减少干扰：减少肌力测评的干扰因素，如疼痛、疲劳、衣服过厚或过紧等都会影响肌力测评的准确性。

（5）充分固定：测评前详细了解被测评部位的肌肉、肌腱的解剖位置，充分固定肌肉附着的近端关节。

（6）避免替代或假象动作：肌力测评的过程中，注意有无其他肌肉的代偿，出现替代运动或假象动作，导致肌力评定错误。当一块肌肉肌力减低时，由该肌肉所完成的运动，可以由周围具有相同功能的其他几块肌肉来替代完成，这种由其他肌肉完成的运动被称为替代运动或假运动。替代运动可以出现在徒手肌力测评时，为了准确地评定肌力，测评者有必要在评定过程中使被测评者保持正确的体位、固定充分、触摸被测评肌肉和精确完成动作而没有额外的替代运动。

五、肌肉耐力

耐力是指机体长时间进行活动并对抗疲劳的能力。耐力是衡量人的体质状况和劳动工作能力的基本因素,也是从事各项运动必不可少的一种运动素质。因此,耐力的测评对于健康监测与评估有着重要的意义。按其参与活动的器官系统,可分为肌肉耐力和心血管耐力;按其代谢过程的特点,可分为有氧耐力和无氧耐力;按其参与活动的部位,可分为局部耐力和全身耐力;按其自身特点,又可分为一般耐力、速度耐力和力量耐力。肌肉耐力是衡量个体保持足够精力进行持续工作、不致过度疲倦的重要保障。常用测评指标是不同部位(上肢、下肢、肩背部、腰部等)的肌肉耐受力和一般耐力。

(一)上臂肌及肩带肌耐力

上臂肌与肩带肌耐力分悬垂型与支撑型两种。悬垂型反映屈肌力量的耐力,支撑型反映伸肌力量的耐力。

1. 屈臂悬垂

(1)使用器材:单杠、秒表。

(2)方法:被测者站在凳子上,用双手正握(或反握)单杠屈臂,使下颌位于横杠之上。当被测者双足离开凳面时开表计时,当头顶低于横杠上缘时停表,以 s 为单位记录持续时间,不计小数。

(3)注意事项:屈臂悬垂的持续时间,主要反映上肢屈肌群的静力性耐力。若被测者的身体前后摆动,助手可帮助稳定身体,但不得助力。不同握杠法,对成绩有明显影响,所以对此应作统一规定。

2. 引体向上

(1)使用器材:高单杠、不同重量的重物及系重物的皮带、绳索。

(2)方法:被测者跳上单杠,双手正握杠,两臂伸直,待身体平稳后,两臂间同时用力开始引体,引体向上至下额过杠,然后伸臂呈悬垂,即为成功 1 次。测量肩臂力量耐力时,记录连续引体过下领的次数;测量肩臂最大力量时,可负重引体,记录引体时附加的重量。

(3)注意事项:引体向上主要反映相对于自身体重的上臂屈肌群的动力性力量耐力,适于 12 岁以上男性。测量过程中被测者不得借助于身体摆动、收腹曲腿等附加用力动作,同时应注意加强保护。若有身体摆动助手可帮助稳定,但不得助力。不符合规定要求的动作不应计数。

3. 斜身引体

(1)使用器材:可调节高度的低单杠。

(2)方法:通过调节低单杠高度,使杠面与被测者胸部(乳头上下)齐平。被测者两手与肩同宽正握杠,两腿前伸,两臂与躯干成 90° 角,两脚着地,并由一同伴压住双脚,使身体斜下垂。然后屈臂引体,至下颌触到横杠为完成一次。屈臂引体时,身体要保持挺直,不得塌腰和挺腹。重复引体前,必须恢复到预备姿势。记录斜身引体次数。

(3)注意事项:斜身引体,测评引体时肩臂的力量耐力,适于 7～12 岁男生和 7 岁以上女生。预备姿势必须保持躯干与两臂成 90° 角。不得靠挺腹和塌腰借力。注意保护,以免发生伤害事故。

4. 双杠屈臂伸

(1)使用器材:双杠,不同重量的重物及系重物的皮带、绳索。

(2)方法:被测者双手握杠,呈直臂支撑后屈臂下落至双肘均成直角,然后用力上推成直臂支撑,即算完成 1 次。测量肩臂力量耐力时,记录连续屈伸的次数。测量肩臂最大力量时可负重,记录附加的重量。

(3)注意事项:双杠屈臂伸,测量肩臂力量,适用于 13 岁以上男生。上推时不得借助于身体摆动的力量。

5. 双杠臂屈体

(1)使用器材:双杠。

(2)方法:被测者在杠端双手握杠伸直双臂成支撑姿势,然后重复做臂屈伸动作。屈臂时肘关节角度应小于直角,肘高于肩,伸臂时双臂完全伸直。记录完成动作的次数。

(3)注意事项:被测者在做动作时,身体只能上下移动,不许前后摆动。屈肘角度不合要求或有其他违规时不应计数。

6. 俯卧撑

(1)使用场地:平坦地面。

(2)方法:被测者双手撑地与肩同宽,同时双足并扰,足尖着地成俯撑姿势。肘和躯干与下肢成一直线。然后重复做臂屈伸动作。屈臂时肘部应接近地面,肘与肩平,身体保持平直,而后再伸直双臂还原成开始姿势。记录完成动作的次数。俯卧撑体适能等级,表4-12。

(3)注意事项:俯卧撑常用于测定12岁以上男性。下落和上推时不得弓背或塌腰。

表4-12　不同年龄人群俯卧撑体适能等级(男)

等级	年龄/岁				
	20～29	30～39	40～49	50～59	60～69
优秀	36	30	25	21	18
很好	29～35	22～29	17～24	13～20	11～17
好	22～28	17～21	13～16	10～12	8～10
一般	17～21	12～16	10～12	7～9	5～7
需要改进	16	11	9	6	4

(二)背肌耐力

1. 使用器材　桌子或床。

2. 方法　被测者俯卧于桌子(或床)上,使脐部与桌缘齐平,一助手帮助固定小腿。被测者双手交叉置于头后,尽力上抬躯干使其高于桌面,记录持续时间。当被测者的躯干与桌面相平时即停表。我国成年人的背肌耐力评价标准,见表4-13。

3. 注意事项　助手不应过早松手,以免碰伤被测者的头部。

表4-13　我国成年人背肌耐力评价标准

等级	男子	女子
良好	≥30s	≥20s
中等	15～30s	10～20s
差	≤15s	≤10s

(三)腹肌耐力

1. 使用器材　垫子(或代用物)、秒表、各种重量的重物及系带。

2. 方法　被测者仰卧于垫上,两膝稍分开,屈膝成90°左右。双手手指交叉紧贴枕后,一同伴压住被测者两脚踝关节处使之固定。起坐时,以双肘触及两膝为成功一次。仰卧时必须两肩胛触垫。测评者发出"开始"口令的同时,开表计时,记录1min内正确完成动作的次数。女性腹肌耐力体适能等级见表4-14。

3. 注意事项　测评耐力适用于9岁以上男女。受试者不得借助肘部撑垫或臂部起落的力量。1分钟仰卧起坐,分直腿与屈腿两种形式,从测量的有效性及安全角度考虑,提倡屈腿仰卧起坐。

表4-14 不同年龄人群部分仰卧起坐体适能等级（女）

等级	年龄/岁				
	20～29	30～39	40～49	50～59	60～69
优秀	25	25	25	25	25
很好	18～24	19～24	19～24	19～24	17～24
好	14～17	10～18	11～18	10～18	8～16
一般	5～13	6～9	4～10	6～9	3～7
需要改进	4	5	3	5	2

（四）一般耐力

1. 定时计距离跑 定时计距离跑，是在规定的时间内尽可能跑较长的距离，以此测量奔跑的耐力水平。定时计距离跑的时间长短，可根据对象的年龄、性别、训练程度决定。国际上常用的有12分钟跑、5分钟跑、9分钟跑、15分钟跑等。

（1）12分钟跑：12分钟跑主要目的在于改善心肺功能，增加最大摄氧量，从而提高有氧工作能力。12分钟跑与最大摄氧量之间的相关系数达0.897，是衡量一般耐力水平较为理想的指标。

1）场地器材：每隔20～50m画有明显标志的场地（200m、300m、400m场地均可）、秒表、口哨、扩音器等。

2）方法：被测者在规定的12分钟时间内，尽力跑最长的距离。当听到终止的信号后，变为原地跑步并记停跑点的位置，然后以m为单位，记录12分钟内所跑的距离（不足1m不记）。

3）注意事项：测评之前，被测者应做健康检查，并做好准备活动。第5分钟开始，每隔1分钟，应由测评者报时1次。

（2）5分钟跑：5分钟跑的运动强度较12分钟跑大，故适用于12岁以上的青少年。测评方法与要求同12分钟跑。

2. 定距离计时跑

（1）800m、1 000m、1 500m跑：800m、1 000m、1 500m跑皆为《国家体育锻炼标准》规定的耐力素质测评项目。800m跑一般用于测定女子的耐力素质。

被测者若干人为一组（不得少于2人），听到发令信号起跑，全力跑完规定距离。以min、s记录成绩，不计小数。若无田径场，亦可在经测量的公路或其他场地测评。

（2）50m×8往返跑

1）场地器材：在平坦的地面上画若干条长50m、宽2～2.5m的跑道。在离起点与终点线0.5m（向场内丈量）处各立一根标杆（高1.2m以上）于跑道正中。

2）方法：被测者若干人一组，站立式起跑，绕杆往返跑8次50m，共400m。绕标杆时不得扶杆，不得串道。对小学低年级学生，应事先讲明注意分配体力，用匀速跑，对开始跑得过快的学生，应加劝阻。

（五）影响耐力的因素

1. 肌肉力量的大小，对一般耐力和力量耐力有着重要影响。同样负荷，力量大的人重复的次数更多。

2. 大脑皮层神经过程的强度及其对频繁刺激的耐受能力，是影响耐力的重要因素。在周期性运动项目中尤为明显。

3. 心血管和呼吸系统的功能水平，即有氧与无氧代谢水平，对一般耐力和速度耐力有很大影响。

4. 体型对耐力也有一定影响。一般体型匀称的以中胚叶成分和外胚叶成分为主的体型较以内胚叶成分为主的体型耐力要好。超重或肥胖会影响耐力。

5. 耐力具有明显的性别和年龄差异。生长发育时期,耐力随年龄增长而逐年提高。男性 20 岁左右,女性 18 岁左右基本达到最高水平。以后增长缓慢以至逐年下降。男性耐力要比女性好,女性的力量耐力更差。

6. 正确合理的技术动作,可以节省能量消耗,从而提高耐力。

7. 体育锻炼可以提高人的耐力水平。

六、柔韧度

柔韧度是指人体各个关节和韧带可以活动的有效范围。身体柔韧度常用测评指标为关节活动范围,如坐位体前屈、立位体前屈、俯卧上体后仰等。

(一)关节活动范围的概念

关节活动范围(range of motion,ROM)是指一个关节运动时所经过的运动弧或转动的角度。关节活动范围是衡量柔韧性的指标。关节活动范围可分主动关节活动范围和被动关节活动范围,前者是通过人体自身的主动随意运动而产生,测量某一关节的主动关节活动范围是考察被测评者肌肉收缩力量对关节活动范围的影响。后者指通过外力的作用而产生,测量某一关节的被动关节活动范围,可以判断被测评者的关节活动受限程度。

(二)关节运动类型

关节的运动形式有屈、伸、内收、外展、内旋、外旋,无论是主动运动还是被动运动均能完成上述运动形式。根据关节运动的范围,可将关节运动分为生理运动和附属运动。

1. 关节生理运动　关节生理运动是关节在生理范围内的运动,主动和被动都可以完成,是关节活动范围测评的主要内容。

2. 关节附属运动　关节附属运动是指关节在解剖结构允许范围内进行的运动,它不能主动完成,可以通过他人或对侧肢体帮助完成。任何一个关节都存在附属运动,附属运动是产生生理运动的前提,当关节因疼痛、粘连和炎症时,附属运动和生理运动均受限。

(三)关节活动范围测评

关节活动范围测评可以发现关节活动范围障碍的程度,根据整体的临床表现,分析可能的原因,为干预方案的选择提供参考,作为干预效果评价的手段。关节活动范围的测评应在特定的体位下,测量关节可以完成的最大活动范围。在测量时,要保证被测者处于舒适的体位,不同的体位其关节周围的软组织紧张度是不同的,测量的结果往往会出现差异。

1. 测评方法

(1)通用量角器法:通用量角器是国内外常用的关节测量用具,其结构由一个半圆规或全圆规量角器连接一条固定直尺及一条可以旋转的直尺构成,量角器的两个臂分别称为固定臂和移动臂,通用量角器主要用来测量四肢关节。

(2)手部关节活动测评法:手部关节活动范围测评用具包括小型半圆规量角器、直尺、两脚分规,可以用不同的方法使用上连用具来测量手部各关节的活动范围。

(3)方盘量角器法:方盘量角器用边长 12cm,厚 2cm 的正方形木盘后方加垂直把手制成。木盘的正面有凹入的圆形盘,上面刻有 0°～180° 的刻度,中心有一个可以旋转的指针,指针因重心在下而垂直指向正上方,圆盘前面以有机玻璃保护指针。方盘量角器与通用量角器相比,在某些方面有一定的优点:①不用确定骨性标志,操作方便迅速;②精确度较高;③测量的结果比较合理。主要使用在四肢关节的测量、脊柱关节活动范围的测量,但是对于小关节的测量会有一定的困难,如手部的关节。

(4)X 线与摄影机法:此法精确度高,耗时长,费用昂贵,仅适用于科研等特殊情况。确定关节活动范围的方法采用中立位法(美国骨科学会关节运动委员会推荐),将解剖学立位时的肢位定为"零"起始点。测量旋转度时则选正常旋转范围的中点作为"零起始点,如测量前臂旋转运动度，应将前臂肘关节处于屈曲位，以手掌呈矢状面状态为"零"起始点；肩关节水平屈伸时，以肩关节外展90°为0°。

2. 测评注意事项

（1）解释说明：应向被测者耐心地解释测评的方法和目的，取得理解和配合，必要时可以示范。如果有轻度的疼痛应作必要的解释。

（2）准确测量与记录：在做关节活动范围测量时，一定要确定关节活动轴和活动面，以便正确摆放量角器的位置。为了提高测量的可靠性，对于同一被测者应由专人测量，每次测量应取相同的体位，使用同一测量工具，并记录测评的日期、姓名、体位等。当主动活动范围和被动活动范围不一致时，提示有肌肉瘫痪、肌腱挛缩或肌腱粘连等问题的存在，此时，应以关节被动活动范围为准，或同时记录主动和被动时的关节活动范围，以便分析受限的原因。

（3）注意对比：测量四肢关节 ROM 时，应与对侧相比较，如有差别，应该分别记录。如果对侧肢体已不存在，健侧的 ROM 应与相同年龄、相似体形的个体的 ROM 比较。脊柱的 ROM 也应与相同的年龄和相似体形的个体比较。

（4）谨慎测量：有下列情况存在时，测量应特别谨慎：①关节或关节周围炎症或感染；②关节半脱位；③关节血肿；④怀疑存在骨性关节僵硬；⑤软组织损伤如肌腱、肌肉或韧带损伤。

（四）影响关节活动范围的因素

关节活动范围的大小受很多因素的影响，主要有生理和病理两大因素。

1. 生理因素

（1）关节解剖结构：构成关节的两个关节面的面积比例以及关节面之间的符合程度决定着两个关节面弧度差的大小。两个关节面弧度差越大，关节的活动度就越大。如肩关节和髋关节是结构和功能很相似的一对关节，由于构成肩关节的两关节面的面积差比髋关节的面积差大，所以肩关节活动范围比髋关节大。

（2）肌肉力量：主动肌的收缩力量和拮抗肌的伸展力量越大，关节的活动度就越大。

（3）关节周围软组织的性质：其中包括关节囊、关节周围的韧带及肌肉的弹性。关节囊薄而且松弛，关节的活动度就大，反之则小。如肘关节，关节囊前后壁比较薄、松弛，使肘关节屈伸的活动度较大。关节周围韧带少而弱，活动度则大，反之则小。如肩关节周围的韧带比髋关节少而弱，所以肩关节的活动度比髋关节要大。关节周围的肌肉和其他软组织弹性越好，关节活动范围也越大。但是，如肌肉的体积过大或周围的脂肪组织过多，会影响关节的活动度。

（4）年龄、性别和训练：女性的关节活动范围比男性要大，少年儿童比成年人和老年人大，训练有素的运动员和演员的关节活动范围比普通人要大，如体操、武术运动员和杂技演员。

2. 病理因素

（1）关节病变：骨关节炎、类风湿性关节炎、关节内骨折或关节脱位，软骨的损伤、关节内积血或积液，以及先天性关节畸形引起的关节疼痛、关节腔粘连导致的关节僵硬等可导致关节活动范围下降。

（2）关节外病变：肌肉痉挛、周围软组织（肌腱、韧带）损伤、粘连和疼痛、瘢痕及软组织牵缩、骨折、肌肉无力、严重肢体血液循环的障碍均可导致关节活动范围下降。

七、平衡与协调能力

平衡与协调是维持身体姿势的能力，特别是在较小的支撑面上，控制身体重心的能力。平衡能力不仅与运动技能密切相关，而且平衡能力本身也是种技巧。从静力学观点分析，支撑面越小，重心越高，维持平衡与协调就越困难。人体自身的其他功能状态，如中枢神经、前庭分析器、本体感受器及视觉分析器功能能力，对维持身体平衡与协调起着重要作用。因此，人体的平衡与协调能力是上述各种功能能力的综合反映。平衡与协调能力无论在日常生活中，还是在体育运动中,对于完成简单或复杂的动作都是不可缺少的重要的功能能力。所以平衡与协调能力的监测与评估,越来越受人们重视。

（一）平衡

1. 平衡的概念与特征　平衡（balance）是指人体无论处在何种姿势,如静止、运动或受到外力作用的状态下,能自动调整姿势并维持姿势稳定的一种能力。姿势是指身体各个器官,尤其是骨骼、肌肉以及神经系统互相关联所构成的一种非强制性,无需意识控制的自然状态。平衡能力是人类先天的自动保护性反应,平衡能力的强弱和遗传有一定的关系,也和后天的生活环境和训练有关。平衡具有稳定性、对称性和动态稳定性的特征。稳定性是维持身体姿势在最小的摆动范围的能力,摆动范围越小,稳定性越好。对称性是身体的重量平均分布于左右两侧的能力,如在站立位时,身体重量平均分布在两下肢,坐位时平均分布于两臀部。动态稳定性是维持身体在运动中保持一定姿势的能力。

2. 平衡的分类　平衡可分静态平衡、自我动态平衡和他人动态平衡三种状态类型。

（1）静态平衡:人体在无外力作用下,在睁眼或闭眼时维持某种特定姿势并保持稳定的能力,如人能保持在静坐和站立时稳定。

（2）自我动态平衡:人体在无外力的作用下,从一种姿势调整到另外一种姿势,即进行各种自主运动时,能够维持特定的姿势,并能重新获得稳定状态的一种能力,如人弯腰拾取东西。

（3）他人动态平衡:人体在外力的作用下（如推、拉等加速度和减速度作用）,使身体重心发生变化时,能够迅速调整身体重心,维持某种姿势恢复稳定状态的能力,如,在行驶的轮船、汽车和火车中行走。

3. 平衡的正常反应　平衡受大脑皮层和中脑的控制,属于高级水平的防御性反应。

（1）一般平衡反应:平衡反应是指当平衡改变时,机体恢复原有平衡或建立新平衡的过程。平衡反应是一种自动的反应,无论在卧位、坐位、站位均能保持稳定的状态和姿势。随着个体的发育、年龄的增长,平衡反应的能力越来越强,到了中年以后平衡能力逐渐减弱。

平衡反应能力的强弱表现在反应时间和运动时间两个方面,反应时间是指从平衡改变到出现可见运动的时间;运动时间是指从出现可见运动到动作完成、建立新平衡的时间,平衡能力较强的人反应时间和运动时间比较短;平衡能力较弱的人则反应时间和运动时间均较长。平衡能力经过有意识的训练或特殊的生活环境的磨炼,可以明显提高,如体操、跳水、技巧项目的运动员,舞蹈、杂技演员的平衡能力明显高于普通人群。

平衡反应有 4 种常见的表现方式。第 1 种方式,坐位或站立位,当身体的支撑点发生变化时,出现躯干向外力作用的方向弯曲,同时肢体向外伸展;第 2 种方式,坐位或站立位,当身体的支撑点发生倾斜或重心移位时,出现躯干向倾斜上方弯曲,同侧肢体向外伸展,对侧肢体保护性伸展;第 3 种方式,体位同上,由前向后推测试者,先后出现足趾背屈、屈髋、躯干屈曲、上肢向前平抬,头、肩向前倾斜;第 4 种方式,体位同上,由后向前推测试者,先后出现足屈曲、足跟抬起、伸髋、躯干后伸、上肢向后摆,肩后伸、头后仰。

（2）保护性伸展反应:当身体受到外力而偏离原支持点时,所发生的一种平衡反应,表现为上肢和 / 或下肢伸展,其作用是支持身体,防止跌倒。

（3）跨步及跳跃反应:当外力使身体明显偏离支撑点或在意外情况下,为了避免跌倒,身体顺着外力方向快速跨出一步,以改变支撑点,建立新平衡的过程,其作用是通过该反应重新获得新的平衡,来保护自己避免失衡而跌倒。

4. 平衡的测评对象与内容　平衡功能的测评主要是为了了解评定对象是否存在平衡功能障碍,并明确平衡功能障碍的程度及其原因;判断健康干预效果;确定及调整健康干预方案。

（1）对象:①中枢神经系统损害,如脑外伤、脑血管意外、帕金森病、多发性硬化、小脑疾病、脑肿瘤、脑瘫、脊髓损伤等;②耳鼻喉科疾病,如各种眩晕症;③骨科疾病或损伤,如骨折及骨关节疾病、截肢、关节置换、影响姿势与姿势控制的颈部与背部损伤以及各种运动损伤、肌肉疾病及外周神经损伤等；④其他人群，如老年人、运动员、飞行员及宇航员等。

（2）内容：主要包括个体在不同状态下的平衡反应及姿势稳定情况。

1）静止状态：在睁眼、闭眼时能独自维持体位和姿势；在一定时间内能对外界变化做出必要的姿势调整反应；具备正常的平衡反应。

2）运动状态：能精确地完成运动，并能完成不同速度的运动（包括加速和减速运动），突然停止运动和开始运动；运动后能回到初始的位置，或保持新姿势的稳定。

3）动态支撑面：当支撑面发生移动时能保持平衡。例如，能在行驶的汽车或火车中行走。

4）外力作用：当身体受到外力（推、拉）的作用，使重心落到支撑面以外时，身体能够建立新平衡并维持姿势稳定。

5）睁眼和闭眼时控制姿势：根据平衡活动的完成情况，可将平衡功能分为 4 级：Ⅰ级，能正确地完成活动；Ⅱ级，能完成活动，但要较小的帮助来维持平衡；Ⅲ级，能完成活动，但要较大的帮助来维持平衡；Ⅳ级，不能完成活动。

5. 平衡的测评方法 平衡功能的测评方法主要包括主观测评法和客观测评法，主观测评以观察和量表为主，客观测评主要是指平衡测试仪测评。

（1）观察法：通过观察被测评者在不同条件下的平衡表现，得出印象，做出粗判。

1）Romberg 试验：又称"闭目直立试验"，被测评者在闭眼情况下，双脚水平并拢，垂直站立保持 30s，测试期间如出现身体摆动幅度过大、站立不稳或脚移动为异常。

2）Tandem Romberg 试验：要求被测评者双脚前后成一直线站立，后脚尖紧贴前足跟，双臂交叉于胸前，闭目保持 60s，重复 4 次，总时间 240s。

3）单腿静态站立试验：要求被测评者单腿直立支撑身体全部重量。另一只腿屈膝 90° 不负重，观察其睁、闭眼情况下维持平衡的时间长短，最长维持时间为 30s，双腿交替进行，每只腿重复 5 次，每侧总时间为 150s。

4）自发姿势反应：这是由他人破坏被测评者的平衡，观察其对平衡破坏后的姿势反应。受测评者取中立位站立，他人用轻或中等强度的力量在其胸骨或骨盆处向后推，然后再在背部（两肩胛骨之间）或骨盆处用同等力量向前推，分别观察在不同方向的推力下受测评者身体平衡有无丧失（即能否站住不倒），分正常、良好、一般、差、不能 5 级。

5）姿势应力试验：主要用于老年人，让其站立位，腰部系一皮带，在腰部皮带处向后通过滑轮拉一根绳，在绳的另端圆定一定的重量（分别为体重的 1.5%、3.0%、4.25%），分别取不同的重量在规定的高度自然落下，造成对受测评者突然向后的拉力，观察其反应。

6）跨步反应：被测评者取站立位，测评者向左、右、前、后方向推动被测评者身体。阳性反应：脚快速向侧方、前方、后方跨出一步，头部和躯干出现调整；阴性反应：不能为维持平衡而快速跨出一步，头部和躯干不出现调整。

7）其他：包括在活动状态下能否保持平衡，如坐、站立时移动身体；在不同条件下行走，包括脚跟碰脚尖走、足跟行走、足尖行走、直线走、侧方走、倒退走、绕圆走、绕障碍物走等。

（2）量表法：Berg 平衡量表是一个标准化的测评方法，已广泛应用于临床。根据被测评者障碍的情况，可选用下列不同的项目进行测评，表 4-15 为 Berg 平衡量表测评内容及评分方法，Berg 量表有 14 个项目，满分 56 分，每项最高得 4 分，最低得 0 分，总积分最高为 56 分，最低为 0 分，低于 40 分表明有摔倒的危险性，使用工具包括秒表、尺子、椅子、小板凳和台阶。

除了通过 Berg 平衡量表测试之外，常用的平衡测试方法还有日本学者上田敏提出的上田氏平衡反应试验（见数字资源），澳大利亚物理治疗师 Carr 和 Shepherd 等设计的 Carr-Shepherd 平衡试验等。

表4-15   Berg平衡量表

测评项目	完成情况	评分
从坐位站起	不用手扶能够独立地站起并保持稳定	4
	用手扶着能够独立地站起	3
	几次尝试后自己用手扶着站起	2
	需要他人小量的帮助才能站起或保持稳定	1
	需要他人中等或最大量的帮助才能站起或保持稳定	0
无支持站立	能够安全站立2min	4
	在监视下能够站立2min	3
	在无支持的条件下能够站立30s	2
	需要若干次尝试才能无支持地站立达30s	1
	无帮助时不能站立30s	0
无靠背坐位,但双脚着地或放在一个凳子上	能够安全地保持坐位2min	4
	在监视下能够保持坐位2min	3
	能坐30s	2
	能坐10s	1
	没有靠背支持,不能坐10s	0
从站立位坐下	最小量用手帮助安全地坐下	4
	借助双手能够控制身体的下降	3
	用小腿的后部顶住椅子来控制身体的下降	2
	独立地坐,但不能控制身体下降	1
	需要他人帮助坐下	0
转移	少用手扶着就能够安全地转移	4
	绝对需要用手扶着才能够安全地转移	3
	需要口头提示或监视能够转移	2
	需要一个人的帮助	1
	为了安全,需要两个人的帮助或监视	0
无支持闭目站立	能够安全地站10s	4
	监视下能够安全地站10s	3
	能站3s	2
	闭眼不能达3s,但站立稳定	1
	为了不摔倒,需要两个人的帮助	0
双脚并拢无支持站立	能独立地将双脚并拢并安全站立1min	4
	能独立地将双脚并拢并在监视下站立1min	3
	能独立地将双脚并拢,但不能保持30s	2
	需要别人帮助将双脚并拢,能站立15s	1
	需要别人帮助将双脚并拢,不能站立15s	0
站立位时上肢向前并向前移动*	能够向前伸出>25cm	4
	能够安全地向前伸出>12cm	3
	能够安全地向前伸出>5cm	2
	上肢可以向前伸出,但需要监视	1
	在向前伸展时,失去平衡或需要外部支持	0
站立位时从地面捡起东西	能够轻易地且安全地将鞋捡起	4
	能够将鞋捡起,但需要监视	3
	伸手向下达2~5cm且独立保持平衡,但不能将鞋捡起	2
	试着做伸手向下捡鞋的动作时需要监视,但不能将鞋捡起	1
	不能试着做伸手向下捡鞋的动作,或需要帮助免于失去平衡或摔倒	0

续表

测评项目	完成情况	评分
站立位转身向后看	从左右侧向后看,体重转移良好	4
	仅从一侧向后看,另一侧体重转移较差	3
	仅能转向侧面,但身体的平衡可以维持	2
	转身时需要监视	1
	需要帮助以防失去平衡或跌倒	0
转身360°	在≤4s内,安全地转身360°	4
	在≤4s内,仅能从一个方向安全地转身360°	3
	能够安全地转身360°,但动作缓慢	2
	需要密切监视或口头提示	1
	转身时需要帮助	0
无支持站立时将一只脚放在台阶或凳子上	能够安全且独立地站,在20s内完成8次	4
	能够独立地站,完成8次>20s	3
	无需辅助且具在监视下能完成4次	2
	需要少量帮助能够完成>2次	1
	需要帮助以防止摔倒或完全不能做	0
一脚在前的无支持站立	能够独立地将双脚一前一后地排列(无距离)并保持30s	4
	能够独立地将一只脚放在另一只脚的前方(有距离)并保持30s	3
	能够独立地迈一小步并保持30s	2
	向前迈步需要帮助,但能够保持15s	1
	迈步或站立时失去平衡	0
单腿站立	能够独立抬腿并保持>10s	4
	能够独立抬腿并保持5~10s	3
	能独立抬腿并保持≥3s	2
	试图抬腿,不能保持3s,但可以维持独立站立	1
	不能抬腿或需要帮助以防摔倒	0

*:上肢向前伸展达水平位,测评者将一把尺子放在指尖末端,手指不要触及尺子。测量的距离是被测评者身体从垂直位到最大前倾位时,手指向前的移动的距离。如可能,要求被测评者伸出双臂,避免躯干的旋转。

(3)实验室检测:平衡测试仪是近年来国际上发展较快的定量测评平衡能力的方法,包括Balance Performance Monitor(BPM),Balance Master,Smart Balance,Equitest 等。这一类仪器采用高精度的压力传感器和电子计算机技术,整个系统由受力平台(force plate)即压力传感器、显示器、电子计算机及专用软件构成。受力平台可以记录到身体的摇摆情况并将记录到的信号转化成数据输入计算机,计算机在应用软件的支持下,对接收到的数据进行分析,实时描计压力中心在平板上的投影与时间的关系曲线,其结果以数据及图的形式显示,故也有人将平衡测试仪检测法称为计算机动态姿势图检查法(computerized dynamic posturography,CDP)。

平衡测试仪测评项目主要包括:①静态平衡测试,在睁眼、闭眼、外界视动光的刺激下,测评人体重心平衡状态。主要参数包括:重心位置,重心移动路径总长度和平均移动速度,左右向(x轴向)和前后向(y轴向)重心位移平均速度,重心摆动功率谱,睁眼、闭眼重心参数比值等。②动态平衡测试,被测评者以躯体运动反应跟踪计算机荧光屏上的视觉目标,保持重心平衡;或者,在被测试者无意识的状态下,支撑面突然发生移动(如前后水平方向,前上、后上倾斜),了解机体感觉和运动器官对外界环境变化的反应以及大脑感知觉的综合能力。

(二)协调

1. **协调功能的概念** 协调功能是指人体产生平滑、准确、有控制的运动能力,它要求在做运动时按照一定的方向和节奏,采用适当的距离、速度和肌力,准确达到运动目标。协调功能障碍又可称共济失调,通常表现为笨拙、不平衡和不准确的运动。协调和平衡密切相关,中枢神经系统参与协调的控制,在中枢神经系统中有三个区域控制着协调运动,分别是小脑、基底神经节和脊后索。

2. 协调功能的测评

(1)目的:测评协调功能主要是判断有无协调障碍,为制订干预方案提供客观依据。

(2)程序:协调功能测评时,应依次测评以下内容。

1)完成动作的时间是否正常。

2)运动是否精确、直接,有无辨距不良、震颤、僵硬或反向做。

3)加快速度或闭眼时有无异常,是否影响运动质量。

4)共济失调是一侧性或双侧性,什么部位最明显(头、躯干、上肢、下肢),睁眼、闭眼有无差别。

5)进行活动时有无身体无关的运动。

6)不看自己运动时是否影响运动的质量。

7)是否很快感到疲劳。

(3)功能分级:主要是观察被测评者在完成指定动作中有无异常,其功能的分级是:①正常完成;②轻度残损,能完成活动,但较正常速度和技巧稍有差异;③中度残损,能完成活动,但动作慢、笨拙、明显不稳定;④重度残损,仅能启动动作,不能完成;⑤不能完成活动。

(4)方法:主要是让被测评者完成指定的动作,观察动作有无异常。协调功能的测评可分为上肢协调测评和下肢协调测评两部分。测评应先睁眼后闭眼分别测评。异常的反应包括在测评中逐渐偏离位置和闭眼时对测评的反应较差。

1)上肢协调测评:①指鼻试验,被测评者先以示指反复接触自己的鼻尖,先慢后快,并左、右手分别试验。再以示指接触其前方0.5m左右测评者的示指,测评者改变自己示指的位置,来评定被测评者在不同平面内完成该试验的能力。②指 - 指试验:测评者和被测评者相对而坐,将示指放在被测评的面前让其用示指接触测评者的示指,测评者通过改变示指的位置,来评定被测评者对距离、方向改变的应变能力。③轮替试验,被测评者双手张开,一手向上,一手向下,交替转动,也可一侧手在对侧手背上交替转动。④示指 - 对指试验:被测评者双肩外展90°,伸肘,再向中线运动,左、右手示指由远而近反复互对指尖,观察动作是否准确。⑤拇指对指试验,让被测评者用拇指尖连续触及该手的其他指尖,速度可由慢渐快。⑥握拳试验,被测评者从屈指握拳到松拳伸指,双手可以同时进行或交替进行(一手握拳,一手伸开),速度可以逐渐加快。⑦拍膝试验,被测评者一侧用手掌,对侧握拳拍膝,或一侧手掌在同侧的膝盖上作前后运动,另一手握拳在膝盖上做上下运动,并两手交替做上述动作。⑧旋转试验,被测评者上肢在身体一侧屈肘90°,前臂同时或交替旋前、旋后。

2)下肢协调测评:①跟 - 膝 - 胫试验,被测评者取仰卧位,将一侧下肢伸直抬起,然后将足跟置于对侧下肢的膝盖下方,再沿胫骨前缘向下滑移至足背。②拍地试验,被测评者足跟触地,脚尖抬起作拍地动作,可以双脚同时或分别交替做。③站立试验,被测评者两下肢以不同姿势站立,观察其身体平衡是否良好。若睁眼、闭眼均向侧方倾倒,见于小脑半球或前庭损害;向前、后倾倒,见于小脑蚓部病变。独脚站立,小脑半球病变时,同侧下肢常不能独立站稳。④闭目直立试验,被测评者双足并拢直立,两臂向前平伸,正常人睁、闭眼均能保持姿势,若出现躯干摇晃或倾斜不稳称闭目难立征阳性。睁眼、闭眼均为阳性,闭眼更明显,提示小脑蚓部病变;睁眼阴性,闭眼阳性,提示为两下肢深感觉障碍,多见于脊髓后索病变。

八、速度素质

速度素质是指人快速运动的能力,其表现形式有反应速度、位移速度及动作速度。反应速度是指人体对各种刺激做出反应的快慢;动作速度指完成单个或成套动作的快慢;位移速度指人体通过一定距离所需时间的长短。人类最基本的运动形式,如跑、跳、投等都要求具有良好的速度作为前提。所以,速度素质是人体重要的身体素质指标之一,它对体育锻炼、竞技运动及健康监测与评估等具有特殊的意义。目前常以100m内的短距离跑成绩作为衡量速度素质的主要指标。

(一)位移速度

身体位移速度通常采用较短距离的极限强度跑进行测量。即可以定时计距离(如4s、6s冲刺跑),也可以定距离计时(如50m跑、60m跑、100m跑、30m行进间跑等)。无论是定时计距,还是定距计时,都要根据被测评者的情况确定合理的距离或时间,尽可能排除速度耐力因素。一般来说,跑的距离或时间不宜过长。

(二)反应速度

反应速度又称反应时,是指从出现刺激到做出应答反应之间时间的长短。例如,听到枪声快速起跑,对抗性运动中根据对手的情况迅速改变动作的方向、路线、速度及幅度等,都表现出不同反应速度的快、慢。反应时可通过精密仪器测评,也可以用简易的方法测量。

(三)影响速度的因素

1. 肌肉收缩速度是决定速度的主要因素。它又取决于肌肉的长度和特性。长纤维肌肉比短纤维肌肉的收缩速度快得多;白肌纤维比红肌纤维的收缩速度快得多。

2. 中枢神经系统的功能状态和神经肌肉的调节功能对反应速度有一定影响。

3. 在负荷轻但很复杂的动作中,各种肌肉和不同动作之间的协调是影响速度的主要因素。

4. 在负荷重而复杂的动作中,协调性和力量是影响速度的主要因素。

5. 力量的增长与动作速度、位移速度密切相关。

6. 正确的动作技术有利于速度的发挥。

7. 速度有明显的性别和年龄差异。在生长发育期(男性20岁前,女性18岁前),一般随年龄增长而提高。之后逐渐地、稳定地减慢。且男性保持最高速度的时期较长,女性保持最短反应时的时期较长。但男性的速度普遍快于女性。

8. 超重和肥胖会影响速度。

9. 经常锻炼者,无论反应速度、单个动作速度、局部动作频率以及完成各种复杂运动技术动作的速度,均比一般人快。

第五节　生活能力和行为监测与评估

从心身健康的角度来看,人类行为与健康有着非常密切的关系,这不仅是因为个体在疾病过程中常会出现各种行为表现,更重要的是个体的行为对健康状况有着巨大的影响。目前人类疾病谱和死因顺位发生了重大变化,严重威胁人类健康和生命的已经不再是由生物因素所致的传染病和营养不良等,而是由于心理社会因素、人类行为方式等所致的心脑血管病、糖尿病或恶性肿瘤等。目前对于行为的研究已受到人们的普遍重视,因为多发病、常见病的发生多与行为因素和心理因素有关,各种疾病的发生、发展最终都可找到行为和心理因素的相关性。改善不良的行为方式可以预防这些疾病的发生,并有利于疾病的治疗。

一、日常生活活动能力

(一)基本概念与分类

1. **基本概念**　日常生活活动能力(activities of daily living, ADL)不是与生俱来的,而是在童年期逐步习得形成,并随着实践而发展,最终趋于完善。狭义ADL是指人们为独立生活而每天必须反复进行的、最基本的、具有共同性的身体动作群,即穿衣、进食、行走、如厕等的基本动作和技巧。广义 ADL 还包括与他人交往,以及在经济上、社会上、职业上合理安排自己的能力。

日常生活活动能力主要包括运动、自理、交流、家务和娱乐活动 5 个方面。运动方面有床上运动、轮椅上运动和转移、室内或室外行走,公共或私人交通工具的使用;自理方面有更衣、进食、如厕、洗漱、修饰(梳头、刮脸、化妆)等;交流方面包括打电话、阅读、书写、使用电脑、识别环境标志等;家务劳动包括购物、备餐、洗衣、使用家具及环境控制器(电源开关、水龙头、钥匙等);娱乐活动,如打扑克、下棋、摄影、旅游、社交活动等。

ADL 对健全人来说简单易行,可以不假思索地完成这一系列活动,但对病、伤、残者来说,则变得相当困难和复杂,可能会导致个体自尊心和自信心的丧失,反过来又会进一步导致活动能力的丧失。在自理上的依赖常是抑郁症的第一体征或抑郁的主要原因。在 ADL 上受挫,常可损害个体形象,导致焦虑、抑郁、丧失自尊心,产生依赖感、幼稚感,影响其与他人的联系,亦可影响到整个家庭。

最大程度的 ADL 自理是非常重要的,它构成了健康服务与管理工作的一个重要领域。许多残疾人,特别是那些有严重残疾的人,ADL 有不同程度的下降,他们不能像健全人那样工作、学习、生活、娱乐及从事家务活动,履行其家庭和社会的职责,给家庭和社会带来负担,他们迫切需要能在运动、自理上达到和维持他们最适当的能力,要服务与管理 ADL 下降人群,需要动态了解他们在 ADL 中的功能状况,即进行 ADL 的监测与评估。

2. **分类**   ADL 可分躯体或基本日常生活能力(physical or basic ADL,PADL or BADL)和工具性日常生活活动能力(instrument ADL,IADL)两大类。

1)PADL/BADL:包括进食、洗漱、如厕等维持人最基本的生活必须的每日反复进行的活动。测评结果反映了个体较粗大的运动功能。常用标准化的量表测评,如 Barthel 指数、Katz 指数、Kenny 自理、PHULSES 评定等。

2)IADL:指独立生活所需的高级技能,如交流、购物、家务劳动等,常需要使用各种工具,故称之为工具性或复杂性 ADL。测评结果反映了较精细的运动功能。常用的测评量表有功能活动问卷(the functional activities questionnaire,FAQ)、快速残疾评定量表(rapid disability rating scale,RDRS)、运动技能评定(assessment of motor and process skills,AMPS)、厨房作业评估(kitchen task assessment,KTA)等。

(二)测评方法

主要采用量表法,针对个体 ADL 功能情况,通过直接观察或间接了解逐项进行评估。

1. **直接观察法**   直接观察法就是由测评者亲自观察被测评者进行日常生活活动的具体情况,评估其实际活动能力。测评时,由测评者发出动作指令,让被测评者实际去做。比如说:"请您坐起来""请您洗洗脸""让我看看您是怎样梳头的"等,要逐项观察被测评者进行各项动作的能力,进行评估及记录,对于能直接观察的动作,不要只是采取询问的方式,而要尽力做到细致、客观,以防止被测评者夸大或缩小他们的能力。为取得较准确的结果,必同时分析被测评者的心理状况,争取其合作。

ADL 测评项目既可用来做 ADL 评定,又可以用作 ADL 训练。故 ADL 评估室的设置尽量接近实际生活环境条件,应备有:卧室、盥洗室、浴室、厕所、厨房等必要的设备,床、椅、水龙头、电灯、辅助器等相应的日常生活用品,而且要使一切设备、用具的安置像家里的实际情况那样,放在适宜的位置上,以便其操作。在此环境中指令被测评对象完成动作,较其他环境更易取得准确的结果,并且评估后也可根据其功能障碍情况在此环境中进行训练。

2. **间接评估法**   间接评估是指对于一些不能直接观察的动作,通过询问本人和家属的方式进行了解和评估的方法,如通过询问了解被测评者是否能够控制大、小便等。

虽然有两类 ADL,但部分 ADL 量表是将两者相结合进行的。从内容、信度、效度、简明实用性等方面考虑,单纯评定 BADL 时宜首选用 Barthel 指数。如除需了解 BADL 情况外,还需要了解认知功能时可选用功能独立性评定（functional independence measure，FIM）量表（见数字资源）。若单纯了解 IADL 情况，无疑应首选 FAQ（见数字资源），但若需要同时了解 PADL 和 IADL 时，采用陶寿熙的量表较好。

　　无论采用哪种测评方法，特别是选择量表测评时，要注意以下几个基本要素：①全面性，测评内容应包括所有的日常生活活动；②可信性，有明确的评定标准，结果能可靠地体现个体的功能水平；③敏感性，能敏感地反映个体的功能变化，增加寻求健康的信心；④适应性，能够适应个体不同的需要；⑤统一性，有相对统一的标准，以利于功能状况的交流。

（三）常用 ADL 测评量表

1. ADL 量表

（1）测评方式：有经验人员测评、个体测评、观察法。

（2）量表功能：ADL 量表由 Lawton 和 Brody 于 1969 年制定，主要用于测评日常生活能力。该量表分两部分，共 14 项 20 个条目，一是躯体生活自理量表（physical self-maintenance scale，PSMS），包括上厕所、进食、穿衣、梳洗、行走和洗澡 6 项内容；二是工具性日常生活能力量表（instrumental activities of daily living scale，IADLS），包含打电话、购物、做饭菜、做家务、洗衣、使用交通工具、服药和自理经济 8 项内容，详见表 4-16 和表 4-17。IADL 需要更多认知功能的参与，痴呆早期即可累及认知功能，BADL 在痴呆的中晚期才受累。故多用 IADL 量表评估早期痴呆患者。同时该量表具有操作简单、容易掌握的特点，也属于自评量表。

（3）适用人群：使用范围广泛，适用于不同职业、文化的正常人或患者，同时不受年龄、性别、经济状况等因素影响。主要适用于老年人及各种原因引起的日常功能受损人群。

（4）测评时长：5～10min。

表 4-16　日常生活能力（ADL）量表

条目	评分			
自己搭乘公共汽车	1	2	3	4
在住地附近活动	1	2	3	4
自己做饭（包括生火）	1	2	3	4
做家务	1	2	3	4
吃药	1	2	3	4
吃饭	1	2	3	4
穿衣服、脱衣服	1	2	3	4
梳头、刷牙等	1	2	3	4
洗自己的衣服	1	2	3	4
在平坦的室内走	1	2	3	4
上下楼梯	1	2	3	4
上下床、坐下或站起	1	2	3	4
做饭	1	2	3	4
洗澡	1	2	3	4
剪脚趾甲	1	2	3	4
逛街、购物	1	2	3	4
上厕所	1	2	3	4
打电话	1	2	3	4
处理自己的钱财	1	2	3	4
独自在家	1	2	3	4

表 4-17　工具性日常生活能力量表（IADLS）

项目	分数	情况描述
使用电话	3	□独立使用电话,含查电话号码、拨号等
	2	□仅可拨熟悉的电话号码
	1	□仅会接电话,不会拨电话
	0	□完全不会使用电话或不适应
上街购物	3	□独行完成所有购物
	2	□独行购买日常生活用品
	1	□每一次上街购物都需要别人陪同
	0	□完全不会上街购物
食物烹调	3	□能独行计划、烹调和摆设一顿适当的饭菜
	2	□能准备好一切佐料,会做一顿适当的饭菜
	1	□会将已做好的饭菜加热
	0	□需要别人把饭菜煮好、摆好
家务维持	4	□能做较繁重的家事或偶尔需要协助(如搬动沙发、擦地板、洗窗户)
	3	□能做较简单的家事,如洗碗、铺床、叠被
	2	□能做家事,但不能达到可被接受的整洁程度
	1	□所有的家事都需要别人的协助
	0	□完全不会做家事
洗衣服	2	□自己清洗所有衣物
	1	□只清洗小件衣物
	0	□完全仰赖他人洗衣服
外出	4	□能够自己搭乘大众运输工具或自己开车、骑车
	3	□可搭计程车或大众运输工具
	2	□能够自行搭乘计程车但不会搭乘大众运输工具
	1	□当有人陪同可搭乘计程车或大众运输工具
	0	□完全不能出门
服用药物	3	□能自己负责在正确的时间用正确的药物
	2	□需要提醒或少许协助
	1	□如果事先准备好服用的药物分量,可自行服用
	0	□不能自己服用药物
处理财务的能力	2	□可独行处理财务
	1	□可以处理日常的购买,但需要别人的协助与银行往来或大宗买卖
	0	□不能处理钱财
总分		

（5）评分标准：ADL 每个条目评分等级为 1～4 级：①自己可以做；②有些困难；③需要帮助；④无法完成。分数越高,日常生活能力越差。评定结果单项分 1 分为正常,2～4 分为功能下降；2 项或以上≥3 分,总分≥22 分提示有明显功能障碍。

2. Barthel 指数评定量表

（1）测评方式：有经验人员测评、个体测评、观察法。

（2）量表功能：该量表于 1965 年由 Mahoney 和 Barthel 正式发表,内容包括进餐、洗澡、修饰（洗脸、刷牙、刮脸、梳头）、穿衣（包括系鞋带）、大/小便控制、用厕所（包括擦净、整理衣裤、冲水）、床椅转移、平地行走 45m 和上下楼梯 10 项,详见表 4-18。中文版量表的信效度良好,该量表在健康照护分级和康复干预领域中被广泛运用。

（3）适用人群：主要适用于老年人及各种原因引起的日常功能受损人群。

（4）测评时长：5min。

（5）评分标准：根据是否需要帮助及其程度赋予0分、5分、10分、15分，总分100分，得分越高，自理能力越好，依赖性越小。评分＞60分，日常生活活动能力基本自理；41～60分为中，部分自理，需要部分帮助来完成日常生活活动；21～40分，明显或完全依赖他人照顾，需要很大帮助才能完成日常生活活动；≤20分，完全依赖，完全需要帮助才能完成日常生活活动。

表4-18 Barthel指数评定量表

项目	分数	内容	初期 / /	中期 / /	末期 / /
进食	10	自己在合理的时间内（约10s吃一口）可用筷子取食眼前的食物。若需辅具时，应会自行穿脱			
	5	需部分帮助（切面包、抹黄油、夹菜、盛饭等）			
	0	依赖			
转移	15	自理			
	10	需要少量帮助（1人）或语言指导			
	5	需2人或1个强壮、动作娴熟的人帮助			
	0	完全依赖别人			
修饰	5	可独立完成洗脸、洗手、刷牙及梳头			
	0	需要别人帮忙			
上厕所	10	可自行进出厕所，并能穿好衣服。使用便盆者，可自行清理便盆			
	5	需帮忙保持姿势的平衡，整理衣物或使用卫生纸。使用便盆者，可自行取放便盆，但须依赖他人清理			
	0	需他人帮忙			
洗澡	5	可独立完成（不论是盆浴或淋浴）			
	0	需别人帮忙			
行走	15	使用或不使用辅具皆可独立行走45m以上			
	10	需要稍微地扶持或口头指导方可行走45m以上			
	5	虽无法行走，但可独立操纵轮椅（包括转弯、进门及接近桌子、床沿）并可推行轮椅45m以上			
	0	需别人帮忙			
上下楼梯	10	可自行上下楼梯（允许抓扶手、用拐杖）			
	5	需要稍微帮忙或口头指导			
	0	无法上下楼梯			
穿脱衣服	10	可自行穿脱衣服、鞋子及辅具			
	5	在别人帮忙下可自行完成一半以上的动作			
	0	需别人帮忙			
大便控制	10	能控制			
	5	偶尔失禁（每周＜1次）			
	0	失禁或昏迷			
小便控制	10	能控制			
	5	偶尔失禁（每周＜1次）或尿急（无法等待便盆或无法及时赶到厕所）或需别人帮忙处理			
	0	失禁、昏迷或需要他人导尿			
总分					
测评者签名					

二、不健康行为

（一）不健康行为的概念

不健康行为也称为不良行为，是指对身体、心理、社会等各方面带来健康损害的一类危害行为的统称，是个体或群体在偏离个人、他人、社会的期望倾向的一类行为。不健康行为包括四类：不良生活方式、致病性行为模式、不良疾病行为、违规行为等。

不良生活方式是一类持续的、定式化的不良行为习惯，具有个体差异大、影响持久、广泛存在的特征，常见的表现形式有吸烟、饮酒、游戏、网络成瘾等；致病行为模式即疾病相关行为，是易于导致特异性疾病的一类行为模式。如 A 型行为模式（冠心病易发性行为），C 型行为模式（肿瘤易发性行为）；不良疾病行为个体从感知自身疾病到康复的过程中所表现出的非理性康复治疗性行为。如不遵医嘱，讳疾忌医，疑病恐病，自暴自弃，求治于迷信活动等；违规行为是违反法律法规、道德规范并危害健康的行为，如药物滥用、性乱、冲动控制障碍等。

（二）不健康行为的监测与评估

1. 会谈和观察 通过询问和观察了解被测评对象是否存在不良的生活方式与习惯、日常健康危害行为、不良病感行为和致病行为模式等及其可能的原因。

生活方式与习惯：可以了解饮食是否规律，如饮食的量、种类、有无节食或暴饮暴食行为；盐油摄入水平、蔬果摄入水平、运动频率、强度和时间等。

日常健康危害行为：可以了解吸烟如吸烟强度、二手烟暴露情况，饮酒频率和饮酒种类、饮酒量等相关情况。

不良病感行为：可以了解自身疑病情况、害怕就医、是否及时就医、遵从医嘱等。

致病行为模式：通过询问了解可能的性格类型。是否存在 A 型或 C 型行为模式的表现等。

2. 评定量表测评 常用的评定量表包括健康促进生活方式问卷（health-promoting life profile，HPLP）、酒精依赖性疾患识别测验（the alcohol use disorders identification，AUDIT）、A 型行为评定量表（type A behavior pattern，TAPP）等。

（刘　涛）

思考题

1. 试思考不同样本的能量消耗监测与评估方法。
2. 试解释食物热效应与膳食的关系。
3. 影响身体基础代谢的因素有哪些？
4. 试思考各营养摄入调查的优劣点。
5. 测量肱三头肌皮褶厚度应注意哪些问题？
6. 血浆蛋白的类型都有哪些，各种蛋白的作用有哪些？
7. 肌力的分级有哪些？
8. ADL 量表和 Barthel 指数评定量表适用人群是哪些？

第五章 | 慢性病风险评估常见方法

本章要点

1. **掌握** 慢性病风险评估的概念及在疾病预防中的作用。
2. **熟悉** 常见慢性病的患病风险评估方法、模型和评估流程。
3. **了解** 慢性病患病风险评估模型的原理和构建。

本章主要介绍常见慢性病的患病风险评估方法,这些方法都属于统计学的趋势分析,各有其研究环境的局限性,与精确地预测慢性病的发病概率有一定差距。风险评估的意义并不在于精确地预测未来,而是预防疾病的手段。通过评估找出危险因素,警示患病风险,促进改变不良生活方式,达到增进健康的目的,这才是风险评估的真正意义。

第一节 慢性病风险评估概述

一、慢性病现况及疾病负担

(一)慢性病的定义

慢性非传染性疾病(non-communicable diseases,NCD),又称"慢性病",是一组以病程长、病因复杂、迁延不愈、难以自愈或治愈为特点的疾病,以心脑血管疾病、恶性肿瘤、糖尿病、慢性阻塞性肺病为代表,对健康危害严重。慢性病是一类可以预防的疾病,通过早期干预,能够减少其危险因素,延缓或逆转慢性病对身体的损伤。

(二)慢性病现况

2016年,世界卫生组织(World Health Organization,WHO)报道,全球约有4 100万人死于慢性病,占全球总死亡人数的71.9%。无论在高收入国家还是中低收入国家,慢性病所致的死亡人数均有不同程度的上涨,尤其在东南亚地区国家和西太平洋地区国家上涨较快。全球慢性病所致死亡人数预计在2030年将上升到5 200万人,因心血管疾病、恶性肿瘤、慢性呼吸系统疾病和糖尿病四种疾病致死人数将超过慢性病死亡总人数的80%。

我国自20世纪70年代起,人群疾病谱已由传染病转变为与生活方式密切相关的慢性病。而今,慢性病已成为我国人群的常见病,并迅速成为全球健康的主要威胁,其危害程度不亚于传染病。人口老龄化、慢性病发病低年龄化、不良生活方式以及心理压力等都是导致慢性病死亡人数居高不下的原因。2016年,中国因慢性病死亡者达856万,在全国总死亡人数中占比高达88.5%,其中心脑血管疾病、癌症和慢性呼吸系统疾病为主要死因,其死亡人数在总死亡人数占比高达79.4%。由此可见,无论在我国还是全世界,慢性病的预防和健康管理都迫在眉睫。

(三)慢性病负担

疾病负担简单来说就是因疾病造成的损失,主要包括流行病学负担和经济负担两个方面。

慢性病常为终生性疾病，需要长期规律治疗以控制病情，它带来的不仅是经济的损失，患者的死亡、失能、残障也为社会带来极大的劳动力损失。如：提早死亡造成的损失、由于疾病失能（伤残）造成的健康损失属于前者，社会造成的经济损失属于后者。

《柳叶刀》杂志报道，2016 年全球疾病负担显示，全球导致伤残调整生命年（disability adjusted life year，DALY）的三大原因是缺血性心脏病、脑血管病和下呼吸道感染，占总 DALY 的 16.1%。2010～2030 年慢性病的全球经济负担估计为 47 万亿美元，相当于 2010 年全球国内生产总值（GDP）的 75%。在美国，2010 年慢性病造成总损失为 94.9 万亿美元；2013 年慢性病直接医疗支出中，糖尿病医疗成本最高，为 1 014 亿美元，其次是缺血性心脏病，为 881 亿美元。即便在拥有较为全面的医疗保障体系的发达国家仍然需要为慢性病付出高昂的经济负担，对于经济相对落后的发展中国家，慢性病的高患病率无疑是阻碍经济发展的重要因素。

1993 年到 2003 年，中国慢性病经济负担由 1 963.44 亿元上涨到 8 580.54 亿元，在全部疾病总经济负担占比中由 58.84% 增加至 71.45%。WHO 发布数据显示，2010 年我国全死因 DALY 损失为 21 661.6 万人年，而慢性病在其中占比达 77.0%，其中心脑血管疾病排在第一位。慢性病所带来的直接或间接经济损失，严重影响患者生活质量，也导致公众对健康管理与健康促进服务的需求不断增长，重大疾病防控与慢性疾病管理的压力加大。

二、慢性病风险评估

（一）慢性病风险评估的意义

慢性病风险评估是指根据危险因素的水平高低和组合来判断或预测一个人或一群人未来发生相关疾病的概率，是健康服务与管理过程中的一个重要环节，为健康管理提供科学可靠的依据。将不同状态下的个体进行客观量化分级，针对不同风险状态的个体制订个性化的健康教育和健康干预方案，对可改变的危险因素进行干预，以延缓或阻断该疾病的发生。连续规律的风险评估还能够反映个体的危险因素变化情况，借此可以评价健康服务与管理的效果。

慢性病风险评估可帮助个体和群体尽早发现潜在的风险，从而进行健康教育和健康干预，从根源上解决慢性病高患病率进一步恶化的局面。

（二）慢性病风险评估方法

首先，选择需要评估的疾病；其次，根据现有数据综合分析，确定与该疾病相关的危险因素，再选用适当的统计方法构建风险模型，最后对疾病发生的可能性进行评估。

风险评估建模方法是实现疾病风险评估的具体技术手段，应用合适的统计学方法构建有效的疾病风险预测模型也是慢性病预防的关键环节。疾病风险预测模型自 20 世纪 90 年代以来发展速度迅猛，其已成为许多发达国家防治慢性病的重要工具。慢性病风险评估模型的建立主要分为两大类：一类基于大量的横向研究结果。利用 Meta 分析，合成分析及哈佛癌症指数等多种方法，对现有的横断面研究数据加以分析进行构建。另一类则利用流行病学中的纵向队列研究，采用生存分析法、Logistic 回归分析、人工神经网络等分析方法进行模型构建。

利用慢性病疾病风险预测模型对表观健康人群进行检测，可以发现易感个体和高危人群，以达到将慢性病预防关口前移，由被动的治疗转变为主动的危险因素控制。目前，许多国家正积极开发和改良各种疾病的风险评估模型，期望研究出更加全面和适宜的风险评估模型。

疾病风险评估模型在国内起步较晚，但随着人工智能和大数据发展，近年研究逐步增多。关于慢性病风险评估模型本章节后面会做详细介绍，在此不再赘述。

第二节　统计学方法在慢性病风险评估中的应用

慢性病风险评估在选择评估的慢性病时应该满足以下特点：①有一定的发病率和明显的危

害性；②病程长且缺乏有效治愈手段；③具备公认的危险因素且通过干预后发病率会明显降低。符合这些特点的疾病主要有心血管疾病、代谢性疾病和癌症，本章主要介绍这三类疾病的常见评估方法。慢性病风险评估可按患病与否分为未患病人群的患病风险评估和已患病人群的预后风险评估，本章重点讲述患病风险，预后风险的评估将在慢性病干预章节阐述。

一、慢性病风险评估的常见统计分析方法

合理应用统计学方法建立疾病风险评估模型是实现疾病风险评估的技术手段，运用相应的评估模型对人群进行初筛评估是国家慢性病预防控制策略中的关键环节。慢性病风险评估根据采用危险因素的数量常分为单因素和多因素两种方法。慢性病的病因较为复杂，并非由单一的因素引起，因而单因素方法仅作为慢性病风险评估的简易初筛。根据研究资料分类，可将慢性病风险评估方法分为两大类：一类是按照流行病学研究方法，通过社区大型前瞻性队列研究而建立，常见方法主要有 Logistic 回归分析、生存分析法（如 Cox 回归和寿命表分析法）、人工神经网络等。另一类是基于大量散在的现有研究结果进行综合分析，常见方法主要有 Meta 分析方法、合成分析和哈佛癌症指数等。

（一）Logistic 回归

在慢性病风险评估研究中，Logistic 回归分析方法是目前应用最广泛的一种统计建模方法。该方法对资料的要求也比较宽松，既可以是样本的对照研究和队列研究，还可以是横断面分析资料。在疾病的病因学研究中，经常需要分析某一疾病发生与各因素之间的定量关系。不仅有年龄、体重等这样的连续变量，还有许多因素为二分类变量（如，是否饮酒、是否运动），甚至还有多分类变量（如无效、好转、显效和治愈）。此时就需要选择既能够分析连续变量又能够分析定性变量的方法，Logistic 回归分析即为其中这样一种统计分析方法；不仅如此，Logistic 回归还能够分析危险因素和保护因素。

使用 Logistic 回归应当注意以下事项：

1. 研究个体间互相独立　为了避免混杂因素的干扰，要求研究个体间无相互影响。

2. 研究样本量足够　样本数量过少会导致结果的不可靠，甚至出现专业无法解释的结果；因此 Logistic 回归使用过程中，变量越多，要求的样本量就越大。

3. 变量赋值　在 Logistic 回归的使用中需要按照研究目的，将变量转化成相应赋值，如吸烟为 1，不吸烟为 0。赋值较小的常作为参考水平与其他因素水平进行比较。为了解释方便，数值变量可结合专业转换成等级变量。

4. 固定变量　研究的变量较多时，研究者可根据研究目的和专业经验将部分重要的自变量固定在模型中，对其他自变量进行筛选分析。

Logistic 回归主要用于病因学分析，可估算多个危险因素所致的某疾病或事件在一定时期内发生概率。例如，探索某疾病发生的危险因素并分析其所起作用的大小；或是用于预测某疾病或事件发生的概率。还用于控制和校正混杂因素，特别是混杂因素较多或不明确时，Logistic 回归能够有效控制混杂因素的影响，得到校正后的疾病与危险因素关系。因此，Logistic 回归方法是研究慢性病风险评估最常用的方法，Framingham 冠心病风险评估模型就是其典型代表。

（二）生存分析

针对某些慢性病，有时研究者不仅关注结局的发生，同时也关注结局所经历的时间长短。例如，在病例的随访观察中，观察对象出现结局事件（如死亡）的不同时间；尤其在癌症研究中，有时研究死亡时间可能比死亡本身更有实际意义。对于这种观察结局和出现结局所经历的时间结合起来分析的统计方法，就叫生存分析。

与 Logistic 回归相较，生存分析除了可以分析多种因素对某疾病（或事件）的影响，不同的是，生存分析可以处理在临床研究随访过程中常遇到的删失数据（又称截尾数据）。删失数据产

生原因常见有:①直到观察结束,研究者关注的结局仍未在研究对象上出现;②患者因为个人原因(包括选择更好的治疗方法)而中断或停止随访;③患者因非研究的疾病而死亡。

在慢性病研究中,生存分析的应用主要在以下几个方面:

1. 描述分析　根据所获得的生存资料对总体的生存率、中位生存时间等进行估计。

2. 比较分析　不同组的生存资料进行比较,进而了解某些组间不同因素对于疾病的影响。

3. 影响因素的分析　生存分析模型探讨影响生存时间的因素,以生存时间和生存结局作为因变量,将影响因素如年龄、性别、药物使用等作为自变量。通过拟合生存分析模型筛选影响生存时间的保护因素和危害因素。

Cox 回归分析作为生存分析方法的其中一种,仅次于 Logistic 回归分析被广泛用于疾病风险评估。其可有效利用时间信息,还可以分析删失数据,对于队列研究资料的分析更能够反映实际情况。因此,对于同一资料,采用 Cox 回归模型较 Logistic 回归模型的预测性能高。

许多疾病风险预测模型采用 Cox 回归分析方法构建,如 1991 年美国依据 Framingham 队列建立了美国白种人的脑卒中个体发病风险模型、Kostrabal 构建的糖尿病死亡风险预测模型等。尽管 Cox 回归分析有不少优点,但该方法构建疾病风险预测模型时,对设计和数据的要求较高,需要较长随访追踪时间,因而研究成本较大。

(三) 人工神经网络

人工神经网络(artificial neural network,ANN),简称神经网络,是人工智能的重要研究内容;是模仿大脑神经网络的结构及功能而建立的一种数学计算模型。人工神经网络种类繁多,具有较强的自适应、自组织、学习及容错能力,在处理非线性问题上具有较强的能力。与 Logistic 回归相比,人工神经网络除能够克服 Logistic 回归分析方法对资料的过多限制要求,还可较好处理变量之间的共线性问题,更加正确地反映因素间的作用方式及影响程度,因此,这些特性使其被广泛应用于慢性病的预测研究之中。

人体构造是无比精妙的,慢性病的发生也是诸多危险因素共同作用的结果,它们之间可能存在复杂的非线性关系;且随着医疗数据的电子化,研究人员可获取的研究数据越来越丰富和全面,只有 ANN 的自学习和分析功能才能适应这些数据的爆炸式增长和复杂关系。ANN 已经被应用于基础医学和临床医学的多方面研究并取得不少成果,但由于计算机技术的局限和医学的严谨性,目前真正应用于临床的还仅是辅助诊疗。

(四) 其他方法

所有的慢性病风险评估模型因其选择的构建方式不同,均具有各自的优点和局限性。基于队列研究而建立的评估模型对危险因素与疾病的数量关系把握的较为准确,相对评估的结果也更准确一些;但这类研究往往周期长、成本高,研究对象易失访。在可靠的现有研究成果基础上进行综合分析,其得出的结果也是值得信赖的;而且综合分析的方法也利于及时补充不断被发现的新危险因素。

1. Meta 分析　该方法主要用于对一些可能存在偏差的研究结果进行综合分析及再评估。其主要步骤是:①提出问题,制订计划;②检索文献;③确定标准,筛选文献;④评价纳入文献的质量;⑤提取纳入文献的数据;⑥数据的统计学处理;⑦敏感性分析;⑧结果的讨论与分析。对于经过大样本或多中心试验得出明确结论的研究不必做 Meta 分析;对于设计和执行质量很差的研究,也不能寄希望于 Meta 研究得出可信的结论。

2. ROC 分析　同样的检测方法在判断灵敏度和特异度时,由于采用不同的诊断阈值,评价结果可能出现不一致。为了全面且准确地评价指定检测方法的诊断价值,可以采用 ROC 分析方法。按照不同的诊断阈值分别计算灵敏度和特异度而绘制出的不光滑曲线称为 ROC 曲线。ROC 曲线下面积(area under the receiver operating curve,AUC)可以用来综合评价诊断的准确性,AUC 可当作所有特异度下的平均灵敏度,其取值范围为 0~1,在 AUC>0.5 的情况下,越接近 1 则说明诊断的准确性越高。糖尿病风险评估工具常使用此方法。

3. 合成分析　合成分析能够将大量纵向研究成果结合起来,建立一个更全面的风险评估模型。其主要做法是在目标人群平均发病率的基础上逐个采用加权的方式纳入危险因素,在考虑各危险因素与疾病的独立关联的基础上,还考虑危险因素之间的关联。由于其支持全部危险因素及共存危险因素的叠加,也有学者称之为全因素评估(all factor assessment,AFA),专业健康管理评估软件常采用此法。

二、统计方法与慢性病风险评估模型

利用不同的统计方法对临床和健康体检数据进行分析可得出相关危险因素对疾病的影响结果,将这些结果与一些常量组合就可以构建成评估模型,有了模型才能方便应用于慢性病的风险评估。运用公认的评估模型开展慢性病的风险评估是健康管理的基本技能;运用统计学方法对现有评估模型进行综合分析和再评估,使其更好地适用于特定人群或提高准确性,是值得在健康管理实践中进行研究的。

(一)危险因素的选择

某一因素能够对某种疾病的发生产生影响,该因素即为该疾病的影响因素;当该因素的暴露能够降低患病风险时,该因素即为该疾病的保护因素,反之即为该疾病的危险因素。一种因素可能对一种疾病是危险因素而对另一种疾病则是保护因素。危险因素主要有以下几类:

1. 个人信息　主要包括年龄、性别、种族、血型、居住地、婚姻、职业、文化程度、年收入、宗教信仰、政治面貌、医疗保险等。

2. 家族史　主要是所评疾病的家族史,必要时可纳入关联性很强的其他疾病家族史。

3. 生活习惯　主要包括营养膳食、运动锻炼、烟酒嗜好及睡眠情况,还包括生活环境的污染。

4. 精神压力　主要指社会适应性、工作压力、经济压力、家庭关系、精神情绪。

5. 卫生保健　主要指既往就医、用药情况,还包括个人既往史(如过敏史、外伤史、手术史、输血史、残疾情况、冶游史、疫区接触和职业危害接触等)和生理状况(如月经情况、生育史、性生活情况、出生情况等)。

6. 相关疾病　是否患有与所评疾病关联性很强的其他疾病(或症状)。

7. 相关指标　与所评疾病关联性很强的生物医学指标检测结果。这些指标往往在疾病发生之前就会出现不易察觉的变化,如相对于高血压病的血压值、相对于糖尿病的血糖值,单因素评估法也往往是采用这些指标。

每种疾病都有或多或少的危险因素,在大多数慢性病中年龄、性别、种族、血型和家族史和既往情况是不可控制的,其他均为可通过干预而发生改变。在一般的风险评估研究中,年龄、性别和家族史也是慢性病共有的危险因素。采用合成分析方法研究时,可以选择全部有关联的危险因素;而在采用其他研究方法时,需要对危险因素进行筛选,主要考虑以下条件:①已有研究结果显示与所评疾病相关性很强;②在研究人群中有一定的发生率;③测量方法的经济性合适、可操作性强;④通过干预可明显改变患病风险。

(二)统计方法在慢性病风险评估的应用

用于慢性病风险评估的统计方法及模型很多,任何方法或模型都有相应的适用对象,也都存在各自的优缺点。Logistic回归中的系数能够明确解释各个危险因素的流行病学意义,但是却容易受多数危险因素之间都存在的多重共线性的影响。Cox回归能够将生存时间引入,能在有少量删失数据的情况下进行较为准确的预测,但是设计和抽样稍有不合理就会出现偏倚甚至与专业知识相悖。神经网络模型可以拟合任意非线性关系,但其计算过程复杂,不能给出变量间可解释的函数关系。研究时应该根据不同的资料和目的,选择相适应的统计方法;实践中应当根据不同的对象和疾病,选择相适应的评估模型。有了正确的评估结果,就能提供有针对性的健康指导,鼓励和促使管理对象减少危险因素,改善和维护健康,进而实现慢性病有效管理及防治。

典型的评估模型在慢性病风险评估中的应用过程应该是:

1. 选择评估模型　针对管理个体或群体的特点,结合管理的目的和深度选择合适的评估模型。一般群体选择知名的多因素风险评估模型,高端个体则选择合成分析建立的全因素评估模型。如采用计算机软件操作,则不受此限制。

2. 收集健康信息　当前健康服务与管理主要通过健康体检和生活方式问卷收集对象的健康信息。想要提供高质量的健康服务,应该收集到前述危险因素的全部信息。

3. 计算风险值　将健康信息录入电子表格或专业评估软件,按照选定评估模型的规则进行运算,得出具体的风险值。规则至少要排除已患病人群并指定必须的危险因素值,不符合规则个体将不予计算。

4. 展示评估结果　评估结果可以分为定性和定量两种,前者如很高风险、高风险、中风险、低风险,后者如 5% 的患病概率(绝对风险)或比对照人群高 1.5 倍(相对风险),两者同时展现能够更好地解释结果。健康风险评估工具(软件)是计算机在疾病预防方面最成功的应用,计算机输出的结果比医生的口头劝告更形象、更有说服力,更能有效促使个体采用健康的生活方式。

第三节　心血管病风险评估方法

一、心血管病风险评估概况

心血管疾病(cardiovascular disease,CVD)是一组由心脏和血管功能紊乱引起的疾病,是造成世界范围内致残和过早死亡的主要原因。由于其发展隐匿、发病急骤,往往来不及治疗即告死亡;对于已经明确诊断者,也缺乏有效的治愈方法;因此,对心血管疾病的患病风险评估显得尤为重要。广泛开展 CVD 风险评估并积极改变危险因素,可有效减少心脑血管疾病高风险者或患者出现临床事件和过早死亡。

现有的 CVD 风险评估方法较多,且均存在研究对象和 / 或选取参数的偏重;从事健康服务与管理工作,应当学会从中挑选合适的方法来评估管理对象的患病风险。建议针对未诊断为 CVD 的管理对象,最初的 CVD 风险评估从 20 岁开始,每 5 年一次;40 岁以后每 2 年一次,具备 2 个以上危险因素的个体则应该每年进行一次评估。一般而言,风险较低者采取健康教育为主,监督指导为辅的管理策略;风险较高者则参照已患病的进行干预。

(一)心血管病风险评估的基本概念

CVD 风险评估是研究致病危险因素与 CVD 的发病率及死亡率之间数量依存关系及规律性的过程。通过收集大量的健康信息,分析建立各种危险因素与 CVD 之间的量化关系,以医学统计学的方法预测某个体或群体在未来一定时间内患 CVD 的概率。风险评估只是 CVD 预防的第一步,明确风险后应当促使评估对象重视并改善危险因素,以降低其患病风险。脑血管病(cerebrovascular disease)与 CVD 有着共同的危险因素,风险评估常以心脑血管疾病总体发病为观察终点;通常所说的 CVD 风险评估是包含冠心病事件和脑卒中事件的。运用 CVD 风险评估,需要掌握以下概念:

1. 心脑血管疾病　心血管病和脑血管疾病分别是各种原因导致的心血管性疾病和脑血管性疾病的总称,心脑血管疾病则是两者的统称,其基础病理主要是动脉粥样硬化。在风险评估方面,CVD 一般就是指心脑血管疾病。

2. 动脉粥样硬化　动脉因各种原因从内膜开始出现局部物质沉着形成的斑块,并且动脉中层逐渐退变,继发斑块内出血、斑块破裂及局部血栓形成。由于斑块外观呈粥样,故称为动脉粥样硬化(atherosclerosis,AS)。

3. 冠状动脉粥样硬化性心脏病　指冠状动脉发生粥样硬化引起管腔狭窄或闭塞,导致心肌缺血缺氧或坏死而引起的心脏病，简称冠心病（coronary heart disease，CHD），也称缺血性心脏病。包括五种类型：①隐匿型或无症状型冠心病；②心绞痛；③心肌梗死；④缺血性心肌病；⑤猝死。

4. 卒中（stroke）　中医称之为"中风"。分为缺血性卒中和出血性卒中，以突然发病、迅速出现局限性或弥散性脑功能缺损为共同临床特征，是脑血管疾病的主要临床类型。卒中是我国第一致死病因，也是单病种致残率最高的疾病。缺血性卒中（ischemic stroke，IS）又称脑梗死，占卒中的 70%～80%。

5. 其他　在慢性病风险评估中，若评估的是一类疾病则称为这类疾病的总体风险；若评估的是未来不指定时间范围的风险则成为余生风险（也有称终生风险）。在 CVD 防治过程中常用的概念还有动脉粥样硬化性心血管病（atherosclerosis cardiovascular disease，ASCVD）、缺血性心血管病（ischemic cardiovascular disease，ICVD，）、体重指数（body mass index，BMI）等。

（二）心血管病风险评估的进展

CVD 风险预测模型的典型代表是 Framingham 心脏研究（Framingham heart study，FHS）建立的 CHD 风险预测模型，世界各国后续的 CVD 风险评估研究都依赖或借鉴此模型。FHS 自身也对其模型进行了多次的改良升级，至今仍广泛应用于 CVD 的临床、科研和预防。

1. Framingham 心脏研究　从 1948 年 FHS 建立之初就试图找到发现慢性病原因的方法，而非原因本身，这在当时可算是一种史无前例的"探险"。由于几代 FHS 人高度的敬业与献身精神，创造性地将 CVD 视为流行病来研究，明智地将一些简便易行的生物与行为指标作为观测指标；FHS 在 CVD 风险研究方面取得了很多具有里程碑意义的成果。如 1961 年 FHS 发现胆固醇、血压和心电图异常可增加 CVD 风险，提出"危险因素"的概念；1967 年正式构建多因素评估模型；1976 年提出第一个 CHD 风险模型；1991 年提出 Framingham 卒中风险与测量表（1994 年改良）；2001 年美国国家胆固醇教育计划成人治疗组第三次会议报告改进了 CHD 评估模型，并称之为 Framingham 危险评分（Framingham risk score，FRS）；2013 年美国心脏病学会（American College of Cardiology，ACC）和美国心脏协会（American heart association，AHA）联合发布基于 FHS 的新评估工具，主要用于 ASCVD 的一级预防。此外，FHS 还观察了很多其他因素与 CVD 的关系；其所提出的危险因素的概念已经成为现代医学课程的一个重要概念。时至今日，FHS 依然代表着 CVD 的流行病学、基因学和影像学以及危险因素方面最先进的研究。

2. 国外其他 CVD 风险评估研究　由于 FHS 发布的 CHD 评估模型是基于美国白种人且年龄范围较小，其他国家均在此基础上开发适合本国人群的评估模型。比较典型的有：① 2003 年 Conroy 等开发了适用于欧洲的系统性冠状动脉风险评估模型（systematic coronary risk evaluation，SCORE），SCORE 采用的危险因素包括年龄、性别、TC、HDL-C、血压和吸烟，其特点是按欧洲的地区风险不同而个性化计算，多次得到欧洲心脏病学会的认可和推荐。② 2007 年和 2008 年 Ridker 等分别发布了雷诺风险评分（Reynolds risk score，RRS）的女性和男性版本，其特点是在常规危险因素的基础上增加了超敏 C 反应蛋白和早发心肌梗死家族史，也因此比传统 FRS 更加准确。③同样是 2007 年和 2008 年 Hippisley-Cox 等分别发布了适合英国人的 CVD 风险评估模型 QRISK 和 QRISK2（因基于英国大型综合数据库 QRESEARCH 而得名），其特点是在常规危险因素的基础上增加了社会剥夺和早发 CHD 家族史，得到了英国 NICE 血脂管理指南的采纳。④ 2007 年 WHO 发布了《心血管风险评估和管理袖珍指南》，其中详细介绍了具有心血管疾病危险因素但尚无明确临床症状者的 CVD 风险评估和管理（一级预防）。采用危险因素为年龄、性别、胆固醇、收缩压、吸烟、糖尿病；并将全部 WHO 会员国按照流行病学亚区域分为 14 个区，分别制作了直观的风险预测图；还就如何降低 CVD 的首次和再发临床事件的发生提供了基于循证医学的建议，对需要采取哪些特定预防性行动并达到何种力度提供了指导意见。

3. 中国 CVD 风险评估研究　我国人群 CVD 疾病谱和危险因素流行特征与西方国家明显不同，而且我国冠心病相对低发、脑卒中相对高发，国外开发的评估模型均不能很好地应用于我国人群。为此,我国几代 CVD 研究人员坚持多中心长期协作,提出了适合国人的 CVD 风险评估模型。

(1) 2003 年,《中华心血管病杂志》报道了作为国家"十五"科技攻关课题的"国人 ICVD 发病危险的评估方法和简易评估工具"(支持 35~59 岁),为我国临床上综合评估 CVD 的发病危险度提供了便利工具。该研究起始于 1980 年中美心血管病和心肺疾病流行病学合作研究,其研究对象简称为"中美队列"。采用的危险因素与 FRS 相比去掉了 HDL-C 和 LDL-C,增加了 BMI,比较适合我国国情和医学技术发展。2010 年《心血管疾病一级预防中国专家共识》采用了此评分表并简化了彩图。

(2) 2003 年,作为国家"八五"科技攻关课题在《中华心血管病杂志》报道了 1992 年开始的中国多省市队列研究的研究成果,其主要研究危险因素与 FRS 相同。主要是阐明了我国人群主要 CVD 危险因素与 CHD、缺血性脑卒中和出血性脑卒中发病绝对风险的关系,建立了符合国人特点的预测模型(支持 35~64 岁),为我国制定 CVD 相关防治指南提供了科学依据。

(3) 2011 年《中国心血管病预防指南》通过整合上述两项研究,提出了改良后的国人 ICVD 10 年发病危险评分表,主要是增加了大于等于 60 岁的年龄范围,调整了女性绝对风险的比例;将分层彩图中的 BMI 拿出来单独处理,即超重则危险水平增加一层,肥胖则增加两层。该版指南还特别强调了 CVD 总体风险的概念,提出了综合血压水平、危险因素、器官损害和疾病的危险分层表。

(4) 2016 年在 *Circulation* 及 *Chronic Diseases and Translational Medicine* 杂志上发表的中国成年人 10 年 ASCVD 发病风险预测模型(China-PAR),是整合了 1998 年建立的中国 CVD 流行病学多中心协作研究(China MUCA)和 2000 年开始的亚洲 CVD 国际合作研究(Inter ASIA)而构建。该模型构建过程中考虑了南北地域和城乡差别;除了常规危险因素外,还纳入了腰围和 ASCVD 家族史。通过对比,China-PAR 模型对国人 ASCVD 发病风险预测比其他模型更为准确。

(5) 2016 年《中国成人血脂异常防治指南》在上一版的基础上完善了未来 10 年 ASCVD 总体发病危险评估的流程,并提供了更加定量的分层彩图作参考。该方法将 ASCVD 患者和血脂、血糖明显异常者直接列为极高危和高危,不符合者才按照危险因素的个数进行 ASCVD 危险分层评估。另外,该方法还特别强调了对低于 55 岁的中危人群应当评估余生风险。临床上应根据个体 ASCVD 危险程度决定治疗方案以及治疗的达标值。

4. 心血管病风险评估现状　21 世纪以来,针对 CVD 的 CT、MRI 技术已经日渐成熟,但也主要用于诊断、鉴别诊断、预后判断及危险分层,早期筛查和患病风险评估还是以模型预测为主。针对 CVD 的主要危险因素已经拥有大量有效的药物,预防性评估 CVD 的风险和识别危险因素已成为减少 CVD 及其不良预后的主要方法。评估模型的研究存在着研究对象、终点事件的差别,导致现有评估模型远不止上述介绍的这些,而且还在不断地研究中。各种模型和工具都试图证明其他模型的不足,然而也跳不出自身的局限性。目前,CVD 风险评估主要存在以下问题:①年龄覆盖面很难全面,小于 35 岁和大于 75 岁的群体一直是缺少研究资料的;②评估结果难与临床处置调,因为临床决策还有赖于很多危险因素以外的因素;③新的危险因素被不断发现,可能与传统模型的结果发生冲突;④专业性较强,不易被评估对象理解;⑤评估的普及还不够方便,还需要进一步将评估的过程简单化,结果形象化。

综上所述,近年来在 CVD 风险预测方面已有相当大的进展。总体风险和余生风险的提出,正是 CVD 风险评估研究进展的例证。虽然上述评估方法各有危险因素和针对人群的偏重,但也均能运用于日常的健康管理服务。今天,人们更了解如何治疗 CVD,以延长和提高生活质量。我们还知道如何评估 CVD 风险,以确定 CVD 预防的筛查和干预策略。然而,医学还不能解决人体的很多问题,想要消除 CVD,还需要更多的研究和探索。

二、常见的心血管病风险评估方法

(一) Framingham 心脏研究模型

1998 年弗莱明翰心脏研究(Framingham Heart Study,FHS)团队发布了简单易用且相对完善的 CHD 风险评估模型,其危险因素包括年龄、性别、TC、LDL-C、HDL-C、血压、糖尿病和吸烟。后续还有多次改良,特别是 2008 年提出"心脏年龄/血管年龄"的概念,让评估结果易于被非专业人士理解;因此,这里完整介绍 2008 年改良的版本。该评估的终点事件是 CHD、卒中、周围血管疾病或心力衰竭,结果是个体未来 10 年患病的绝对风险。

使用此评估模型共分两步:第一步,分性别在 FRS 表(表 5-1,表 5-3)中找出个体所有危险因素结果所对应的分值,并计算总得分;第二步,分性别在风险和年龄结果表(表 5-2,表 5-4)中找出总得分对应的 CVD 风险及心脏年龄。

表 5-1　女性 FRS 表

分值	年龄/岁	HDL-C/（mg/dl）	TC/（mg/dl）	SBP（未治疗）	SBP（治疗后）	吸烟	糖尿病
−3				<120			
−2		≥60					
−1		50~59			<120		
0	30~34	45~49	<160	120~129		否	否
1		35~44	160~199	130~139			
2	35~39	<35		140~149	120~129		
3			200~239		130~139	是	
4	40~44		240~279	150~159			是
5	45~49		≥280	≥160	140~149		
6					150~159		
7	50~54				≥160		
8	55~59						
9	60~64						
10	65~69						
11	70~74						
12	≥75						

注:HDL-C:高密度脂蛋白胆固醇,TC:总胆固醇,SBP:收缩压,mg/dl:可换算为 mmol/L(1mg/dl = 0.025 86mmol/L)。

表 5-2　女性 CVD 风险和心脏年龄/血管年龄

得分	风险/%	心脏年龄/岁
≤−2	<1	<30
−1	1.0	<30
0	1.2	<30
1	1.5	31
2	1.7	34
3	2.0	36
4	2.4	39
5	2.8	42
6	3.3	45
7	3.9	48
8	4.5	51
9	5.3	55
10	6.3	59
11	7.3	64

续表

得分	风险 /%	心脏年龄 / 岁
12	8.6	68
13	10.0	73
14	11.7	79
15	13.7	>80
16	15.9	>80
17	18.5	>80
18	21.5	>80
19	24.8	>80
20	28.5	>80
≥21	>30	>80

表 5-3 男性 FRS 表

分值	年龄 / 岁	HDL-C/（mg/dl）	TC/（mg/dl）	SBP（未治疗）	SBP（治疗后）	吸烟	糖尿病
−2		≥60		<120			
−1		50～59					
0	30～34	45～49	<160	120～129	<120	否	否
1		35～44	160～199	130～139			
2	35～39	<35	200～239	140～159	120～129		
3			240～279	≥160	130～139		是
4			≥280		140～159	是	
5	40～44				≥160		
6	45～49						
7							
8	50～54						
9							
10	55～59						
11	60～64						
12	65～69						
13							
14	70～74						
15	≥75						

表 5-4 男性 CVD 风险和心脏年龄 / 血管年龄

得分	风险 /%	心脏年龄 / 岁
≤−3	<1	<30
−2	1.1	<30
−1	1.4	<30
0	1.6	30
1	1.9	32
2	2.3	34
3	2.8	36
4	3.3	38
5	3.9	40

续表

得分	风险 /%	心脏年龄 / 岁
6	4.7	42
7	5.6	45
8	6.7	48
9	7.9	51
10	9.4	54
11	11.2	57
12	13.2	60
13	15.6	64
14	18.4	68
15	21.6	72
16	25.3	76
17	29.4	>80
≥18	>30	>80

举例说明：某女，61 岁，总胆固醇为 180mg/dl，高密度脂蛋白胆固醇为 47mg/dl，未接受高血压治疗的收缩压为 124mmHg，目前吸烟，没有糖尿病。按照上面的步骤，评估结果如表 5-5。

表5-5　女性 FRS 案例

危险因素	各变量情况	得分
年龄 / 岁	61	9
TC/（mg/dl）	180	1
HDL-C/（mg/dl）	47	0
SBP（未治疗）/mmHg	124	0
SBP（治疗后）/mmHg	…	0
吸烟	是	3
糖尿病	否	0
总分		13
10 年患病风险 /%		10.0
心脏年龄 / 血管年龄 / 岁		73

（二）国人缺血性心血管病发病危险的评估方法

2003 年国人 ICVD 10 年发病危险评估表和评估图发布后，经国内应用证实准确性较为理想。2011 年《中国心血管病预防指南》对其进行了修正和简化，使之更加完善和方便。《无症状成年人心血管病危险评估中国专家共识》建议对无症状成年人评估 CVD 危险时，根据传统 CVD 危险因素，采用此方法进行 CVD 总体危险评估，量化风险之后针对其具体危险因素干预。这里选择 2011 年改良后的版本，且只介绍总体发病危险定量估算方法。该评估的终点事件是冠心病事件和缺血性脑卒中事件，结果是未来 10 年发病的绝对风险。

使用此评估模型共分三步：①根据评分表（表 5-6）为六项参数评分并计算总分；②根据 ICVD 绝对风险值表（表 5-7）查得总分对应绝对风险；③根据 ICVD 参考风险值表（表 5-8），将绝对风险与对应年龄的平均风险和最低风险做比较。

（三）WHO 心血管风险评估和管理袖珍指南

1. WHO 于 2007 年发表了基于全球的 CVD 风险评估指导意见，次年正式出版了《心血管风险评估和管理袖珍指南》。该指南主要针对具有心血管危险因素但尚无明确临床症状者，提供了心血管风险预测图（图 5-1，见书末彩插），并就如何降低风险提供了基于循证医学的建议和预防

表5-6　ICVD评分表

参数	选项	男	女
年龄/岁	35～39	0	0
	40～44	1	1
	45～49	2	2
	50～54	3	3
	55～59	4	4
	≥60	从5分开始,每5岁加1分	
TC/(mg/dl)	<200	0	0
	≥200	1	1
BMI/(kg/m²)	<24	0	0
	24～	1	1
	≥28	2	2
SPB/mmHg	<120	-2	-2
	120～	0	0
	130～	1	1
	140～	2	2
	160～	5	3
	≥180	8	4
吸烟	否	0	0
	是	2	1
糖尿病	否	0	0
	是	1	2

表5-7　ICVD绝对风险值表

男		女	
总分	绝对危险/%	总分	绝对危险/%
≤-1	0.3	-2	0.1
0	0.5	-1	0.2
1	0.6	0	0.2
2	0.8	1	0.2
3	1.1	2	0.3
4	1.5	3	0.5
5	2.1	4	1.5
6	2.9	5	2.1
7	3.9	6	2.9
8	5.4	7	3.9
9	7.3	8	5.4
10	9.7	9	7.3
11	12.8	10	9.7
12	16.8	11	12.8
13	21.7	12	16.8
14	27.7	≥13	21.7
15	35.3		
16	44.3		
≥17	52.6		

表5-8 ICVD 参考风险值表

年龄/岁	男		女	
	平均风险/%	最低风险/%	平均风险/%	最低风险/%
35～39	1.0	0.3	0.3	0.1
40～44	1.4	0.4	0.4	0.1
45～49	1.9	0.5	0.6	0.2
50～54	2.6	0.7	0.9	0.3
55～59	3.6	1.0	1.4	0.5

注：最低风险所对应的条件：SBP<120mmHg、BMI<24kg/m²、TC<140mg/dl、不吸烟、无糖尿病；年龄≥60岁者参考最高档。

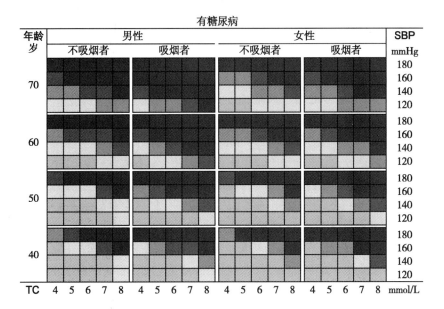

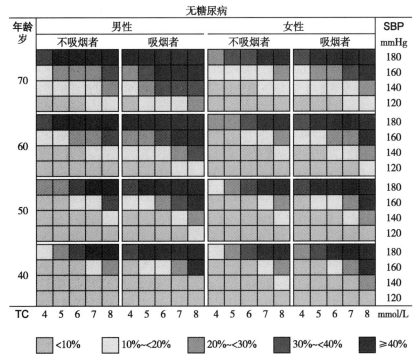

图5-1 西太平洋 B 亚区域 WHO/ISH 风险预测图（可测胆固醇的地区）

性行动的指导意见(表 5-9)。该评估的终点事件是致死性或非致死性主要心血管事件(心肌梗死或卒中)的风险,结果是未来 10 年发病的绝对风险。

使用此评估模型共分两步:第一步,按照有无糖尿病、性别、吸烟、年龄、SBP、TC 在图 5-1 中找出全部对应的方块颜色;第二步,根据方块颜色确定绝对风险的范围等级。

表 5-9　WHO/ISH 风险建议表

风险	建议
<10%	风险低。低风险并不意味着没有风险。建议采取稳妥的管理方式,重点是生活方式干预。
≥10%,<20%	有中度风险发生致死性或非致死性心血管事件。每 6~12 个月监测一次风险状况。
≥20%,<30%	有高风险发生致死性或非致死性心血管事件。每隔 3~6 个月监测一次风险状况。
≥30%	有很高风险发生致死性或非致死性心血管事件。每隔 3~6 个月监测一次风险状况。

2. 使用注意事项

(1) 找到与待评估者收缩压(mmHg)和血总胆固醇水平(mmol/L)交叉点最接近的单元格。根据此单元格的颜色判定 10 年心血管风险。

(2) 糖尿病患者定义为使用胰岛素或口服降血糖药者,或空腹血糖浓度超过 7.0mmol/L 者,或餐后(正餐后约 2 小时)血糖浓度超过 11.0mmol/L(分两次测)。

(3) 收缩压分别测两次,取其平均值,用于风险评估,但不据此作为治疗前的基线值。在评估心血管风险时,所有吸烟者或在评估前一年内戒烟者都视为吸烟者。

(4) 两次干化学法测得的非空腹胆固醇均值,或一次非空腹实验室测得的胆固醇值可用于评估风险。如单位系 mg/dl 则除以 38 后转换成 mmol/L。

(5) 如存在以下情况,CVD 实际风险可能会高于预测图所指示的风险:①一级直系亲属中有早发 CHD 或卒中的家族史(男性<55 岁,女性<65 岁);接近下一个年龄组或下一个收缩压分级;肥胖症(包括中心性肥胖)。②已接受抗高血压治疗;过早绝经;久坐型生活方式;TG 水平升高(>2.0mmol/L);HDL-D 水平低(男性<1mmol/L,女性<1.3mmol/L)。③CRP、纤维蛋白原、同型半胱氨酸、Apo-B 或脂蛋白(a)或 FBG 升高,或糖耐量减低;微白蛋白尿(可使 5 年糖尿病风险升高约 5%);脉搏加快;社会经济资源匮乏。

(四)《中国成人血脂异常防治指南》ASCVD 危险分层

血脂异常防治的核心策略是依据 ASCVD 发病风险采取不同强度干预措施;总体 CVD 危险评估是血脂异常治疗决策的基础。个体发生 ASCVD 危险的高低,取决于胆固醇水平高低,以及同时存在的其他危险因素的数目和水平。评价 ASCVD 总体风险,不仅有助于确定血脂异常患者调脂治疗的决策,也有助于临床医生针对多重危险因素,制订出个体化的综合治疗决策,从而最大程度降低患者 ASCVD 总体危险。国内外发布的血脂异常防治指南的核心内容均包括 ASCVD 发病总体危险的评估方法和危险分层的标准,2016 年发布的《中国成人血脂异常防治指南》还增加了 ASCVD 余生危险评估的内容。该评估的终点事件是 ASCVD,结果是未来 10 年患病的绝对风险。

1. **评估方法**　在进行危险评估时,已诊断 ASCVD 者直接列为极高危人群;符合如下条件之一者直接列为高危人群:①LDL-C≥4.9mmoL/L 或 TC≥7.2mmoL/L;②LDL-C 在 1.8~4.9mmoL/L 或 TC 在 3.1~7.2mmoL/L,且年龄≥40 岁的糖尿病患者。不符合上述条件的人群再按危险因素个数进行 ASCVD 危险分层(表 5-10)。

2. **分层彩图**　该指南还提供了 ASCVD 发病危险分层彩图(图 5-2,见书末彩插)作为参考,相比按照危险因素的个数进行分层更加定量和直观。

表 5-10　ASCVD 危险分层表　　　　　　　　　　　单位：mmol/L

高血压	危险因素 /（个）	3.1≤TC<4.1 或 1.8≤LDL-C<2.6	4.1≤TC<5.2 或 2.6≤LDL-C<3.4	5.2≤TC<7.2 或 3.4≤LDL-C<4.9
无	0~1	低危（<5%）	低危（<5%）	低危（<5%）
	2	低危（<5%）	低危（<5%）	中危（5%~9%）
	3	低危（<5%）	中危（5%~9%）	中危（5%~9%）
有	0	低危（<5%）	低危（<5%）	低危（<5%）
	1	低危（<5%）	中危（5%~9%）	中危（5%~9%）
	2	中危（5%~9%）	高危（≥10%）	高危（≥10%）
	3	高危（≥10%）	高危（≥10%）	高危（≥10%）

注：危险因素包括吸烟、低 HDL-C 及男性≥45 岁或女性≥55 岁；慢性肾脏疾病患者的危险评估及治疗参见该指南的特殊人群血脂异常的治疗。

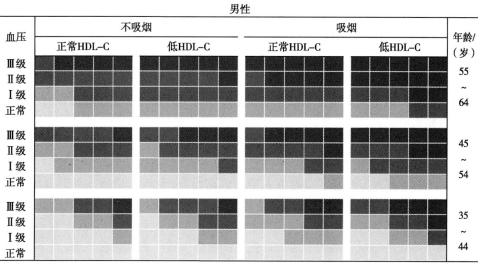

图 5-2　ASCVD 危险分层

3. **余生风险** 对于ASCVD 10年发病危险为中危的人群,如果具有以下任意2项及以上危险因素者,其ASCVD余生危险为高危。这些危险因素包括:①收缩压≥160mmHg或舒张压≥100mmHg;②非-HDL-C≥5.2mmol/L(非-HDL-C=TC−HDL-C);③HDL-C<1.0mmol/L;④BMI≥28kg/m²;⑤吸烟。

第四节 糖尿病风险评估方法

一、糖尿病风险评估概况

糖尿病(diabetes mellitus,DM)是一组由遗传和环境因素的复合病因引起的临床综合征,是常见病和多发病,近年来发病率日益增高,已成为继CVD和癌症之后的第三大威胁人类健康的慢性病。由于其患病率和并发症率较高,且病程漫长,往往给患者带来沉重的心理及经济负担。DM起病时症状较为隐匿,很难早期发现和诊断;而针对DM高危人群采取积极地生活方式干预措施,可明显减少DM的发生。因此,对高危人群的筛查和预防成为控制DM发病率的重点。

各种DM筛查方法中,空腹血糖容易漏诊,口服葡萄糖耐量试验操作复杂,只有利用问卷调查进行DM危险评分易于接受且费用低廉。我们鼓励医学和社会学工作者加强对糖尿病高危人群发病风险预测的研究,完善现有的风险预测模型,以更简单、更快速、更准确地筛选出DM高危人群。

(一)糖尿病风险评估的基本概念

DM风险评估工具大多是基于前瞻性人群研究而建立,获取未患病人群的DM危险因素相关信息,并通过连续随访获取发病资料;根据危险因素对发病的影响确定其分级及分值,最后通过模型(或公式)的形式计算出DM的具体风险值。运用DM风险评估,需要掌握以下概念:

1. **糖尿病** DM是由复合病因引起的以慢性高血糖为特征的代谢性疾病,由胰岛素分泌和/或利用缺陷所引起,在我国传统医学中属于消渴症范畴。长期碳水化合物、脂肪及蛋白质代谢紊乱可引起多系统损害,导致肾、神经、心脏等组织器官慢性进行性病变、功能减退乃至衰竭;病情严重或应激时可发生急性严重代谢紊乱。DM主要分为1型DM、2型DM和其他特殊类型DM,其中2型DM大约占90%~95%,本章所述DM均指2型DM。

2. **血糖和口服葡萄糖耐量试验** 血液中含有多种糖类,临床上所指的血糖一般特指血液中的葡萄糖。血糖升高是诊断DM的主要依据,也是判断DM病情和控制情况的主要指标。血糖值反映的是瞬间血糖状态,常用葡萄糖氧化酶法测定。当血糖高于正常范围而又未达到DM诊断标准时,需进行口服葡萄糖耐量试验(oral glucose tolerance test,OGTT)。OGTT的方法是:普通成年人,清晨空腹(8小时内无任何热量摄入),口服葡萄糖水(75g无水葡萄糖溶于250~300ml水中),5至10分钟内饮完,测定空腹和开始饮葡萄糖水后2小时静脉血浆葡萄糖。

3. **糖化血红蛋白和胰岛素** 糖化血红蛋白是葡萄糖或其他糖与血红蛋白的氨基发生非酶催化反应的产物,其量与血糖浓度呈正相关。糖化血红蛋白有a、b、c三种,其中以HbA1c最为常见。正常人HbA1c占血红蛋白总量的3%~6%,WHO建议将HbA1c≥6.5%作为诊断DM的标准。胰岛素(insulin)由胰腺β细胞分泌,血浆胰岛素测定能反映β细胞的功能。

4. **糖调节受损** 是指正常葡萄糖稳态和DM高血糖之间的中间代谢状态,可分为空腹血糖受损(impaired fasting glucose,IFG)和/或糖耐量减退(impaired glucose tolerance,IGT)。DM的诊断是基于空腹血糖(fasting plasma glucose,FLG)、随机血糖或OGTT中的2小时血糖(2 hours plasma glucose,2hPG)。FPG 3.9~6.0mmol/L为正常;6.1~6.9mmol/L为IFG;≥7.0mmol/L应考虑DM。2hPG<7.7mmol/L为正常糖耐量;7.8~11.0mmol/L为IGT;≥11.1mmol/L应考虑DM。

（二）糖尿病风险评估的进展

DM 发病风险评估的研究略晚于 CVD，随其发病率的不断增长而逐渐引起了学者的重视。DM 风险评估多通过问卷形式收集个体生活中的危险因素，计算潜在的发病风险。现有的 DM 风险评估工具很多，大多较为相似，主要区别在于个别危险因素的选择不同和研究的对象不同。

1. **国外糖尿病风险评估** 由于受到 FHS 的影响，美国糖尿病协会（ADA, American Diabetes Association）较早地开始了对糖尿病危险因素及筛查的研究，也最早提出了 DM 风险评估的方法，为其他国家的 DM 风险评估研究提供了经验和依据。芬兰最早完成了 DM 风险评估的队列研究，建立了迄今为止最具权威性、应用最广泛的 DM 风险评估工具。其他国家的 DM 风险评估工具均在上述两种方法的基础上做一些适合本国人群的修改和校正。①美国 DM 风险评估：20 世纪 70 年代，ADA 就提出了关于 DM 筛查的探讨，80 年代建立了基于流行病学研究的健康损害 / 健康危险性评估方法，90 年代早期发布了相对完善的 DM 筛查问卷，在世界范围内起到了较好的示范作用。此后 ADA 多次更新了问卷和评分方法，2008 年发布的 DM 风险计算器应用较为广泛，其选择的危险因素包括年龄、种族、身高、腰围、高血压、妊娠糖尿病、家族史和锻炼。②芬兰 DM 风险评估：1987 年芬兰国家公共卫生研究所启动了针对 DM 风险评估的队列研究，1992—1997 年进行合理性校验；选取的危险因素包括年龄、BMI、腰围、抗高血压药物使用史、高血糖史、体育活动情况及每日蔬果摄入量。由于最后两项的统计学意义不显著，有些简易版本不包含最后两项。该方法的不足之处在于数值型参数分组不够精细和其他参数界定标准很难统一。③其他国家 DM 风险评估：20 世纪八九十年代，泰国、德国、阿曼、荷兰、丹麦、埃及等国分别开始了针对本国人群的 DM 风险评估研究。比较有特点的是德国的 DM 风险评分法，将数值型参数直接应用于公式，使不同个体的风险以及同一个体的多次风险之间更具可比性。泰国的 DM 风险评分法所采用的危险因素更为简便，也更适用于亚洲人群。

2. **国内糖尿病风险评估** 我国人口众多，DM 发病率增长的压力明显高于其他国家，DM 早期筛查和预防的意义也更加重大。2013 年全国调查发现 2 型 DM 患病率为 10.4%，男性高于女性，经济发达地区的患病率明显高于不发达地区，且未被诊断的比例较高。我国学者对 DM 风险评估的研究也一直在持续：① 1999 年南京医科大学和上海医科大学流行病学教研室发表了筛检无症状 DM 的危险因素积分法，该方法研究数据来自 1996～1997 年江苏省自然人群 DM 流行病学抽样调查资料，研究的危险因素包括年龄、文化、多饮多尿症状、肢端溃疡、高血压病史、CHD 病史、DM 家族史、BMI、腰臀比、收缩压、舒张压和脉搏。该方法是我国 DM 发病风险筛查的重要尝试，为我国 DM 风险评估研究奠定了基础。② 2006 年复旦大学公共卫生学院劳动卫生与环境卫生教研室和上海市疾病预防控制中心发表了改良的无症状 DM 筛查危险因素记分法，该方法研究数据来自 2002 年上海市社区 DM 流行病学调查资料，纳入的危险因素包括年龄、CVD、DM 家族史、收缩压、腰臀比、BMI。通过与 Logistic 回归模型的对比证实，危险因素记分法的实际应用价值更大。③ 2007 年中华健康管理学杂志发表了一种成年人 DM 发病风险评估方法，该方法依据国内近 20 年来的 DM 流行病资料确定我国成年人 DM 的主要风险因素及相对风险度，并应用哈佛癌症风险指数的计算公式而建立模型。有研究表明，该方法与危险因素记分法有较好的一致性。④ 2013 年和 2017 年的《中国 2 型糖尿病防治指南》均推荐了"中国糖尿病风险评分表"，该评分表的研究资料源自 2007～2008 年全国 14 省、自治区及直辖市的糖尿病流行病学调查数据，选择危险因素有年龄、性别、DM 家族史、收缩压、BMI、腰围，是目前最适合我国人群的 DM 风险评估工具。

3. **糖尿病风险评估现状** DM 发病风险评估的终点事件就是诊断为 DM，相对较为简单；故 DM 风险评估的方法和所做的研究不如 CVD 和癌症多。近年来，随着 DM 相关科学研究的不断深入，DM 风险评估的技术也得到了更新。日渐成熟的无创血糖检测技术使得血糖 24 小时监测更加方便；通过电极检测汗腺离子浓度来判断 DM 的发病风险开始在健康体检中尝试；易感基因对 DM 风险预测的准确性也不断提高。但是,这些技术均还有待于临床实践的认可;经济性也阻碍其普及。因此,通过问卷收集危险因素数据进行评分,依然是目前最为经济、方便、可靠的 DM 风险评估方法。在应用评估模型进行 DM 风险评估过程中需要注意认准适用人群、结合生化指标、利用基因检测、合理看待切点等问题。

二、常见的糖尿病风险评估方法

(一)中国糖尿病风险评估方法

《中国 2 型糖尿病防治指南》特别强调了 DM 高危人群的筛查。具体做法是,首先在成年人中根据危险因素选择高危人群,然后对高危人群进行空腹血糖或任意点血糖筛查,也推荐先采用中国糖尿病风险评分表(表 5-11)进行筛查。该评分表可用于 20～74 岁普通人群的 DM 风险评估。评分值的范围为 0～51 分,判断 DM 的最佳切点为 25 分,总分≥25 分者应进行 OGTT。

在 >18 岁的成年人中,具有下列≥1 个危险因素者即为高危人群:①年龄≥40 岁;②有 DM 前期(IGT、IFG 或两者同时存在)史;③超重(BMI≥24kg/m²)或肥胖(BMI≥28kg/m²)和 / 或中心型肥胖(男性腰围≥90cm,女性腰围≥85cm);④静坐生活方式;⑤一级亲属中有 2 型 DM 家族史;⑥有妊娠期 DM 史的妇女;⑦高血压(收缩压≥140mmHg 和 / 或舒张压≥90mmHg),或正在接受降压治疗;⑧血脂异常(HDL-C≤0.91mmol/L 和 / 或 TG≥2.22mmol/L),或正在接受调脂治疗;⑨ ASCVD 患者;⑩有一过性类固醇 DM 病史者;⑪多囊卵巢综合征患者或伴有与胰岛素抵抗相关的临床状态(如黑棘皮征等);⑫长期接受抗精神病药物和 / 或抗抑郁药物治疗和他汀类药物治疗的患者。在上述各项中,DM 前期人群及中心型肥胖是 2 型 DM 最重要的高危人群,其中 IGT 人群每年约有 6%～10% 的个体进展为 2 型 DM。

高危人群的发现可以通过居民健康档案、基本公共卫生服务和机会性筛查(如在健康体检中或在进行其他疾病的诊疗时)等渠道。对于高危人群,宜及早开始进行 DM 筛查;首次筛查结果正常者,每 3 年至少重复筛查一次。

表 5-11　中国糖尿病风险评分表

评分指标	分值	评分指标	分值
年龄 / 岁		腰围 /cm	
20～24	0	男性 <75.0,女性 <70.0	0
25～34	4	男性 75.0～79.9,女性 70.0～74.9	3
35～39	8	男性 80.0～84.9,女性 75.0～79.9	5
40～44	11	男性 85.0～89.9,女性 80.0～84.9	7
45～49	12	男性 90.0～94.9,女性 85.0～89.9	8
50～54	13	男性≥95.0,女性≥90.0	10
55～59	15	糖尿病家族史(父母、同胞、子女)	
60～64	16	无	0
65～74	18	有	6
收缩压 /mmHg		体重指数 / (kg/m²)	
<110	0	<22.0	0
110～119	1	22.0～23.9	1
120～129	3	24.0～29.9	3
130～139	6	≥30.0	5
140～149	7	性别	
150～159	8	女性	0
≥160	10	男性	2

（二）国外糖尿病风险评估方法

由于世界各国的 DM 风险评估的方法和危险因素都较为相似，所以这里直接以公式的形式展示几个较为知名的几种评分方法。

1. **芬兰 DM 风险评分法** 适用于 25～64 岁人群，计算公式为：评分 = 年龄参数（45～54 岁为 2，55～64 岁为 3，其余为 0）+ BMI 参数（>25～30kg/m² 为 1，>30kg/m² 为 3，其余为 0）+ 腰围参数（男性 94～102cm 或女性 80～88cm 为 3，男性≥102cm 或女性≥88cm 为 4，其余为 0）+ 血压参数（使用过抗高血压药物为 2，反之为 0）+ 血糖参数（曾被诊断为 DM 或隐性 DM 为 5，反之为 0）+ 运动参数（每周体育活动 <4 小时为 2，反之为 0）+ 膳食参数（每日食用蔬菜水果为 0，反之为 1）。评分结果范围为 0～20，≥9 分者风险较高，应考虑进一步检查。

2. **德国 DM 风险评分法** 适用于 35～65 岁人群，计算公式为：评分 = 7.4× 腰围（cm）- 2.4× 身高（cm）+ 4.3× 年龄（岁）- 2× 体力活动（小时 / 周）+ 49× 红肉（≤150g/d 为 0，反之为 1）- 9× 全麦面包（<50g/d 为 0，反之为 1）- 4× 咖啡（>150g/d 为 0，反之为 1）- 20× 适量饮酒（10～40g/d 为 1，其余为 0）+ 64× 现在吸烟（<20 支 /d 为 0，反之为 1）+ 24× 戒烟（是为 1，否为 0）+ 46× 高血压（是为 1，否为 0）。评分结果≥500 分者风险较高，应考虑进一步检查。

3. **阿曼 DM 风险评分法** 适用于≥20 岁人群，计算公式为：评分 = 7× 年龄（40～59 岁为 1，其余为 0）+ 9× 年龄（≥60 岁为 1，其余为 0）+ 2× 腰围（男性≥94cm 为 1，女性≥80cm 为 1，其余为 0）+ 2×BMI（25～30 为 1，其余为 0）+ 3×BMI（≥30 为 1，其余为 0）+ 8× 糖尿病家族史（是为 1，否为 0）+ 3× 高血压（是为 1，否为 0）。评分结果 >10 分者风险较高，应考虑进一步检查。

第五节 癌症风险评估模型

恶性肿瘤根据组织来源不同分为癌、肉瘤及癌肉瘤 3 类，一般用"癌症"来泛指所有恶性肿瘤。2006 年，WHO 公布把肿瘤正式纳入慢性病范畴，成为我国和世界关注的公共卫生问题之一。根据我国 2017 年国家癌症中心发布的最新癌症报告指出，全国恶性肿瘤新发病例数 380.4 万例，相当于平均每天超过 1 万人被确诊为癌症，每分钟有 7 个人被确诊为癌症，与 2012 年相比增加 1.06 倍。其中男性 211.4 万例，女性 169.0 万例；全国发病率前 5 位的癌症：肺癌、胃癌、结直肠癌、肝癌和乳腺癌。全国癌症死亡数 229.6 万例，男性 145.2 万例，女性 84.4 万例。癌症严重威胁居民健康和生命，故癌症的防控迫在眉睫。癌症的危险因素有微观角度的基因研究和宏观角度的流行病学调查。控制高危因素和纠正不良生活习惯为癌症预防的首要措施。健康风险评估通过问卷搜集健康或亚健康人群的家族史、既往史及生活行为方式等资料，结合相应临床资料和 / 或遗传学信息筛选高危人群，并进行某癌症的风险预测和健康干预，达到癌症早发现、早诊断、早干预、早治疗的目的。

一、常见癌症风险评估模型

（一）肺癌的风险评估模型

肺癌是最常见的恶性肿瘤之一，随着吸烟和环境污染的日益恶化，肺癌的发病率及死亡率居高不下。而安全、快速且无创的早期肺癌筛查技术手段相对较为缺乏，目前主要的筛查手段是低剂量螺旋 CT 检查，但因费用较昂贵，许多低收入人群无法承受，因此美国国立综合癌症网络（National Comprehensive Cancer Network，NCCN）肺癌筛查指南推荐高危人群进行此项检查。肺癌的早期预防效果远大于治疗，通过生活行为方式、环境及体检资料建立肺癌风险评估模型，筛查高危人群，并进行针对性干预和治疗成为肺癌早期发现早期预防的重点。

1. **Logistic 回归分析法肺癌风险评估模型** 由 2007 年美国得克萨斯大学安德森癌症研究中心研发的肺癌风险评估模型，利用一项大型肺癌病例对照研究，主要统计学方法为 Logistic 回归分析法，其中纳入的主要危险因素是吸烟状况，并包括一级亲属癌症家族史、环境烟草烟雾、家族癌症史、灰尘暴露、既往呼吸系统疾病等，优点是该模型较简洁，用最少数量的风险预测来评估肺癌风险。主要缺点是未将肺癌易感基因数据纳入，模型中将年龄和吸烟状况进行了匹配，年龄对肺癌的风险被掩盖。

2. 人工神经网络法肺癌风险评估模型　20 世纪 80 年代中期，基于大脑和神经系统研究而建立了一种数学模型——人工神经网络，其本质是模拟人的思维，将信息进行分布式处理；是慢性病常见的风险评估模型方法之一，如冠心病、脑卒中及糖尿病等疾病中应用较为广泛。在癌症的风险评估中也较为常见，肺癌风险评估模型利用其具有较强的自适应、自组织及容错能力，可较好地处理变量之间的共线性问题，建立并制作成相应软件而投入使用。纳入的危险因素有年龄、呼吸系统状况、慢性肺部疾病、癌症史、家族遗传史、吸烟史、日均吸烟量、吸烟年数、二手烟状况及油烟状况等。该模型在现实使用中较方便，用户只需下载 APP 便可自测，省时省力，易推广。但因部分记录预测值与真实值有一定误差，该算法在数据收集以及传递函数选取等细节方便有待进一步研究提升。

（二）乳腺癌风险评估模型

乳腺癌是女性最常见的恶性肿瘤之一，严重威胁着女性生命及健康。乳腺癌的发病机制复杂，家族遗传、生活习惯及环境因素等都是乳腺癌的致病因素。尽管目前乳腺癌的治疗技术较为先进并能在一定程度上降低其死亡率，但其发病率却仍有增无减，这促使乳腺癌风险评估模型的建立成为必然。在乳腺癌危险因素研究的基础上，为了确定高危人群，指导临床采取更积极的筛查或预防措施，很多国家和医学组织都在构建风险评估模型。目前主要的乳腺癌风险评估模型有 Gail 模型、Claus 模型、BRCAPRO 模型、Tyrer-Cuzick 模型及 PUMC 模型等。

1. Gail 模型　为一种标准且最常用的乳腺癌风险评估模型，是 1989 年 Gail 等人为美国 NCI 生物统计部为临床提供科学咨询而研制出的。其特点有简单、快速、经济、有效，为美国国家综合癌症网（NCCN）乳腺癌防治策略所采用。Gail 模型中采用的危险因子有年龄、家族史、种族、初潮年龄、首次分娩年龄、乳腺活检次数和活检良性病变是否存在不典型增生等，一共 7 个因子 9 个条目。该模型的主要局限在于低估了乳腺癌家族史的信息不全，未考虑第 2 代亲属、未注意亲属患乳腺癌的年龄及患者对侧乳腺癌病史情况。此筛查模型可作为筛选乳腺癌高危人群的重要参考，但存在一定的地域差异，在欧美发达国家已广泛应用，在我国尚有待证明。

2. Claus 模型　是另一个广泛应用的乳腺癌风险评估模型，该模型来源于一项癌症与类固醇激素的研究，是建立在高加索妇女数据上的一项大规模多中心病例对照研究，主要侧重于评价有乳腺癌家族史的女性危险度，纳入的主要危险因素有年龄、患乳腺癌的一级和二级亲属数量及其发病年龄，并纳入卵巢癌家族史。该模型与 Gail 模型相比，进一步对家族遗传风险性进行调整，通过家族人员中一级亲属或二级亲属的乳腺癌病史及发病年龄，考虑患癌基因是从母亲方或是父亲方遗传或两者皆有。Claus 模型的缺点是在无乳腺癌家族史的妇女中适用性不强。

3. 其他模型　①BRCAPRO 模型是目前应用较为广泛和有效的乳腺癌基因模型。该模型从基因研究出发，通过女性携带 *BRCA* 基因突变率来计算特定年龄内乳腺癌的患病风险。考虑被检测人员一级或二级患癌亲属诊断年龄，单侧或双侧乳腺癌或卵巢癌，对无家族史人群也能计算患癌危险度。优点是该模型考虑了患或未患乳腺癌亲属的信息，纳入了家族遗传危险因素；主要的缺点是不包含任何非遗传危险因素，连乳腺小叶瘤病史、不典型增生史都未纳入。故该模型的适用范围主要为有家族遗传史的女性人群。②Tyrer-Cuzick 模型是 2004 年 Tyrer 及 Cuzick 通过模型拟合的方法，以国际乳腺癌干预研究数据为基础而建立。该模型纳入的危险因素较前集中模型更为完善，不仅纳入环境、绝经年龄、乳腺疾病史及家族史，还将 *BRCA1/2* 的突变及外显情况、雌激素暴露等情况均纳入考虑。有研究显示，与 Gail 模型相比，Tyrer-Cuzick 模型准确率更高，在欧洲得到广泛应用。③BOADICEA 模型在 BRCAPRO 模型基础上建立，基于英国普通人群和多个患病家族数据而建立，用于 BRCA 基因突变携带者的筛查，综合考虑 *BRCA1/2* 和其他遗传因素。不但可计算特定年龄患乳腺癌风险，还可计算有乳腺癌或卵巢癌家族史的人群携带突变的概率。相比 BRCAPRO 模型具有预测更准确，特异性更高的优点。

乳腺癌的风险预测模型种类多样，根据选定的危险因素不同可大致分为经验型模型和基因型模型，经验型模型主要包括 Gail 模型和 Claus 模型，基因型模型包括 BRCAPRO 模型、BOADICEA 模型，而 Tyrer-Cuzick 既包含非遗传性危险因素也纳入遗传相关的危险因素。2001 年经美国食品药品管理局批准，年龄 35 岁以上女性，使用 Gail 模型 5 年内患乳腺癌的预测风险值≥1.66% 时，可服用化学药物进行预防性治疗。有以下情形之一者，NCCN 指南推荐可选择乳腺癌减危手术治疗：①一级亲属 50 岁之前被诊断乳腺癌和 / 或卵巢癌的家族史；②携带相关突变乳腺癌易感基因（*BRCA1/2*、*PTEN*、*TP53*、*CDH1*、*STK11*）等；③有乳腺小叶原位癌病史及乳腺癌家族史；④30 岁前曾接受胸部放射治疗，如霍奇金淋巴瘤放疗患者。（乳腺癌案例见数字资源）

（三）胃癌风险评估模型

我国是胃癌高发地区，发病率及死亡率在全球均名列前茅。胃癌起病隐匿，早期无明显临床表现，待出现临床表现时多已发展为中晚期，已失去手术机会，预后较差且五年生存率较低，严重威胁着人类健康。因此筛查高危人群，建立胃癌风险预测模型势在必行。这对胃癌的早发现早诊断、指导临床治疗及对提高患者预后改善生活质量意义重大。

1. 胃癌环境因素风险预测模型　　该模型包含家族史、胃病史、吸烟史、饮酒史以及 Hp 感染情况等 5 个因素组合，采用多因子降维法（multifactor dimensionality reduction，MDR）与 Logistic 回归相结合方法而建立的模型，既具备 MDR 能控制协变量干扰的优点，且 Logistic 回归不仅能筛选危险因素，同时还能建立模型进行风险预测，能判断分析结果准确性的优势，使其预测效能准确且精度高。但由于没有考虑到遗传以及生物学因素的影响，因此存在一定缺陷，但对胃癌筛查的开展有一定的帮助，并对胃癌的早发现早诊断早干预有一定的现实意义。

2. 胃癌遗传风险预测模型　　应用全基因组关联研究（Genome-wide association study，GWAS）所建模型，主要从遗传基因方面进行，通过 34 个高质量胃癌易感性标志全部纳入 SNPs 候选位点，采用遗传风险评分（genetic risk score，GRS）的方法计算 SNPs 位点的联合效应。其中包含：简单的遗传风险评分（simple genetic risk score，sGRS）、加权的遗传风险评分（weighted genetic risk score，wGRS）、双加权的遗传风险评分（doubly weighted genetic risk score，dGRS）、Lasso 遗传风险评分（Lasso genetic risk score，LGRS）四种模型计算方法。四种方法对胃癌的预测均有一定区分力，经曲线下面积、净重分类指数和整体鉴别指数对 4 种模型预测效果进行评估，证明 dGRS 模型预测效果最优。此方法未纳入环境等因素，且未纳入一些低频或罕见的变异位点，能为临床提供高危人群筛查及早诊早治的效果，但不能广泛应用到临床。

3. 多基因联合危险度分析模型　　基于胃癌的生物学、环境及遗传等方面共 16 个危险因素构建简易胃癌个体风险评估模型，按组合危险因素高低分为可忽略风险、小风险、中风险及大风险 4 个等级，对不同风险等级的人群进行提供相应的建议，进行个体化干预。为胃癌危险因素的综合评价及发病风险提供科学预警，并为胃癌的健康教育提供有力的依据。

（四）结直肠癌风险评估模型

结直肠癌（colorectal cancer，CRC）的危险因素包括遗传、环境、饮食、生活习惯及肠道微生物等方面。对全体人群进行 CRC 危险分层，有效的 CRC 风险评估模型的准确性比单纯根据临床依据的筛查更高，可减少非高危人群进行筛查而造成资源浪费。目前国内外根据不同的危险因素和分层情况已研制出较多预测 CRC 的风险评估模型，为 CRC 的预防及临床应用提供科学依据。

1. 亚太 CRC 筛查风险评分系统（APCS）　　是基于年龄、性别、一级亲属中是否患结直肠癌及是否有吸烟史 4 个危险因素的评分系统，将患者分为高、中、低 3 个等级，低、中风险者行大便免疫组化检查,阳性者行肠镜检查,高风险者直接行肠镜检查,发现高风险者晚期肿瘤患病率为低风险人群的 7 倍、中风险人群的 2 倍。我国也有研究报道在此评分系统的基础上增加体质量指数(body mass index,BMI)和糖尿病史一共 6 项因素的评分进行 CRC 风险分级,将无症状人群分为低危人群和高危人群,高危人群的结直肠肿瘤患病率约是低危人群的 2 倍,该评分系统既提高了 CRC 的筛查效率,也降低了大便免疫组化及结肠镜的检查率。

2. Freedman's 模型   纳入相对风险和归隐风险通过病例对照研究建立的绝对风险预测模型。该模型分为男性及女性之分,风险因素包括 10 年肠息肉史、家族史、非甾体抗炎药和阿司匹林药物使用史、吸烟史、BMI、体力活动及蔬菜摄入情况等,女性模型风险因素在此基础上还纳入激素替代治疗史及绝经状态、雌激素暴露史等。该模型对男女性患结直肠癌的风险均有较好的预测,但对有 CRC 家族史的人群有过度评估的现象,而对既往有结肠镜筛查史但无肠道息肉史的男性存在评估过低的现象。

3. 其他模型   基于遗传因素的 MMR 风险评估模型,通过年龄相关的因素及基因情况来预测人群携带突变基因的可能性。该模型只纳入遗传因素,未将相关环境风险因素纳入,限制较多,实用性欠佳。Imperiale's 模型采用横断面研究,建立基于年龄、性别及远端结肠病变 3 个显著危险因素而建立的可导致进展期近端结肠肿瘤的风险预测模型。该模型经验证有较好的预测度,有一定临床实用性,可减少 40% 的结肠镜筛查。但主要缺点是模型建立和验证均来自同一纳入标准的人群。

二、癌症风险评估模型的建立

疾病风险评估的主要研究步骤包括:①选择拟评估的疾病(病种);②确定该疾病的高危因素及遗传易感因子;③根据数据类型选择合适的方法建立风险预测模型;④验证及评价模型的正确性及准确性。风险评估建模方法是实现疾病风险评估的重要技术手段,主要一共分为两大类,第一类是基于大量散在横断面研究成果所进行的合成研究,包含如哈佛癌症风险指数法、Meta 分析法和合成分析法等;第二类是基于纵向队列研究成果直接利用流行病学方法而构建,主要包含Logistic 回归分析、生存分析法(如 Cox 回归和寿命表分析法)、多水平模型法、线性混合模型法、人工神经网络法以及新起的 Joint 联合模型分析法等(图 5-3)。

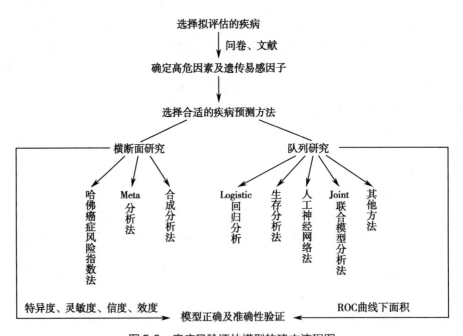

图 5-3   癌症风险评估模型的建立流程图

建模方法应根据不同的数据资料特点、样本量大小、假定条件及应用范围等来选择，如哈佛癌症指数可量化分析危险因素与疾病发病之间的关系；Logistic 回归模型对资料的要求条件较低，样本量可大可小，多用于流行病学危险因素的研究应用中；Cox 回归模型要求协变量效应不随时间改变而改变，根据相对危险度来衡量协变量对生存时间的影响，是生存分析最常用的方法。Joint 模型可以处理存在缺失值的数据模型构建。

三、哈佛癌症风险评估工具介绍

哈佛癌症风险指数是基于美国流行病学及终点结果监测资料，由 20 世纪 90 年代美国哈佛大学公共卫生学院癌症预防中心研制而成，主要用于预测肿瘤发病风险的一种评估方法，主要选择经专家共识对肿瘤的发生具有较大影响力的遗传、环境、营养及生活方式等因素而进行设计，并按照发病风险水平将人群划分为很低、低、一般、高、较高及很高七个级别的等级水平，分层与量化分析危险因素与疾病发病之间的关系。是目前癌症风险评估的主要建模工具，广泛为疾病风险评估研究提供深入研究的基础性线索。由于该方法所构建的风险预测模型在美国已公开，为激励个体改变行为危险因素，已更名为"Your Disease Risk"，主要预测 40 岁以上美国人群的几种重要慢性病及肿瘤的发病风险。由于该模型应用简单，及应用广泛，目前除用于癌症风险评估外，还广泛应用于各慢性疾病的风险评估中。

该分析方法的主要缺点是：第一，无法避免危险因素之间的共线性问题。第二，危险因素容易受主观因素的影响。在构建哈佛癌症风险指数时，因危险因素的评分大小、相对危险度大小及疾病的风险系数大小等存在较大的主观因素，为确保该评估工具结果的准确性，需选择较为可靠的研究因素，需查阅大量的文献资料，并将数据进行 Meta 分析，从而减少或降低人为主观偏倚。

四、癌症风险评估在临床中的应用与展望

（一）癌症风险评估与体检

癌症风险评估是对绝大多数健康或亚健康人群未来发生癌症的风险预测，其危险因子资料不仅来源于健康调查问卷，也有极大一部分来源于体检资料。临床对于癌症的确诊依赖于病理检查，定期体检与准确的癌症风险评估可为临床提供合理治疗的依据，筛查出高危人群，并针对高危风险因子进行管理，对高危人群进行有效的干预措施，针对性地进行进一步的检查，避免一些低危人群进行不必要的侵入检查和资金投入。虽不能降低其检出率，但可降低癌症的发病率，在理论上降低死亡率。因此体检与风险评估均是健康管理的重要分支，是预防医学实现早发现、早干预、早诊断、早治疗不可或缺的重要内容。

随着经济的发展及国家的重视，体检已深入人心，许多可反映肿瘤是否发生、发展或预后情况的因子，可通过体检检出，或为危险因素，或为保护因素，或为其他相关因素。这些因素可能会成为某些癌症风险评估模型不可或缺的原材料，为准确判断该癌症发病风险提供有力的证据。体检中所包含的对于癌症筛查的项目也越来越多，如包括肿瘤标记物的检查、影像学的检查、细胞学检查等。肿瘤标记物对于诊断肿瘤无确切的诊断价值，只有当特异性较高的标记物持续并成倍数升高之下才有辅助诊断肿瘤的价值，如甲胎蛋白对肝癌的诊断；影像学检查、细胞学检查等对肿瘤的诊断价值相对较大，如胸部 CT 发现磨玻璃肺结节，宫颈液基细胞学检查（Thinprep cytologic test，TCT）发现细胞内上皮病变等，对肿瘤的诊断虽无确诊作用，但却是诊断癌前病变或癌症的重要参考。

（二）癌症风险评估与临床

癌症风险评估与临床有着密不可分的关系。准确的癌症风险评估模型可指导临床治疗，对癌症手术后的转移与复发的进行预测，并指导临床进行早期处理，减少复发率，提高 5 年生存、10 年生存率及提高患者生存质量。如乳腺癌 Gail 模型预测 5 年风险在 1.66% 以上时，临床上可

进行化学药物预防；当一级亲属在 50 岁前患乳腺癌或自身携带易感基因等情况时临床可进行预防性手术切除，从根本上减少癌症发病率，降低死亡率。健康风险评估的初衷是对被评估人进行健康教育并提高其健康素养，指导个人及群体选择与保持健康的生活行为方式，改善身心健康并改进生活质量；提供预防疾病与开展健康干预的资源与渠道，实施健康管理，提高与健康有关的身心健康、生存率及生活质量。

癌症风险评估模型目前只能从概率学角度估计患病情况，如低风险人群可能患癌，高风险人群未必患癌。如何精准预测其未来成为癌症风险评估模型的努力方向，即尽可能囊括各方面发病风险因子，又能尽可能简单准确预测个体患病风险。为疾病预防、健康管理及临床指导等各方面提供科学依据。

21 世纪以来"大数据"已遍及各行各业，癌症风险评估的数据更离不开以大数据为基础导向，拓展、更新健康风险评估技术与应用系统，打造以循证医学、预防医学为基础的健康管理前沿应用技术，贯穿临床医学，开展人群健康管理。

第六节　基因检测与疾病风险评估

一、基因检测概述

基因（gene）是细胞内遗传物质的结构和功能单位，它以脱氧核糖核酸（deoxyribonucleic acid，DNA）的化学形式存在于染色体上。在人类，基因通过生殖细胞从亲代向子代传递。基因检测（genetic test）是分析人类 DNA、RNA、染色体、蛋白及特定代谢物，通过鉴定疾病相关的基因型、突变、核型及表型，提前预知发生某种疾病的可能性，进而诊断或排除某项疾病、预测无症状患者的疾病风险、鉴定携带者或进行产前诊断预断活动，为医学及生殖的早期预防做基础。

基因检测不仅能够帮助疾病诊断，而且还能预测疾病发生的风险。疾病诊断通过专业的技术可以检测引起遗传疾病的突变基因；预测疾病发生的风险也就是预测性基因诊断，则是在疾病发生之前通过基因检测预测疾病发生风险，进而采取有效的措施来预防或干预疾病发生。基因检测因为对疾病具有独特的预见性，促使其从研究逐步走向了临床应用，特别是症状前检测和产前检测等方面。基因检测对于诊断疾病具有优越性，这点毋庸置疑，可也存在局限性。遗传具有异质性，但当前的基因检测技术却并不能检测出全部突变的致病基因，检测结果也可能因临床表现的异质性不能很好地预言被检者的患病风险。基因检测犹如上市新药，可能会出现副作用，可应用前景还是相当广阔的。

二、基因检测的适用性

依据目标人群的年龄，基因检测可以分为产前检测、新生儿及未成年人检测和成年人检测。根据检测对象是否存在症候及检测目的可以分为诊断性检测、预测性检测和携带者检测。同时，依据目标人群的规模，基因检测可分为针对个人或家庭医疗需求基因检测，及面向特定人群的公共卫生性基因筛查。

随着基因组学的深入研究，基因检测在临床的应用也越来越广泛。研究者们发现基因突变可导致众多疾病，如：心脏病、精神病、免疫性疾病、脂质代谢障碍性疾病、骨骼发育不良、先天性耳聋、肿瘤及多种综合征。基因检测技术可对这些疾病进行疾病检测，携带者检测和产前诊断检测。通过基因检测技术进行产前诊断，能够十分准确地判断胎儿是否携带某类致病遗传基因，是否存在生理缺陷。基因检测在临床还有一些其他的应用。如：筛查新生儿苯丙酮尿症、镰形红细胞贫血症，筛查儿童家族性髓性甲状腺瘤等。器官移植时，用基因检测选择供体有其独特的优势，配型简单快速。基因检测的病种和应用范围正逐步扩大。

常规体检和基因检测均可对疾病做到早期发现,多年前对地中海贫血疑似病的实验研究证实基因检测相对于其他检测具有较高的可信度。常规体检主要是对出现临床表现或特征的疾病进行检查和诊断,然而疾病预防中,很多疾病并无明显的发病前兆,一旦发病,临床表现重、治疗效果差、预后不良。相反,基因检测则可以提前预测疾病风险,通过及时有效的预防和干预,为疾病早期预防做好基础。

第 1 代测序技术也称 Sanger 测序。用放射性同位素标记的引物进行 PCR 扩增反应。后来发展为荧光自动测序技术,毛细管电泳技术和微阵列毛细管电泳技术发展迅速,出现了带有荧光标记的毛细管电泳测序方法,使得测序技术在效率和安全性上有了显著的提高。

第 2 代测序技术亦称下代测序技术,是迄今为止应用最为广泛的一类测序技术,用于肿瘤的诊断、遗传性疾病筛查、染色体非整倍体无创产前筛查,第 2 代测序技术在临床的应用已经十分成熟。主要采用边合成边测序的基本原理,可以在测序反应正在反应的同时收集测序信号,鉴定是否存在基因突变,SNP 位点等,从而诊断相应的疾病。

第 3 代测序技术可弥补第 2 代测序技术的不足,其在临床上可以用于病毒基因组的研究,在治疗经病毒侵染的疾病中具有重要意义。

第 4 代测序技术也可称为纳米孔的单分子测序技术,该技术主要是采用电信号原理进行序列测定的,用于 RNA 测序、检测单链及双链 DNA 片段、重复序列、蛋白质的检测等,在临床和医学方面,特别是在癌症上的研究起着主导作用。

基因测序技术对疾病的诊断和治疗起了促进作用,特别是在遗传性疾病的诊断中,基因测序更是不可或缺。另外,基因组学还可以识别肿瘤标志物,肿瘤性疾病多有遗传基因的改变,通过对新的标志物进行检测,可以对疾病进行分类、筛选、风险评估、判断预后等。基因检测可以提高疾病治疗疗效,降低医疗费用,为未来的医学发展提供借鉴。

三、基因检测的伦理规范

基因检测中还存在着一系列的法律法规、社会问题和伦理问题等,如何保护个人隐私、防止基因歧视、建立健全的市场监督机制等,都将是基因检测服务需要面临的问题。公众对基因检测服务的需求潜力巨大,但是了解甚少,还持有犹豫态度,基因检测服务的普及性不够,多数民众对其有浓厚兴趣,但是多数不了解基因检测技术,因为知识的盲区导致难以接受基因检测服务。

基因检测技术发展中面临的最大挑战是患者家属的选择,主要表现在心理负担上,包括等待检测结果时的焦躁心情与接受基因检测者携带遗传基因或致病基因的应激。遗传性疾病中遗传基因并不是唯一的调控因素,客观环境的影响也很重要,遗传基因与环境因素两者交互影响,致使疾病的显现程度和实际严重程度具有极大的不确定性,这也导致基因检测在实际应用中出现较多的社会伦理问题。这提示在未来开展基因检测服务的工作中,有关部门需要通过各种有效途径,加大基因检测知识的科普力度,同时对社区医护人员进行关于基因组医学知识技能的培训。

四、基因检测与疾病风险评估

(一)基因检测在疾病风险评估中的作用

人类所有的疾病或健康状态都与基因有直接或间接的关系,疾病的发生过程则是相关基因与内外环境相互作用的结果。当前我国的医疗体制正发生着变化,人民的卫生观念也不断提高,人们正在从"治病"向"防病"改变,而基因检测正好可以提供重要的技术与手段。通过基因检测我们对疾病可以做到"早发现、早预防、早治疗",这样就会使疾病的发病率、致残率和致死率进一步下降。预防保健及治疗在基因导向下将取得越来越理想的效果,这也将是未来人群医学健康模式的必然选择。

基因检测可以指导人们进行疾病预防,符合中医提倡的"治未病"和"未病先防、既病防变"

的观点。基因检测能够检测对药物反应基因是否突变，预测药物不良反应程度，这都能对临床治疗提供帮助。同时根据基因检测结果，医生可根据患者情况选择适合的药品、控制最佳剂量及联合选择最佳用药方案，这样不仅能提高药物疗效还能降低药物毒副作用。这样既能提高人民健康水平又能改善生活质量，关键是节约社会医疗资源，推动社会发展进步。

（二）基因检测与疾病遗传风险评估

任何疾病的发生都是遗传物质和环境因素相互作用的结果。在疾病发病的遗传因素中，单基因缺陷占主导地位，在家系成员中疾病传递符合孟德尔遗传规律的为单基因病；不符合孟德尔遗传规律的为多基因病。人类基因组这些基因中的任何一个如果发生突变，则可能导致其编码的蛋白质结构与功能异常，从而引起一类重要的疾病——遗传病。伴随着分子生物学技术的飞速发展，我们已经能对大多数遗传病进行基因诊断。基因诊断不仅可以明确指出个体是否患病，存在基因缺陷并揭示其基因状态，而且可以对表型正常的携带者及某种疾病的易感者作出诊断和预测。

人类疾病基因和相关基因的定位、分离和克隆，为现代医学带来了空前的机遇。目前，美英等发达国家都是基因检测的大国，基因检测已经成为这些发达国家新兴的主导产业。在美国，从2002年开始，开展基因检测服务的对象包括各种慢性病者、贵族、运动员和普通人等。随着基因检测技术的发展，疾病基因诊断也不断进步，各基因检测方法的适用性也有所不同。

（三）基因检测与肿瘤风险评估

近年来，肿瘤疾病的发病率和死亡率在中国呈上升趋势。肿瘤的发生发展受到遗传因素与环境因素的共同影响，肿瘤易感基因的变异能够影响个体对于肿瘤的易感倾向。肿瘤防治不但要提倡"三早"还要提倡"三前"（癌前发现、癌前诊断、癌前治疗），对癌症而言"三早"加"三前"是提高肿瘤治愈率、生存率的关键。目前，具有有效一级预防措施的癌症并不多，因而开展早诊早治，积极进行二级预防是中国癌症防治重点之一。

遗传性肿瘤大约只占5%～10%，但遗传因素导致的染色体和基因异常会使患某些肿瘤的机会大大增加。从遗传性肿瘤患者入手，积极发现携带易感基因的高风险个人或家族，帮助他们正确认识自身的患癌风险，并给予相应的肿瘤风险教育或预防筛查方案等专业支持，可促进我国肿瘤预防方面工作的开展。如今肿瘤"防"与"治"结合的理念，遗传性肿瘤的风险评估与预防工作越来越受到重视。

（四）基因检测与其他疾病

血液系统疾病多伴有基因异常。白血病常伴有特异的细胞遗传学（染色体核型）和分子生物学改变（如：融合基因、基因突变）。慢性髓系白血病（CML）的 Ph 染色体、融合基因检测为阳性。真性红细胞增多症（PV），基因检测多数 PV 患者造血细胞存在基因突变。基因异常与儿童肾脏疾病也存在着莫大的关系，也正逐步地被人们所认知。基因检测技术及手段发展迅速，肾脏疾病基因检测在临床工作中也占有越来越重要的作用，将来或许能成为肾脏疾病诊断及预后的金标准。基因检测致病基因，能为基因诊断、遗传咨询、产前诊断、判定预后及临床治疗奠定基础。

第七节　其他常见疾病风险评估模型介绍

慢性病明显降低个体生命质量，所有慢性病都应该早期评估患病风险，提早防范以降低人群发病率。现有的风险评估方法和模型并不仅限于 CVD、DM 和癌症，也远不止上述介绍的这些。风险评估除了应用于健康服务与管理外，在临床上的应用也十分广泛，护理学还有健康评估的专业课程。门诊医生面对首诊患者往往都会询问几个问题和 / 或做几个检查，然后通过估算和排除得出诊断结论的过程，其实也是一种评估。各专科的主要疾病一般均会有一种或多种简易的评估方法，有些可能只是一份问卷，有些可能参数很少，但对疾病的早期筛查都具有较大价值。在这些方法中,有些会被专业指南推荐,有些则只为少数医生所采用,以下从这两方面介绍其他常见的疾病风险评估模型。

一、临床认可的评估方法

一种发病风险的评估方法要在临床中应用多年,通过大量数据验证其准确性之后,才会被专业指南所认可。因此,会有一些指南还没有推荐而在临床广为使用的评估方法,也有一些被指南采用了而临床上更愿意选用自身认可的评估模型。

(一)慢性阻塞性肺疾病筛查问卷

慢性阻塞性肺疾病(chronic obstructive pulmonary diseases,COPD)简称慢阻肺,是一种常见的以持续性呼吸道症状和气流受阻为特征的可以预防和治疗的疾病。呼吸症状和气流受阻是由于气道和/或肺泡异常导致的,气道和/或肺泡异常的原因通常是明显的有毒颗粒和气体暴露。COPD是一种严重危害人类健康的常见病和多发病,全球疾病负担研究项目估计,2020年COPD将位居全球死亡原因的第三位。《慢性阻塞性肺疾病全球倡议》最新报告中明确指出,基于初级保健的电子健康记录得到的风险评分可以促进病例的发现,基层医院主动发放筛查问卷也是识别未诊断COPD患者的有效方法。

《慢性阻塞性肺疾病基层诊疗指南》2018年版推荐了一种筛查问卷,用于不方便做肺功能检查的基层医院在普通人群中筛查出COPD疑诊患者和高危人群。符合以下特征的人群均属于COPD高危人群:①年龄≥35岁;②吸烟或长期接触"二手烟"污染;③患有某些特定疾病,如支气管哮喘、过敏性鼻炎、慢性支气管炎、肺气肿等;④直系亲属中有COPD家族史;⑤居住在空气污染严重地区,尤其是二氧化硫等有害气体污染的地区;⑥长期从事接触粉尘、有毒有害化学气体、重金属颗粒等工作;⑦在婴幼儿时期反复患下呼吸道感染;⑧居住在气候寒冷、潮湿地区以及使用燃煤、木柴取暖;⑨维生素A缺乏或者胎儿时期肺发育不良;⑩营养状况较差,BMI较低。

这是一份有关您最近呼吸状况和活动能力的问卷,请您回答问卷时选择最接近您实际情况的答案。(共5题,每题均为单选题)

1. 过去的一个月内,您感到气短有多频繁?
   □ 从未感觉气短(0分)
   □ 很少感觉气短(0分)
   □ 有时感觉气短(1分)
   □ 经常感觉气短(2分)
   □ 总是感觉气短(2分)

2. 您是否曾咳出"东西",例如黏液或痰?
   □ 从未咳出(0分)
   □ 是的,但仅在偶尔感冒或胸部感染时咳出(0分)
   □ 是的,每月都咳几天(1分)
   □ 是的,大多数日子都咳(1分)
   □ 是的,每天都咳(2分)

3. 请选择能够最准确地描述您在过去12个月内日常生活状况的答案。因为呼吸问题,我的活动量比从前少了。
   □ 强烈反对(0分)
   □ 反对(0分)
   □ 不确定(0分)
   □ 同意(1分)
   □ 非常同意(2分)

4. 在您的生命中,您是否已至少吸了100支烟?
   □ 否(0分)
   □ 是(2分)
   □ 不知道(0分)

---

5. 您今年多少岁？
   □ 35～49岁（0分）
   □ 50～59岁（1分）
   □ ≥60岁（2分）
   问卷评估办法：在下面的空白处，写上每个问题的答案旁边的分数。将这些分数相加，得到总分。总分为0～10分。

	第1题	第2题	第3题	第4题	第5题	总分
得分						

得分越高，说明慢阻肺的可能性越大。如果您的总分≥5分，说明您的呼吸问题可能是慢性阻塞性肺疾病（COPD）导致。COPD是一种缓慢进展的严重肺病，虽然不能治愈，但它是可以控制的。如果您的总分在0～4分。而且您有呼吸问题，请将这份文件拿给医生看。医生可以做一个简单的呼吸测试（也称为肺功能测定）来帮助评估您呼吸问题的类型。

（二）代谢综合征的诊断标准

代谢综合征是一组以肥胖、高血糖（糖尿病或糖调节受损）、血脂异常（高TG血症和/或低HDL-C血症）以及高血压等聚集发病、严重影响机体健康的临床综合征，是在代谢上相互关联的危险因素组合，这些因素直接促进了ASCVD的发生，也增加了发生2型糖尿病的风险。代谢综合征患者是发生心脑血管疾病的高危人群，与非代谢综合征者相比，其罹患心血管疾病和2型糖尿病的风险均显著增加。

我国关于代谢综合征的诊断标准如下：

（1）腹型肥胖（即中心型肥胖）：腰围男性≥90cm，女性≥85cm。

（2）高血糖：空腹血糖≥6.1mmol/L或糖负荷后2h血糖≥7.8mmol/L和/或已确诊为糖尿病并治疗者。

（3）高血压：血压≥130/85mmHg及（或）已确认为高血压并治疗者。

（4）空腹TG≥1.70mmol/L。

（5）空腹HDL-C＜1.04mmol/L。

以上具备三项或更多项即可诊断。注意这里是诊断标准，实际工作中可以将接近但未达到此标准的列为高危人群。

目前代谢综合征防治的主要目标是预防CVD以及2型糖尿病的发生，对已有CVD者则要预防心血管事件再发。积极且持久的健康生活方式是达到上述目标的重要措施；原则上应先调整生活方式，如果不能达到目标，则应针对各项采取相应药物治疗。

（三）亚洲人骨质疏松自我筛查工具

骨质疏松症（osteoporosis，OP）是最常见的骨骼疾病，是一种以骨量低、骨组织微结构损坏导致骨脆性增加和易发生骨折为特征的全身性骨病。骨质疏松性骨折危害巨大，是老年患者致残和致死的主要原因之一。骨质疏松症可防可治，需加强对危险人群的早期筛查，即使已经发生过脆性骨折的患者，经过适当治疗，可有效降低再次骨折的风险。

骨量降低是骨质疏松性骨折的主要危险因素，但还存在其他危险因素。骨质疏松症的危险因素分为不可控因素与几类可控因素。①不可控因素：主要有种族（患骨质疏松症的风险：白种人高于黄种人，而黄种人高于黑种人）、老龄化、女性绝经、脆性骨折家族史。②不健康生活方式：包括体力活动少、吸烟、过量饮酒、过多饮用含咖啡因的饮料、营养失衡、蛋白质摄入过多或不足、钙和/或维生素D缺乏、高钠饮食、体质量过低等。③影响骨代谢的疾病：包括性腺功能减退症等多种内分泌系统疾病、风湿免疫性疾病、胃肠道疾病、血液系统疾病、神经肌肉疾病、慢性肾脏及心肺疾病等。④影响骨代谢的药物：包括糖皮质激素、抗癫痫药物、芳香化酶抑制剂、促性腺激素释放激素类似物、抗病毒药物、噻唑烷二酮类药物、质子泵抑制剂和过量的甲状腺激素等。

　　骨质疏松症是受多因素影响的复杂疾病,对个体进行骨质疏松症风险评估,能为疾病早期防治提供有益帮助。临床上评估骨质疏松风险的方法较多,这里主要介绍 2017 年版《原发性骨质疏松症诊疗指南》推荐的亚洲人骨质疏松自我筛查工具(osteoporosis self-assessment tool for Asians,OSTA)。OSTA 基于亚洲 8 个国家和地区绝经后妇女的研究,收集多项骨质疏松危险因素,并进行骨密度测定,从中筛选出 11 项与骨密度显著相关的危险因素,再经多变量回归模型分析,得出能较好体现敏感度和特异度的两项简易筛查指标,即年龄和体质量(体重)。计算方法是:OSTA 指数 =[体质量(kg)－年龄(岁)]×0.2;结果评定:OSTA 指数大于 −1 为低风险,≥−4 且≤−1 为中风险,<−4 为高风险;也可以通过简图(图 5-4)根据年龄和体质量进行快速查对评估。

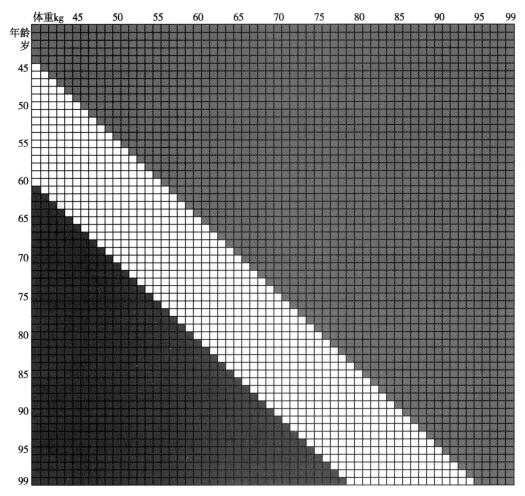

图 5-4　年龄、体质量与骨质疏松风险级别的关系(OSTA)

黑色表示高风险,白色表示中风险,灰色表示低风险

　　需要指出的是,OSTA 所选用的指标过少,特异性不高,需结合其他危险因素进行判断,且仅适用于绝经后妇女。

　　2017 年版《原发性骨质疏松症诊疗指南》同时还推荐了另外两种骨质疏松症风险评估工具。一种是国际骨质疏松基金会(International Osteoporosis Foundation,IOF)骨质疏松风险 1 分钟测试题;另一种是 WHO 推荐的骨折风险预测工具(fracture risk assessment tool,FRAX)。具有一个或多个骨质疏松性骨折临床危险因素,未发生骨折且骨量减少者(骨密度为 T 值 −1.0～−2.5),可通过 FRAX 计算患者未来 10 年发生主要骨质疏松性骨折及髋部骨折的概率。对于 FRAX 评估阈值为骨折高风险者,建议进行骨密度测量,并考虑给予治疗。

IOF 骨质疏松症风险 1 分钟测试题一共 19 道题目，只要其中有一题回答结果为"是"，即为阳性，提示存在骨质疏松症的风险，并建议进行骨密度检查或 FRAX 风险评估。具体题目如表 5-12：

表 5-12　IOF 骨质疏松症风险 1 分钟测试题

序号	题目
1	父母曾被诊断有骨质疏松症或曾在轻摔后骨折？
2	父母中一人有驼背？
3	实际年龄超过 40 岁？
4	是否成年后因为轻摔后发生骨折？
5	是否经常摔倒（去年超过一次），或因为身体较虚弱而担心摔倒？
6	40 岁后的身高是否减少超过 3cm 以上？
7	是否体质量过轻？（BMI 值少于 19kg/m²）
8	是否曾服用类固醇激素（例如可的松，泼尼松）连续超过 3 个月？（可的松通常用于治疗哮喘、类风湿关节炎和某些炎性疾病）
9	是否患有类风湿关节炎？
10	是否被诊断出有甲状腺功能亢进或是甲状旁腺功能亢进、1 型糖尿病、克罗恩或乳糜泻等胃肠疾病或营养不良？
11	女士回答：是否在 45 岁或以前就停经？
12	女士回答：除了怀孕、绝经或子宫切除外，是否曾停经超过 12 个月？
13	女士回答：是否在 50 岁前切除卵巢又没有服用雌 / 孕激素补充剂？
14	男性回答：是否出现过阳痿、性欲减退或其他雄激素过低的相关症状？
15	是否经常大量饮酒（每天饮用超过 1 斤啤酒或葡萄酒 3 两或烈性酒 1 两）？
16	目前习惯吸烟，或曾经吸烟？
17	每天运动量少于 30min？（包括做家务、走路和跑步等）
18	是否不能食用乳制品，有没有服用钙片？
19	每天从事户外活动时间是否少于 10min，有没有服用维生素 D？

二、其他简易评估方法

还有一些简易评估方法的来源已经不可考证，但在临床文献和健康服务中经常会用到。这些方法与专业评估的一致性并未形成共识，可能因为选用参数少而对少部分人出现不准确的结果；但由于其简单方便，很多专业人士在不知不觉中就用上了它，甚至还用于疗效的判断。

1. 血浆动脉硬化指数　血浆动脉硬化指数（atherogenic index of plasma，AIP）是血浆 TG 与 HDL-C 比值的对数转换值，即 AIP = log（TG/HDL-C）。AIP 可以间接反映体积小而密度高的低密度脂蛋白（sdLDL）颗粒的大小，即 AIP 值越大，sdLDL 颗粒越小。当 AIP 值 >0 时表示血脂已经出现紊乱，数值越大紊乱越严重，同时 AS 的风险也越高。类似的指数还有动脉硬化指数（AI），AI =（TC−HDL-C）/HDL-C；血脂综合指数（LCI），LCI = TC×TG×LDL-C/HDL-C。

2. 胰岛素抵抗指数　稳态模型胰岛素抵抗指数（homeostasis model assessment for insulin resistance index，HOMA-IR）在多个胰岛素抵抗的简易指数中相对更准确一些，临床常推荐使用。HOMA-IR = 空腹血糖 × 空腹胰岛素 ÷22.5，多项研究表明以 HOMA-IR 来判断胰岛素抵抗时切点均在 2.6～2.7 之间，故推荐 HOMA-IR≥2.6 即预示胰岛素抵抗存在，建议专科就诊以明确诊断。类似的指数还有定量胰岛素敏感性检测指数（QUICKI），QUICKI = 1÷（log 空腹血糖 + log 空腹胰岛素）；McAuly 指数（McA），McA = exp（2.63−0.28 ln 空腹胰岛素−0.31 ln TG）。

3. 非酒精性脂肪肝病肝纤维化评分　非酒精性脂肪肝病肝纤维化评分（NAFLD fibrosis score，NFS）用于评价肝脏纤维化的准确性较高，被 2012 年美国胃肠病学会所推荐。NFS =−1.675 + 0.037×

年龄（岁）＋0.094×BMI＋1.13×糖尿病或空腹血糖受损（是为1，否为0）＋0.99×AST/ALT－0.013×血小板计数（×10^9/L）－0.66×白蛋白（g/dl）。NFS有两个诊断阈值，当NFS＜－1.455时，基本可排除肝纤维化；当NFS＞0.676时，基本可判断为肝纤维化；在两者之间则需要进一步检查确认。类似指数还有FIB-4指数＝年龄（岁）×AST（U/L）/［血小板数（×10^9/L）×ALT（U/L）$^{1/2}$］；APRI＝AST（U/L）/AST的正常上限/血小板计数（×10^9/L）×100。

2014年的《亚太共识建议：结直肠癌筛查》推荐了APCS，2017年的《中国早期胃癌筛查流程专家共识意见（草案）》推荐了"新型胃癌筛查评分系统"等，针对慢性病的风险评估工具还有很多在临床和健康服务中应用。收集常见慢性病的患病风险评估方法，并有选择地熟练应用到日常工作中，将极大地丰富健康服务与管理的内涵，提高健康服务与管理的质量。

21世纪以来，不断有新的危险因素（如踝臂指数）被发现，新的检测方法（如基因检测）被推出，这就促使慢性病风险评估模型和方法需要升级和完善。不断改良慢性病风险评估模型，早期发现慢性病高危人群，积极进行生活方式干预，减少慢性病的发生，是健康服务与管理的基本工作。

（冉利梅　帅乐耀）

 思考题

1. 为什么要做慢性病风险评估？
2. 常见的慢性病风险评估方法有哪些？
3. 哪些疾病应该做患病风险评估？
4. 作为一名健康管理师，如何将风险评估用于工作？
5. 如何改良现有风险评估模型的适应性和准确性？

本章要点

    1. **掌握** 常见慢性病的危险因素；常见慢性病的筛查流程及规范；常见慢性病的健康干预与健康指导。

    2. **熟悉** 常见慢性病的临床表现及诊断标准；常见慢性病的筛查技术与方法、风险评估；常见恶性肿瘤早期筛查的目的与意义。

    3. **了解** 常见慢性病的流行病学现状；运动系统的组成，常见运动系统疾病的分类，常见运动系统疾病早期筛查的目的和意义。

    近年来，我国慢性病的发病率、死亡率呈现出井喷式增长，严重危害了人民的健康生命，同时也带来了医疗费用的大幅增加。国内外研究表明，慢性病是可防可控的。健康干预是慢性病防控的重要措施。通过本章学习需要掌握常见慢性病的危险因素；常见慢性病的筛查流程及规范；常见慢性病的健康干预与健康指导；熟悉常见慢性病的临床表现及诊断标准；常见慢性病的筛查技术与方法、风险评估；常见恶性肿瘤早期筛查的目的与意义；了解常见慢性病的流行病学现状；运动系统的组成，常见运动系统疾病的分类，常见运动系统疾病早期筛查的目的和意义；最终达到能对常见慢性病的高危人群实施健康干预管理的技能。

第一节 高血压的健康干预技能

一、概述

    原发性高血压是以体循环动脉压升高为主要临床表现的心血管综合征，简称为高血压。高血压是心脑血管疾病重要的危险因素之一，可使心、脑、肾等重要脏器的结构和功能受损，导致这些器官的功能衰竭。

（一）高血压的流行病学现状

    高血压的患病率和发病率在不同国家、地区和种族间存在差异，西方发达国家较发展中国家高。我国从 1958 年至 2015 年进行了 6 次较大规模的成人高血压普查，高血压患病率分别为 5.1%、7.7%、13.6%、18.8%、25.2% 和 27.9%，呈明显上升趋势。人群高血压患病率随年龄增加而显著增高，并且男性高于女性，北方高南方低，并呈现出大中型城市高血压患病率较高和农村地区居民高血压患病率增长速度较城市快的特点。同时不同民族间比较，藏族、满族和蒙古族高血压的患病率较汉族人群高，而回、苗、壮、布依族高血压的患病率均低于汉族人群。

（二）高血压的临床表现

    高血压起病缓慢，缺乏特殊的临床表现和体征，通常是在测量血压时或者发生了心、脑、肾等并发症时才发现。高血压常见的症状主要有头晕、头痛、疲劳、心悸等。典型的高血压头痛在血压下降后可消失。如果突然发生严重头晕与眩晕可能是脑血管病或者降压过度、直立性低血压等情况。高血压患者还可能出现受累器官的症状，如胸闷、气短、心绞痛、多尿等。

高血压的并发症主要有脑血管病（包括脑出血、脑血栓形成、脑梗死、短暂性脑缺血发作等）、心力衰竭、冠心病、慢性肾衰竭等。

（三）高血压的诊断

高血压的诊断主要根据诊室测量的血压值，采用水银柱或电子血压计，测量安静休息坐位时上臂肱动脉部位的血压。其定义是在未使用降压药物的情况下，非同日3次测量诊室收缩压（SBP）≥140mmHg和/或舒张压（DBP）≥90mmHg。患者既往有高血压史，目前正在使用降压药物，血压虽然低于140/90mmHg，仍应诊断为高血压。根据血压升高水平，又进一步将高血压分为1级、2级和3级，见表6-1。

表6-1　血压水平分类和定义

分类	SBP/mmHg	DBP/mmHg
正常血压	<120 和	<80
正常高值血压	120～139 和/或	80～89
高血压	≥140 和/或	≥90
1 级高血压（轻度）	140～159 和/或	90～99
2 级高血压（中度）	160～179 和/或	100～109
3 级高血压（重度）	≥180 和/或	≥110
单纯收缩期高血压	≥140 和	<90

注：当 SBP 和 DBP 分属于不同级别时，以较高的分级为准。

高血压的诊断除了依据测量的血压值进行分级，还要判断高血压的原因，以区分是原发性或继发性高血压。此外，还要寻找其他心脑血管危险因素、靶器官损害以及相关临床情况，以便帮助进行高血压的鉴别诊断，评估患者的心脑血管疾病风险程度，指导诊断和治疗。

二、高血压的筛查

（一）高血压的危险因素

高血压危险因素包括不可改变的危险因素和可改变的危险因素。

1. 不可改变的危险因素

（1）遗传因素：遗传流行病研究表明，高血压有家庭聚集性。儿童血压水平明显受父母血压水平的影响，父、母患高血压，其子女患高血压的概率增加。

（2）年龄：调查显示，高血压患病率随年龄增长而增加，35岁以后高血压患病率持续上升，年龄每增长10岁，高血压患病率增加10%。

（3）性别：男性高血压患病率高于女性，分别为14.39%和12.84%。10组人群5年随访资料显示高血压发病率男性和女性分别为3.27%和2.68%。

（4）种族：研究表明不同民族的高血压发病率存在不同，我国56个民族中高血压患病率最高的分别为朝鲜族（22.95%）、藏族（22.04%）、蒙古族（20.22%），最低为黎族（6.05%）、哈尼族（4.28%）、彝族（3.28%）。

2. 可改变的危险因素

（1）高钠、低钾膳食：高钠、低钾膳食是我国人群重要的高血压发病危险因素。现况调查发现2012年我国18岁及以上居民的平均烹调盐摄入量为10.5g，虽低于1992年的12.9g和2002年的12.0g，但较推荐的盐摄入量水平依旧高75.0%，且中国人群普遍对钠敏感。

（2）超重和肥胖：超重和肥胖显著增加全球人群全因死亡的风险，同时也是高血压患病的重要危险因素。有研究发现，随着体质指效 BMI 的增加，超重组和肥胖组的高血压发病风险是体重正常组的 1.16～1.28 倍。

（3）过量饮酒：包括危险饮酒（男性 41～60g，女性 21～40g）和有害饮酒（男性 60g 以上，女性 40g 以上）。相关研究表明，即使对少量饮酒的人而言，减少酒精摄入量也有利于心血管健康，减少心血管疾病的发病风险。

（4）长期精神紧张：长期精神紧张是高血压患病的危险因素，精神紧张可激活交感神经从而使血压升高。一项包括 13 个横断面研究和 8 个前瞻性研究的荟萃分析，结果显示有精神紧张者发生高血压的风险是正常人群的 1.18 倍和 1.5 倍。

（5）其他危险因素：除了以上高血压发病危险因素外，其他危险因素还包括缺乏体力活动，以及糖尿病、血脂异常等，近年来大气污染也备受关注。

（二）高血压筛查的技术和方法

高血压筛查目的是将筛查对象划分为健康人群、高血压高危人群和高血压患者，以便进行高血压的分类管理。高血压的筛查技术主要采用诊室血压测量和诊室外血压测量，后者包活动态血压监测（ABPM）和家庭血压监测（HBPM）。

1. 高血压高危人群

（1）具有以下≥1 项危险因素

1）收缩压介于 130～139mmHg 之间和 / 或舒张压介于 85～89mmHg 之间；

2）血脂异常。

（2）具有以下≥2 项危险因素

1）男性≥45 岁，女性≥55 岁；

2）肥胖（BMI≥28kg/m²）；

3）早发心血管病家族史（一级亲属，男性 <55 岁，女性 <65 岁）；

4）长期过量饮酒（每日饮白酒≥100ml，且每周饮酒在 4 次以上）；

5）吸烟（每日吸烟≥15 支，且连续吸烟在 10 年以上）。

2. 常用的高血压辅助检查项目筛查

（1）诊室血压：由医护人员使用通过国际标准方案认证的上臂式医用电子血压计，或者使用符合计量标准的水银柱血压测量血压。

（2）动态血压监测（ABMI）：使用自动血压测量仪器，避免白大衣效应，可以测量夜间睡眠期间血压，鉴别白大衣高血压和检测隐蔽性高血压，诊断单纯性夜间高血压。

（3）家庭血压监测（HBPM）：由被测量者自我测量，也可由家庭成员协助完成。HBPM 可用于评估数日、数周、数月，甚至数年的降压治疗效果和长时血压变异，有助于增强患者健康参与意识，改善患者治疗依从性，适合患者长期血压监测。

（三）高血压筛查的流程和规范

1. 高血压筛查的流程　对初诊高血压而言，高血压筛查应遵循一定的流程见图 6-1。

2. 高血压筛查的规范

（1）组织机构及工作人员的要求

1）具备高血压筛查的医疗机构资质和筛查条件。

2）建立完善的高血压筛查规则制度，严格遵守技术操作规范。

3）参与高血压筛查的工作人员具备专业资质及技术能力，定期参加专业培训。

4）建立健康管理档案，同时按照高血压筛查管理流程进行个体化的健康管理。

（2）受检者的要求

1）同意参加高血压的筛查，了解筛查的基本内容。

2）符合高血压筛查对象的要求。

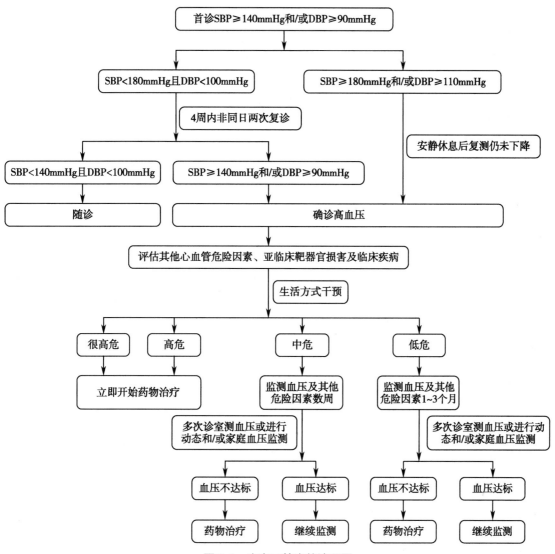

图 6-1　高血压筛查的流程图

动态血压的高血压诊断标准为白昼平均 SBP≥135mmHg 或 DBP≥85mmHg，夜间平均 SBP≥120mmHg 或 DBP≥70mmHg 或 24 小时平均 SBP≥130mmHg 或 DBP≥80mmHg；家庭血压平均 SBP≥135mmHg 或 DBP≥85mmHg。中危且血压≥160mmHg/100mmHg 应立即启动药物治疗

3）能按照筛查要求做好检查前准备和检查中的配合。

（3）仪器设备

1）定期进行仪器检测和校对，符合实用标准并具有检测登记和实用登记记录。

2）做好当前消毒，同时有消毒登记记录。

三、高血压的评估与干预

（一）高血压的信息收集和风险评估

高血压的风险评估是检出高危个体、确定干预目标人群的重要措施，在临床实践和人群防治中均发挥的重要的指导作用，对高血压的早期预防干预和公众的自我健康管理也有重要的意义。

1. 信息收集

（1）医师接诊：收集病史、家族史、就诊情况、服药情况、控制情况等基本信息，记录相关危险因素。

（2）医学相关检查：包括身高、体重、腰围、臀围、血压、肝功能、肾功能、血脂、血糖、心电图、胸片等基础检查和心血管彩超、头部血管检查、动态血压、动态心电图等专项检查。

2. 风险评估 高血压风险评估包含两层意义：高血压现症风险分层评估和高血压远期风险评估（心血管风险定量评分表）。

现有的高血压风险评估模型有人工神经网络、决策树、信息熵理论、线性回归分析处理数据等模型，运用计算机和网路技术。从适用范围分析，无论是国外的研究还是国内的研究，各种评估模型各有优劣，但都能在一定程度上对早期高血压的防治起到积极的作用。

（1）高血压现症风险分层评估：根据 2018 年中国高血压指南的分层原则，将高血压患者按心血管风险水平分为低危、中危、高危和很高危 4 个层次，见表 6-2。针对高风险的因素提前控制，做好预防；帮助确定启动降压治疗的时机，优化降压治疗方案，确立血压控制目标和对患者开展合适的综合管理。

表6-2　血压升高患者心血管风险水平分层

其他心血管危险因素和疾病史	血压/mmHg			
	SBP 130～139（或）DBP 85～89	SBP 140～159（或）DBP 90～99	SBP 160～179（或）DBP 100～109	SBP≥180（或）DBP≥110
无		低危	中危	高危
1～2 个其他危险因素	低危	中危	中/高危	很高危
≥3 个其他危险因素，靶器官损害，或 CKD3 期，无并发症的糖尿病	中/高危	高危	高危	很高危
临床并发症，或 CKD≥4 期，有并发症的糖尿病	高/很高危	很高危	很高危	很高危

CKD：慢性肾脏疾病，定义标准：经三甲医院肾内科有经验的医生诊断为慢性肾脏病。

（2）高血压远期风险评估（心血管风险定量评分表）：常用的风险评估模型有 China-PAR 模型、Framingham 模型、SCORE 模型、PCE 模型，具体可参见本书第五章风险评估相关内容。

通过风险评估有助于医生针对多种危险因素制订个体化的综合治疗决策，最大程度地降低患者的健康风险，减少发病率和病死率，提高生活质量。虽然高血压是影响心血管事件发生和预后的独立危险因素，但大部分高血压患者还有血压升高以外的心血管危险因素。

（二）高血压的健康干预与健康指导

绝大部分高血压可以预防，可以控制，却难以治愈。开展规范化的高血压管理方案可以提高患者的知晓率、治疗率和控制率。我国目前高血压控制率不高，需要规范和合理化用药，改善我国高血压的控制率。

1. 针对低危人群的健康干预与健康指导 保持良好的生活习惯，戒烟限酒，给予平衡的膳食结构，适当补充新鲜蔬菜，增加膳食纤维和豆制品的摄入，控制适宜体重，增加运动锻炼，科学的健康教育及心理治疗。常见的生活方式干预内容和干预目标应贯穿于血压正常或低危人群的管理中，高血压防控生活方式干预措施及目标见表 6-3。

预防高血压的健康教育可参照 2013 年发布的《中国高血压患者教育指南》，主要围绕高血压的定义、危害、预防和科学监测等基本知识进行教育。

2. 针对血压高危人群的健康干预与健康指导 高血压是导致心血管病发生和死亡的重要危险因素，高血压管理团队应由医生、护士和健康管理师（包括营养师、运动管理师和心理咨询师等专业人员）等组建，共同承担高血压患者的管理职责。高危人群的健康干预防控要点主要有：

（1）规范测量血压，定期监测。

表6-3　高血压防控生活方式干预措施及目标

内容	目标	措施
减少食盐摄入	每人每日食盐量逐步降至6g	● 日常生活中食盐主要来源为烹饪用盐以及腌制、卤制、泡制的食品，应尽量少用上述高盐食品 ● 建议在烹调时尽可能用量具称量加用的食盐量，如特制的盐勺；如普通啤酒瓶盖去掉胶皮垫后水平装满可盛6g食盐 ● 用替代产品，如代用盐、食醋等 ● 宣传高盐饮食的危害，高盐饮食者易患高血压
合理饮食	减少膳食脂肪，营养均衡，控制总热量	● 总脂肪占总热量的比率<30%，饱和脂肪<10%，每日食油<25g；每日瘦肉类50～100g；奶类每日250g ● 蛋类每周3～4个，鱼类每周3次左右，少吃糖类和甜食 ● 新鲜蔬菜每日400～500g，水果100g ● 适当增加纤维素摄入
规律运动	强度：中等； 频次：每周5～7次或每日累计30min；持续时间：每次持续30min左右，或累计30min	● 运动的形式可以根据自己的爱好灵活选择 ● 步行、快走、慢跑、游泳、气功、太极拳等项目均可 ● 运动的强度可通过心率来反映，运动时上限心率=170-年龄 ● 对象为没有严重心血管病的患者应注意量力而行，循序渐进 ● 1次运动时间不足30min，可以累计
控制体重	BMI<24kg/m² 腰围：男性<90cm；女性<85cm	● 减少油脂性食物摄入 ● 减少总热量摄入 ● 增加新鲜蔬菜和水果的摄入 ● 增加活动量，至少保证每天摄入能量与消耗能量的平衡 ● 肥胖者若非药物治疗效果不理想，可考虑辅助用减肥药物宣传肥胖的危害，肥胖者易患高血压和糖尿病
戒烟	坚决放弃吸烟，提倡科学戒烟，避免被动吸烟	● 宣传吸烟的危害，吸烟有害健康，让患者产生戒烟愿望 ● 采取突然戒烟法，1次性完全戒烟 ● 对烟瘾大者逐步减少吸烟量 ● 戒断症状明显的可用尼古丁贴片或安非他酮 ● 避免吸二手烟 ● 告诫患者克服依赖吸烟的心理，及惧怕戒烟不被理解的心理 ● 家人及周围同事应给予理解、关心和支持 ● 采用放松、运动锻炼等方法改变生活方式，辅助防止复吸
限制饮酒	不饮酒；如饮酒，应适量：白酒<50ml/d、葡萄酒<100ml/d、啤酒<250ml/d	● 宣传过量饮酒的危害；过量饮酒易患高血压 ● 不提倡高血压患者饮酒，鼓励限酒或戒酒 ● 酗酒者逐渐减量；酒瘾严重者，可借助药物戒酒 ● 家庭成员应帮助患者解除心理症结，使之感到家庭的温暖 ● 成立各种戒酒协会，进行自我教育及互相约束
心理平衡	减轻精神压力，保持平衡心理	● 避免负性情绪，保持乐观和积极向上的态度 ● 正视现实生活，正确对待自己和别人，大度为怀 ● 有困难主动寻求帮助 ● 处理好家庭和同事间的关系 ● 寻找适合自己的心理调适方法 ● 增强承受心理压力的抵抗力，培养应对心理压力的能力 ● 心理咨询是减轻精神压力的科学方法 ● 避免和干预心理危机（一旦发生必须及时求医）

（2）血脂的监测和规范控制。

（3）血糖的监测和系统管理。

（4）生活方式干预：严格遵照高血压防控生活方式干预措施及目标（表6-3）。

（5）考虑是否进行抗血小板治疗。

（6）其他危险因素

1）遗传因素：作为一种终生的危险因素，通过早期检测可以预测高危个体，进而开展生活方式的早期干预；

2）空气污染因素：正确认识空气污染对心血管健康的急性和慢性损害，提高高危人群在重污染天气的防护意识，指导公众采取必要防护措施。

高血压高危人群的健康教育除进行高血压基本知识的普及外，还要围绕高血压的危险因素、针对性的纠正生活方式指导等内容加强健康教育，科学防治高血压。不同分类人群的高血压健康教育主要内容见表6-4。

表6-4   不同分类人群的健康教育内容

	正常人群	高危人群	患者
健康教育内容	● 什么是高血压，高血压的危害，健康生活方式，定期监测血压 ● 高血压是可以预防的	● 什么是高血压，高血压的危害，健康生活方式，定期监测血压 ● 高血压的危险因素，有针对性的行为纠正和生活方式指导	● 什么是高血压，高血压的危害，健康生活方式，定期监测血压 ● 高血压的危险因素，有针对性的行为纠正和生活方式指导 ● 高血压的危险因素及综合管理 ● 非药物治疗与长期随访的重要性和坚持终身治疗的必要性 ● 高血压是可以治疗的，正确认识高血压药物的疗效和副作用 ● 高血压自我管理的技能

3. 初诊高血压患者的健康管理   初次诊断高血压的患者在建档和随访中要对患者的诊疗情况有较全面的分析。初诊和随访制定的具体管理内容，包括体检、评估、干预措施和效果评价等内容，具体见表6-5。

表6-5   初诊高血压患者管理和随访内容

	初诊	随访
健康管理内容	判断是否有靶器官损害	关注血压控制情况
	判断是否有继发性高血压的可能	相关症状和体征的记录
	对高血压患者进行心血管综合危险度评估	监测其他心血管危险因素
	确定是否要干预其他心血管危险因素	判断是否有治疗的副作用
	给予生活方式指导和药物治疗	生活方式改变情况
	制定下一次随访日期	药物治疗依从性的情况
	建议家庭血压监测	家庭血压监测情况
	登记并加入高血压管理	制定下一次随访日期

4. 长期高血压患者的随访分级管理   开展长期高血压患者的随访可以是门诊随访和电话随访结合的形式，有条件的特别是中青年人群可用网络随访。在长期随访中，根据患者血压是否达标可以分为一、二级管理。随访的主要内容是观察血压、用药情况、不良反应，同时应关注其他危险因素、靶器官损害和临床疾患，具体见表6-6。

表6-6　长期高血压患者的随访分级管理

	一级管理	二级管理
管理对象	血压已达标患者	血压未达标患者
非药物治疗	长期坚持	强化生活方式干预并长期坚持
随访频率	3月1次	2~4周1次
药物治疗	维持药物治疗，保持血压达标	根据指南推荐，调整治疗方案
随访内容	血压水平、治疗措施、不良反应、其他危险因素干预、临床情况处理等	血压水平、治疗措施、不良反应、其他危险因素干预、临床情况处理等

注：根据患者存在的危险因素、靶器官损害及伴随临床疾病，可定期或不定期进行血糖、血脂、肾功能、尿常规、心电图等检查。

有条件的可进一步搭建高血压的远程管理平台，通过具备远程传输功能的电子血压计监测患者的院外血压数据，实现患者门诊随访之间的院外随访相结合的动态闭环管理。

第二节　2型糖尿病的健康干预技能

一、概述

糖尿病（diabetes mellitus，DM）是一组由遗传和环境因素相互作用所致的代谢性疾病。由于胰岛素分泌缺乏或/和其生物作用障碍导致糖代谢紊乱，同时伴有脂肪、蛋白质、水电解质等的代谢障碍，以慢性高血糖为主要特征。慢性高血糖常导致眼、肾、神经和心血管等多脏器的长期损害、功能不全或衰竭。

（一）2型糖尿病的流行病学现状

我国近30年来进行7次全国糖尿病流行病学调查，我国糖尿病分类以2型糖尿病为主，成人2型糖尿病的患病率呈持续上升趋势（表6-7）。2013年全国糖尿病流行病学调查中2型糖尿病患病率为10.4%，男性患病率高于女性（11.1% vs. 9.6%），经济发达地区明显高于不发达地区，城市高于农村，不同民族糖尿病患病率存在差异，肥胖及超重人群糖尿病患病率明显增高。2013年全国调查中，未诊断糖尿病患者占总数的63%，高于全球平均水平（54%）。

表6-7　我国7次全国糖尿病流行病学调查情况

调查年份 （诊断标准）	调查人数/ 万	年龄/ 岁	糖尿病患病率/ %	IGT患病率/ %	筛选方法
1980（兰州标准）[a]	30	全人群	0.67	—	尿糖＋馒头餐2hPG筛选高危人群
1986（WHO 1985）	10	25~64	1.04	0.68	馒头餐2hPG筛选高危人群
1994（WHO 1985）	21	25~64	2.28	2.12	馒头餐2hPG筛选高危人群
2002（WHO 1999）	10	≥18	城市4.5 农村1.8	1.6（IFG 2.7）	FPG筛选高危人群
2007至2008（WHO 1999）	4.6	≥20	9.7	15.5[b]	OGTT
2010（WHO 1999）	10	≥18	9.7	—	OGTT
2013（WHO 1999）[c]	17	≥18	10.4	—	OGTT

注：WHO：世界卫生组织；OGTT：口服葡萄糖耐量试验；IGT：糖耐量异常；IFG：空腹血糖受损；FPG：空腹血糖；2hPG：餐后2h血糖；[a]诊断标准为空腹血浆血糖≥130mg/dl或/和餐后2h血糖≥200mg/dl或/和OGTT曲线上3点超过诊断标准（0'125，30'190，60'180，120'140，180'125，其中0'、30'、60'、120'、180'为时间点（分），30'或60'为1点；125，190，180，140为血糖值（mg/dl），血糖测定为邻甲苯胺法，葡萄糖为100g）；[b]糖尿病前期，包括IFG、IGT或二者兼有；[c]2013年数据除汉族以外，还包括其他少数民族人群；—：无数据。

（二）2型糖尿病的临床表现

2型糖尿病是糖尿病中的主要类型，典型的2型糖尿病患者具有通常所谓的"三多一少"症状，即"多饮、多尿、多食、体重下降"，但多数患者缺乏典型表现。2型糖尿病患者通常中老年发病，病程长，病情隐匿，体格超重或肥胖，初始阶段多无酮症倾向，无需胰岛素治疗。目前普遍认为，胰岛素抵抗和β细胞分泌缺陷是2型糖尿病发病机制中的两个主要环节。

（三）2型糖尿病的诊断

依据《中国2型糖尿病防治指南（2017年版）》，我国诊断2型糖尿病采用世界卫生组织（WHO）1999年标准（表6-8）。

表6-8 糖尿病诊断标准（WHO 1999）

诊断标准	静脉血浆葡萄糖/（mmol/L）
（1）典型糖尿病症状（烦渴多饮、多尿、多食、不明原因体重下降）	
加上随机血糖	≥11.1
或加上	
（2）空腹血糖	≥7.0
或加上	
（3）葡萄糖负荷后2h血糖	≥11.1
无典型糖尿病症状者，需该日复查确认	

注：空腹状态指至少8h没有摄入热量；随机血糖指不考虑上次用餐时间，一天中任意时间的血糖，不可用于诊断空腹血糖异常或糖耐量异常。

二、2型糖尿病的筛查

（一）2型糖尿病的危险因素

2型糖尿病的危险因素分为不可干预和可干预的危险因素。

1. 不可干预的危险因素

（1）年龄：年龄每增加10岁，糖尿病患病率提高68%；

（2）性别：在调整其他危险因素后，男性患病风险比女性增加26%；

（3）遗传：对2型糖尿病的家系及孪生子一致性研究表明其具有明显的遗传倾向，有糖尿病家族史者其患糖尿病的风险增高；

（4）种族：亚裔人与白人相比，糖尿病风险比为1.6，中国人是糖尿病的易患人群。

2. 可干预的危险因素

（1）超重/肥胖

（2）日常以静坐为主的生活方式

（3）高血压

（4）血脂异常

（5）动脉粥样硬化性心血管疾病

（6）某些药物：类固醇激素、抗精神病、抗抑郁药、他汀类药等。

（7）某些疾病：妊娠糖尿病、多囊卵巢综合征等。

（二）2型糖尿病筛查的技术与方法

1. 静脉血浆血糖 糖尿病的诊断依据静脉血浆血糖，如无特别说明，血糖一词均指静脉血浆葡萄糖水平值。一般从肘静脉取血，止血带压迫时间不宜过长且抽血过程顺利。血标本最好立即分离测定，若需过夜，应将血浆样品冰冻。依据取血时间与进食的关系，有以下几种情况：

（1）空腹血糖：指至少8h以上没有摄入热量时所测定的血糖值。

（2）糖负荷后血糖：指进行特定程度糖负荷后在不同时间点所测定的血糖值，如餐后 2h 血糖即在开始进餐时计时起 2h 后的血糖值。

（3）随机血糖：不考虑上次用餐时间，在一天中任意时间测定的血糖值。

2. 毛细血管血糖　虽然糖尿病的诊断和评估均依据静脉血浆血糖，但静脉血浆血糖采取标本相对繁琐，结果测定需在医疗机构专门仪器进行。为方便患者，现已推出多种血糖仪，可采取少量指尖血测定，所得结果即为毛细血管血糖，其血糖含量于空腹时与静脉血基本相符，餐后 2h 内比静脉血高。毛细血管血糖值不能用于糖尿病的诊断，但可作为糖尿病病情的监测和治疗情况的参考。

3. 糖化血红蛋白　糖化血红蛋白（glycosylated hemoglobin，GHb）是血红蛋白 A 组分的氨基（赖氨酸或精氨酸）与葡萄糖及其他糖类经过缓慢而不可逆的非酶促反应而形成，可反映取血标本前 2～3 个月内血糖的平均水平，因而可较好地反映糖尿病血糖控制的情况。HbA1c 为葡萄糖与血红蛋白反应而成，是糖化血红蛋白主要组分。2011 年 WHO 建议在条件具备的国家和地区采用 HbA1c 作为糖尿病诊断标准，诊断切点值为≥6.5%。

（三）2 型糖尿病筛查的流程与规范

1. 2 型糖尿病的筛查流程　对于具有一项或多项 2 型糖尿病危险因素的人群应进行筛查，可行空腹血糖或任意点血糖检查，其中空腹血糖简单易行，推荐作为常规筛查方法。如空腹血糖≥6.1mmol/L 或任意点血糖≥7.8mmol/L，推荐进一步行空腹及糖负荷后 2h 血糖的 OGTT，见图 6-2。

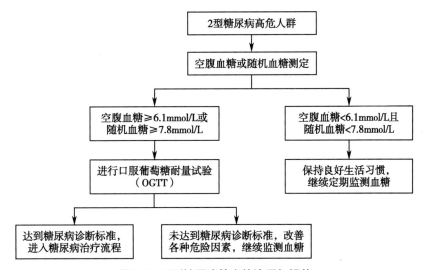

图 6-2　2 型糖尿病筛查的流程与规范

注：本流程所提及血糖均为静脉血浆葡萄糖，测定空腹血糖或随机血糖时均需排除同时存在急性感染、创伤或其他应激反应等可能出现暂时性血糖增高情况

2. 2 型糖尿病的筛查规范

（1）组织机构及工作人员的要求

1）具备 2 型糖尿病筛查的医疗机构资质及筛查条件；

2）建立完善的 2 型糖尿病筛查规章制度，遵守技术操作规范；

3）参与筛查的工作人员具备专业资质和技术能力，定期参加培训；

4）建立健康管理档案，并按照筛查管理流程进行个体化健康管理。

（2）受检者的要求

1）同意参加 2 型糖尿病的筛查，了解筛查的基本内容；

2）符合筛查对象的要求；

3）能按照筛查要求做好检前准备及检中的配合。

（3）仪器设备

1）定期进行仪器检测及校对，符合使用标准并有检测登记及使用登记本。

2）做好定期消毒，并有消毒登记本。

三、2型糖尿病的评估与干预

（一）2型糖尿病的风险评估

1. 信息收集

（1）医师接诊：详细询问糖尿病、并发症和伴随疾病的临床症状；复习既往治疗方案和血糖控制情况；了解既往高血压、冠心病、血脂异常等并发症情况；了解糖尿病、高血压、血脂异常等疾病家族史情况；了解生活方式，包括吸烟、饮酒、运动、饮食、社会心理情况等。进行身高、体重、计算体重指数（BMI）、腰围、血压、足背动脉搏动、踝反射、针刺痛觉、震动觉、压力觉、温度觉等体格检查。

（2）实验室检查：建议做空腹血糖、餐后2h血糖、甘油三酯（TG）、总胆固醇（TC）、低密度脂蛋白胆固醇（LDL-C）、高密度脂蛋白胆固醇（HDL-C）、血尿酸、肝肾功能、尿常规，如有条件者可选做：糖化血红蛋白（HbA1c）、尿白蛋白/肌酐比值（UACR）。

（3）其他辅助检查：根据病史、体征及既往有异常指标者，应有针对性地进行心电图、血管超声、下肢踝/肱动脉指数（ABI）、眼底、神经电生理、心率变异性、体位性血压变化测定、24h动态血压监测、膀胱容量、残余尿量相关检查等。

2. 风险评估　在收集以上信息的基础上，需对受检人群进行是否为2型糖尿病高危人群、2新糖尿病心血管风险及并发症情况进行风险评估。

2型糖尿病高危人群的风险评估，具体内容可参见本书第五章慢性病风险评估常见方法。

2型糖尿病是心脑血管疾病的独立危险因素，常常也合并高血压、高血脂等其他心脑血管疾病风险因素，需对合并的其他心脑血管危险因素进行评估，具体内容可参见本书第五章慢性病风险评估常见方法。

确诊为2型糖尿病的患者，需在诊断时即进行并发症评估，包括糖尿病肾病、糖尿病视网膜病变、糖尿病神经病变、糖尿病下肢动脉病变、糖尿病足等。

（二）2型糖尿病的干预

糖尿病干预的近期目标是通过控制高血糖和相关代谢紊乱以消除糖尿病症状和防止出现急性并发症，远期目标则是通过良好的代谢控制以达到预防或延缓糖尿病慢性并发症的发生和发展，维持良好的健康和学习劳动能力，保障儿童的生长发育，提高患者的生活质量，降低病死率和延长寿命。

目前糖尿病的控制已从传统意义上的治疗转变为系统管理。以患者为中心，包含普通或专科医师、营养师、运动康复师、患者家属的团队式管理可以良好的控制代谢相关紊乱。

糖尿病的干预应遵循综合管理的原则，包括控制高血糖、高血压、血脂异常、高凝等心血管多重危险因素，注重生活方式与药物干预并行的综合管理策略，以提高糖尿病患者的生存质量和预期寿命。

1. 健康教育　糖尿病健康教育是重要的基础措施，是决定糖尿病管理成败的关键因素。每位糖尿病患者一旦确诊即应接受糖尿病教育，教育的目标是使患者充分认识糖尿病并掌握糖尿病的自我管理能力。糖尿病的教育和指导应该是长期和及时的，特别是当血糖控制较差、需调整治疗方案时，或因出现并发症需进行胰岛素治疗时，必须给以具体的教育和指导。而且教育应尽可能标准化和结构化，并结合各地条件做到"因地制宜"。

通常糖尿病教育的应包含以下基本内容：糖尿病的自然进程、临床表现、危害及如何防治急慢性并发症；个体化的治疗目标及生活方式干预计划（重点包含饮食及运动处方）；口服药、胰岛素的使用要点；血糖监测；糖尿病的日常护理（口腔、足部、皮肤等）；特殊情况应对措施（如疾病、低血糖、应激和手术）；糖尿病自我管理重要性等。

2. 生活方式指导

（1）营养：医学营养治疗是糖尿病的基础治疗手段，包括对患者进行个体化营养评估、营养诊断、制订相应营养干预计划，并在一定时期内实施及监测。医学营养治疗主要包括调整饮食总能量、改善饮食结构及合理餐次分配比例三个方面。首先，应根据患者年龄、性别、身高、体重、工作性质，参考原来的生活习惯，计算每日所需总热量。其次，进行营养素热量分配，改善饮食结构。脂肪供能应占总能量的20%～30%，饱和脂肪酸摄入量不应超过饮食总能量的7%，尽量减少反式脂肪酸的摄入。碳水化合物供能应占总能量的50%～65%。第三，在每日总热量及营养素组成确定后，根据各种食物的产热量确定食谱，合理进行餐次分配。每克糖类和蛋白质产热16.8kJ，每克脂肪产热37.8kJ。根据生活习惯、病情和药物治疗的需要，可按每日三餐分配为1/5、2/5、2/5或1/3、1/3、1/3，也可按4餐分配为1/7、2/7、2/7、2/7。

（2）运动：规律运动有助于控制血糖，减少心血管危险因素，减轻体重，提升幸福感，而且对糖尿病高危人群一级预防效果显著。根据《中国2型糖尿病防治指南（2017年版）》，2型糖尿病患者运动时应遵循以下原则：①运动治疗应在医师指导下进行，特别是心肺功能和运动功能的医学评估（如运动负荷试验等）。②成年2型糖尿病患者每周至少150min（如每周运动5d，每次30min）中等强度（50%～70%最大心率，运动时有点用力，心跳和呼吸加快但不急促）的有氧运动。③中等强度的体育运动包括：快走、打太极拳、骑车、乒乓球、羽毛球和高尔夫球。较大强度运动包括快节奏舞蹈、有氧健身操、慢跑、游泳、骑车上坡、足球、篮球等。④如无禁忌证，每周最好进行2～3次抗阻运动（两次锻炼间隔≥48h），锻炼肌肉力量和耐力。⑤运动项目要与患者的年龄、病情及身体承受能力相适应，并定期评估，适时调整运动计划。⑥养成健康的生活习惯。培养活跃的生活方式，如增加日常身体活动，减少静坐时间；⑦空腹血糖＞16.7mmol/L、反复低血糖或血糖波动较大、有糖尿病酮症酸中毒等急性代谢并发症、合并急性感染、增殖性视网膜病变、严重肾病、严重心脑血管疾病（不稳定性心绞痛、严重心律失常、一过性脑缺血发作）等情况下禁忌运动，病情控制稳定后方可逐步恢复运动。

（3）血糖监测：血糖监测有助于评估糖尿病患者糖代谢紊乱的程度，制订合理的降糖方案，反映降糖治疗的效果并指导治疗方案的调整。目前临床上血糖监测方法包括利用血糖仪进行的毛细血管血糖监测、持续葡萄糖监测（CGM）、糖化血红蛋白（HbA1c）和糖化白蛋白（GA）的检测等。其中毛细血管血糖监测包括患者自我血糖监测（SMBG）及在医院内进行的床边快速血糖检测，可根据个体的情况具体选用不同的血糖监测方式，为糖尿病个体化预防和治疗提供依据。

3. 血糖控制　糖尿病的血糖控制应根据患者的年龄、病程、预期寿命、并发症或并发症病情严重程度等确定个体化的控制目标。对大多数非妊娠成年2型糖尿病患者，合理的HbA1c控制目标为＜7%，血压＜130/80mmHg；LDL-C＜2.6mmol/L（未合并动脉粥样硬化性心血管疾病），或＜1.8mmol/L（合并动脉粥样硬化性心血管疾病），BMI＜24.0kg/m²；更严格的HbA1c控制目标（如＜6.5%，甚或尽可能接近正常）适合于病程较短、预期寿命较长、无并发症、未合并心血管疾病的2型糖尿病患者，其前提是无低血糖或其他不良反应。相对宽松的HbA1c目标（如＜8.0%）更适合于有严重低血糖史、预期寿命较短、有显著的微血管或大血管并发症，但应避免高血糖引发的症状及可能出现的急性并发症。综合控制目标见表6-9。

生活方式干预是2型糖尿病的基础治疗措施，应贯穿于糖尿病治疗的始终。单纯生活方式不能使血糖控制达标时，应开始药物治疗；2型糖尿病药物治疗的首选是二甲双胍。若无禁忌证，二甲双胍应一直保留在糖尿病的治疗方案中，一种口服药治疗而血糖仍不达标者，采用二种甚至三种不同作用机制的药物联合治疗。如血糖仍不达标，则应将治疗方案调整为多次胰岛素治疗。

表 6-9　中国 2 型糖尿病综合控制目标

指标	目标值
血糖 [a]/(mmol/L)	
空腹	4.4～7.0
非空腹	<10.0
糖化血红蛋白 /%	<7.0
血压 /mmHg	<130/80
总胆固醇 /(mmol/L)	<4.5
高密度脂蛋白胆固醇 /(mmol/L)	
男性	>1.0
女性	>1.3
甘油三酯 /(mmol/L)	<1.7
低密度脂蛋白胆固醇 /(mmol/L)	
未合并动脉粥样硬化性心血管疾病	<2.6
合并动脉粥样硬化性心血管疾病	<1.8
体重指数 [b]/(kg/m²)	<24.0

[a]: 毛细血管血糖；[b]: 体重指数（BMI）＝体重（kg）/ 身高 ^{2}（m²）。

4. 危险因素管理

（1）控制体重：肥胖和超重人群糖尿病患病率显著增加，肥胖人群糖尿病患病率升高 2 倍。超重 / 肥胖患者减重的目标是 3～6 个月减轻体重 5%～10%。消瘦者应通过合理的营养达到并长期维持理想体重。

（2）戒烟限酒：不推荐糖尿病患者饮酒。若饮酒应计算酒精中所含的总能量。女性一天饮酒的酒精量不超过 15g，男性不超过 25g，每周不超过 2 次。同时，应警惕酒精可能诱发的低血糖，避免空腹饮酒。吸烟有害健康，应劝告每一位吸烟的糖尿病患者戒烟，并减少被动吸烟。

（3）控制高血压：一般糖尿病合并高血压患者的降压目标应低于 130/80mmHg，老年或伴严重冠心病的糖尿病患者，可采取相对宽松的降压目标值。血管紧张素转化酶抑制剂（ACEI）、血管紧张素 Ⅱ 受体拮抗剂（ARB）为糖尿病降压治疗的核心用药。

（4）控制血脂异常：推荐降低 LDL-C 为首要目标，依据患者 ASCVD 的危险高低，将 LDL-C 降至目标值。首选他汀类调脂药物。

（5）抗血小板治疗：糖尿病是心脑血管疾病的独立危险因素，常伴有高血压、血脂异常等危险因素，糖尿病患者应积极筛查和治疗心血管危险因素，应注意抗血小板的治疗。

（6）合理使用药物：研究表明，类固醇激素、抗精神病、抗抑郁药、他汀类药等均有使血糖升高的风险，糖尿病患者需权衡利弊，在临床专科医师的指导下合理使用药物，避免药物滥用。

（7）控制相关疾病：妊娠糖尿病、多囊卵巢综合征等均为 2 型糖尿病的危险因素，应注意对该类疾病的管理。

（8）心理调节：糖尿病患者应正确认识糖尿病，学习和掌握糖尿病管理的知识与技能，保持心理健康。

5. 并发症管理　
糖尿病病情严重或应激时可发生严重代谢紊乱，导致糖尿病酮症酸中毒（DKA）、高渗高血糖综合征等急性并发症，危及生命。长期慢性高血糖会导致心血管、肾脏、眼睛、神经等慢性并发症，是糖尿病患者致死、致残的主要原因。同时，糖尿病患者还易并发各种感染，尤其是血糖控制差者。因此，糖尿病相关并发症重在预防，良好控制血糖以及相关危险因素，定期进行心血管、肾脏、眼睛、神经、足部等检查，了解病变情况，对已发生并发症者则积极专科治疗。

第三节　冠状动脉粥样硬化性心脏病的健康干预技能

一、概述

冠状动脉粥样硬化性心脏病（coronary atherosclerotic heart disease，CAHD）指冠状动脉发生粥样硬化引起管腔狭窄或闭塞，导致心肌缺血、缺氧或坏死而引起的心脏病，简称冠心病（coronary heart disease，CHD），也称缺血性心脏病，是动脉粥样硬化导致器官病变的最常见类型。

（一）冠心病的流行病学现状

冠心病多发生于中老年人群，男性多于女性，以脑力劳动者居多。多项研究结果显示，随着老龄化进程的加剧，我国冠心病的发病和死亡人数将持续增加。2017 年发布的《中国心血管病报告 2016》提供了 2013 年中国第五次卫生服务调查中冠心病患病率的调查结果：城市地区 15 岁以上人口冠心病的患病率为 1.2%，农村为 0.8%。根据近期中国疾病预防控制中心的研究报告提供的数据，中国人群冠心病死亡在总死亡中的比例由 1990 年的 8.6% 增加至 2013 年的 15.2%；同期，冠心病死亡在所有心血管疾病死亡中的比例由 29% 增加至 37%。

（二）冠心病的临床表现

按照病理解剖和病理生理变化的不同，冠心病有不同的临床表现。

1. 稳定型心绞痛临床表现特点　以发作性胸痛为主要临床表现，疼痛主要发生在胸骨体后，常为压迫、发闷或紧缩性疼痛，也可有烧灼感，一般持续数分钟至十余分钟，疼痛常逐步加重，达到一定程度后持续一段时间然后逐渐消失。

2. 急性冠状动脉综合征临床表现特点

（1）ST 段抬高型心肌梗死：与心肌梗死的面积大小、部位、冠脉侧支循环情况相关。最先出现时性质与心绞痛相似，常发生于安静时，程度较重，持续时间较长，可达数小时或更长，休息和含用硝酸甘油片多不能缓解。可出现发热、白细胞增高和红细胞沉降率增快等全身症状，疼痛剧烈时常伴恶心、呕吐、上腹胀痛等胃肠道症状，还可出现心律失常、低血压、心力衰竭等表现。

（2）不稳定型心绞痛、非 ST 段抬高型心肌梗死：通常患者胸部不适的性质与典型的稳定型心绞痛相似，通常程度更重，持续时间更长。

（三）冠心病的诊断

通常根据心绞痛发作的典型特点，结合年龄和存在的冠心病危险因素，一般可建立诊断，冠状动脉造影可以明确冠状动脉病变的严重程度，是诊断冠心病的"金标准"。

稳定型心绞痛发作时心电图检查可见 ST 段移位、压低，发作缓解后恢复；ST 段抬高型心肌梗死的心电图出现弓背向上型 ST 段抬高、宽而深的病理性 Q 波、T 波倒置；不稳定型心绞痛、非 ST 段抬高型心肌梗死可出现新发或一过性 ST 段压低在 0.1mV 以上或 T 波倒置在 0.2mV 以上。

二、冠状动脉粥样硬化性心脏病的筛查

（一）冠心病的危险因素

现有研究一致认为，冠心病的形成是多种危险因素共同作用的结果，且控制危险因素对冠心病的防治起了决定性作用。冠心病的危险因素包括不可干预的危险因素和可干预的危险因素。

1. 不可干预的危险因素

（1）遗传因素：大量研究已经证实，冠心病受遗传因素影响。具有早发冠心病家族史者其冠心病危险是无家族史的 1.5～1.7 倍。亲属关系越近，患病时间越早，亲属患冠心病危险性也越高。

（2）年龄：40 岁以后冠心病患病率明显上升。Framingham 研究发现绝经女性冠心病发病率为非绝经女性的 2 倍。

（3）性别：冠心病发病存在性别差异，男性发病早于女性。

2. 可干预的危险因素

（1）吸烟：吸烟是冠心病的重要危险因素，是最可避免的死亡原因。冠心病与吸烟之间存在着明显的用量 - 反应关系。

（2）超重与肥胖：已明确为冠心病的首要危险因素，可增加冠心病死亡率。

（3）久坐生活方式：不爱运动的人冠心病的发生和死亡危险性将翻一倍。

（4）高脂血症：除年龄外，脂质代谢紊乱是冠心病最重要预测因素。总胆醇和低密度脂蛋白胆固醇水平和冠心病事件的危险性之间存在着密切的关系。低密度脂蛋白胆固醇水平每升高1%，则患冠心病的危险性增加2%～3%，甘油三酯是冠心病的独立预测因子。

（5）高血压：高血压与冠状动脉粥样硬化的形成和发展关系密切。收缩期血压比舒张期血压更能预测冠心病事件。140～149mmHg 的收缩期血压比 90～94mmHg 的舒张期血压更能增加冠心病死亡的危险。

（6）糖尿病：冠心病是未成年糖尿病患者首要的死因，冠心病占糖尿病患者所有死亡原因和住院率的近80%。

（7）此外饮酒、心理社会因素和环境因素等也与冠心病有关。

（二）冠心病筛查的技术与方法

冠心病筛查目的是将筛查对象划分为健康人群、冠心病高危人群和冠心病患者，以便进行冠心病的分类管理。

（1）冠心病高危人群：通过筛查健康档案，从中选择危险因素，对于已存在冠心病危险因素的人群，视为高危人群。

（2）常用的冠心病筛查项目

1）询问病史、家族史和体格检查：询问的重点应是发现心绞痛或心绞痛等高危症状，以及评估生活方式相关因素，包括定期运动水平和整体健康状况、饮食情况、吸烟、酒精或违禁药品摄入情况，有无罹患早发性动脉粥样硬化疾病或心脏性猝死的家族史等。

2）冠心病高危因素的基础筛查：许多循环生物标志物与心血管风险增加相关，例如脂质水平、高敏 C 反应蛋白等。其他包括血糖、血压、血常规、甲状腺功能等检查；胸痛者还需进行心肌损伤标志物筛查，如肌钙蛋白、肌酸激酶及同工酶。

3）心电图检查包括静息心电图、负荷心电图、心电图连续动态监测（Holter）。心电图是筛查心肌供血及心肌电活动情况的基本检查。运动负荷试验可通过评估心肌缺血间接确定有无冠心病。

4）放射性核素检查含核素心肌显像及负荷试验、放射性核素心肌显像、正电子发射断层心肌显像（PET），以上检查对了解缺血心肌的灌注情况、缺血区室壁运动情况有一定帮助。

5）多层螺旋 CT 冠状动脉成像（CTA）用于判断冠脉管腔狭窄程度和管壁钙化情况，对判断管壁内斑块分布范围和性质也有一定意义。

6）超声心动图在有陈旧性心肌梗死者或严重心肌缺血者中二维超声心动图可探测到坏死区或缺血区心室壁的运动异常。

（3）有创检查：冠状动脉造影及其衍生手段是目前公认的评估冠状动脉狭窄部位及程度，诊断冠心病、制订治疗方案和评估治疗效果的金标准。但因其为有创的检查手段，往往不作为初筛的常规检查。

（三）冠心病筛查的流程与规范

冠心病具有非常高的发病率、致残率和死亡率，并且经济负担重，但通过早期的预防干预，冠心病是可以预防和治疗的疾病。

1. 冠心病高危人群筛查流程　冠心病高危人群筛查应遵循一定的流程。

第一步：筛查冠心病危险因素。

尽可能全面收集个体健康信息，内容包括：①个人一般情况（性别、年龄）；②家族史；③生活方式（膳食、身体活动、吸烟、饮酒）；④体格检查（身高、体重、血压）；⑤目前健康情况；⑥药物使用情况；⑦心理社会因素（家庭情况、工作环境、文化程度、有无精神创伤史）。⑧体检数据（血脂、血糖、心电图）

第二步：确定冠心病高危人群。

通过筛查健康档案，从中选择危险因素，对于已存在冠心病危险因素的人群，确定为冠心病高危人群。

2. 冠心病筛查的规范

（1）组织机构及工作人员的要求

1）具备冠心病筛查的医疗机构资质和筛查条件。

2）建立完善的冠心病筛查规则制度，严格遵守技术操作规范。

3）参与冠心病筛查工作人员具备专业资质及技术能力，定期参加专业培训。

4）建立健康管理档案，同时按照冠心病高危人群筛查管理流程进行个体化的健康管理。

（2）受检者的要求

1）同意参加冠心病的筛查，了解筛查的基本内容。

2）符合冠心病筛查对象的要求。

3）能按照筛查要求做好检查前准备和检查中的配合。

（3）仪器设备

1）定期进行仪器检测和校对，符合实用标准并具有检测登记和实用登记记录。

2）做好当前消毒，同时有消毒登记记录。

三、冠心病的健康干预与健康指导

（一）冠心病的信息收集和风险评估

1. 信息收集

（1）医师接诊：收集病史、个人史、家族史、社会心理因素、就诊情况、服药情况、控制情况等基本信息，记录相关危险因素。

（2）医学相关检查

1）体格检查：测量血压、身高、体重、腰围，注意心率、心律、大动脉搏动、血管杂音等。

2）基本实验室检查：空腹血糖、血脂（至少包括 TC、HDL-C、LDL-C、TG），尿常规、肝肾功能、电解质、血红蛋白等，必要时查甲状腺功能、糖化血红蛋白及糖耐量试验；胸痛明显者需查血肌钙蛋白（cTnT 或 cTnI）、肌酸激酶（CK）及同工酶（CK-MB），以明确有无急性冠脉综合征。

3）心电图检查：所有胸痛患者均应行静息心电图检查。胸痛发生时力争即时心电图检查，缓解后立即复查心电图以观察有无动态 ST-T 缺血性改变。必要时行 24 小时动态心电图检查，了解有无与症状一致的 ST-T 变化。

4）胸部 X 线检查：对于稳定型心绞痛无诊断意义，主要有助于了解心肺疾病的情况，如有无充血性心力衰竭、心脏瓣膜病、心包疾病等。

5）病情需要时转诊至有条件的二级以上医院行超声心动图、核素心肌扫描、负荷试验、冠状动脉 CT 血管成像（CT angiography，CTA）检查及选择性冠状动脉造影。

2. 风险评估
我国学者先后开发了冠心病、缺血性心血管病 10 年风险评估模型，以及心血管病和脑卒中终生风险评估模型。2016 年，我国学者建立了 China-PAR 模型，并提出了适合国人的风险分层标准。在收集以上信息的基础上，对人群进行冠心病风险评估，请参见本书第五章慢性病风险评估常见方法章节的内容。

（二）冠心病的健康干预与健康指导

1. 低危人群的健康干预与健康指导 冠心病多种生活方式危险因素需要采用综合防控措施，个体具有的心血管健康指标越多、危险因素控制得越好，将来发生心血管病的风险越低。

2. 冠心病高危人群的健康干预与健康指导 冠心病高危人群干预是冠心病防控的重点，要从以下几点加以管理：

（1）控制血脂：建议低脂、高膳食纤维摄入，必要时选择药物治疗。血脂控制目标：总胆固醇 <4.7mmol/L，低密度脂蛋白胆固醇 <2.6mmol/L，高密度脂蛋白胆固醇 >1.1mmol/L，甘油三酯 <1.7mmol/L。

（2）控制血糖：尽可能使糖耐量异常的人群血糖降到正常范围，对于糖尿病患者，通过药物和饮食控制及运动，使空腹血糖 <7mmol/L、餐后 2h 血糖 <8mmol/L、糖化血红蛋白小于 7%。对于年龄较大，病程较长高危因素的患者，目标控制在 7.5% 或 8%，对于慢性病终末期患者，目标放宽至 8.5%。

（3）控制高血压：坚持服降压药，同时配合非药物治疗。血压控制目标为 <140/90mmHg，合并糖尿病血压控制目标建议 130/80mmHg。

（4）适度有氧运动：高危人群在开始较大强度运动之前，需咨询临床医生并接受相应医疗处置。运动处方的制定遵循 FITT-VP 原则。通常来说，健康人的运动处方原则同样适用于有心血管疾病的人群，但需根据情况及时调整处方。

运动频率为 5～7 次 / 周，推荐每日进行多次较短时间的运动（如 10min）。运动形式主要采用有氧运动，辅助以抗阻运动和柔韧性运动，总的运动时间 30～60min 为宜。

（5）戒烟限酒：高危患者建议戒烟，并避免被动吸烟。不推荐饮酒，适量饮酒因人而异，并取得医师同意。

（6）合理膳食：食物多样化，粗细搭配，平衡膳食；总能量摄入适量，保持健康体重；低脂肪、低饱和脂肪膳食；低胆固醇膳食，限制盐的摄入，适当增加钾的摄入，足量膳食纤维，每天摄入 25～30g；足量蔬菜水果摄入；少量多餐，避免过饱，不饮浓茶。

（7）控制体重：通过日常体育锻炼以及限制能量摄入以管理体重，目标 BMI 为 18.5～24.9kg/m²。减重治疗的起始目标为体重较基线下降 5%～10%。

（8）保持心态平和。

（9）防治动脉粥样硬化相关药物的使用：如阿司匹林、血管紧张素转化酶抑制剂、β 受体阻滞剂、降脂药物等，需咨询专科医生确定。

（10）定期体检和筛查：对冠心病高危人群定期体检和筛查，加强监督，做到早发现、早诊断、早治疗。

3. 冠心病患者的健康干预与健康指导 冠心病的二级预防是对于已有冠心病的患者，严格控制危险因素，防止心血管事件复发和心力衰竭。冠心病二级预防措施包括非药物干预（治疗性生活方式改善和运动康复）与药物治疗以及心血管危险因素的综合防控，有助于最大程度改善患者的预后。

冠心病患者的非药物干预除严格遵循高危患者的管理原则外，要结合患者的检查结果个性化的给予干预，最好能有专科医生的参与和监督。冠心病急性期不建议过多运动，在病情稳定后可遵循 FITT-VP 原则制定运动处方，开始合理的运动。冠心病稳定期患者的膳食营养方案可参考表 6-10。

表 6-10 冠心病患者膳食营养治疗方案

食物类别	摄入量 /(g/d)	鼓励选择的食物
谷类	250～400	标准粮（米、面），杂粮
肉类	75	瘦肉，鱼类

续表

食物类别	摄入量/(g/d)	鼓励选择的食物
蛋类	3~4（个/周）	鸡蛋、鸭蛋蛋清
奶类	250	脱脂/低脂鲜牛奶,酸奶
大豆	30~50	黄豆,豆制品
新鲜蔬菜	400~500	深绿叶菜、红黄色、紫色蔬菜
新鲜水果	200	各种新鲜水果
食用油	20	橄榄油、茶油、低芥酸菜籽油等,避免棕榈油、椰子油、奶油、黄油、动物油
添加糖	<10	白砂糖,红糖
盐	<6	高钾低钠盐

第四节　脑卒中的健康干预技能

一、概述

脑卒中,俗称"中风",分为出血性脑卒中和缺血性脑卒中。是由于大脑里面的脑血管突然破裂出血或因脑血管突然堵塞造成大脑缺血、缺氧而引起的脑功能急性丧失的疾病。脑卒中发生后可引起偏瘫、失语、感觉障碍、智力及情绪异常,严重者可危及生命。

（一）脑卒中的流行病学现状

我国的流行病学资料表明,脑血管疾病在人口死因顺序中居第 1、2 位。《中国脑血管病防治指南（2010）》报道,国内 7 城市和 21 省农村神经疾病流行病学调查结果显示,城市脑血管病的年发病率、死亡率和时点患病率分别为 219/10 万、116/10 万和 719/10 万;农村地区分别为 185/10 万、142/10 万和 394/10 万。据此估算,每年新发脑卒中约 200 万,每年死于脑血管病约 150 万。存活的患者数（包括已痊愈者）600 万~700 万。目前,全国每年因本病支出接近 200 亿元人民币,给国家和众多家庭带来沉重的经济负担。

（二）脑卒中的临床表现

脑卒中的临床表现取决于病灶的大小和部位,主要是局灶性神经功能缺损的症状和体征,如偏瘫、偏身感觉障碍、失语、共济失调等,也可出现头痛,呕吐、昏迷、痫性发作等全脑症状。脑卒中根据产生的原因不同,临床表现也有不同特点。

1. 出血性脑卒中临床表现特点

（1）多在活动或情绪激动时发生。

（2）常合并高血压病,发病时常血压明显升高。

（3）发病急骤,常数分钟至数小时症状达到高峰。

（4）可出现头痛、呕吐、肢体偏瘫、意识障碍、脑膜刺激和痫样发作等。临床表现的轻重主要取决于出血量和出血部位。

2. 缺血性脑卒中临床表现特点

（1）多数在安静时起病,如脑栓塞,起病时状态不定,多为安静转为活动时起病。

（2）病情多在数小时至数天内达到高峰,脑栓塞起病尤为急骤,一般数秒至数分钟内达到高峰。症状可以进行性加重,也可波动。

（3）临床表现主要是局灶性神经功能缺损的症状和体征,如偏瘫、偏身感觉障碍、失语、共济失调等,部分可出现头痛、呕吐、昏迷等症状。临床表现的轻重主要取决于梗死灶的大小和部位。

（三）脑卒中的诊断

（1）依据脑卒中的临床表现。

（2）辅助检查：最为常用的是头 CT 和头 MRI。CT 对于脑出血病灶较敏感。磁共振弥散加权成像（DWI）对于缺血灶的早期诊断较敏感，可发现发病 2 小时内的缺血灶。磁共振与 CT 比较优点在于图像清晰，没有辐射，不出现颅骨伪影，不需造影剂、磁共振弥散加权成像（DWI）对早期缺血灶敏感。CT 较磁共振的优点在于其对急性颅脑损伤、颅骨骨折、钙化灶及出血性病变急性期敏感。因此在选择检查方法时，对于临床考虑出血性病变的优先选择 CT，缺血性病变的优先选择磁共振，不能明确性质的选择 CT 检查，以便及早排除脑出血灶。在早期 CT 或磁共振检查结果没有异常，但临床表现可疑的脑卒中患者，短期内复查，以免漏诊。

二、脑卒中的筛查

（一）脑卒中的危险因素

脑卒中的危险因素分为不可干预和可干预的危险因素。

1. 不可干预的危险因素

（1）年龄：随着年龄的增长发病率和死亡率明显上升，35 岁以后，年龄每增加 5 岁，脑卒中发病率和死亡率增加接近 1 倍。

（2）性别：男性发病率与死亡率均高于女性，发病率男女之比约（1.1～1.5）∶1，死亡率男女之比约 1.1∶1。

（3）种族：国内研究结果显示，北方各少数民族脑卒中发病率高于南方。

（4）家族遗传性：目前尚无研究证实脑卒中发病和遗传的量化关系，但临床中可见脑卒中发病的家族倾向性。

2. 可干预的危险因素

（1）高血压：为脑卒中的最重要的危险因素，控制高血压是预防脑卒中的核心环节。国内研究显示，控制其他危险因素后，收缩压升高 10mmHg，脑卒中发病的相对危险上升 49%，舒张压升高 5mmHg，脑卒中发病的相对危险上升 46%。研究表明，与西方国家人群对比，东亚人群（中国、日本等）血压升高对脑卒中的作用强度高出 0.5 倍。一项中国老年收缩期高血压临床随机对照试验结果显示，随访 4 年后，降压治疗组比安慰剂对照组脑卒中死亡率降低 58%。

（2）心脏病：心房颤动、瓣膜性心脏病、冠心病、先天性心脏病等多种心脏病都是脑卒中的危险因素，其中最为重要的是心房颤动。据估计，缺血性脑卒中有 20% 是心源性栓塞。有研究报道，合并心房颤动（包括阵发性心房颤动）的缺血性卒中或 TIA 患者，其脑卒中发生风险可高达 7%～10%，因此对于心房颤动的患者抗凝药物的使用在脑卒中预防中尤为重要。

（3）糖尿病：血糖偏高是缺血性脑卒中发病的独立危险因素，糖尿病患者的卒中危险性是正常血糖人群的 1.8～6 倍。

（4）血脂异常：血脂异常是心脑血管的危险因素，研究表明应用他汀类等降脂药物可降低脑卒中的发病率和死亡率。

（5）吸烟：无论是主动或者被动吸烟都可以增加脑卒中的发生风险。对于高危人群、脑卒中及 TIA 患者，应积极戒烟和防治被动吸烟。

（6）饮酒：酒精摄入量和出血性脑卒中的发生有直接的剂量相关性，长期大量饮酒可增加缺血性脑卒中的发生。

（7）颈动脉狭窄：国外一些研究发现，65 岁以上的人群中有 7%～10% 的男性和 5%～7% 的女性颈动脉狭窄大于 50%。

（8）肥胖：国内对 10 个人群的前瞻性研究表明，肥胖的缺血性脑卒中发病的相对危险度为 2.2。近年来的研究表明，男性腹部肥胖和女性 BMI 增高是卒中的一个独立危险因素。

（9）其他危险因素：高同型半胱氨酸血症、代谢综合征、缺乏体育运动、饮食营养不合理、口服避孕药、促凝危险因素等。

（二）脑卒中筛查的技术与方法

脑卒中的筛查目的是将筛查对象分为健康人群、脑卒中危险人群及脑卒中患者，方便进行脑卒中的分类管理。脑卒中的筛查技术有问卷筛查、辅助检查筛查。

1. 问卷筛查　包括以下 8 项内容，根据自身情况选择，每项得 1 分。

（1）高血压病史（≥140/90mmHg），或正在服用降压药。

（2）房颤或心脏瓣膜病。

（3）吸烟。

（4）血脂异常或未知。

（5）糖尿病。

（6）很少进行体育活动（体育锻炼的标准是每周锻炼≥3 次、每次≥30min、持续时间超过 1 年，从事农业体育劳动可视为有体育活动）。

（7）明显超重或肥胖（BMI≥26kg/m²）。

（8）有卒中家族史。

结果判定：

（1）脑卒中高危人群：评分≥3 分或者既往有短暂性脑缺血发作（TIA）病史者。

（2）脑卒中中危人群：评分 <3 分，但患有慢性病（高血压、糖尿病、房颤或瓣膜性心脏病）之一者。

（3）脑卒中低危人群：评分 <3 分，且无慢性病者。

2. 常用的脑卒中辅助检查项目筛查

（1）常规检查：身高、体重、腹围、血压、血脂、血糖、糖化血红蛋白（糖尿病患者必查）、同型半胱氨酸等指标。

（2）血管检查：颈部血管彩超、脑多普勒血流图（TCD）。依据病情选择是否进行头颈 CTA、头颈 MRA、脑血管造影（DSA）检查。

（3）脑实质检查：头颅 MRI、头 CT。

（4）其他辅助检查：心电图、心脏彩超、凝血分析、C 反应蛋白等。

结果判定：

（1）以上筛查项目无阳性结果的为健康人群。

（2）以上筛查项目提示有脑出血和脑梗死表现的，为脑卒中患者。

（3）以上筛查项目排除脑卒中患者但有危险因素的，根据问卷筛查的 8 项内容进行判断。

（三）脑卒中筛查的流程与规范

脑卒中具有发病率高、致残率高、死亡率高、复发率高和经济负担高的"五高"特点。通过早期的预防干预，脑卒中是可防可治的疾病。

1. 脑卒中的筛查流程　脑卒中筛查和干预流程（图 6-3）是对于目标人群进行风险评估，并依据筛查量表评分对人群进行分类，筛查出脑卒中的非高危人群、高危人群及患者，完善相关检查和问卷填写，在收集相关健康数据的基础上针对可干预危险因素给予相应的健康干预指导或治疗，目的是预防高危人群和患者的脑卒中发生和复发，控制非高危人群危险因素的发生和发展。

2. 脑卒中的筛查规范

（1）组织机构及工作人员的要求

1）具备脑卒中筛查的医疗机构资质及筛查条件。

2）建立完善的脑卒中筛查规章制度，遵守技术操作规范。

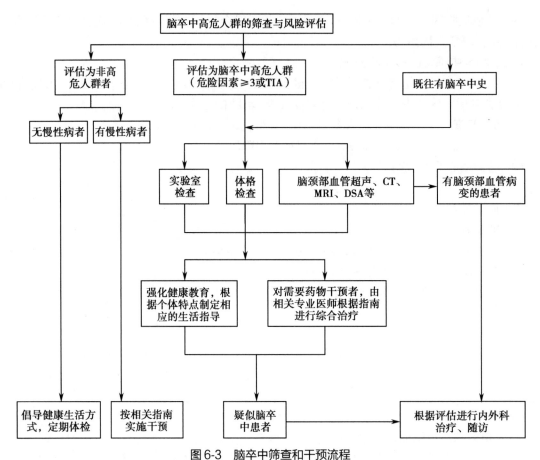

图6-3　脑卒中筛查和干预流程

3）参与筛查的工作人员具备专业资质和技术能力,定期参加培训。

4）建立健康管理档案,并按照筛查管理流程进行个体化健康管理。

（2）受检者的要求

1）同意参加脑卒中的筛查,了解筛查的基本内容。

2）符合筛查对象的要求。

3）能按照筛查要求做好检前准备及检中的配合。

（3）仪器设备

1）定期进行仪器检测及校对,符合使用标准并有检测登记及使用登记本。

2）做好定期消毒,并有消毒登记本。

三、脑卒中的评估与干预

（一）脑卒中的风险评估

1. 信息收集

（1）医师接诊:详细询问病史,进行体格检查。病史主要询问有无脑卒中或 TIA 的症状,既往高血压、血脂异常、糖尿病及心脑血管病史、吸烟饮酒史、饮食生活习惯、家族性心脑血管病史等。体格检查测身高、体重、腹围、双上肢血压、听颈部血管杂音及神经系统体格检查等。

（2）实验室检查:根据病史、体征及既往有异常指标需进一步检查者,应有针对性地进行实验室检查,包括血糖、糖化血红蛋白（糖尿病患者必做）、血脂、C 反应蛋白、凝血、同型半胱氨酸等。

（3）其他辅助检查:心电图、颈部彩超、心脏彩超、经颅多普勒（TCD）、头 CT/MRI,可根据患者疾病情况选择性的进行头颈部 CTA/MRA、脑血管造影（DSA）等。

2. 风险评估　在收集以上信息的基础上,对人群进行分类,筛查的高危人群进行脑卒中发病的风险评估。脑卒中的发病风险评估迄今尚无专门的评估模式,目前仍推荐采用"缺血性心血管病10年发病危险度评估表"。

(二)脑卒中的健康干预与健康指导

我国脑卒中的防治采用三级预防策略:①一级预防:指发病前预防。指导国民培养良好健康生活方式,预防危险因素的产生;特别是针对脑卒中高危人群,通过早期改善不健康生活方式,及早控制危险因素。②二级预防:针对发生过一次或多次脑卒中的患者,探寻病因和控制可干预危险因素,预防或降低脑卒中再发危险。③三级预防:针对脑卒中患者加强治疗和康复护理,防止病情加重,预防或减轻残疾,促进功能恢复。

脑卒中的健康干预包括:健康教育、健康生活方式指导、危险因素控制、脑卒中患者的再发风险及康复管理。

1. 健康教育

(1)普及健康知识:健康的四大基石,健康的生活方式。

(2)脑卒中知识的宣讲:①脑卒中的病因,脑卒中的危害,脑卒中的主要危险因素;②如何主动采取预防措施,通过健康的生活方式来预防和控制危险因素的进一步发展,鼓励其积极治疗相关疾病如高血压、糖尿病、高脂血症、肥胖症等;③如何自行监测血压、血糖等指标的变化。

(3)脑卒中院前急救的宣讲:脑卒中发生后尽快及时的就医对改善预后至关重要,这需要积极开展脑卒中健康教育,普及脑卒中预警症状,让公众能及时辨别脑卒中的发生并及时就医。脑卒中预警症状主要有:①突发一侧肢体(伴或不伴面部)无力、笨拙、沉重或麻木。②一侧面部麻木或口角歪斜。③说话不清或理解语言困难。④双眼向一侧凝视。⑤一侧或双眼视力丧失或模糊。⑥视物旋转或平衡障碍,头晕,特别是突然感到眩晕。⑦既往少见的严重头痛、呕吐。⑧上述症状伴意识障碍或抽搐。⑨突然出现神志模糊或昏迷。

(4)脑卒中再发风险的干预和脑卒中康复宣传教育:根据管理对象的具体情况分析讲解其脑卒中发生的原因,可能产生的后果,目前给予的治疗原则及目前使用药物的具体作用和原因。讲解再发脑卒中的风险及危害。讲解按照医嘱坚持治疗随访的重要性。并通过健康宣教让管理对象掌握在家测量血压、血糖、体重等指标。对于需要康复的脑卒中患者,通过健康宣教普及康复的基础知识,对其家属进行家庭康复技能的培训。

2. 健康生活方式指导

(1)合理膳食:健康管理师需要根据管理对象的具体情况制订个性化的膳食计划,膳食指导原则是提倡多吃蔬菜、水果,适量进食谷类、牛奶、豆类和肉类等,限制红肉的摄入量,减少饱和脂肪酸和胆固醇的摄入量;限制食盐摄入量;不喝或尽量少喝含糖饮料。对于有吞咽困难的患者,需要指导防治误吸的基本知识。

(2)运动:健康管理师需结合个体情况制定运动处方,一般正常人要求每天运动时间不少于30min,每周不少于3次的有氧运动,注意循序渐进。对于脑卒中患者需要根据具体情况制订康复训练计划,必要时在康复中心进行康复训练。

(3)戒烟限酒:包括戒烟和避免被动吸烟,以减少吸烟的危害。提倡不饮酒,对于无法戒酒的,提倡尽可能少量饮酒,男性酒精摄入量每日不超过25g,女性减半。

(4)心理健康:及时疏导管理对象不良情绪,教会管理对象调节自我情绪,积极鼓励管理对象保持良好心态,避免紧张、过度劳累等。积极乐观地面对困难。对于脑卒中患者需要积极的心理疏导,帮助患者积极面对疾病,主动进行慢性病的防控治疗和康复训练。

(5)健康体检:疾病的早发现、早治疗对于健康至关重要,定期参加健康体检可以及时发现健康问题,为健康干预提供有力可靠的方向。建议健康管理对象每年至少进行一次常规体检,全面了解身体状况。

3. 危险因素管理

（1）控制血压：一般要求血压控制在140/90mmHg以下，老年人及缺血性脑卒中急性期时血压可以放宽指标，要依据个体情况特殊对待。定期监测血压，对于高血压患者确保会自我监测血压。

（2）控制血糖：一般要求空腹血糖≤6.1mmol/L，最佳状态为≤5.5mmol/L，餐后血糖≤7.8mmol/L，糖化血红蛋白小于6%，老年人可适当放宽。对于糖尿病患者，会自我监测血糖。

（3）控制血脂：正常理想胆固醇水平：应<5.2mmol/L，对于有危险因素的人群，要求胆固醇水平<4.2mmol/L；正常理想甘油三酯水平<1.7mmol/L。对伴有多种危险因素、有颅内外大动脉粥样硬化性易损斑块或动脉源性栓塞证据者，LDL-C目标值<2.07mmol/L，其他患者LDL-C<2.59mmol/L。他汀类药物治疗前及治疗中，应注意肌痛等临床症状，监测肝酶和肌酶变化。

（4）心脏病治疗：尤其是心房颤动，如有抗凝适应证，应常规在医师指导下抗凝治疗，防止血栓脱落，造成脑及其他部位的梗死。定期监测凝血。

（5）体重管理：不管是健康人群或者脑卒中高危人群及脑卒中患者，积极有效的控制体重都会受益。健康管理师要指导管理对象合理饮食，增加体育活动等措施减轻体重，使体重指数控制在正常范围。

4. 脑卒中再发风险管理
对于既往发生过脑卒中的患者，进行复发风险评估，积极干预危险因素，降低再发风险。预防脑卒中复发的治疗方法，需遵守ABCDE策略：A：服用阿司匹林。B：控制血压和体重。C：降低胆固醇和戒烟，开展颈动脉血管支架术和颈动脉内膜剥脱术；D：控制糖尿病、膳食调整。E：健康教育、体育锻炼、定期查体。

5. 脑卒中患者的社区康复管理
脑卒中患者的社区康复管理对象是经过治疗后病情平稳，出院进行康复锻炼的患者，目的是尽可能地帮助患者恢复功能，降低残疾程度，保证患者的生活质量。社区脑卒中健康管理流程如图6-4。

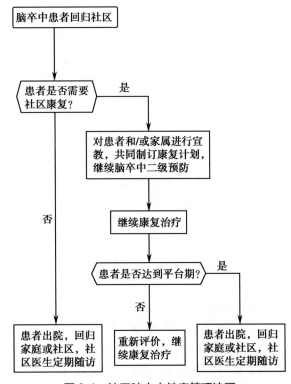

图6-4 社区脑卒中健康管理流程

第五节   慢性阻塞性肺疾病的健康干预技能

一、概述

慢性阻塞性肺疾病（chronic obstructive pulmonary disease，COPD）简称"慢阻肺"，是以持续气流受限为特征的慢性气道炎症性疾病。主要致病因素是接触有害颗粒或气体，导致气道和肺慢性炎症反应增加，这种慢性炎症不仅可累及肺组织，还会影响患者整体疾病的程度。慢阻肺在不同国家或同一国家不同地区的患病率不同，其高疾病负担、高致残率、高死亡率已成为人类眼中的公共卫生与健康问题。

（一）慢性阻塞性肺疾病的流行病学现状

在我国慢性阻塞性肺疾病主要致病因素是吸烟，我国有 3.5 亿烟民，被动吸烟者达 5.4 亿。由于存在庞大的吸烟人群、严重的空气污染、农村大量使用生物燃料、粉尘暴露、职业缺乏防护措施等问题，慢阻肺在未来几十年将越来越成为危害国人健康的一种主要疾病。2002—2004 年我国慢阻肺患病率调查显示，40 岁以上人群中慢阻肺的患病率为 8.2%，以此估算我国有 4 300 万慢阻肺患者，每年因慢阻肺而死亡的人数超过 100 万，导致残疾的人数超过 500 万。在我国慢阻肺的年住院费用高达 24.5 亿人民币，给个人、家庭、社会造成了沉重的经济负担。根据 2015 年中国居民营养与慢性疾病状况报告，中国 40 岁以上人群慢阻肺患病率高达 9.9%，可见中国慢阻肺防控的紧迫性和严峻性。世界卫生组织（WHO）预计，到 2020 年中国为防治慢阻肺而需要的经济支出将成为国家疾病经济负担第一位。

（二）慢性阻塞性肺疾病的临床表现

1. 症状起病慢，病程较长。主要包括以下症状：

（1）慢性咳嗽：随病程发展可终身不愈。晨间咳嗽较明显，夜间有阵发性咳嗽、排痰。

（2）咳痰：一般为白色黏液性或浆液性泡沫样痰，偶可带血丝，清晨排痰较多。急性发作期痰量增多，可伴有脓性痰。

（3）气短或呼吸困难：早期在较剧烈活动时出现，后逐渐加重，甚至在日常活动或休息时也会感到气短，是慢阻肺的标志性症状。

（4）喘息和胸闷：部分患者特别是重度患者或急性加重时容易出现喘息和胸闷。

（5）其他：晚期有体重下降，食欲减退等。

2. 早期体征可无异常，随疾病进展可出现以下体征：

（1）视诊：胸廓前后径增大，肋间隙增宽，胸骨下角增宽，称为桶状胸。部分患者会出现呼吸变浅，呼吸频率增快，严重者可有缩唇呼吸等。

（2）触诊：双侧语颤减弱。

（3）叩诊：肺部过清音，心浊音界缩小，肺下界和肝浊音界下降。

（4）听诊：两肺呼吸音减弱，呼气相延长，部分患者可闻及湿性啰音和 / 或干性啰音。

（三）慢性阻塞性肺疾病的诊断

主要根据危险因素的接触史、临床症状、体征及肺功能检查等，并排除可以引起类似症状及肺功能改变的其他疾病，进行综合分析确定。肺功能检查是慢阻肺诊断的必备条件，吸入支气管扩张剂后 $FEV_1/FVC<0.70$ 可以确定存在持续的气流受限。

二、慢性阻塞性肺疾病的筛查

（一）慢性阻塞性肺疾病的危险因素

1. 不可变危险因素管理

（1）年龄：从儿童期开始接触危险因素的人群，随着年龄的增加肺功能逐步下降在某个阶段就可以显现出来，慢阻肺是随年龄增加患病率逐步增高的疾病。

（2）性别：慢阻肺男性患病率高于女性，这与男性暴露吸烟及有害气体几率要高于女性有关。

（3）遗传和其他因素：遗传因素在慢阻肺发生中具有重要作用，严重的 α_1- 抗胰蛋白酶（α_1-antitrypsin，ATT）缺陷是发生肺气肿的最具特征的遗传危险因素，儿时低体重出生与慢阻肺的发生有关。

2. 可变危险因素管理

（1）吸烟：吸烟是慢阻肺最重要的环境发病因素。其与慢阻肺的发生发展密切相关，吸烟人群中有 15%～25% 可发生慢阻肺，慢阻肺患者中 50% 以上有吸烟史，所以，吸烟是慢阻肺的主要危险因素。

（2）感染：呼吸道感染是我国慢阻肺发生的常见危险因素，而细菌和 / 或病毒感染是慢阻肺急性加重的常见原因。

（3）空气污染：在我国农村缺乏通气设备的室内，利用生物燃料烹饪和取暖产生的大量烟雾是不吸烟女性慢阻肺患者的常见危险因素。

（4）职业性粉尘和化学物质：当职业性粉尘或化学物质的浓度过大或与之接触的时间过长，或接触某些刺激性物质及过敏原时，可使气道反应性增加，最终导致慢阻肺的发生。

（二）慢性阻塞性肺疾病筛查的技术与方法

慢性阻塞性肺疾病的主要特征是气流受限，根据上述提及的危险因素，结合有无慢性呼吸道症状，通过问卷筛查和客观检查方法进行筛查评估，客观检查方法包括肺功能检查、胸部 X 线及胸部 CT 检查等辅助方法。

1. 问卷筛查

（1）筛查对象

1）年龄 40 岁以上者。

2）既往有慢性呼吸道症状或 COPD 的危险因素者。

（2）慢性阻塞性肺疾病问卷筛查方法：国内研究人员研制的适用于中国人群的慢阻肺筛查问卷，包括与慢阻肺患病密切相关的 8 项内容，根据自身情况选择（表 6-11）。

表 6-11　中国人群的慢阻肺筛查问卷

问题	选项	分数
1. 您的年龄？	40～49 岁	0
	50～59 岁	4
	60～69 岁	8
	≥70 岁	11
2. 您的吸烟总量？	不吸烟	0
	1～14 包 / 年	2
	15～30 包 / 年	4
	≥30 包 / 年	5
3. 您的体重指数？	BMI: <18.5kg/m²	7
	BMI: 18.5～23.9kg/m²	4
	BMI: 24～27.9kg/m²	1
	BMI: ≥28kg/m²	0
4. 没感冒时您是否有咳嗽？	是	5
	否	0
5. 您平时是否感觉有气短？	爬坡时气短	3
	平时走路有气短	6
6. 您目前使用煤炉或柴草烹饪或取暖？	是	1
	否	0
7. 您父母、兄弟、姐妹及子女中有人患哮喘、慢支、肺气肿或慢阻肺？	是	3
	否	0

（3）慢阻肺筛查结果判读

1）低危人群：从未诊断且无任何 COPD 危险因素和 / 或无慢性呼吸道症状的人群。

2）高危人群：指有 COPD 危险因素和 / 或有慢性呼吸道症状的人群，大于 40 岁以上的且 COPD

筛查问卷评分<16分的人群。

3）可疑患病人群：指有COPD危险因素和/或有慢性呼吸道症状的人群，大于40岁以上的且COPD筛查问卷评分≥16分的人群。

4）COPD患者：明确诊断COPD人群。肺功能检查有气流受限，并排除具有相似表现的呼吸疾病。

对40岁以上的人群在条件允许的情况下，需要进行肺功能检测筛查，以免遗漏无症状人群。

2. 实验室及其他辅助检查

（1）肺功能检查：是判断持续气流受阻的主要客观指标。肺功能检查特别是通气功能检查是诊断肺气流受限的主要方法。使用支气管扩张剂后，$FEV_1/FVC<0.70$可确定为持续气流受限。

（2）胸部X线检查：慢阻肺早期胸片可无异常变化，后期可出现肺纹理增多、紊乱等非特异性改变；也可出现肺气肿改变，X线胸片对慢阻肺诊断特异性不高。

（3）胸部CT检查：胸部CT检查可见慢阻肺小气道病变的表现，确认有无肺气肿及肺大疱的存在，主要用于排除其他具有相似症状的呼吸系统疾病。

（4）其他：血气检查用来判断低氧血症、高碳酸血症和呼吸衰竭的类型；血常规、C反应蛋白等检查用来判断是否合并细菌感染；痰培养可以查出病原菌。

（三）慢性阻塞性肺疾病筛查的流程与规范

我国慢阻肺具有高患病率、高致残率、高病死率的特点，即使在药物干预下气流受阻仍不可逆转，随着空气污染的加剧，防控形势日趋严峻。各级健康管理机构从业人员需要强化意识、认真识别、掌握使用慢阻肺筛查方法，最大限度地发现早期患者，使慢阻肺的早期干预成为可能。

1. 慢阻肺的筛查流程　早期筛查流程分为：问卷筛查、肺功能评估、分级管理，根据年龄、吸烟史、二手烟暴露史、职业粉尘接触史、生物燃料暴露史及呼吸系统疾病家族史等对人群进行问卷筛查和肺功能检查，结合检测和评估结果分别进行相应管理。

2. 慢阻肺的筛查规范

（1）常规肺功能检查仪要求：严格的质量控制是正确评估肺功能结果的必要保证。肺功能室环境的设立，肺功能检查仪的标准，肺功能室用品配备等方面都要进行严格控制。

（2）工作人员要求：对工作人员的技术操作要经规范的专业理论、技能、基础培训后方可上岗，并定期考核。肺功能检查技师需具备以下条件：①必须了解检测仪器的工作原理及性能；②掌握正确的操作步骤和各项质量要求来进行检测；③良好的沟通能力，对患者的配合程度和努力程度能及时做出判断，对检查过程中患者的安全有一定的警惕性和预见性；④需要对患者进行告知，必要时签订知情同意书。肺功能检查需要患者努力配合，对于身体虚弱而不能耐受的检查者，应及时终止此项操作。

（3）受试者要求：对于受试者进行肺功能检查必须注意以下事项：①检查当日避免吸烟、饮酒、剧烈活动和进食过量或饥饿，不要穿过度紧身的衣服；②受试者在检查前需告知医生用药情况或基础疾病；③有良好的理解和模仿能力；④嘴唇要包紧咬嘴，以免漏气，必要时使用防漏气的唇齿咬口器；⑤吸气、呼气按要求进行；⑥检查中如有不适，及时告知医生。

（4）肺功能检查仪质量控制

1）系统定标：每日开机后，在检查前均要进行以下三项定标：环境参数定标、容积定标和气体定标，并备有记录。

2）仪器消毒、保养：肺功能检查仪必须定期消毒，以避免受试者之间交叉感染。清洗消毒部位为仪器上所有共同呼吸回路，包括管道、阀门和流速传感器等。

3）对每一项目的检测，需要重复3次或以上，但应在5次以下，每次误差控制在5%以内，取最好的值作为检测值，并打印图形，由操作者签名及医师复审签名。简易肺功能检查仪的操作和质量控制较标准肺功能检查仪简单、便捷，但也要注重仪器的定标和管道的消毒清理。

（5）组织机构职责

1）建立慢阻肺筛查的规章制度，遵守技术操作规范；

2）做好筛查前的宣教工作，尊重个人意愿；

3）筛查过程中，应向本人或家属出具筛查报告单并解释筛查结果；

4）建立健康管理档案，并按照筛查管理流程进行个体化健康管理。

三、慢性阻塞性肺疾病的评估与干预

（一）慢性阻塞性肺疾病的评估

1. 信息收集

（1）医师接诊：详细询问病史，进行体格检查。病史通过询问有无慢性呼吸道症状，有无COPD的危险因素，有无家族性遗传病史、生活工作环境等。体格检查需要测量身高、体重、呼吸频率、心率、血压及呼吸系统体格检查等。

（2）实验室检查：根据病史、体征及既往有异常指标需进一步检查者，应有针对性地进行实验室检查，包括血常规、血气分析、C反应蛋白、痰培养等。可根据患者的情况进行肺功能检查、胸片或肺CT等影像学检查。

2. 风险评估　在收集以上信息的基础上，对人群进行分类，目前推荐采用的是"中国人群的慢阻肺筛查问卷"（见表6-11）。对明确诊断为慢阻肺人群还需要进行慢阻肺严重程度评估和病情评估。

（1）慢性阻塞性肺疾病严重程度的评估：COPD患者需要进行全面评估疾病严重程度，COPD患者应首先行肺功能检查确定诊断并评估气流受限严重程度（1~4级），根据患者症状评估（采用改良版英国医学研究委员会呼吸问卷或慢阻肺患者自我评估测试问卷）和急性加重的频率进行综合评估，划分患者ABCD分组。综合评估分组简便易行可用于社区及没有肺功能检查的地区，夜间急诊等情况。

（2）慢性阻塞性肺疾病的病程评估：慢性阻塞性肺疾病的病程可分为急性加重期和稳定期两个阶段。

1）稳定期：患者的咳嗽、咳痰或气短症状稳定或症状轻微，病情基本恢复到急性加重期前状态。

2）急性加重期：是一种急性起病的过程，慢阻肺患者呼吸系统症状出现急性加重，其程度明显超出平时正常的变化，并且可能需要对药物进行调整。

（二）慢性阻塞性肺疾病的健康干预与健康指导

1. COPD的低危人群健康干预与健康指导　应保持良好的生活习惯，不吸烟酗酒，给予合理膳食，适当补充新鲜蔬果，增加膳食纤维的摄入，适当的运动锻炼。同时建议每年进行健康体检，完善肺部影像学检查和肺功能检查。进行COPD的健康教育，避免接触慢阻肺的危险因素并提高对早期慢性呼吸道症状的认知。当工作生活环境发生改变，或者出现慢性呼吸道症状及COPD危险因素，提示可能患有COPD，应及时前往社区或医院筛查就诊，给予足够重视。

2. COPD的高危人群健康干预与健康指导　包括危险因素的干预（烟草使用干预、积极治疗呼吸道感染、室内空气污染及室外空气污染及工作环境污染）及COPD健康知识教育。

（1）烟草使用干预：吸烟是导致COPD发生的主要危险因素，吸烟包括主动吸烟及被动吸烟，COPD患病率与烟龄及吸烟率密切相关，因此烟草的使用在COPD的防治干预过程中至关重要。烟草使用干预过程为长期性、综合性、多样性。

（2）积极治疗呼吸道感染：呼吸道感染也是COPD发生发展的主要原因，对于经常易发生呼吸道感染人群建议：①积极接种流感疫苗；②避免接触易引起呼吸道感染的病原体；③加强自我防护（洗手及戴口罩等）。

（3）室内空气污染干预：主要是利用生物燃料取暖及烹饪，产生的烟雾同烟草危害性，建议换用天然气及电能，同时建议厨房应配有排气装置及室内通风设备，保持室内空气流通。

（4）室外空气污染及工作环境污染干预：①远离空气污染的人群密集场所；②建议避免在污染高峰时间出行；③佩戴防护口罩；④迁移到空气质量较好的地区；⑤改善工作区域环境，保证空气的流通。

（5）饮食及运动健康知识教育：饮食需增加优质蛋白、增加膳食纤维及维生素的摄入。食用高蛋白的食物可以提升能量，有利于呼吸肌及骨骼的强壮。适当的运动锻炼和采取保健措施提高呼吸道感染的抗病能力。

（6）COPD 健康知识教育：了解 COPD 的基本知识、危险因素及危害，对已有的危险因素如何进行干预，了解慢性呼吸道症状，出现慢性呼吸道症状及时前往社区或医院就诊。建议 COPD 的高危人群每年进行 COPD 筛查及健康体检随访。

3. 可疑 COPD 人群健康干预与健康指导　可疑 COPD 人群需要前往医院明确诊断，如果医院明确诊断为 COPD 可以按照 COPD 患者处理（详见 COPD 患者干预指导）。如果医院未诊断 COPD 的人群，同 COPD 高危人群处理（详见 COPD 的高危人群干预指导）。2 周后前往社区随访，当工作生活环境发生改变，或者出现 COPD 危险因素及出现慢性呼吸道症状加重者，应及时前往医院筛查就诊。

4. COPD 患者健康干预与健康指导

（1）COPD 稳定期患者健康干预与健康指导：应根据患者临床症状和未来急性加重危险因素来决定，治疗方法并不局限于药物治疗，也可联用非药物治疗，非药物治疗在 COPD 稳定期患者中尤为重要。

1）危险因素的干预：COPD 稳定期患者危险因素的健康干预同高危人群危险因素的健康干预。COPD 患者室内温度应保持在 18～20℃，避免室温过冷或过热加重病情。

2）肺康复锻炼：包括功能锻炼、营养支持、健康教育、心理支持等。①功能锻炼：COPD 稳定期患者的功能锻炼包括体能锻炼及呼吸肌锻炼，体能锻炼可提高 COPD 患者活动的耐受程度，提高肌肉强度，改善健康状况。患者需要根据自身情况来制定自己适合的锻炼方式及时间，量力而行，循序渐进，持之以恒。②营养支持：COPD 患者饮食应遵循"二低三高"的原则，"二低"为低脂饮食和低碳水化合物，"三高"为高优质蛋白、高纤维素、高维生素饮食，从而改善营养状况和呼吸肌功能。③心理支持：COPD 患者长期患病导致生活质量下降，易产生焦虑及抑郁等各类情感障碍，因此，心理干预也是肺康复治疗的重要组成部分。④健康教育：COPD 患者除了需要了解 COPD 的危险因素及慢性呼吸道症状等基本知识外，还需要告知患者急性加重症状（包括发热、痰量增多或脓痰、静息状态下呼吸困难，新出现外周水肿、疲乏嗜睡等）并指导患者在病情变化时及时就诊。

3）药物使用方法：医院或社区医生需要向 COPD 患者教会吸入药物的正确使用方法，并需要在随诊和健康教育中不断检查和更正患者的使用方法，确保 COPD 患者掌握正确的吸入技术。

4）COPD 的护理：对于 COPD 患者需要经常变换体位，协助患者扣背并同时鼓励患者咳嗽，必要时给予化痰药物及吸痰，减少呼吸道阻力，改善通气功能。

5）家庭氧疗：长期家庭氧疗适合 COPD 合并慢性呼吸衰竭的患者，家庭氧疗时需要注意制氧机的使用及吸氧注意事项。但也有研究指出，氧疗对日常生活中呼吸困难改善不明显，对生活质量也无明显益处。

6）无创正压通气：对于慢阻肺合并阻塞性睡眠呼吸暂停综合征的患者，进行无创正压通气有明显益处，可以提高生存率、降低住院率。无创正压通气应需要有经验的医务工作人员的指导下进行使用并监测。

7）药物治疗及手术治疗：COPD 稳定期患者需要进行药物治疗主要用于预防和控制症状，

还可以行手术治疗减轻症状。COPD稳定期患者需要督促每月随访,维持目前药物使用方案。

8)沟通与随访:与COPD患者建立良好信任关系,目前患者症状变化、服用的药物及对健康状况的困惑等,了解疾病变化情况,预约下次随访时间。

(2)COPD急性加重期患者健康干预与健康指导:住院或转诊至上级医院,在原来药物使用的基础上,可能会加大支气管扩张剂剂量和/或加用抗菌药物、激素及其他药物的应用,还可能需要营养支持、氧疗或有创呼吸机支持和手术治疗、姑息治疗等。

第六节　恶性肿瘤的健康干预技能

恶性肿瘤是正常细胞在致癌因素的作用下异常增生的一类复杂疾病,分为上皮源性的癌、非上皮源性的肉瘤及骨肉瘤3类,其主要特点是恶性肿瘤细胞无限增殖、浸润和转移。

一、常见恶性肿瘤流行病学现状

国家癌症中心发布《2017年中国肿瘤现状和趋势》显示,肿瘤是中国居民的主要死亡原因,随着年龄的增长,中国男女恶性肿瘤发病率及死亡率均逐渐上升。中国目前肿瘤发病居前五位依次为:肺癌、胃癌、肝癌、食管癌、结直肠癌,其中肺癌在男性发病率中居首位,女性发病率中居第二位,致死率均排名第一;在女性患者中,乳腺癌高居榜首。

中国与美国的癌症谱不同,而且就诊普遍较晚,因此中国恶性肿瘤的死亡率远高于全球平均水平,且防控不理想。导致该现状的主要原因有:肿瘤发病机制复杂、影响因素多且高危因素难控制等原因导致预防难;有效筛查手段较少、早期诊断技术水平低等因素导致发现晚;肿瘤治疗效果差且副作用大、复发转移率高、精准性差等原因导致治疗难;基层医院诊疗水平参差不齐、肿瘤自主规范少、诊疗均质化程度低。

二、常见恶性肿瘤的早期筛查

(一)早期筛查的目的与意义

恶性肿瘤早期筛查是针对无症状人群的一种防癌措施,其目的是通过控制危险因素、早期筛查、早诊早治和评价研究,促进我国恶性肿瘤的预防与控制。多项研究证实,中晚期肿瘤患者的五年生存率为仅10%~20%,远低于早期患者,WHO曾估计适当的采用现有技术和方法开展早期筛查,可使恶性肿瘤的死亡率下降约1/3。因此恶性肿瘤的早期筛查、早期诊断及早期治疗是目前降低患者死亡率、提高五年生存率最有效的手段。

(二)早期筛查的技术与方法

(1)血清肿瘤标志物检查:血清肿瘤标志物筛查是早期筛查恶性肿瘤的重要手段,可用于肿瘤筛查、诊断、预后、疗效评估以及检测复发。甲胎蛋白(AFP)是诊断原发性肝癌的临床常用检查项目;癌胚抗原(CEA)明显升高常见于结肠癌、胃癌、肺癌、胆管癌;前列腺特异抗原(PSA)升高与前列腺癌密切相关;热休克蛋白90α(Hsp90α)与肿瘤恶性呈现正相关性。

(2)超声检查:利用彩色多普勒成像技术,可实时、动态、清晰地显示全身多个脏器是否有肿块或病变。超声检查简便快捷、无创、无电离辐射,被推荐为肝癌、乳腺癌、甲状腺癌常规的筛查技术。超声造影能显示肿瘤的微血管灌注,弹性成像能判断肿瘤硬度,这些超声新技术可以辅助临床医生判断肿瘤的良恶性。

(3)影像学检查:胸部X线摄片不但能根据器官、组织密度不同而直接显示肺部肿瘤,也可通过肺气肿、胸水等间接性改变提示肺部肿瘤。电子计算机断层扫描(CT)和磁共振成像(MRI)具有扫描时间短,图像清晰等特点,可用于多种恶性肿瘤的早期筛查,而且增强CT和MRI通过静脉注射造影剂后,可显示肿瘤与血管的关系。PET-CT是PET与CT的完美融合,PET可以详尽提供病灶的代谢与功能等分子信息,而 CT 提供病灶的精准解剖定位,一次显像即可获得全身各方位的断层图像,具有灵敏、准确、特异及定位精准等特点,可直观地了解全身整体状况,早期发现病灶和诊断疾病。

(4)内镜检查:目前用于恶性肿瘤早期筛查的内镜有胃镜、肠镜、电子鼻咽喉镜、纤维支气管镜等。内镜下能直接用肉眼观察胃、肠、鼻咽等部位有无肿块或溃疡、黏膜色泽、血管纹理、腺体开口形态,临床医生根据这些特点来辨别是否有病变,而且能对可疑病灶直接活检确诊,成为了恶性肿瘤早期筛查的"利器"。

(5)病理学检查:肿瘤的病理学检查是极其重要的肿瘤诊断方法之一,目前应用较广的恶性肿瘤病理学筛查方法是宫颈细胞学检查,包括传统的巴氏涂片和液基细胞学检查(TCT),可用于宫颈癌早期筛查。对于高度怀疑恶性肿瘤的肿块进行活体组织检查,是诊断肿瘤常用的而且较为准确的方法,随着内镜和影像技术的进步,活检大大提早了早期筛查的诊断率。

(6)基因检测:恶性肿瘤的发生与发展与基因密切相关,随着精准医疗技术的发展,超早期肿瘤筛查和肿瘤易感基因检测将恶性肿瘤早期筛查再一次向前推进。超早期肿瘤筛查,又称突变基因检测,目的是检测血液中循环肿瘤细胞的 DNA,实现超早期或早期发现癌变,并予以早期干预。肿瘤易感基因检测是在健康的时候查出隐藏的"基因地雷",提示未来患某种恶性肿瘤的可能性,其检测技术简单多样,而且一生只需检测一次。

(三)早期筛查的流程与规范

1. 肺癌筛查　高危人群:40 岁以上;有肺癌家族史;有慢阻肺及肺结核病史;长期吸烟或被动吸烟史;长期职业暴露。

筛查方法:多项研究报道对高危人群采用肺部低剂量螺旋 CT 筛查可使肺癌死亡率降低 20%,而且辐射量低,敏感度高,因此,肺癌高危人群早期筛查首选每年做一次肺部低剂量螺旋 CT,并结合肺癌相关的血清肿瘤标志物。采用胸部 X 线摄片难以发现直径 1cm 以下的结节,不能显著降低肺癌死亡率。但是对于不具备条件开展肺部低剂量螺旋 CT 的医院,胸部 X 线摄片是比较实际、经济的选择。低剂量螺旋 CT 难以发现气道内的小肿瘤,而纤维支气管镜可以进入成人的Ⅶ～Ⅷ级支气管,通过活检、刷检、灌洗等方式,对肺癌进行确诊,并分析病理分型,指导治疗。肺癌相关的血清肿瘤标志物有神经性特异性烯醇化酶(NSE)、鳞癌细胞抗原(SCC)、CEA、CA125、细胞角质片段抗原 -211(Cyfra211)等,但这些指标的敏感度和特异度均不高,在肺癌早期筛查中存在局限性。

2. 乳腺癌筛查　高危人群:有 *BRCA1/BRCA2* 基因突变的携带者;有乳腺癌家族史;既往有乳腺导管或小叶中重度不典型增生或小叶原位癌等病史;既往有胸部放疗者;长期服用雌激素类药物。

筛查方法:乳腺钼靶检查与超声检查是乳腺癌最常用并有效的筛查手段,除此之外,乳腺 MRI 检查也在临床广泛应用。对于乳腺癌一般危险人群,从 40 岁开始每年进行一次筛查;而高危人群,应提前至 20 岁开始,按照乳腺癌筛查指南,每年一次筛查。

3. 结直肠癌筛查　高危人群:40 岁以上;有结直肠癌家族史;既往有息肉、腺瘤、炎症性肠病等病史;嗜好高脂高蛋白饮食;长期吸烟、大量饮酒。

筛查方法:结直肠癌的筛查包括粪便检测,电子乙状结肠镜,或者光纤结肠镜检查。大便隐血检查是大肠癌筛查的重要手段。如果大便持续隐血阳性,需要进一步进行肠镜检查,还可结合相关的血清肿瘤标志物。结直肠癌相关的血清肿瘤标志物筛查有 CEA、CA153、CA199。美国医师学会建议对于一般危险人群,应从 50 岁开始结直肠癌的筛查;而高危人群,则从 40 岁开始筛查,或者在最年轻的患病亲属确诊结直肠癌时的年龄减去 10 年开始筛查。

4. 胃癌筛查　高危人群:40 岁以上;幽门螺杆菌(Hp)检测阳性;既往有慢性萎缩性胃炎、胃溃疡、胃息肉、手术后残胃、肥厚性胃炎、恶性贫血等癌前疾病;胃癌高发地区;有胃癌家族史;

存在胃癌其他风险因素（如摄入高盐、腌制饮食、吸烟、重度饮酒等）。

筛查方法：胃癌的筛查技术包括血清学筛查、Hp 检测、上消化道钡餐检查和内镜筛查。血清学筛查主要有胃蛋白酶原、胃泌素 17 和血清肿瘤标志物（CEA、CA199 等）检测。内镜筛查包括普通电子胃镜、磁控胶囊内镜和高清胃镜精查，内镜检查及内镜下活检是诊断胃癌的金标准。随着内镜技术的发展，上消化道钡餐检查逐步被内镜检查所替代，仅用于医疗条件有限的地区。《中国早期胃癌筛查及内镜诊治共识意见》指出，早期筛查胃癌建议采用非侵入性诊断方法，继而进行有针对性的内镜精查，这更适合中国国情。

5. 宫颈癌筛查 高危人群：40～65 岁女性；既往有 HPV、HIV 感染或其他性病；长期有慢性宫颈炎、宫颈糜烂、白斑、宫颈撕裂或癌前病变；有宫颈癌家族史；多孕、早产或长期口服避孕药；性生活过早；有多个性伴侣；长期吸烟、吸毒、营养不良。

筛查方法：宫颈癌的筛查方法有宫颈细胞学检测（传统巴氏涂片、TCT）、HPV 检测、阴道镜检查。对于一般风险人群，宫颈癌筛查应从 21 岁开始，21～29 岁的女性可以每 3 年做一次巴氏涂片检测，不推荐 HPV 检测，因为这个年龄段 HPV 感染相对常见，而且可以通过自身免疫系统消除。对于 30～65 岁的女性，每 5 年进行一次高风险 HPV 检测，每 3 年行单独细胞学检查或每 5 年行细胞学和 HPV 联合筛查。

三、常见恶性肿瘤的风险评估及管理

（一）早期筛查的流程与规范

恶性肿瘤的发生往往与多种因素密切相关，大致可分为内源性因素及外源性因素；遗传和先天性原因等内源性因素导致的恶性肿瘤并不多，绝大部分恶性肿瘤的发生与外源性因素相关。目前，主要的外源性因素包括生活方式及行为、环境污染、社会心理因素、感染因素、职业危害、医源性因素等。

1. 生活方式及行为 吸烟是多种恶性肿瘤关键或重要的危险因素。在我国，肺癌位居男性恶性肿瘤第一位，而 80% 肺癌发病与吸烟密切相关。除肺癌外，吸烟还可导致口腔、咽、喉、食管、胰腺、膀胱等多种器官滋生恶性肿瘤。长期过量饮酒容易导致肝纤维化、肝硬化，甚至转为肝癌。而且鼻咽癌、口腔癌、下咽癌、食管癌、结直肠癌的发生也都与酒精有关。30%～40% 男性恶性肿瘤，约 60% 的女性癌症可能与膳食营养因素有关。过多摄入热量或不饱和脂肪酸可引起脂肪肝，进而发生肝纤维组织增生、肝硬化，甚至肝癌。营养元素的缺乏也可导致某些恶性肿瘤高发，如硒元素缺乏可引起食管癌，缺铁与胃癌相关。因此膳食结构不均衡也是恶性肿瘤的杀手之一。

2. 环境污染 水和食物的污染均可对人类造成严重危害。世界卫生组织已公布的与环境相关的一级致癌物质包括：砷、石棉、4-氨基联苯、苯、联苯氨、氯萘亚嗪、双氯甲醚及工业品位氯甲醚、铬、乙烯友邻酚、放射性氡气、α 萘胺、煤焦油和矿物油、氯乙烯、偶联雌激素等。这些致癌物可以通过皮肤、呼吸系统和消化道系统被人体摄入，诱发恶性肿瘤。

3. 社会心理因素 社会心理因素贯穿恶性肿瘤的发生、发展、治疗及预后全过程。现代医学发现，癌症好发于多愁善感，精神抑郁，或长期处于精神孤独、矛盾、沮丧、苦闷、恐惧等情绪紧张的人。社会心理因素并不能直接诱发恶性肿瘤，但它却往往以一种慢性的持续性的刺激来影响中枢神经系统、内分泌系统和免疫系统，增加恶性肿瘤的发生概率。

4. 感染因素 据国际癌症研究中心估计，全球 20% 以上的恶性肿瘤与病毒、细菌或寄生虫引起的感染有关，例如：乙型肝炎病毒与肝癌、HPV 与宫颈癌、HIV 和卡波希氏肉瘤，Hp 和胃癌、血吸虫病和肝癌、膀胱癌。

5. 职业危害 在我国的职业癌症中，肺癌所占比例最大，多见于消防队员、交警、矿工等，往往与长期吸入石棉、煤焦油类物质、氯甲醚类、铬、镍、芥子气相关。职业性皮肤癌是最早发现

的职业肿瘤，煤焦油、沥青等化学物质直接刺激工人皮肤的暴露部位，可诱发职业性皮肤癌。此外，联苯氨可引起电缆电线从业人员易患膀胱癌。

6. 医源性因素　电离辐射、X 线、放射性核素可引起多种恶性肿瘤，如白血病、皮肤癌、甲状腺癌、神经母细胞瘤等；细胞毒药物、激素、砷剂、免疫抑制剂等均容易诱发恶性肿瘤。

（二）风险因素管理

恶性肿瘤的预防控制任重道远，主要危险因素管理和致病因子的控制是有效的策略之一。《世界抗癌宣言》提出到 2025 年恶性肿瘤防控应实现的目标：加强各国癌症防控体系建设，确保全面有效、以患者为中心的终身癌症防控政策得以顺利推进；全球范围内显著减少癌症危险因素，包括吸烟、肥胖、不健康饮食、过度饮酒，缺乏体育锻炼和其他已知的致癌因素；将具有致癌性的人乳头状瘤病毒（HPV）和乙型肝炎病毒（HBV）纳入全球疫苗接种计划。

1. 一级预防　其目标是消除或减少可能危险因素，降低恶性肿瘤的发生率。对于社会及政府，应大力开展关于恶性肿瘤病因和危险因素的研究，将癌症的防控研究纳入慢性非传染性疾病综合干预工作中；积极开展健康教育，提高公众对主要危险因素的知晓率；针对危险因素，制订预防措施和控制计划并认真组织实施。对个人而言，提倡用健康的生活方式预防肿瘤，合理膳食，营养均衡；坚持适当运动，保持适宜体重；保持良好的心态，创造和谐的氛围；避免吸烟、酗酒、长期的生活规律紊乱等；绿色生活，保护环境，与大自然和谐相处。

2. 二级预防　其目标是早期发现、早期诊断恶性肿瘤，并防止初发疾病恶化，降低死亡率。具体任务包括两部分：一方面，医院及相关机构大力普及健康知识，帮助人们认识恶性肿瘤的早期症状，让所有人都成为二级预防的"尖兵"。另一方面，对于无症状的健康人群或有癌前病变的患者应定期健康体检，早期进行恶性肿瘤筛查，获得体检报告后找专业医生咨询，在医生的指导下妥当处理。

3. 三级预防　其目标是防止肿瘤复发，提高生存率，减少死亡率。其任务是采用手术、放化疗等多学科手段治疗肿瘤，尽可能地治愈或控制肿瘤；规范地实施严格的随访制度，及时发现肿瘤复发和 / 或转移；选择合理的、最恰当的康复指导，尽可能地恢复功能；注重心理疏导和营养支持，提高生活质量；对于姑息治疗的患者，进行镇痛治疗，延长生存时间，注意临终关怀，提高晚期患者的生存质量。

肺癌的健康干预技能实例（见数字资源）。

第七节　肥胖症的健康干预技能

一、概述

肥胖症（obesity）是指体内脂肪堆积过多和 / 或分布异常、体重增加，是由遗传因素、不良生活方式、环境因素等多因素引起的慢性代谢性疾病。肥胖症不仅是一个独立的疾病，同时是 2 型糖尿病、高血压、冠心病、脑卒中和某些癌症等疾病的主要危险因素，会引发一系列健康、社会和心理问题，已成为全社会关注的公共卫生问题。

（一）肥胖症的流行病学现状

世界卫生组织 WHO 数据显示，2015 年全世界成人超重近 23 亿，肥胖症患者达 7 亿。近年来，随着我国居民生活方式发生了巨大变化，人群肥胖率也急剧上升并呈年轻化趋势。2011 年中国健康与营养调查数据显示，中国成人超重、肥胖率为 42.3%，肥胖率为 11.3%，中心性肥胖率高达 44.0%。调查研究显示随年龄的增长肥胖症的患病率逐渐上升，中国北方患病率高于南方，经济发达地区高于非发达地区，城市高于农村。随着肥胖症患病率不断增加，由肥胖及相关疾病引发的死亡率逐渐上升，加重社会、家庭、个人经济负担，因此预防和控制肥胖症已经刻不容缓。

（二）肥胖症的临床表现

1. 肥胖症　分为单纯性肥胖和继发性肥胖，其中前者是最常见的，可见于任何年龄阶段，主要症状、体征包括：

（1）轻中度单纯性肥胖可无明显自觉症状，重度肥胖症多出现乏力、气短，日常活动能力降低，甚至活动时气促，睡眠时打鼾。

（2）随着体重缓慢增加，体征逐渐明显：体型矮胖，面部上窄下宽、双下颏，颈短粗，后仰头枕部皮褶增厚明显；胸圆，肋间隙不明显，因皮下脂肪厚双乳增大；站立时腹部前凸，高出胸部平面，肚脐凹陷。

（3）其他：肥胖还会对人心理产生潜在的危害，患者常出现自卑、退缩、依赖、抑郁、焦虑等心理障碍。

2. 继发性肥胖症　主要包括下丘脑病、垂体病、胰岛病、甲状腺功能减退症、肾上腺皮质功能亢进症、性腺功能减退症、服用激素类药物等引起的肥胖，患者除具有单纯性肥胖症的症状，还具有原发病症状。

（三）肥胖症的诊断

根据体征及体重即可诊断肥胖症，常用 BMI 和腰围评估肥胖程度。

1. 世界卫生组织评价肥胖程度的标准 BMI 在 25.0～29.9kg/m² 为超重，≥30kg/m² 为肥胖。

2. 我国原卫生部发布的《中国成人超重和肥胖症预防控制指南（2003 年）》评价肥胖程度的标准 BMI < 18.5kg/m² 为体重过轻，18.5kg/m²≤BMI < 24.0kg/m² 为体重正常，24.0kg/m²≤BMI < 28.0kg/m² 为超重，BMI≥28.0kg/m² 为肥胖。中国成人男性腰围≥85cm，女性腰围≥80cm 为腹部脂肪蓄积（中心性或向心性肥胖）的界限。

二、肥胖症的筛查

（一）肥胖症的危险因素

肥胖症的发生发展是由遗传因素、环境因素及个人生活方式等多因素相互作用的结果，其中个人的生活方式占主导作用。遗传因素是不可变危险因素，因此，通过改善不良生活方式，形成健康的生活方式，是预防肥胖的唯一有效的手段措施。肥胖的危险因素主要包括：

1. 遗传因素　研究表明肥胖与遗传密切相关，呈家族聚集性，遗传对肥胖的发生影响作用占约 20%～40%。研究发现同卵双生子在不同环境中成长，体重差异小于异卵双生子的差异，亲生子女的体重与父母的密切相关；父母双方肥胖，其子女肥胖的可能性为 70%～80%，父母一方（特别是母亲）为肥胖者，子女中有 40% 的肥胖。

2. 不良生活方式和社会环境因素

（1）总能量摄入过多：摄入的总能量明显超过能量消耗导致体内脂肪过多储存。随着社会发展，食物供应丰富且品种多样化，人们饮食越来越精细化，传统膳食模式发生了显著变化，摄入高能量的动物性脂肪和蛋白质的量明显增加，致总能量的摄入超过能量消耗。此外，不良的进食行为也是发生肥胖的重要原因，如三餐不规律、不定量，暴饮暴食、喜欢吃油炸食品、快餐、零食，经常夜间加餐。

（2）体力活动不足：体力活动过少致能量消耗明显减少是发生肥胖的主要原因之一。随着科技迅速发展，社会日益现代化，交通工具便利，较传统的体力劳动和家务劳动量显著减轻，绝大多数人生活以静坐方式为主，不爱活动，工作大部分时间静坐，闲暇时坐着看电视或玩手机消遣；近二十年全球慢性病患病率明显增加致伤残率明显上升，也使体力活动减少。

（3）社会环境因素：社会大环境的改变，随之全球肥胖症患病率迅速上升，两者之间有一定相关性。社会经济发展和日益现代化生活方式对传统的膳食模式冲击，导致进食模式发生巨大变化。我国改革开放以来，国民经济收入明显增加，人们购买力在一定程度上大大提高，同时可供选择的食物更加丰富、品种更繁多。再者,大量女性从家庭主妇向职业女性的转变,社会竞争压力大,工作生活节奏加快,应酬较多,人们在家就餐的机会明显减少,反之,在外就餐和购买现成的加工食品及快餐食品日益增加,这些食品的往往富含过多脂肪。

（二）肥胖症筛查的技术与方法

肥胖症的筛查方法比较简单易行,主要包括体重指数（BMI）、理想体重测量和腰围测量法等。

1. 计算体重指数（body mass index, BMI） 是目前临床上广泛应用的诊断肥胖症最重要的指标,简便、实用；BMI = 体重（kg）/ 身高^2（m^2）。测量方法如下：

（1）测量身高：测量身高的量尺（最小刻度为 1mm）应与地面垂直固定或贴在墙上。受试者应当脱鞋、摘帽,直立,两脚后跟并拢靠近量尺,并将两肩及臀部也贴近量尺。测量人员用一根直角尺放在受试者的头顶,使直角的两个边一边靠近量尺,另一边接近受试者的头皮,读取量尺上的数值,准确至 1mm。

（2）称量体重：用经过校正的体重秤,受试者需空腹、脱鞋、只穿轻薄衣服,全身放松,直立在秤底盘的中部。测量人员读取秤上的游标位置,读数准确至 10g。

（3）电子身高体重仪：目前较常用,受试者空腹、脱鞋、摘帽,穿轻薄衣服,直立在电子秤中部,目光平视,不仰头、不低头,电子身高体重仪自动显示测量数值。

研究表明,体重指数大多数情况下与个体机体脂肪的含量呈正相关,能较好地反映机体的肥胖程度,但存在一定局限性,如对水肿的患者或肌肉发达的运动员,体重指数值可能过高估计其肥胖程度。老年人的肌肉组织减少的比其脂肪组织较多,体重指数值可能过低估计其肥胖程度。相同的 BMI 值的女性机体脂肪含量一般大于男性。

2. 初算理想体重（ideal body weight, IBW） IBW（kg）= 身高（cm）− 105 或 IBW（kg）=［身高（cm）− 100］× 0.9（男性）或 0.85（女性）；假如实际体重超过理想体重的 20% 即可诊断肥胖,一般用于计算饮食中热量和各种营养素供应量。身高、体重测量方法同上。

3. 腰围及腰臀围比（W/H） 腰围是目前公认的衡量脂肪在腹部分布（即中心性肥胖）程度的最简单、实用的指标。测量方法如下：

（1）腰围测量：被测者站立位,两脚分开 25～30cm,是用软尺沿髂前上棘和第 12 肋下缘连线的中点水平围绕腹部一周测量,紧贴而不压迫皮肤,在正常呼气末测量腰围的长度,读数准确至 1mm。

（2）臀围测量：双腿并拢站直,将软尺绕臀部的最高点水平测量一周,读数准确至 1mm。

WTO 建议男性腰围 >94cm,女性 >80cm,可视为肥胖。中国肥胖问题工作组建议男性≥85cm,女性腰围≥80cm 为腹型肥胖。腰臀围比也用于评估腹型肥胖,亚洲人比值相对要低一些,男性W/H > 0.95,女性 W/H > 0.85。

4. 皮肤皱褶卡钳测量皮下脂肪厚度 人体脂肪的总量的 1/2～2/3 贮于皮下,测量方法简便、可重复,因此,测量皮下脂肪厚度可在一定程度上评估肥胖程度。测量方法如下：

常用测量部位为左上臂肱三头肌肌腹后缘及肩胛角下皮脂厚度。成人两处相加,男性≥4cm,女性≥5cm,可诊断肥胖。

5. 体脂率的测定 肥胖的本质是体内脂肪的超标,目前常用人体成分分析仪是应用生物电阻抗分析（BIA）方法测定身体不同节段的阻抗值,从而计算人体的水、蛋白质、矿物质和体脂的含量,间接测量体脂量及体脂率,相同身高、体重,体脂率越高,肥胖程度越重,依据体脂率判断肥胖标准如下：男性体脂率≥20%、女性体脂率≥30%。

6. 腹部 CT 和 MRI 可计算内脏脂肪含量或皮下脂肪厚度,是衡量体内脂肪分布最准确的方法,但不作为常规方法。

7. 其他 身体密度测量法、双能 X 线（DEXA）吸收法测定体脂总量等。

（三）肥胖症筛查的流程与规范

1. 肥胖症筛查对象   筛查重点对象是超重肥胖高危人群，包括超重者、有肥胖家族史者、有肥胖相关性疾病、不良生活方式。

（1）普通人群：无肥胖的危险因素和体重指数正常、腹围不超标、体脂率不超标的人群。

（2）高危人群：符合以下一条或以上危险因素的人群为高危人群。

1）超重者；

2）有肥胖家族史者；

3）有肥胖相关性疾病者（如高血压、2型糖尿病、代谢综合征、冠心病、脑卒中等）；

4）不良生活方式：包括膳食不合理、体力活动过少者。

（3）肥胖症患者：BMI≥28.0kg/m² 为肥胖和/或男性腰围≥85cm，女性腰围≥80cm 和/或人体成分测定体脂率，男性≥20%、女性≥30% 的人群。

2. 肥胖症筛查及防治的流程   根据体重指数、腰围及中国成人超重和肥胖的分类及其相关疾病的危险度，对肥胖症筛查及防治的流程如图6-5：

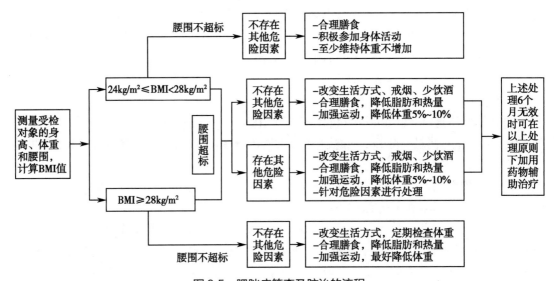

图6-5   肥胖症筛查及防治的流程

3. 肥胖症的筛查规范

（1）组织机构及工作人员的要求

1）建立完善的肥胖症筛查规章制度，遵守技术操作规范；

2）操作工作人员具备专业资质，上岗前需进行操作技术培训并考核。

3）建立健康管理档案，并按照筛查管理流程进行个体化健康管理。

（2）受检者的要求

1）同意并了解筛查的基本内容及要求。

2）符合筛查对象的要求。

3）注意事项：①受检者需空腹、脱鞋、摘帽，穿轻薄衣服；②检查时需按照要求站立，目光平视，不仰头、不低头。

（3）仪器设备

1）定期检测、校正仪器，符合使用标准并有检测登记及使用登记本。

2）做好定期消毒，并有消毒登记本。

三、肥胖症的评估与干预

（一）肥胖症的风险评估

1. 信息收集

（1）医师接诊：详细询问病史，询问有无肥胖症的危险因素（包括肥胖家族史、膳食、运动、烟酒嗜好等情况），有无家族性遗传病史，生活工作环境等。

（2）物理检查：测量身高、体重、腹围、臀围、血压、呼吸频率、心率等。

（3）辅助检查：皮下脂肪厚度、人体成分分析仪，可根据患者情况选择性的进行腹部 CT 和 MRI 等。

2. 风险评估

（1）中国肥胖问题工作组根据对我国人群大规模测量最新数据，分析探讨了体重指数与相关疾病患病率的关系，提出判断中国成人超重和肥胖程度的 BMI 界限值，并结合腰围来判断相关疾病的危险度，其建议见表6-12。

表6-12　中国成人超重和肥胖的体重指数和腰围界限值与相关疾病 [a] 危险的关系

分类	体重指数 /(kg/m²)	腰围 /cm		
		男：<85 女：<80	男：85~95 女：80~90	男：≥95 女：≥90
体重过低 [b]	<18.5	…	…	…
体重正常	18.5~23.9	…	增加	高
超重	24.0~27.9	增加	高	极高
肥胖	≥28	高	极高	极高

[a]：相关疾病指高血压，糖尿病，血脂异常和危险因素聚集；[b]：体重过低可能预示有其他健康问题。

（2）防治超重、肥胖症的目的不仅在于控制体重，更重要、更关键的是通过控制肥胖症减少慢性病发病率和病死率。世界卫生组织的报告显示与肥胖相关疾病的相对危险度见表6-13。

表6-13　肥胖症发生肥胖相关疾病或症状的相对危险度 [*]

危险性显著增高（相对危险度大于3）	危险性中等增高（相对危险度 2~3）	危险性稍增高（相对危险度 1~2）
2 型糖尿病	冠心病	女性绝经后乳腺癌，子宫内膜癌
胆囊疾病	高血压	男性前列腺癌
血脂异常	骨关节病	结肠直肠癌
胰岛素抵抗	高尿酸血症和痛风	多囊卵巢综合征
气喘	脂肪肝	生育功能受损
睡眠中阻塞性呼吸暂停	背下部疼痛	麻醉并发症

[*]：相对危险度是指肥胖者发生上述肥胖相关疾病的患病率是正常体重者对该病患病率的倍数。

（二）肥胖症的健康干预与健康指导

肥胖症的预防和控制是切实可行的，预防比治疗更重要，具有长远意义。肥胖症与慢性病发生发展息息相关，不仅损害身心健康，降低生活质量，且增加患者伤残率和致死率。

1. 干预原则　肥胖症的干预强调早期、长期、改变生活方式和控制能量摄入与增加运动相结合的原则。包括：①以预防为主，须终生坚持，从儿童、青少年抓起。②通过综合措施预防和控制肥胖症，重点是改变人们的不良生活方式，包括改变膳食结构及不健康的进食行为、增加体力活动。③增加低能量、低脂肪、适量蛋白质和碳水化合物的摄入，膳食中需富含人体所需微量元素和维生素。④树立健康体重的概念,减重需控制膳食与增加运动相结合,减重计划需循序渐进,持之以恒。⑤防治与肥胖相关的疾病必须同时进行,将防治肥胖作为防治相关慢性病的重要环节。

2. **健康干预与健康指导**　做好肥胖症的相关宣传教育和健康促进工作是预防和控制肥胖的重要策略,综合预防措施包括:鼓励并促进人们改变不良生活方式,早期发现肥胖症高危人群,针对不同的目标人群采取不同防治策略。

(1)普通人群的普遍性干预:首先是群体预防,积极做好宣传教育,使人们树立健康理念,如何认识肥胖的危害、什么是健康行为及树立健康行为的必要性。其次,定期监测抽样人群的体重变化,了解其变化趋势,一旦发现有肥胖趋势的个体,早期及时干预。①让人们更加注重膳食平衡合理,防止摄入总能量超过能量消耗。②膳食结构合理,三餐中蛋白质、脂肪和碳水化合物比例科学合理,防止脂肪量摄入超标,增加食物中新鲜蔬菜和水果的比例。③工作生活及娱乐休闲时,增强运动的意识,尽可能多进行中低强度的体力活动。④戒烟、限酒和限盐。⑤经常自我监测体重,防止体重增加过多、过快。成年后体重增长超过10kg后相关疾病危险将明显增加,最好控制在5kg以内。⑥及时关注并提醒有肥胖倾向的个体,尤其是腰围超标者,定期检查与肥胖有关疾病危险的指标,尽早发现糖尿病、高血压、血脂异常、冠心病等隐患,并及时采取干预治疗措施。

(2)高危人群的选择性干预:针对肥胖症高危人群,应重点预防其可控制的肥胖危险因素(如BMI、腹围超标者)进一步加重,并预防出现与肥胖相关的并发症。预防控制目标是增加高危人群关于肥胖相关知识和技能,其措施包括:①增强高危人群自我管理的意识,强调监测体重的重要性和必要性。②通过健康教育与促进,改变高危人群关于肥胖相关的知识、观念、态度和行为。③让高危人群了解,不良环境或生活方式对肥胖症发生发展的促进作用,让其知道只有通过改变膳食、加强体力活动才能有效地预防肥胖。④筛查社区、学校、工作场所人群,早期发现高危个体。

(3)对肥胖症和/或伴有并发症患者的针对性干预:以减少或消除发生并发症的危险因素;对有肥胖相关疾病的肥胖症个体,重点是预防其体重进一步增加,能使体重有所降低是最好的;并对已出现并发症的患者要同时进行疾病管理,如自我监测体重,制定减轻体重目标,以及指导相应的药物治疗方法。其措施包括:①通过健康教育与促进,让患者认识到肥胖可能进一步加重疾病风险,增强患者减肥的信心;如举办肥胖相关讲座,讲解肥胖的危害及预防的方法;也可组织肥胖同伴交谈会,交流减肥或控制体重的经验,相互鼓励,增加信心。②争取家人配合,给患者创造减肥氛围,让其在家人的帮助下减肥成功。③在医务人员的指导下,监测肥胖相关的危险因素;引导重点对象做好自我监测,记录膳食情况、体力活动及体重变化等,采取综合干预方法实施减重计划,并定期随访。

(4)高危个体的处理:对于肥胖症高危个体,采取适当控制膳食,避免高能量、高脂肪及高糖的摄入,同时配合进行中低等强度体力活动。具体措施包括:①合理膳食,包括改变膳食的结构和控制膳食总能量,首先选择含低能量、低脂肪、优质蛋白质的食物,且要含复杂碳水化合物(如谷类);增加膳食中新鲜蔬菜和水果的比例;其次,在保证机体基本需求及膳食营养素平衡的基础上,减少每日摄入的总热量;进食应有规律,建立节食意识,每餐不过饱;不暴饮暴食,也不要漏餐。②加强体力活动和锻炼,建议采取中等强度有氧运动,并循序渐进增加体力活动量,例如:走路、慢跑、爬山、打球、骑车、游泳及舞蹈等。同时,创造尽量多活动的机会,改变每天的生活习惯,如鼓励上下班步行替代坐车;短途出行骑自行车;步行上下楼梯以替代乘电梯等。③在医疗保健人员协助下,为肥胖症者制定具体的减重目标及计划,教会其进行自我监测,观察并记录某些行为,医务人员定期监测并评价,与肥胖症者保持经常联系,关心和帮助其改变行为。④药物治疗,大多数肥胖症患者通过控制膳食,减少总能量摄入,增加体力活动,通常情况下体重可明显减轻。但通过行为疗法或由于种种原因,体重减少仍然不理想者,可考虑用药物辅助减重。

第八节　常见运动系统疾病的健康干预技能

一、概述

运动系统由骨、骨连结和骨骼肌三部分组成。骨与骨之间借纤维结缔组织、软骨组织或骨相连,构成骨连结。骨骼肌附着于骨表面并跨过关节,当骨骼肌收缩和松弛时,牵引骨骼改变位置而产生运动。因此,骨骼是运动的杠杆,肌肉是运动的动力,关节是枢纽。它们除了起运动作用外,还具有支撑体重、保持体形、保护内脏等重要作用。骨、骨连结和骨骼肌任一部分出现问题或三者之间衔接不协调,是运动系统疾病发生的主要原因。

1. 常见运动系统疾病的分类　常见运动系统疾病按发病原因可以分为创伤、退行性疾病、感染性疾病、非感染性疾病、畸形和骨肿瘤;按发病年龄段可以分为婴幼儿期运动系统疾病、青少年期运动系统疾病、青壮年期运动系统疾病和老年期运动系统疾病。一般常见的是以第一种划分方式来分类常见运动系统疾病。

2. 流行病学及对健康的影响　随着医学科学的发展、生活条件的改善和寿命的延长,不同常见运动系统疾病的发病率也发生了变化。例如,在经济水平较低时,骨结核、化脓性骨髓炎及脊髓灰质炎后遗症较常见。随着社会经济水平的发展、生活居住环境的改变、医疗水平的提高、疫苗的普及等,感染性的运动系统疾病越来越少。而随着人口老龄化进程,骨质疏松症、老年骨折、骨关节病、颈肩痛及腰腿痛的发病率相对提高。高速交通工具的发展也导致创伤的发病率有明显提高。国内基于影像学的流行病学调查显示,50岁以上女性椎体骨折患病率约为15%,50岁以后椎体骨折的患病率随增龄而渐增,80岁以上女性椎体骨折患病率可高达36.6%。

运动系统疾病严重危害人体健康,影响生活质量。以骨质疏松症为例,骨质疏松症是一种与年龄相关的骨骼疾病。目前我国60岁以上人口已超过2.1亿(约占总人口的15.5%),65岁以上人口近1.4亿(约占总人口的10.1%),是世界上老年人口绝对数最大的国家。随着人口老龄化日趋严重,骨质疏松症已成为我国面临的重要公共健康问题。早期流行病学调查显示:我国50岁以上人群骨质疏松症患病率女性为20.7%,男性为14.4%;60岁以上人群骨质疏松症患病率明显增高,女性尤为突出。据估算2006年我国骨质疏松症患者近7 000万,骨量减少者已超过2亿人。尽管缺乏新近的流行病学数据,但估测我国骨质疏松症和骨量减少人数已远超过以上数字。骨质疏松症患病率如此之高,在一些老年人中,其预防、治疗效果不是很满意。随着人们近年来对骨质疏松症进行的大量深入而广泛的研究,预防与治疗效果已经有了很大的改进。在这样的背景下,也就要求医务工作者不断更新知识,要有更加专业的诊断与用药知识和技巧,进行相应的健康干预,对患者的健康进行专业的管理。

二、常见运动系统疾病的早期筛查

运动系统疾病常常得不到大家的重视,被发现时有相当大的比例已到中晚期,严重影响生活质量。虽然筛查技术和手段已经趋于成熟,但覆盖面较小、未纳入基本公共卫生服务体系,使得运动系统疾病早诊早治工作与西方发达国家相比还有相当大的差距。因此,促进运动系统疾病筛查技术的发展,完善相关监管体系,是十分必要的。

1. 常见运动系统疾病早期筛查的目的和意义　随着我国人口老龄化的加剧和生活方式的改变,运动系统疾病的发病率呈逐年上升趋势,尤其是运动系统的退行性病变和代谢性骨病。早期筛查运动系统疾病,在出现严重功能障碍前进行干预管理,做好早期预防、检查和治疗,大大降低运动系统疾病的发病率和减少其后遗症的发生。运动系统疾病的早期筛查可以促进患者的骨健康,改善患者生活质量。

2. 常见运动系统疾病筛查的技术与方法

（1）体格检查：体格检查是临床上最基本、最重要的检查方法之一。临床医生需要结合病史、体格检查和其他辅助检查结果进行综合判断，指导疾病的诊断和治疗。

运动系统疾病的筛查和诊断是一个比较复杂的认知过程，在这个过程中病史的采集和体格检查起到了重要的作用，而体格检查是病史和辅助检查及进一步治疗的承接和纽带，详细而准确的病史采集可以使可能的诊断更有方向性，而体格检查能验证和指导病史采集，又能进一步指导辅助检查及最后的诊断。

体格检查的基本内容主要包括：视诊、触诊、叩诊、动诊、量诊和神经系统检查，六者缺一不可，互为补充。

（2）影像学检查：影像学检查方法有 X 线检查、CT、MRI、超声、骨密度检查和核素检查等，尽管各种成像技术的原理和方法不同，但都主要是通过检查获取的影像来显示人体内部组织器官的形态和生理功能状况，以及疾病所造成的病理改变，达到疾病筛查和诊断的目的。综合运用各种影像检查技术，多数病变可作出正确的诊断。

1）X 线检查：是运动系统首选的影像学检查方法，由于骨与软组织具备良好的自然对比，因此，一般摄影即可使骨关节清楚显影。常规摄取正位片和侧位片，某些部位还要加用斜位、切线位和轴位等特殊体位；四肢长骨的摄片要包括邻近的一个关节，脊柱摄片时要包括相邻节段脊柱；两侧对称的骨关节，一般摄取双侧以作对比；应包括周围软组织。

2）CT 检查：分为平扫、增强扫描和造影检查。CT 平扫检查时尽可能将病变部位及其对侧部位同时扫描，以便两侧对比观察；一般行横断面扫描，根据病变的可能性质和范围决定厚度。对于软组织病变和骨关节病变的软组织肿块常需进行增强扫描以进一步了解病变是否强化，强化程度和消退的快慢等，增强扫描对于确定病变范围和性质有较大的帮助。由于 MRI 的广泛应用，CT 造影检查在骨关节已较少使用。

3）MRI 检查：MRI 检查对于软组织病变和骨关节病变的软组织有先天优势，骨和软组织 MRI 增强扫描的目的和意义与 CT 增强扫描相同。MRI 动态增强扫描，可以显示不同组织以及病变内不同成分的信号强度随时间变化情况，有助于对病变性质的判定。

4）超声检查：B 型超声检查是采用灰度调制显示声束扫描人体切面的声像图的超声诊断法，可以获取人体组织和脏器的解剖形态和结构方面的信息；多普勒超声检查是运用超声多普勒效应，对运动的脏器或血流进行检测的一种诊断方法，包括多普勒频谱超声诊断法、彩色多普勒血流成像法。

5）骨密度检查：通常用于评估骨折发生概率的大小，患者的绝对骨密度（BMD）值越低，骨折的风险就越大。目前较常用的是双能 X 线吸收法，它可测定中轴骨、四肢骨或全身骨骼皮质骨和松质骨的总和。

6）核素检查，利用亲骨性放射性核素或放射性核素标记的化合物注入人体内后聚集于骨骼中，再利用 γ 照相机、SPECT、PET、CT 等显像仪器在体外探测放射性核素所发射的 γ 射线，通过计算机处理，形成骨骼影响。

（3）电生理学检查：根据记录电极及放置位置的不同，可以将电信号分为：体表电信号记录、组织电信号记录及单个细胞的电信号记录，在运动系统疾病筛查和诊断中较常用的是体表电信号记录。当电极和体表接触后，可以测到一种微弱的电信号，这种电信号是由机体内部的电活动产生后传导到体表所产生。

3. 常见运动系统疾病筛查流程和规范　由于各年龄段人群都可能发生运动系统疾病，针对目前不同年龄段各种运动系统疾病发病率情况，进行针对性的筛查。通过运动系统疾病的筛查有利于早期发现蛛丝马迹，进行有针对性的干预，提高生活质量。

常见运动系统疾病（如骨质疏松症、颈椎病、腰椎间盘突出症、腰肌劳损、滑囊炎、肩关节周

Note

围炎等)筛查,因筛查人群基础大,仅仅依靠医院是远远不够的,需借助区域平台各级医疗资源联动的有时,在分级诊疗的背景下,整合有效、适用的运动系统疾病的筛查工具,对运动系统疾病进行"早发现、早诊断、早干预、早治疗"。一般经历四个步骤,分别是危险因素及风险评估、完善相关检查、针对性的干预与治疗和建立健康档案。

(1) 危险因素及风险评估:通过采集工具(如问卷、手机 APP、体检数据)汇总风险人群的数据,进行危险因素及风险评估。危险因素一般分为不可控因素与可控因素。不可控因素主要有种族、老龄化、女性绝经、疾病家族史等;可控因素包括体力活动少、吸烟、过量饮酒、过多饮用含咖啡因的饮料、营养失衡、蛋白质摄入过多或不足、钙和维生素 D 缺乏、高钠饮食、蛋白质摄入过多或不足、体质量过高或过低等。运动系统疾病是受多因素影响的复杂疾病,对个体进行疾病的风险评估,能为疾病早期防治提供有益的帮助。临床上有多种运动系统疾病风险评估工具,如国际骨质疏松基金会(International Osteoporosis Foundation,IOF)骨质疏松风险 1 分钟测试题、亚洲人骨质疏松自我筛查工具(osteoporosis self-assessment tool for Asians,OSTA)、骨折风险预测工具(fracture risk assessment tool,FRAX)等。

(2) 完善相关检查:对于风险较高的人群,建议转诊到二、三级医疗机构,由医生进行相应的问诊及体格检查,进行综合评估,根据评估结果开具运动系统疾病相关检查(如 X 片、CT、MRI、磁共振),进一步验证以确诊。由相关科室医生 / 专科医生进行确诊评估,并将相应的检查结果记录下来。

(3) 针对性的干预与治疗:不同的运动系统疾病有不同的干预与治疗方法,在进行干预治疗的同时,需进行健康宣教,健康宣教是必不可少的重要一环。如对于颈椎病,有手术治疗和非手术治疗两种方式,不论哪种治疗方式,良好的生活习惯都必不可少。如保持良好的体位,纠正与改变工作中的不良体位,定期改变头颈部的位置,调整桌面高度与倾斜度,改善和调整睡眠体位等。

(4) 建立健康档案:健康档案是记录居民健康状况的系统文件和资料库,应包括相应的患病记录、检查结果和干预治疗情况等。完整的健康档案是医生了解患者身体、做出正确诊断、制定针对性的干预措施的重要基础。

三、常见运动系统疾病的评估及干预

1. 常见运动系统疾病的风险评估　常见运动系统疾病(如骨质疏松症、颈椎病、腰椎间盘突出症、腰肌劳损、滑囊炎、肩关节周围炎等)风险评估及干预是在收集到的资料基础上,进行相关的全面系统分析,评估个体在未来一段时间发生某种运动系统疾病的可能性;发现疾病的危险因素,寻找疾病线索,进行有效的干预,预防疾病的发生和促进健康,提高生活质量。

不同的疾病其风险评估模型不尽相同。疾病风险评估研究步骤主要包括以下四个方面:①选择拟评估的疾病;②不断发现及确定与评估疾病发生相关的危险因素;③选用恰当的统计学方法构建疾病风险模型;④验证及评价疾病风险模型的正确性及准确性等。如上文提到的国际骨质疏松基金会(International Osteoporosis Foundation,IOF)骨质疏松风险 1 分钟测试题、亚洲人骨质疏松自我筛查工具(osteoporosis self-assessment tool for Asians,OSTA)、骨折风险预测工具(fracture risk assessment tool,FRAX)等。

常见运动系统疾病风险评估工作是一个复杂而漫长的工程,受到多方面因素的影响,需要多方人力的共同努力。要提高风险评估质量,不仅需要借助先进的风险评估工具,还要收集评估要求及符合数据标准的高质量数据。另外,在运动系统疾病风险评估中,不仅要考虑评估工具的有效性,还需要考虑评估工具的实用性、方便性、经济性及可操作性等特点。

2. 常见运动系统疾病的健康干预与健康指导　许多运动系统疾病与日常生活习惯不良、工作姿势不良和睡眠姿势不良有关,如颈椎病与长时间低头打麻将、打扑克、长时间看电视、玩手

机、从事计算机相关工作、睡眠枕头过高等密切相关。进行健康干预与健康指导可以明显降低运动系统疾病的发病率和改善运动系统疾病的预后。

（1）树立起足够的健康意识，提升对常见运动系统疾病的认知水平。目前，很多患者并没有树立起足够的健康意识，也缺乏主动锻炼的积极性，这也是影响运动系统疾病发病率的重要原因。可以通过多种渠道提高他们的认知，比如在社区、工作场所开展专家讲座、座谈讨论等，社区可以在宣传栏张贴运动系统疾病相关内容，让大家认识运动系统疾病，提高大家的健康认识。

（2）培养良好的生活习惯，提高大家的健康素养。相关研究表明，运动不够，容易患上运动系统疾病。加强自主运动意识和运动能力，树立终身运动的观念，鼓励大家到田径场、足球场、篮球场去活动，营造良好的体育文化氛围。

（3）建立指导信息化平台，科学指导大家进行运动系统疾病的健康干预。健康指导与健康干预不是一朝一夕的事情，随着互联网的发展，用好互联网，利用手机 APP 定期推送健康知识、定制适合自身的"处方"，提供的数据包括生活习惯、饮食习惯、体质信息，而"处方"内容包括根据各个年龄段可以选择的运动项目、运动频率和强度、饮食建议和注意事项等内容。此平台还可以根据反馈的数据不断完善制订符合自身的干预方案，更好地指导大家进行运动系统疾病的健康干预。

（4）建立指导和督导制度，确保相关工作落到实处。科学的运动系统疾病的健康干预与指导应根据不同的情况给予相应的指导，同时提供给他们正确的干预方法，还要跟踪了解他们是否按照方案认真地进行了相应的干预。实行督导制度是为了督促大家将健康干预与指导落到实处，提升干预与指导效果。

（5）建立反馈机制，全面反馈健康水平。只有指导与干预是不能完全达到全面提升健康水平效果的，还需要建立一套完善的反馈机制。需要定期将身体的数据反馈给相应医务人员，不断调整干预方案，同时也要让被干预者看到干预效果，提升他们的信心。

骨质疏松干预实例见数字资源。

（刘玉萍　陈志恒　王淑霞）

 思考题

1. 简述高血压的高危人群健康教育内容。
2. 简述 2 型糖尿病的危险因素管理。
3. 冠心病患者的健康干预与健康指导目的是什么？
4. 简述脑卒中的健康干预内容。
5. 简述慢性阻塞性肺疾病的高危人群如何进行健康干预与健康指导。
6. 简述肥胖症的健康干预的原则。

第七章 | 健康管理常见干预技术

🍁 **本章要点**

1. 掌握 减脂、降糖、降压运动和饮食干预方法；增肌运动、运动风险评估方法；常见不良站姿、坐姿、卧姿、走姿、跑姿的干预方法；心理干预的定义，非器质性睡眠障碍的种类。

2. 熟悉 常见干预方法的基本原理，站姿、坐姿、卧姿、走姿、跑姿的评估方法；抑郁和焦虑障碍的心理干预方法，睡眠健康教育的原则。

3. 了解 正常站姿、坐姿、卧姿、走姿、跑姿的概念及基本原理；心理干预的对象，睡眠认知行为干预常用方法。

肥胖症、糖尿病、高血压、高尿酸血症是常见的慢性病，运动和饮食干预是常见慢性病的有效干预方法，可以达到减脂、降糖、降压的健康干预效果。不良站姿、坐姿、卧姿、走姿、跑姿会导致各种健康功能的损害，正确的健康指导对于维护良好的骨骼和肌肉功能具有重要意义。心理问题和睡眠障碍是常见的慢性病的危险因素，同时也是独立的健康问题，及时对焦虑、抑郁、睡眠障碍进行干预对于预防慢性病或降低发病风险、改善机体功能状态等都具有重要作用。本章为大家重点介绍减脂、降糖、降压运动和饮食干预方法；常见不良站姿、坐姿、卧姿、走姿、跑姿的干预方法；心理问题和睡眠问题的干预方法。

第一节 运动干预

运动干预是健康管理干预技能的重要部分，目的在于增进或维持身体素质、改善疾病预后、促进健康状况的一个或多个方面。按健康功能目标运动可以分为①减脂运动：通过运动刺激身体能量代谢供能底物结构比例，让脂肪供能比大于90%并持续一段时间的运动。②增肌运动：通过运动刺激达到身体肌肉细胞增生或肥大、肌肉成分比例增加的运动。③降糖运动：通过运动刺激提升肌肉供氧能力、有效改善肌肉糖代谢、改善胰岛素抵抗的运动。④降血压运动：通过运动刺激改善血管反应能力、降低血管总外周阻力、降低血压的运动。⑤家居功能运动：把日常工作及生活的动作设计为有目的锻炼核心肌群、平衡稳定和拉伸关节韧带，达到延缓身体机能衰退的运动。

本节主要介绍按健康功能目标分类的各种运动干预方法。

一、运动风险评估

运动是涉及心脑血管、神经、骨骼、肌肉等多系统的协调性运作，竞技运动或突然增加运动负荷对以上系统必然会造成一定压力，尤其对平素很少运动的中老年人，他们对运动强度和运动量的增加适应能力有限，过量过强或运动前准备运动不到位会带来各种运动风险。

（一）概述

广义的运动风险是指运动对人的健康、生存与发展所带来的不确定性。按运动风险的主要诱因及特征来分类,运动风险的产生是运动过程中内外因交互作用的结果,其中内因主要指运动者自身身体中存在的疾病或其他危险因素,外因则指运动项目对身体的各种影响,这种影响可导致身体产生相应的应激和适应性变化。内因主要包括健康风险、损伤风险,外因主要包括环境风险、人为风险。健康风险指主要由运动者身体原有疾病或危险因素在运动中导致的风险,如心血管事件、脑卒中、低血糖等,这类风险主要作用于心血管系统、呼吸系统、能量代谢过程等运动的支持保障系统;损伤风险主要指运动中可能引起骨折、关节扭伤、肌肉拉伤等的风险,这些风险主要来自运动中外力对骨骼肌肉等系统作用的结果。环境风险包括医疗条件风险、天气风险、器材风险、场地风险;人为风险包括个体风险(认知风险、体质风险)和运动条件风险(运动项目、运动强度、运动组织)。

风险因素评价又分为体质评价、健康评价、运动方式评价和运动环境评价。本节内容评价指标体系主要以体质健康相关的心血管功能指标为主、各种慢性病评价为辅。运动中心血管风险发生的主要原因是已知的或未知的心血管疾病的存在,年轻人在运动发生心血管事件的主要原因是先天的心血管疾病,而年龄较大的人群发生心血管事件的主要原因是血管性为主的心血管疾病。

(二)健康风险监测方法

1. 心率

(1)安静心率:指在早晨醒来后监测静止状态1分钟心跳次数。通过监测自己的安静心率结合其他生理参数,可以确定身体功能状况是否适合自己当天的运动计划。

(2)立位心率:人体在简单改变体位后,心血管系统会做出相应的反应。立位心率差等于站立位时的心率减去仰卧位时的心率。

(3)最大心率:最大心率在实际应用中都有可能存在高估或低估运动强度的情况,因此最大心率评估比较准确的方法是做运动平板试验和心肺功能测试。

(4)目标心率:运动科学研究表明,心率与运动强度之间存在着线性关系,运动强度越大,心率越大,而且健身的运动心率是应该限制在一个具体数值上,这个心率的具体数据被称为目标心率或靶心率。

(5)目标心率范围:运动者实现每项目标所需的运动强度可以通过自己最大心率的不同百分比来表示。这些百分比被划分为不同的区域称为目标心率区,见表7-1。

表7-1 利用目标心率范围进行运动强度的一般监控指标

训练强度	最大心率/%
低强度有氧运动	55~60
中强度有氧训练	61~70
大强度有氧训练	71~75
无氧训练	76~85
最大能力训练	>85

(6)运动后心率恢复:运动后心率恢复(heart rate recovery,HRR)是指运动试验中峰值心率与运动试验停止后恢复期心率的差值,它显示了运动试验停止后心率的下降速率,是评定自主神经功能的常用指标之一,是预测心血管疾病及其主要心血管事件发生的有效独立危险因素。

2. 血压 血压是检测和评价心血管系统功能的重要指标。包括安静收缩压、舒张压;运动收缩压、舒张压;运动脉压差;运动后血压改变。运动结束后恢复期收缩压升高或不能正常降低,日后患高血压、缺血性心脏病、心肌梗死和脑血管疾病的风险高度相关。

3. 心率变异 心率变异(heart rate variability,HRV)是指窦性心律在一定时间内周期性改变的现象,是反映交感神经与迷走神经张力及其平衡的重要指标。HRV变化反映了窦房结水平的自主神经调节状况,通过测定HRV可以了解交感和迷走神经在调节心脏活动中的协调平衡,现被公认为是判断自主神经活动的最好方法。

4. 主观体力感觉等级量表　主观体力感觉等级量表(RPE)是一种利用主观感觉来推算运动负荷强度,监测运动强度是否有效的方法。运动时跑者可以参考 RPE 表来判断疲劳程度。以此等级数值乘以 10,就是完成该运动负荷的心率。具体参见本套教材中的《健康运动学》。

5. PRQ-Q 问卷　PRQ-Q 是目前国际上流行、主要应用于受试者进行体育运动、体能测试或运动功能负荷试验前,其目的是了解受试者身体健康和体力活动的基本情况,以增加健身的安全性。

6. 其他检查　还有踝臂指数、脉搏波传播速度、运动平板试验、心肺功能检测等。

（三）运动风险控制方法

1. 日常运动终止的标准

（1）当运动过程的监测发现有心率变异时,就要减少运动负荷。

（2）脉压超过 100mmHg 就要减少运动负荷。

（3）心率达到本人的最大心率或≥180 次时就要减少运动负荷,最大心率 90% 比较安全。

（4）运动后心率恢复异常就要减少运动负荷。

（5）早上起来发现异常心率差,当天要休息或寻找原因。

（6）肌肉拉伤、韧带损伤、关节扭伤或运动过程产生疼痛。

2. 常见慢性病运动风险控制

（1）患有心脑血管病老年人:清晨运动时冠状动脉张力高,交感神经兴奋性也高,容易突发一些急性的心血管事件,例如心肌缺血、心绞痛、急性心肌梗死以及猝死发病也多在早晨 6 时至中午 12 时。因此这类老年人宜选择下午或晚上活动为妥。如果在清晨健身,运动量应尽量小一些。

（2）患有糖尿病的老年人:空腹晨练易造成低血糖,要特别注意。

（3）餐后立即运动:研究发现人在进餐后 30~40min 时血压可能会有轻度下降,而心率可能会增加约 15 次 /min。这是因为餐后有更多的血液流向了胃肠道,而心率加快是心脏负荷加重的表现。因此,应避免饱餐后 1 个小时内进行运动锻炼。

（4）药物干预与运动的关系:高血压患者服用抑制心率的药物,如倍他洛克会影响运动测试和运动处方实施中的心率反应数据;血脂异常患者常服用降脂药会出现肌痛、肌炎,应注意与运动引起的肌肉酸痛加以区别;糖尿病患者服用降糖药,药物降糖作用与运动降糖效应叠加,可能诱发运动中或运动后低血糖等等。

3. 常见运动种类运动风险控制

（1）有氧运动:快走动作简单,运动强度容易控制,个体间能量消耗差异小,适用老年人有氧运动健身的初始阶段,特别适用于心肺耐力水平较低的老年人。

（2）抗阻运动:总的原则是先练大肌肉群,后练小肌肉群,多关节动作练习优先于单关节练习动作,前后两组运动避免使用同一肌群;在训练单一肌群时,大强度练习在前,小强度练习在后。运动中应该注意动作频率的交替设计,不能过快过慢,因为高频率动作容易使老年人心率急剧上升,低频率动作使心率急剧下降,这对老年人心脏刺激较大。

（3）柔韧性运动:运动中应注意循序渐进,不要用力太过,牵拉过程中始终保持被牵拉的肌肉有轻微的不适感即可;牵拉过程中要注意正确的呼吸方式,动作要慢,可采用伸展—放松—再伸展的方法;日常运动前后都要做牵拉练习,运动前做牵拉练习有助于预防损伤,运动后做牵拉有助于放松肌肉、消除疲劳;单一动作时间不能过长,不超过 30s,过长会导致韧带、肌腱、肌肉整体弹性功能下降。

4. 急性运动损伤的处理方法

（1）保护:保护受伤的部位,固定受伤部位,以免加重其伤害程度。

（2）最佳负荷:应该用一种平衡的、递增负荷的康复运动方案来取代休息。

（3）冷敷：冷敷既可以减轻疼痛和痉挛，也可以减轻受伤后 4～6h 内所产生的肿胀。

（4）加压包扎：如果有出血不能止血，就需要加压包扎。

（5）抬高患肢：是把患部抬高到比心脏高的位置，不仅可以减轻通向损伤部位的血液及体液的压力来促进静脉的回流，患部的肿胀及淤血也会因此而得到相应的减轻。

（6）物理干预：在物理干预师的指导下，使用无热量的超声波等物理干预仪器，对于局部挫伤的软组织和韧带有消肿、促愈合的作用。除此之外，也能用肌内效贴（简称肌贴）的爪形贴法，来干预损伤局部软组织水肿。

（7）药物干预：在医生的指导下，使用非甾体类抗炎药物。

5. 运动性疲劳　适度的疲劳施以合理的恢复手段，不仅可以促进人体功能水平的不断提高，而且更有利于人体综合素质的提高；而过度的运动性疲劳和疲劳不及时消除，会引起运动疲劳的积累，还可能引起运动性损伤，最终对健康形成损害。

（1）运动性疲劳的诊断方法：包括自我感觉评定法、旁人观察法、生理学指标测定法和其他测试方法。

（2）消除运动性疲劳的常用方法：消除运动性疲劳分主动和被动两种方法。主动方法主要包括通过自身心理疏导、拉伸、瑜伽等进行身心整体缓解；被动方法主要通过物理方法温水浴、针灸、拔罐等。

6. 控制运动风险发生的措施

（1）提升运动风险的安全教育。

（2）加强运动自我监督。

二、减脂运动

减脂运动是特指通过运动可以激活脂肪酶分解脂肪，运动过程或运动后一段持续时间身体供能底物以脂肪分解供能的一种方式。研究发现，通过运动可以刺激身体能量代谢的底物结构比例发生改变，让脂肪供能比大于 90% 并持续一段时间。

（一）概述

肥胖是长期能量摄入超出分解利用所导致的体内脂肪过度堆积的状态，减脂的关键步骤就是促使机体在代谢过程中尽量多的利用堆积的脂肪作为供能物质分解使用。

1. 高强度间歇运动与脂肪动员的关系　研究表明，高强度间歇运动方案可以诱导激活脂肪动员过程，使机体在运动过程以消耗混合物为主的状态转变为以消耗脂肪为主的状态。长时间的有氧运动并不能促使机体从糖脂混合物供能转变为以脂肪供能 90% 以上的燃脂状态。最近研究结果表明，间歇高强度运动刺激后可以改变糖脂供能比达到 95%、RQ 达到 0.7 左右，运动刺激停止后 RQ 维持在 0.7 左右可以持续 1 个多小时。研究结果证实，经过适当的高强度间歇运动方案刺激，人体可以成功地动员脂肪，达到持续消耗脂肪的目的。

2. 高强度间歇运动导致脂肪动员的原理　运动可以刺激脂肪动员。运动应激反应可以使交感神经 - 肾上腺能 - 去甲肾上腺能系统和下丘脑 - 垂体 - 肾上腺系统兴奋，促使儿茶酚胺（包括肾上腺素、去甲肾上腺素、多巴胺）释放增加，儿茶酚胺具有降低外周组织对葡萄糖摄取、激活甘油三酯酶、加速脂肪分解的作用。儿茶酚胺还有促使甲状腺素分泌，促进能量物质分解，增加肌肉供能作用。

（二）常见减脂运动的误区

1. 长时间有氧运动　比如慢跑、游泳、爬山等。有数据表明糖原储备比较多、经常运动的人在持续运动 80min 时仍然不会出现脂肪供能比交叉，长时间持续有氧运动诱发脂肪动员效果不稳定，糖脂比不会达到 75% 以上。只有在脂肪动员被诱发后的低强度持续有氧运动才能有效分解脂肪。

2. 短时间无氧运动　比如跳绳、打球、健身操等。无氧运动为主，间歇有氧和无氧运动交替，虽然在这个过程中间歇高强度运动可以诱发脂肪动员，但高强度时间不好控制，时间稍长乳酸就积聚，抑制脂肪动员和分解。

3. 高强度力量训练　比如健身、举重。力量训练速度快、长时间或持续大力量训练本身就是无氧运动，只能依靠葡萄糖和糖原成为主要的供能底物，积聚乳酸，抑制脂肪动员。

（三）减脂运动方案（以高强度间歇运动为例）

1. 运动器材

（1）遥测运动心肺功能测试仪：一种以实时对每次呼吸气体交换进行测定的专业便携式心肺功能测定仪。可以在快速运动的瞬间收集数据，也可以进行长时间的数据收集的测量，可测试指标包括最大摄氧量（VO_2）、最大二氧化碳量（VCO_2）、无氧阈（AT）、呼吸熵（RQ）、心率（HR）、运动当量（METs）等，准确得出 30 个以上的生理数据指标，广泛应用于医疗和体育科研。

（2）跑步机：可以调节跑步速度从 1～10km/h，计算运动时间。

（3）专业跳绳：可以计算次数和速度，长度约 3m，钢丝材质，轴承跳绳。

2. 运动安全控制　身高、体重、年龄、体脂率、BMI，佩戴无线遥测运动心肺测试仪，监测受试者的上述一系列指标。

（1）适应证：有球类比赛运动历史，能接受短时间的高强度运动，年龄在 20～45 岁；有运动习惯者更好；运动系统无损伤，尤其是膝关节无病痛。

（2）禁忌证：有心脏病、高血压、甲亢、哮喘、视网膜等疾病；心肺功能不足以支持进行高强度运动；有运动系统损伤心肌病。

（3）运动强度达到最大心率 90% 的试验：在跑步机上从 3km/h 开始，采取每分钟增加 1km运动强度方式逐步增加运动量，观察达到最大心率 90% 运动强度时的身体承受及适应情况，找出高强度刺激的运动量。

3. 三种供选择的运动方案　运动前先做热身运动。拉伸 5～10min，慢跑 5～10min。跑步专门练习包括小步跑、高抬腿、跨步跳、车轮跑等。心率最高一次刺激到 80%～90% 最大心率，然后逐渐恢复到最大心率 60% 左右，才开始进行高强度训练。

（1）跑步：使用设备为平板跑台。1～4min：第一次高强度刺激，速度 7～10km/h，持续 3～4min；5～8min：第一次低强度运动，速度 3km/h，持续 3～4min；9～12min：第二次高强度刺激，速度 7～10km/h，持续 3min；10～13min 开始持续运动直到结束：恢复运动，速度 3km/h，呼吸熵首次下压 0.71 附近并平稳持续 30min 后停止。

（2）快速走楼梯：使用场地为楼梯间（一层楼梯共 24 级阶梯，每级高 15cm，宽 28cm），使用设备为平板跑台。1～2min：第一次高强度刺激，快速上下 4 层楼梯，持续约 2min；3～4min：第一次低强度运动，（平板跑台）速度 3km/h，持续 2min；5～6min：第二次高强度刺激，快速上下 4层楼梯，持续 2min；7min 开始持续运动直到结束：恢复运动，速度 3km/h，呼吸熵首次下压 0.71附近并平稳持续 30min 后停止。

（3）跳绳：使用设备为平板跑台和专业跳绳。1～2min：第一次高强度刺激，持续 1～2min；3～4min：第一次低强度运动，速度：3km/h，持续 1～2min；5～6min：第二次高强度刺激，持续 1～2min；4～7min 开始持续运动直到结束：恢复运动，速度 3km/h，呼吸熵首次下压 0.71 附近并平稳持续 30min 后停止。

三种运动先进行数据收集，根据监测指标找出效果最好、最熟悉方便、运动感觉最好的一种作为刺激脂肪动员的高强度间歇运动方案。同时询问受试者感受（RPE），注意其有无不适症状，必要时给予指导，有关运动风险控制方法请参考有关章节。定期记录身高、体重及体脂率等数据进行对比。利用间歇高强度减脂运动进行减脂不需要特意控制饮食，由于运动量不算太大，不需要额外增加饮食量。男女性别不同运动量和时间有较大差异，可根据监测数据具体控制。

4. 适宜人群 高强度减脂运动方法适合身体状态良好、经常锻炼、初高中大学生、年轻人群等，运动前必须经过运动风险评估才能进行，不适合老年人和小孩。

三、增肌运动

增肌运动特指通过单次或多次进行肌肉抗阻运动，用小重量长时间和超大负荷方法去挑战肌肉的极限，刺激肌肉细胞增生或肥大，通过补充蛋白质与利用肌肉细胞的超量恢复，让肌肉细胞变得更大更强的一种训练方法。增肌训练需要逐步增加负重、长期坚持才能达到目的。

（一）概述

增肌运动研究表明，通过科学训练方法设计可以刺激肌肉细胞增生或肥大，提升肌肉细胞的供能速度，改善肌细胞能量的供应能力。

1. 不同能量代谢对产能模式的影响 有氧运动的基础是糖代谢有氧氧化，在氧气充足的情况下，糖代谢完全达到最有效的产能利用效果，但是短时间产生三磷腺苷（adenosine triphosphate，ATP）数量有限，无法满足超负荷的肌肉运动；无氧运动的基础是无氧氧化，糖或糖原通过无氧糖酵解可以迅速产生足够的 ATP 以满足运动的需要，同时产能效果远比有氧氧化效果低，产生乳酸、酮体等酸性代谢产物。1mol 葡萄糖进入无氧氧化第一阶段无氧糖酵解可得 2mol ATP 和 2 分子乳酸，最后共释放能量 46.9kcal/mol。1mol 葡萄糖进入有氧氧化可得 32mol ATP，最后释放能量 233.3kcal/mol。运动是需要能量支撑的，无氧运动与有氧运动相比，要获得相同的能量，无氧代谢需要消耗的能量物质更多。

在运动中，机体的供能以肌糖原为主，但随着运动强度和持续时间的增加，肝糖原将提供能量，其分解速度将会增加，随运动时间延长糖代谢逐渐降低，脂肪氧代谢逐渐升高，脂肪供能百分比逐渐升高。青年女性糖脂供能百分比出现交叉时间段大约在 20～25min，中年女性在 30～40min 之间。

2. 增肌的基础研究

（1）肌纤维增大：肌纤维主要分为快缩纤维和慢缩纤维两类。快缩纤维通常也被称为Ⅱ型肌纤维，无氧糖酵解能力较强，收缩速率也快，快缩纤维又可以细分为Ⅱa 型（快氧化型）和Ⅱb 型（快酵解型）两类。慢缩纤维称Ⅰ型肌纤维，又称慢氧化型纤维，其收缩速度仅为Ⅱ型肌纤维的一半。慢缩纤维的主要特点是有较多的线粒体和氧化酶，所以在持续运动中可以不间断地进行有氧代谢持续提供能量。不同种类和比例的肌纤维构成不同的肌肉，所以每块肌肉表现的运动特性也不同。急停、急动等力量性的运动项目，例如网球、举重、足球、棒球等，快缩纤维适合，经常从事这些运动的普通人或运动员，肌肉比例中快缩纤维占有相当大的比例；而慢缩纤维，则在游泳、瑜伽以及功率自行车等耐力性运动项目爱好者的肌肉中占更大的优势。

一般认为肌细胞数目不容易再生，抗阻训练达到力衰的时候才可以达到肌细胞持续肥大目标。研究表明大强度的抗阻训练是诱导肌纤维横截面积增大的最佳运动方式，可以让肌细胞增大 30%～60%。有氧运动可改善Ⅰ型肌纤维有氧代谢能力、增加线粒体含量，但纤维数量和体积变化不大。

（2）肌纤维增生：肌卫星细胞（satellite cells，SC）是小的单核梭形细胞，当受到外界刺激，在应激状态下可以分裂、增生，形成新的肌纤维，是骨骼肌再生的储备力量，负责骨骼肌的生长和损伤修复。在创伤、牵拉或者负重训练等特定的应激过程中肌卫星细胞被激活进入有丝分裂期与增殖期，分化融合形成肌管参与骨骼肌的修复，形成新的肌细胞。老年人的肌核总量和每根肌纤维中的肌卫星细胞含量明显低于青年人。

（3）肌少症：肌少症（sarcopenia）是与年龄相关的进行性骨骼肌量减少、伴有肌肉力量和 / 或肌肉功能减退的综合征。与一般肌肉萎缩不同的是，肌少症中肌肉质量减少和肌纤维数量的减少同时发生。肌肉丢失表现为肌肉力量变化的特点是：主动肌与拮抗肌之间的协调能力降低、快速肌力减低较慢速肌力减低明显、速度力量较肌肉耐力降低明显；骨骼肌收缩的时相特征表现为肌肉收缩速度减慢，舒张期延长；肌肉维持是保持肌肉一定紧张度收缩的时间长度，它是保持身体的某种姿势或某个关节角度的能力，肌肉维持功能也明显下降。老年人动作速度和动作频率迟缓，精细动作能力差，行走或日常生活活动能力下降，摔倒风险增加都与肌肉丢失有关。

（4）饮食结构对增肌的影响：蛋白质是肌肉的主要组成成分，约占肌肉干重的75%～80%，要增加肌肉质量，就要增加蛋白质的摄入。增肌的蛋白质补充，主要包括乳清蛋白、酪蛋白、必需氨基酸、鸡蛋蛋白、大豆蛋白，其中乳清蛋白应用较多。

（二）增肌训练有效性的研究

1. 个人最大阻力负荷选择 个人最大阻力负荷（repetition maximum，RM）表示一个人以正确的动作只能重复一次所做最大阻力动作的能力。运动强度对肌肉横断面积的增长和力量非常重要，RM是在训练计划中确定运动负荷较简单的方法。国际上常分别将1～6RM、8～12RM、10～15RM负荷的训练称为高强度、中等强度、低强度。运动方案设计原则是："大重量，少次数"的训练方式偏于增加肌肉力量和体积；"小重量，多次数"的训练方式偏向于增强耐力，降低体脂。

2. 四肢肌肉训练 四肢的肌肉大约占了全身肌肉的75%。深蹲是抗阻运动中的一种，被称为"力量之王"，一个标准的深蹲，牵动了全身约两百多块肌肉，占全身肌肉的三分之一以上，对臀大肌、股四头肌、臀中肌、腹部肌群等有明显的刺激作用，可达到增肌的效果。俯卧撑运动时，动用了上半身约二十几块肌肉，如三角肌、肱三头肌、腹直肌、股四头肌等，对胸大肌、胸小肌、背部及腹部肌群、手臂肌群有明显的刺激作用。

3. 核心稳定性训练 核心稳定性训练是一种现代体能训练方法，研究表明核心稳定性训练能够提高人体在非稳态下的控制能力，增强平衡能力，更好地训练人体深层的小肌肉群，协调大小肌群的力量输出，增强运动功能，预防跌倒损伤。

4. 中老年人训练 由于中老年人身体运动能力降低，平常较少参加各种运动或训练，或患有各种慢性疾病，所以不能按一般增肌方案立即进行，必须遵循安全、渐进的原则进行增肌运动方案制订。

增肌方案按照有氧能力提高运动、核心运动和增肌运动三个阶段进行。有氧能力提高运动目的是提高中老年人心肺功能和肌氧能力，做好增肌运动前的基础铺垫工作，其有效性可以通过最大耗氧量、运动心率、血压、肌氧含量变化来监测。有氧运动与无氧运动目标心率不同，无氧运动目标心率75%以上，有氧运动目标心率70%以下。耐力运动时，应达到并保持目标心率在40%～70%之间。

（三）增肌运动方案

1. 深蹲＋俯卧撑

（1）预检和健康评估

（2）准备活动：做5～10min上肢和下肢的拉伸的动作。

（3）RM测量

1）深蹲标准动作：天平式深蹲，膝关节和臀部相当于天平的两个盘，脚相当于天平的支柱。具体动作：面向墙面，腰背挺直，站立，双手自然下垂，双脚打开，比肩稍宽，自然站立，根据重量天平进行膝关节和臀部匹配调节动作，平衡后下蹲。双手可抱于头部或水平打开，臀部收紧，背部挺直，缓缓向下蹲，大腿与小腿的夹角小于90°即可结束动作。

2）俯卧撑标准动作：俯卧，双手支撑身体，上臂与前臂垂直于地面，双足并拢，双腿腿部伸直并向后方延伸，头、颈部、背部及臀部、双腿在一条直线上，全身挺直，把动作做到最大顶峰收缩一下，完全可以动员上肢肌肉，匀速呼吸，平起平落。

3）RM测量：晨起，晚上连续休息7h以上，最近没有加班及运动疲劳史，空腹状态，准备运动 3min 后开始做标准深蹲动作，做到力竭结束时，计算时间频次作为现阶段深蹲的 RM。俯卧撑 RM 同理。

4）计算 80% RM：根据现阶段深蹲和卧撑的 RM 计算出 80% 运动量。

（4）深蹲 + 俯卧撑间歇 80% RM 高强度中等偏上强度运动方案

每周运动 3 次，隔天 1 次，每次深蹲 + 俯卧撑轮流分别 3 组，组间休息 2～3min，运动强度用 50%～70% RM，总需时 10min 左右。每天额外添加 30g 蛋白质粉，运动当天蛋白质粉运动后食用，非运动日早餐时食用。

分别隔 4 周进行深蹲和俯卧撑的 RM 值测量及调整，根据新的 RM 值决定下 4 周每组做俯卧撑和深蹲的频数。

2. 其他肌肉训练　以抗阻运动为基础的运动包括坐位抬腿、静力靠墙蹲、举哑铃、拉弹力带等，都能有效改善肌肉力量和身体功能。每天进行累计 40～60min 中 - 高强度运动（如快走、慢跑），其中抗阻运动 10min 左右，每周 3 天，对于肌少症患者都有帮助。

3. 平板支撑　核心稳定性训练初始阶段的练习动作都是静力性等长收缩的动作，通过这一种练习方式使锻炼者了解核心的位置。在动作开始前，先通过骨盆的前倾和后倾调整确定发力时的正确位置，在运动过程中腰背部保持平直，通过这种训练动作体会核心肌群收缩特点。核心稳定性训练可以充分调动神经肌肉控制系统，通过不稳定的支撑面练习，提高核心肌群的力量，改善神经肌肉控制的效率，顺利完成对运动的控制。强大的核心肌群不仅是身体姿势变化的原动肌，而深层次的小肌群扮演了稳定肌的角色，两者共同参与协调配合，使四肢动作完成精准到位的技术动作。进阶连续完成八个平板支撑的系列训练可以达到锻炼核心肌群目的。

4. 其他核心训练

（1）跪撑逐级进阶训练：包括跪撑、对侧跪撑、同侧跪撑。

（2）其他核心训练：包括侧桥、双脚仰桥、单脚仰桥、直线猫爬等。

5. 振动棒训练　振动棒工作原理是通过人为产生振动，在主动制造不平衡稳定的环境下，为了对抗振动棒带来的不平衡干扰，人体肌肉纤维在不同频率的振动刺激中为了保持姿势会产生自动应答的收缩和舒张协调。在这个过程中，振动的肌肉刺激不同于有目的的运动动作产生的预期肌群收缩或舒张，而是围绕脊柱稳定，努力恢复平衡状态。这种振动导致的刺激会激活平时难以锻炼的脊柱周围的大小肌群（核心肌群）。肌肉振动状态时间越长越大，核心肌群的锻炼效果就越好。振动棒可以锻炼脊柱深层肌肉，同时提高核心能力。

由于增肌是基于上述肌细胞增生或肥大的原理，以上所有训练必须每周练习 3 次以上，每块肌肉或每组肌群每次时间不少于 1min，可以因每个人的身体情况进行时间加长或缩短，相隔 48h 训练一次增肌效果会明显下降。

四、降糖运动

2 型糖尿病是一种由遗传与环境等因素长期共同作用发生发展的，以人体代谢障碍、血糖增高、血脂异常等为共同特征的慢性代谢性疾病。2 型糖尿病（T2DM）最主要的病理生理特征是胰岛素抵抗，通过适当的有氧运动方案可以增加葡萄糖转运蛋白 -4（GLUT-4）含量，增强骨骼肌对葡萄糖的转运能力，增加葡萄糖的有氧代谢能力，从而改善胰岛素抵抗。

（一）概述

研究表明糖尿病患者都有不同程度的骨骼肌细胞葡萄糖转运因子 4（GLUT-4）减少，导致骨骼肌利用葡萄糖的能力下降，间接导致血糖水平升高，适当的运动刺激可以使 GLUT-4 增加，有效改善胰岛素抵抗。

1. 骨骼肌 GLUT-4 的作用　研究表明，GLUT-4 是葡萄糖摄取及处置的限速因子，全身 70%～80% 的葡萄糖摄取由骨骼肌细胞的 GLUT-4 完成。2 型糖尿病患者 GLUT-4 水平普遍下降，导致胰岛素刺激的葡萄糖转运功能下降，诱导胰岛素抵抗产生；在肥胖的 2 型糖尿病患者也有葡萄糖运转能力下降，也是 GLUT-4 活性下降的结果。

高强度抗阻力训练可以明显提高骨骼肌 GLUT-4 的含量；高强度的跑步训练，如马拉松运动员长距离运动和训练后，骨骼肌细胞中的 GLUT-4 表达增多；研究发现缺氧是刺激葡萄糖运转能力的因素，缺氧与肌肉训练对提高骨骼肌细胞的葡萄糖运转能力正相关；研究还证明缺氧条件下骨骼肌 GLUT-4 的葡萄糖运转能力提高比有氧状态下更强。从骨骼肌 GLUT-4 的葡萄糖运转能力有效性方面来看，降糖运动有效性从高到低排列的是无氧运动、抗阻运动、有氧运动。

2. 有氧运动对 2 型糖尿病(T2DM)的干预机制　研究表明有氧运动能显著降低 T2DM 大鼠的空腹血糖、糖化血清蛋白、总胆固醇含量，改善糖脂代谢及血液流变性。研究显示耐力运动可降低 T2DM 大鼠肿瘤坏死因子、游离脂肪酸含量、提高链脲佐菌素大鼠模型的抗氧化能力，并具有调节胰岛素水平、清除自由基等作用。

3. 高强度间歇训练对 T2DM 的干预机制　研究表明 HIIT 对 T2DM 某些指标的干预效果与有氧运动、抗阻运动等运动干预效果类似，且具备总运动量小、耗时少等特点，可以替代传统的持续运动模式，成为未来干预 T2DM 的热门手段。由于骨骼肌在利用葡萄糖和改善胰岛素抵抗上有着十分重要的作用，大强度运动可以在募集更多肌纤维的同时耗尽其糖原储存量，促进线粒体合成达到改善机体代谢的作用。

（二）运动风险评估

1. 运动前安全性评估　通过对 2 型糖尿病患者的血压、心电图、B 超、尿常规、肝功能、肾功能、眼底检查、身体形态、运动功能等方面进行全面检查排除，具体可以参照运动风险评估章节内容。

2. 糖尿病中等强度运动禁忌标准

（1）运动前血压高于 160/100mmHg、血压控制不佳或不稳定者；

（2）血糖≥16.7mmol/L 与经常有脑供血不足者；

（3）妊娠糖尿病与妊娠期；

（4）各种急性感染未控制者；

（5）糖尿病酮症酸中毒、高渗状态、乳酸酸中毒等糖尿病急性并发症状态者；

（6）心功能三级、脑卒中、不稳定型心绞痛、急性心肌梗死、严重心律失常者；

（7）视网膜病变及近期新发血栓者；

（8）糖尿病足、运动器官病变引起的关节功能性退变、关节炎胶原组织疾病等不适合运动者；

（9）糖尿病肾病尿蛋白未控制者。

（三）降糖运动方案

上述骨骼肌的 GLUT-4 表达和糖摄取能力的影响研究表明，有效的糖尿病运动必须是中等强度以上有氧运动、抗阻运动和间歇高强度运动。

1. 有氧运动　根据自身的不同情况制定出适合个体有氧运动处方，主要原则是要制定个性化、安全性高、自我监督和适时调整方便的有氧运动处方。

（1）种类设定：主要有健步走、慢跑、快走、骑自行车、跳舞、走跑交替、打羽毛球、健身操、乒乓球、太极拳（剑）等。运动时根据患者习惯可以进行运动项目的调整、组合、交换，避免长时间重复单调的项目引起的心理生理疲劳。

（2）强度设定：以最大心率所对应的目标心率、运动强度为依据进行选择，最大心率 70%~75% 为最大有氧运动强度的目标心率。

（3）频率（频度）设定：2 型糖尿病患者每周运动频率为 5~7 次，患者可以根据自己的情况进行合理运动频率次数的调节，运动间隔时间最好不超过 2 天，因为运动对人体身体生理作用一般持续在 3 天内，否则会引起运动效率下降。

（4）时间设定：以 0.5~1h 有氧运动为宜，安排在餐后 1~2h 内进行锻炼。据资料研究显示，在餐后 90min 后进行运动对降糖的效果最好（餐后是指从吃第一口饭起开始计算时间）。运动量过大的运动不宜安排在早上空腹时进行，如要进行要准备好食物。

（5）注意事项：2 型糖尿病患者运动事项可分为运动前、运动中、运动后注意事项。为了使患者有一个良好的生理适应阶段，在运动项目选定后应进行为期 1 周的调整适应阶段，以达到运动处方的运动量、强度等情况的最佳效果。

（6）运动形式

1）健步走：健步走要求步数是 120～140 步 /min，一般每日进行 2 次，时间段最好安排在每天早上 7～8 点及晚上 6～7 点，运动频率为每周 5 天。强度要求每次达到目标心率的运动时间至少 30min，最好于餐后 1h 开始运动。

2）步行：早餐后 1h 户外快步行走 3 000 步，速度控制为 1 000 步 /10min，能有效地调节和控制血糖水平，一般患者耐受性良好，可作为 2 型糖尿病安全、有效的运动方法。可以用电子计步器记录行走距离、步伐频率、速度。

3）功率自行车踏车运动。

4）太极拳。

2. 抗阻运动　抗阻运动可以显著改善体成分、增加肌肉力量，改善胰岛素抵抗、调控糖代谢和脂代谢，对 2 型糖尿病患者具有积极意义。

（1）抗阻负荷确定：采用训练时间来控制运动量，先训练到心率到目标最大值，然后等心率恢复到 50%～70% 再进行下一组训练，每组时间 5～8min，共 4～6 组。糖尿病最佳的抗阻运动强度是达到最大心率 70%～85%。

（2）抗阻动作选择：降糖的抗阻运动首选肌肉体积大、力量大的骨骼肌，抗阻练习的首选部位也是下肢。研究表明，同等耗氧量情况下，上肢运动比下肢运动更容易造成心率增加，上肢抗阻练习对加强心肺功能起着较好的作用，因此降糖抗阻运动练习部位下肢以股四头肌、臀大肌为主，兼顾上肢三角肌、肱二头肌。

（3）弹力带：弹力带运动形式包括三部分，包括抗阻有氧健身操、平衡垫上弹力带抗阻健美操、弹力带伸拉放松操。三部分练习既相对独立，又相互补充，形成一套完整的系列弹力带抗阻健身练习方案。完成一遍系列操动作，约需 30min 以上（包括每部分练习之间的休息缓冲时间）。在运动过程中，心率范围为最大心率的 50%～75%，组间间歇以心率恢复到最大心率的 60% 为标准，开始下部分的练习。练习时间为每周 2 次，每次 60min，其中达目标心率强度的运动时间控制在 30min 范围。

3. 高强度间歇训练　很多学者对间歇高强度运动与持续运动训练的健身效果进行了对比研究，发现在降低健康人群的胰岛素、血糖，提高胰岛素敏感性，改善高血压发病机制中的血流动力学以及对内分泌因素等方面，相同能量消耗的间歇高强度运动效果好于持续运动训练，间歇高强度运动能使总脂肪量、腹部脂肪量均显著下降。

五、降血压运动

高血压是一种以体循环动脉压（收缩压和 / 或舒张压）升高为临床表现的临床综合征，是最常见的慢性病，也是心脑血管病最主要的是危险因素。运动疗法自 1954 年首次被提出后即引起广泛关注，1989 年世界卫生组织和国际高血压学会（WHO/ISH）推荐将运动疗法作为非药物降压方法之一，之后美国运动医学学会、美国国家健康协会和疾病控制中心等组织也相继肯定了高血压的运动疗法。

（一）概述

研究表明，运动后肌肉血管扩张、毛细血管密度或数量增加、血液循环和代谢改善、总外周血管阻力减低，有利于降低血压，特别是舒张压。适量运动有助于减轻精神压力，改善情绪及神经内分泌功能,保持血管舒缩功能处于最佳状态。

1. **运动形式对高血压影响**　大量临床试验结果表明,长期有规律的心肺训练能够有效降低原发性高血压患者的血压,最新的研究表明采用高强度间歇运动比中、低强度的有氧训练,在降压效果上更明显。近年来兴起发展的循环抗阻训练是一种既能改善心肺功能又能增加肌肉耐力的一种渐进式训练方法。呼吸训练包含自主呼吸、器械引导的呼吸和音乐引导的呼吸训练等,通过调节呼吸频率和呼吸深度,减少血液对血管壁产生的压力,从而达到控制血压的目的。放松运动能有效改善患者自主神经调节功能,患者通常能够长期坚持,所以在运动干预中具有重要的地位。

2. **运动强度对高血压影响**　有人选取年龄在38～60岁,初诊为高血压但还未采用药物干预的患者120例分别进行20周太极拳、健身操、瑜伽和健步走运动干预试验,结果发现经过20周的运动干预后,健步走组收缩压、舒张压、心率、肺活量及体重指标明显改善;健身操组心率、肺活量明显改善,收缩压、舒张压及体重指标好转;瑜伽组心率和肺活量指标好转;太极拳心率和体重降低指标好转。运动强度在最大心率55%～70%之间的运动,既可以改善舒张压和舒张压的指标,还可以控制心率,对高血压患者是客观的强度指标。

3. **运动时间对高血压的影响**　美国运动指南指出最低运动时间为中等强度150min/周或高强度75min/周。考虑到连续运动的危险性,一般一次运动干预时间由10～15min的准备阶段、20～30min的主体训练阶段和10～15min的放松阶段组成。运动降压效果具有可逆性,若停止运动,运动产生的降压效果将在2周内完全消失。

4. **运动频率对高血压的影响**　一次运动所产生的包括降低血压在内的良好效果一般持续时间为2～3天,降压效果出现在坚持运动1～2周后,4～6周达到稳定状态,所以高血压患者进行有氧训练应保证至少3次/周。

5. **运动后安静血压下降的持续时间**　运动后安静血压下降现象一般出现在运动后10min,可持续数小时至10多个小时。一般认为运动后安静血压下降的幅度,在一定时间范围内(如10～60min)会随着运动持续时间的增加而更为明显,所以目前大多数运动方案采用20～60min耐力性运动。

（二）适应证和禁忌证

1. **适应证**　对高血压患者实施运动干预应根据患者的实际情况进行有针对性的调整,主要围绕中低危、中危程度的高血压患者。运动干预对临界性高血压和第Ⅰ、Ⅱ期高血压的降压效果较好,对有心、脑、肾病变的第Ⅲ期高血压患者和对药物干预产生耐受的老年高血压患者也有一定作用。一般认为,以患者能否耐受运动为标准,在患者能耐受的前提下,运动干预对降低血压有良性作用。

2. **禁忌证**　运动干预并不是对所有高血压患者均适用,对于血压较高、患有其他疾病的患者切勿实施运动干预。年龄一般不作为运动疗法的禁忌证,安静时血压未能很好控制或超过180/110mmHg的患者应该停止运动;伴有运动器官损伤,如关节炎、肌肉痛的患者应该在恢复后才进行运动。绝对禁忌证应包括临床所有病情不稳定的情况,如重症高血压、高血压危象、急进性高血压、不稳定型心绞痛、心动过速、心力衰竭、脑血管痉挛及合并其他严重并发症的高血压患者。运动负荷试验中出现严重心律失常、ST-T段改变、心绞痛发作以及血压骤升者也在禁忌之列。

3. **注意事项**　运动训练的过程中,不要做过分低头弯腰、憋气和大幅度动作,要按照循序渐进、适度的原则进行锻炼,运动强度的选取要因人而异,从低强度开始,逐步增加,直到找到适合自己的运动强度。在整个运动干预过程中服用某些降压药物会影响心率,也可能会影响运动能力,但两者结合会得到很好的降压效果。运动应以患者可以耐受为主,如果运动过程中,出现不适症状,应立即终止运动,避免加重原发性高血压患者的病情。此外,冬季应加强保暖,可在室内进行运动。

（三）降血压运动方案

1. 运动方式　缺乏规律运动的高血压患者进行运动时，首选有氧运动。有氧运动的方式多种多样，包括健步走、慢跑、秧歌舞、柔力球、水中运动、骑自行车等，最常见、降压效果较为突出的是快走和踏车运动，这两种运动方式的共同特征是能够有效地控制运动强度。

乒乓球或羽毛球也是可供选择的运动方式，参加这类比较激烈的运动时可以用心率控制运动强度，运动中的心率不要超过170－年龄。有报道高血压患者在心率、血压受监测是情况下进行间歇高强度运动降压效果也比较明显。

此外，高血压患者还可以参加家务劳动、庭院劳动、户外活动等，增加生活中的体力活动。注意增加日常生活中的步行距离，每天步行步数应在3 000～6 000步，在3公里活动范围内提倡步行。在走路的过程中可根据自己身体情况每1～5min进行1次下蹲、绕臂、转腰、伸懒腰等简单动作练习，不要直立持续超过20～60min走路，长时间行走会使腰部肌肉、膝关节、肩关节产生慢性损伤，所以要科学穿插各种训练方法，更有利于高血压患者降压。

2. 运动强度　运动强度可划分为低等强度、中等强度和稍高等强度三个级别。低等强度运动对心肺功能刺激作用较小，运动过程中心率一般不超过100次/min，如散步等。中等强度运动对心肺功能刺激强度适中，运动过程中心率一般在100～130次/min，如健步走、慢跑、骑自行车、太极拳、网球双打等。稍高等强度运动对心肺功能刺激强度较大，运动中心率超过130次/min，如跑步、快速骑自行车、快节奏的健身操和快速爬山、登楼梯、网球单打等，可进一步提高健身效果。有良好运动习惯、体质好的人，可进行稍高等强度、中等强度运动；具有一定运动习惯、体质较好的人，可采用中等强度运动；初期参加体育健身活动或体质较弱的人，可进行中等或低等强度运动。

3. 运动时间与每周运动次数　每天运动时间应该达到30～60min，可分次累计，但每次持续时间应不少于10min。每周运动频率也很重要，应达到5～7次，且间隔时间尽量避免连续2天或2天以上不运动。

六、家居功能运动

家居功能运动是一种专门针对中老年人和慢性病患者身体功能衰退设计，适合在家居室内进行，根据每个个体需求进行个性化设计的运动。

（一）概念

家居功能运动体系是融合各种日常生活动作而设计，包括生活运动、懒人运动和床上运动，通过看似简单的生活动作有目的锻炼核心肌群、平衡稳定和拉伸关节韧带，达到延缓身体功能衰退的目的。

1. 功能运动　人在30岁以后，肌肉开始萎缩、弹性降低、收缩力减弱；到了50岁，随着肌少症男性肌肉重量大约减少为1/3，女性约为一半；同时肌肉力量也开始衰退，神经肌肉系统功能逐渐下降。动作性功能下降表现为动作协调性下降和不活动肌群增加，动作协调性下降的原因是各肌群不协调，表现为手脚身体各种细微动作不协调，不能圆满完成指定动作或动作不准确；不活动肌群是指在日常生活和运动中很少使用、容易退化的肌群，主要包括肩胛肌群、臀部肌群、髋部肌群等核心肌群，有目的激活平常不使用肌群使其恢复活动状态，对于防止功能下降，保持平衡能力和身体稳定性，预防跌倒和骨折发生，对于中老年人非常重要。

长期坚持运动的人，不仅心肺功能正常，而且全身功能均比不运动的人具有更好的状态。一般人常见的运动种类比如跑步、爬山、打球等其实对大部分中老年人和慢性病患者都不太合适，一是心肺功能不匹配，二是膝踝关节多有不同程度的功能障碍，上述运动会加剧关节和韧带，尤其是膝关节损伤。面对中老年人和慢性疾病患者身体状态和运动功能减退的特点，家居功能运动的目的不是追求速度、高度和力量，而是强调预防身体功能退化，锻炼保持身体的基本运动功能,功能运动由经过设计的生活动作组合而成,强度较小、节奏较慢、适宜长期练习,家居功能运动的特征及其干预作用见数字资源。

2. 家居功能运动的构成 家居功能运动中对中老年人群每个年龄段运动动作和要求都不一样。家居功能运动体系由单项运动功能测试、家务运动、床上运动、懒人运动、单项运动功能训练、关氏养生操等构成。通过运动分别锻炼人体的心肺功能、核心力量、柔韧性、平衡功能、本体功能、协调功能、反应速度、局部力量等功能。

按照家居的特点,人们可以利用三个方式进行锻炼,包括每天起床时做的床上运动、看电视时候或开会做的懒人运动、在做家务时顺便做的家务运动,锻炼内容通常围绕以这三个形式来展开。

（二）单项运动功能测试

徒手测试包括心功能、肺功能、反应力、柔韧性、平衡性、核心力、握力、本体感觉、协调功能检测。徒手测试需要另外一位助手协助,准备简单工具:秒表(一般手机都有秒表功能)、有刻度的 50cm 尺子(有刻度的木棍子也可以)、90g 左右纯棉毛巾、精准度为 1g 的食物电子秤、平衡软塌、本体感觉自制小器械。通过以上检测可以了解被测试者身体的各种功能情况,对于了解身体功能退化,避免日常运动及家居动作对身体功能不恰当的损伤,指导被测试者进行身体功能锻炼和恢复是非常重要的(见数字资源)。

（三）家务运动

日常活动、工作都由身体各种动作所构成,从运动起源来说,体育运动本身就是来源于工作和生活,是工作生活动作的提炼和升华,所以还原日常生活和工作的动作细节,让其符合身体运动功能提升原则去标准化规范化,不仅可以减少不良动作姿势带来的损伤,还能让身体每时每刻都在锻炼,在不知不觉中逐渐提升身体运动功能。

1. 综合类 这些动作一般包含锻炼身体多个功能。

（1）刷牙及漱口:我们对刷牙规范化提出了三个要求,第一是要求刷牙时牙膏的泡沫尽量不要掉到洗手盘里,这就要求口轮匝肌要紧闭并与刷牙动作配合;通过呼吸控制不让泡沫掉出来;面部肌肉收缩舒张活动度配合刷牙动作,这样就锻炼了口轮匝肌收缩功能、面部神经协调功能、呼吸控制功能。第二是要求漱口时水尽量少掉出来,在含满水的口腔里牙刷来回把牙齿刷干净,口轮匝肌需要闭得更紧水才能少溢出,呼吸控制和面部神经协调要求就更高了。第三是蹲马步刷牙,洗手盆设计一般都在 70cm 左右,向前弯腰动作加剧了椎间盘突出风险,蹲马步刷牙既可以锻炼下肢肌群,又可以减少椎间盘突出的风险。每天 2~3min 刷牙标准动作只要坚持,身体功能都会持续改进。

（2）洗脸:采用棉质厚毛巾,既吸水又干净,每天使用可以锻炼双手的握力和扭力。

（3）洗澡:洗澡规范化有三个要求,第一是锻炼不用工具只用双手可以触摸到自己身体的每处地方,如果有些部位触摸不到就说明柔韧性和肩关节出现问题,在洗浴液润滑的帮助下可以做拉伸训练,减少痛苦。第二洗澡过程包括清洗脚趾,尽量不用靠墙或座椅,训练单脚站立高抬腿把脚趾洗干净,这样每天坚持训练,平衡功能和核心肌群能力会有很大进步。第三是尽量不要用自动淋浴,采用一手抓住花洒另一手擦拭自己身体,训练双手动作的协调和配合。每个人平均每天花在洗澡的时间在 20min 左右,就是一个全身关节拉伸、平衡能力提升、双手协调配合锻炼的重要过程,从年轻时开始坚持,通过洗澡就会监测自己身体多种功能退化程度。

2. 平衡类 这些动作以锻炼平衡能力为主兼顾其他功能。

（1）端水走路:生活中经常有把盛满水或牛奶的碗端到另外一个地方的场景,我们可以把水装得更满,端水走路时水尽量不要撒出来,这样可以锻炼平衡、协调功能。从年轻时开始坚持,可以监测自己身体平衡及协调功能退化程度。

（2）穿裤子、穿袜子、绑鞋带:尽量不用靠墙或坐位,单脚站立情况下穿裤子、穿袜子、绑鞋带,锻炼平衡和核心肌群功能。从年轻时开始坚持,也可以监测自己身体平衡功能退化程度。

（3）站着乘车：每天上下班坐车时尽量不用扶手站着乘车，为了保持平衡可以让双肩连线与车前进方向保持一致，车辆在前进中不断改变方向产生的不平衡状态，需要身体不同肌群不断调整以维持平衡，是一种不可多得的全身不同肌群协调训练的简单方法。从上车到下车每天坚持锻炼，平衡和核心能力会有进步。

（4）走姿调整：走路时尽量控制自己双足朝两条平衡直线走，可以减少步态不良带来的颈腰腿痛。也可以双足沿一条直线走，锻炼平衡和下肢肌力。每天坚持这样走路 10min，平衡和下肢肌力也会有进步。

3. 柔韧类

（1）梳头、穿衣服：每天坚持自己梳头可以预防肩周炎，尤其是女孩子的扎辫子、化妆，对于训练双手协调、精细动作、本体功能大有好处。年龄大了不要怕麻烦穿开胸扣扣子的衣服，而是保持穿紧身的毛衣、内衣的习惯，每天穿衣服过程的拉伸，对于训练肩关节柔韧性灵活性，检测肩关节功能障碍有帮助。

（2）擦桌子、擦窗户：擦桌子时先重心站稳下蹲，这样手活动半径会比较大，擦桌子时双脚不动，通过手尽量拉伸使手部范围更大。擦窗户同理，这些都是拉伸运动和关节柔韧训练的生活方法。

4. 协调类

（1）扣扣子：单手扣扣子和双手扣扣子可以锻炼手指灵活性和协调性。

（2）洗碗：锻炼双手复杂精细操作的协调性及灵活性。厨房的各种工种涉及各种动作，拆解后可以分别提高反应能力、协调能力、精细准确能力等，这里不逐一表述。

（3）打蚊子：训练包括视觉能力、判断能力、反应能力、双手协调能力。

（4）倒茶、浇花：训练手部力量能力及平衡控制能力。

（5）切菜、削苹果：训练手部力量及力量控制能力、双手协调性。

（6）扔东西：训练精细力量控制、动作协调性。

（7）打结、手指操：专门训练手指灵活及协调能力。

在生活中上述例子比比皆是，只要用心，细化每一个动作，考虑到动作本身的功能和目的结合，就可以让我们的日常活动、工作都变成锻炼身体的机会，就不用花专门时间去锻炼身体了。

（四）养生操

养生操是一套集测试、评价和功能锻炼融为一体的功能养生操，设计理念与一般养生或健身操有较大区别，一是具有检测身体运动功能的作用，每个动作都有不同的标准和规范，当不能达标的时候就要关注自己身体运动功能是否出现退化，要检查原因；二是具有系统性，动作设计从柔韧、平衡、力量、协调等方面都已经包含其中，只要每天定期训练，全身运动功能都可以得到锻炼，是一种老少皆宜的简单综合功能训练方法。建议每个动作总运动时间 1～2min；运动组数：4～8 组；运动负荷：强度小适应后变大、运动量小适应后变大；间歇时间：每组安排间歇时间 1～2min 身体基本恢复做下一组练习；注意事项：依照每个人的身体情况而定。

详细内容见数字资源。

第二节　营养干预

营养干预就是对人们营养上存在的问题进行相应改进的对策。营养医学是人类疾病斗争史上一门崭新的科学，出现于最近二三十年间，是现代医学、细胞生物学、生物化学、营养学、中医学中的养生学等学科发展到一个新的阶段所产生的一个交叉学术领域的综合学科，它研究营养素与疾病预防干预的关联。

以前的营养问题主要是热量不足，关注蛋白质、糖类和脂肪这三大类营养素对人体代谢的营养作用；现在的营养问题主要是疾病发病与营养的关系，关注重点是摄入营养素不均衡或某些营养素不足，其中又重点着眼于维生素、矿物质和微量元素对细胞和疾病的作用。同时，国民营养计划中要求居民掌握健康烹饪方式与提高营养均衡配餐的能力，全面提升国民的健康营养素养。

一、减脂饮食

随着经济发展和人们生活方式的改变，超重和肥胖患病率不断升高，其原因除了食物供应丰富、活动不足之外，饮食结构不合理和能量摄入过多是重要原因，饮食干预对于减少超重和肥胖患病率起着不可忽视的作用。

（一）概述

减脂饮食是指为了降低有肥胖症、脂肪肝、高脂血症的患者体内脂肪的比例，即体脂率，在饮食上控制其营养素摄入量及摄入时间，达到减脂减重的效果。特别强调，因个体骨骼、肌肉、水分含量的不同，减肥效果的判断依据不是体重的变化，主要是观察体脂百分比的变化。

1. 脂肪酸　脂肪酸对血脂的影响，与多不饱和脂肪酸产能占供给总能量的比例、其所含碳链长短及不饱和键的位置及数目相关。因此，减脂不是单方面地降低脂肪酸摄入，而是应该确保合理结构的脂肪酸摄入量，特别是摄入富含不饱和脂肪酸的植物油。

2. 植物固醇　植物性食物中的植物固醇对降脂、抗氧化和抗动脉硬化有重要作用。植物固醇主要通过抑制胆固醇的合成和人体对胆固醇的吸收，促进胆固醇的代谢等途径，实现降低体内胆固醇的浓度。因此，食用植物固醇含量较高的食物，如坚果种子类、植物油类、豆类等对有降脂需要的人群有利。

3. 碳水化合物　碳水化合物是人体生命活动的主要供量营养素，也是脂肪合成的主要原料，摄入过多会对人体产生多种不良作用，如肥胖，血清极低密度脂蛋白、甘油三酯、低密度脂蛋白水平升高，高密度脂蛋白下降等血脂代谢异常。合理控制碳水化合物的摄入，既可以降低体重，又可以有效降低血脂，尤其是甘油三酯，因此应严格控制碳水化合物的摄入量。

4. 膳食纤维　膳食纤维分为可溶性和不溶性两种。可溶性膳食纤维包括果胶、豆胶、藻胶、树胶等，在豆类、水果、海带等食物中较多，不溶性膳食纤维包括纤维素、木质素和半纤维素等，主要存在于谷类和豆类的外皮和植物的茎叶部。豆类、富含纤维的谷类、蔬菜、水果和全麦食物均为膳食纤维的主要来源。

（二）饮食干预效果评估

临床试验结果提示，限制热量摄入和改变饮食结构可改善体重、血脂等健康指标。对于一些干预方案，受试者难以长期坚持，我们需要从营养调查及监测、医学检查两大方面评估方案的效果和患者的依从性，并积极寻求解决办法。

1. 降脂饮食营养调查与监测

（1）膳食调查：了解在一定时间内摄取的总能量、各种营养素的数量和质量，据此评价被调查者能量和营养素需求的满足程度。

（2）饮食行为与生活方式指标的监测：饮食行为和生活方式影响人们对食物的选择和营养素的摄取，因而与营养状况及许多慢性疾病的发生、发展密切相关。

（3）常见监测指标：饮食规律、饮食知识、饮食态度和饮食行为的改变等，通过了解被调查者的行为与生活方式，进一步确认饮食干预的有效性。

2. 医学检查

（1）人体测量：体脂率是评价降脂饮食有效性的金标准，其次需要检查体重、体重指数（BMI）、腰围和腰臀比，血压、腹部 B 超等指标选择使用。

（2）生化检测：如甘油三酯、胆固醇、高密度脂蛋白、低密度脂蛋白、游离脂肪酸、血糖、血酮等。

（三）饮食干预原则

1. 控制总能量，保持适宜体重   为控制体重增长并逐渐减重至理想状态，要求能量摄入少于机体能量消耗。一般短期内目标是减少目前体重的 5%～10%，就可明显改善体内代谢情况。一般来说，一周减重 0.5～1kg 比较合适，每个月减重不宜超过 5kg，避免因体重丢失过快带来的问题，如身体疲劳、体重反弹、引发各种疾病等。

2. 限制脂肪和胆固醇摄入   一般情况下，膳食脂肪提供的能量控制在总能量 30% 以下，其中饱和脂肪酸供能比应 <10%、单不饱和脂肪酸 >10%、多不饱和脂肪酸 8%～10%、胆固醇摄入量 <300mg/d。减少富含饱和脂肪酸的动物油脂和蛋白摄入。

3. 食物多样化，膳食结构合理   为保证微量元素摄入，应增加食物种类，并按比例合理搭配。可适当增加植物性食物和大豆蛋白的比例，植物性食物富含膳食纤维、维生素、矿物质和多种植物化学物质，且能量密度较低，有利于控制体重和调节血脂；适当增加大豆蛋白可以减少动物脂肪和胆固醇的摄入量，同时，大豆中的植物甾醇、大豆低聚糖等对改善血脂异常有利。

（四）饮食干预方案

糖类、脂类、蛋白质是人体必需的三大能量营养素，通过限制摄入量、摄入时间等方式，可以改变人体的能量代谢状况，起到降脂减肥的作用。

1. 低脂肪饮食   低脂肪饮食模式要求控制膳食脂肪的摄入总量和饱和脂肪酸的摄入量。脂肪摄入总量的控制情况视病情可分为三个等级：轻度限制，脂肪总量≤50g/d，供能不超过总能量的 25%；中度限制，脂肪总量≤30g/d，供能占总能量的 20% 以下；严格限制，脂肪总量≤15g/d，供能占总能量的 10% 以下。肥胖者使用低脂肪饮食后，由于饮食结构发生改变，脂肪供能减少必然带来糖类和蛋白质类供能比例增加，糖类中葡萄糖增加会使肥胖者血糖比原来更高，对胰岛刺激更大，胰岛素分泌更多，结果导致脂肪合成增加；蛋白质增多会加剧肝肾代谢负担，所以低脂肪饮食必须根据肥胖者身体具体情况作安排，要求食物保持多种营养素平衡，可适当增加摄入豆类及其制品、新鲜蔬果。此饮食方案适用于脂肪肝、高脂血症、肥胖症患者。

2. 高蛋白饮食   高蛋白饮食是指饮食结构中蛋白质 >25%。由于蛋白质代谢主要在肝脏，代谢产物排泄主要在肾脏，所以肝肾功能不全的人不建议使用。一般来说，短期正常人饮食结构中蛋白质在 35% 以下是安全的，长期大于 35% 可能存在一定风险。另外蛋白质还分动物蛋白和植物蛋白，植物蛋白很多氨基酸都不能被吸收，更多只是影响胃肠道功能和肠道菌群紊乱。高蛋白饮食鼓励进食如豆类、瘦肉、奶类等蛋白质含量高的食物。美国 Atkins 博士提出的阿特金斯饮食法强调以高蛋白、低碳水化合物、低脂为主要原则，并将碳水化合物的摄入分阶段逐步增加，开始时每天摄入碳水化合物不超过 20g，且仅来自于蔬菜水果等；然后逐渐增加食物种类并适当增加摄入碳水化合物，最后基本以蛋奶肉类和蔬菜水果为主，适量主食为辅。

3. 低碳水化合物饮食   一般认为每日碳水化合物供能比低于全日总能量供给的 40% 即为低碳水化合物饮食。美国糖尿病协会指出，低碳水化合物饮食是指在每日正常摄入 2 000kcal 饮食中，碳水化合物的量低于 130g。减少碳水化合物的供给，能够限制机体产生可利用的能量和葡萄糖，进而增加脂肪的氧化利用以满足能量需要，因此，低碳水化合物饮食可有效降低体重。我国居民的饮食习惯基本以碳水化合物为主，需考虑人群的接受程度及依从性，还应特别注意微量营养素含量能够满足机体需要，防止高尿酸血症、低钙血症、肾结石和酮症酸中毒等发生。当限制碳水化合物摄入量时，膳食中蛋白质和脂肪的比例增加，因此又可分为中低碳水化合物饮食和极低碳水化合物饮食。

4. 极低热量饮食   极低热量饮食要求每日摄入明显低于日常消耗的热量，一般为 200～800kcal，以摄入牛肉、牛奶、鸡蛋、菌类、青菜及水果等食物为主，饮食中不含主食。极低热量饮食通过促进机体分解脂肪、增加糖异生、增强蛋白质热效应、提高胰岛素敏感性和清除率、降低呼吸商等达到减重效果。研究表明，极低热量饮食在短期内（8 天左右）可实现减重效果，且肥胖者耐受性良好。由于极低热量饮食使机体处于负能量平衡状态,存在一定的风险。如果对饮食控制能力较差,可能会出现体重反弹,且伴有体脂率的增加。

5. 断食饮食 断食疗法以限制热量摄入为核心,不同程度地减少能量摄入以保证能量负平衡,是减脂的有效手段,在调节改善糖代谢、调节脂代谢等方面也具有积极意义。间歇性断食是指在断食干预期间仅摄入极低甚至不摄入能量,而在非断食干预期可恢复正常饮食,两种饮食交替循环,如隔日断食、5 天中有三天极低热量饮食(3+2)、每周中 2 天极低热量饮食(5+2)、1 天中 20 小时内禁食、模拟禁食饮食等。断食饮食门槛低,且具有花费不多、容易操作、并发症少的天然优势。断食饮食的安全性和可耐受性在各项临床试验中也得到了证实。多项研究证实,相比于持续热量限制,断食饮食可降低营养不良的发生率。

6. 代餐饮食 代餐又称膳食替代,代餐是能够替代部分或全部正餐的食物。代餐可以是单一或混合的食品,可用于代替每日一至两餐饮食,但不能完全代替日常饮食。常见的代餐形式有代餐粉、代餐棒、代餐奶昔以及代餐粥等,依据国际食品法典委员会公布的《减肥用低能量配方食品标准》,食用代餐可以将一餐的热量控制在 150~500kcal 左右,具有高纤维、低热量、易饱腹等特点。典型的代餐方案是每天固定摄入一至两餐的代餐,另外可补充适量的食物或零食,一般补充坚果、水果和蔬菜比较合适。

7. 增强饮食干预效果的因素

(1)慢节奏进食:摄入一定量的食物后,胃肠道的内脏感受器会产生饱腹信号并将信号传递至大脑皮层,大脑皮质就会向饱食中枢和摄食中枢发出饱腹的指令,人会产生饱腹感觉并停止进食。若吃饭速度过快,当有饱腹感觉时已摄入过多的食物,所以进食应尽量慢。

(2)每日三餐:减肥时最好不增加餐次或吃零食,饥饿时可食用水果和蔬菜充饥。各餐的饮食热量摄入比例大约为:早餐 35%、午餐 40%、晚餐 25%。若使用少量多餐的饮食方法,可减少饥饿感,但要保证进食总热量不变。

(3)烹调方法:因为油脂热量很高,建议采用蒸、煮、拌、熬、炖等少油的制作方法,远离油炸食物。少盐清淡为好,防止太咸后进食白米饭增加。

二、降糖饮食

糖尿病是一种常见的代谢性疾病,血糖偏高和患糖尿病的人越来越多。血糖与饮食结构的关系非常密切,饮食干预是糖尿病干预的基础方法之一。

(一)概述

近年来关于各种食物元素对血糖影响的研究有不少新发现。

1. 无机盐与微量元素 研究发现,适量补充铬可改善糖代谢;缺锌时胰腺和 β 细胞内锌浓度下降,胰岛素合成减少;糖尿病患者尿钙排出增多,钙代谢呈负平衡,但一般不表现为低血钙,易造成骨质疏松,联合补充维生素 D 和钙可有助于改善糖代谢;镁是体内许多糖代谢酶的辅助因子,如葡萄糖激酶、醛缩酶、糖原合成酶等,镁缺乏可导致胰岛素抵抗、糖耐量异常加重。

2. 维生素 糖尿病患者因主食、水果等的摄入量受限,且体内糖脂代谢紊乱,较易发生维生素缺乏,供给足够的维生素也是糖尿病营养干预的原则之一,其中比较重要的有维生素 C、维生素 E、β 胡萝卜素、维生素 B_1、维生素 B_2、维生素 B_6 等。

3. 植物化学物 植物化学物作为植物性食物代谢过程中产生的次级代谢产物,对糖代谢也有一定影响。例如,大豆异黄酮可改善胰岛素敏感性,对糖代谢有一定的调节作用;多酚具有降糖作用,可改善糖尿病患者血脂、血压;花青素和富含花青素食物的摄入可降低糖尿病的发生风险;番茄红素主要存在于西瓜、番茄、木瓜等蔬菜水果中,可破坏氧自由基,具有强抗氧化性等。

4. 酒精 酒精本身对血糖和血清胰岛素浓度几乎没有影响,但酒精摄入可掩盖低血糖发生的症状,降低肝糖输出并促进酮体生成。酒精摄入会潜在增加体重及存在低血糖风险,不推荐糖尿病患者饮酒。如需饮酒，则需将酒精产生的能量计入全日总能量中。

5. 甜味剂 目前已经广泛用于食品加工业的低能量甜味剂包括糖醇和氢化淀粉水解物。糖醇对餐后血糖影响较小，然而大量摄入糖醇可能会导致腹泻或甘油三酯浓度升高。美国食品药品管理局（FDA）批准的 5 种非营养性甜味剂分别是纽甜、乙酰磺胺酸钾、阿斯巴甜、三氯蔗糖、食用糖精。每日摄入糖醇和无营养甜味剂的量在国家食品药品监督管理总局（FDA）规定的范围内是安全的。

（二）食物选择

血糖水平除了与胰岛调节功能、胰岛素水平相关外，主要与进食的食物结构有关，不同食物选择就有不同的进食后血糖水平。

1. 食物血糖生成指数（glycemic index，GI） 简称生糖指数，是反映食物引起人体血糖升高程度的指标，能反映人体进食后机体血糖生成的应答状况。GI 可以衡量某种食物或食物组合对血糖浓度的影响。一般 > 70 者为高 GI 食物，55 < GI ≤ 70 者为中 GI 食物，GI ≤ 55 为低 GI 食物。血糖是胰岛素分泌的直接刺激物，进食后血糖高低变化的速度可以直接影响胰岛素分泌的量和餐后血糖的结果，所以 GI 可作为糖尿病患者选择糖类食物的参考依据，也可用于肥胖者的饮食管理。

2. 血糖负荷（glycemic load，GL） 是用来评价某种食物摄入量对人体血糖影响程度的指标。餐后血糖水平除了与碳水化合物的血糖生成指数高低有关外，还与食物中碳水化合物的含量密切相关，GI 高的食物，如果碳水化合物总含量不多，血糖升高的持续时间较短，对餐后血糖的影响也就不大。因此在 GI 的基础上还要考虑食物所含碳水化合物的量，血糖负荷的计算公式为：GL = 摄入食品中碳水化合物的质量 × 食品的 GI 值 /100。一般认为 GL < 10 者为低 GL 食物，GL 为 10～20 者是中 GL 食物，GL > 20 者为高 GL 食物。GL 与 GI 结合使用，可反映食物中所含可消化碳水化合物的数量和质量。

3. 食物的选择 在生活中，有些容易影响血糖升高的食物，糖尿病患者或血糖偏高者应尽量减少食用或不食用。常见的包括以下四类：

（1）稀饭类：大米粥、八宝粥等。

（2）面食类：面条、方便面、馄饨、包子、饺子等。

（3）点心糕点：蛋糕、曲奇、点心等。

（4）饮料糖果类：可口可乐、巧克力等。

4. 其他影响餐后血糖的因素

（1）进食顺序安排：正确的进餐顺序是先吃低血糖指数食物，最后才吃高血糖指数食物。糖尿病患者饮食的合理安排是一日三餐，尽量定时、定量，如果使用了糖尿病药物干预，就必须按一日三餐进食，不能少食多餐，因为药物使用方案是根据三餐血糖峰值进行服药方案设计的，如果不按三餐进食反而会使血糖不稳定。在进食时，可以选择先进食富含蛋白质和脂肪的食物，最后再进食碳水化合物含量高的食物，国内外研究都已经证明改变进食顺序可以明显降低餐后血糖。

（2）加工条件与食品状态：不同的加工方式与食品状态会导致不同的淀粉消化率，影响 GI 值，如食品的稀稠、颗粒大小、紧实或疏松状态等。在生活中，软的、烂的、稠的、黏的或疏松多孔的食物，容易被消化和吸收，引起血糖迅速升高，如白粥、面条等。

（3）其他方法：细粮中加入粗粮，降低血糖指数；增加膳食纤维；淀粉变性等。

（三）饮食干预效果评估

糖尿病饮食干预的短期目标是使患者的血糖、血脂控制在良好范围内，并且供给患者足够的能量和必需的营养成分，保证患者身体正常代谢平衡，预防糖尿病相关慢性并发症。饮食干预的长期目标是糖尿病患者可以通过自己的饮食知识、技能、信心及行为，主动改变生活方式，维持与增进自身健康,提高生活质量并尽可能维持正常生活。

1. **营养学评估** 2型糖尿病患者饮食干预效果营养学评估,主要有三个维度:糖尿病饮食相关知识,糖尿病饮食管理态度,糖尿病饮食行为变化。糖尿病饮食知识指患者掌握有利于血糖控制的食物选择及加工,出现低血糖症状时的饮食应对知识,理想体重、糖尿病常见症状、糖尿病常见并发症等知识;糖尿病饮食信念指患者对饮食控制血糖的认可度,饮食结构的接受度,糖尿病饮食方式的态度趋向性,对减轻体重、接受糖尿病健康教育及改变不健康饮食等的态度;糖尿病饮食行为指患者的日常饮食结构是否合理、饮食习惯是否良好,如体重监测、血糖监测、运动及饮食频率等行为是否已经符合要求等。

2. **血糖测定** 包括空腹血糖和餐后血糖,具体见第三章第二节。

3. **糖化血红蛋白测定** 具体见第三章第二节。

(四)饮食干预原则

1. **热量平衡** 糖尿病患者每天摄入的热量与消耗的热量要平衡。最理想的基础能量需要量是每人按20～30kcal/(kg·d)计算,再根据患者性别、年龄、身高、体重、性别、年龄、活动度、应激状况等调整个体能量标准。粗略计算,一般使用中间值25kcal/(kg·d)。

2. **三大营养素平衡** 一般情况下,三大营养素提供的热量应占总热量的比例分别是碳水化合物为50%～65%,脂肪为20%～30%,蛋白质为15%～20%。糖尿病肾病患者应降低蛋白质的摄入比例;选择低血糖指数、高膳食纤维含量食物的患者,其来自碳水化合物的热量摄入可达总能量的60%。研究发现,植物脂肪中的不饱和脂肪酸对于降低甘油三酯和胆固醇有正面作用,建议增加植物脂肪占膳食总脂肪的比例。糖尿病患者糖异生作用较强,蛋白质消耗增加,易出现负氮平衡,为维持肌肉的体积和能量消耗的需要,因此应保证蛋白质的摄入量,尤其是动物蛋白质摄入。

3. **矿物质和维生素平衡** 钙、镁、锌、铬等矿物质和微量元素缺乏会使糖代谢紊乱,应适量补充。糖尿病患者应多摄入谷物类、藻类、绿叶蔬菜等高纤维食物,可改善糖尿病患者的糖、脂代谢紊乱情况。

4. **低GI与GL优先** 在摄入热量相等的情况下,优先选择低GI食物;在多种GI相近的食物中,优先选择低GL的食物。联合使用GI与GL选择合适的食物,对饮食干预糖尿病相当重要。适当增加膳食纤维可延缓血糖升高,有利于血糖控制,也能减轻饥饿感进而减少摄入其他食物。建议每天摄入膳食纤维膳大于40g。

5. **食谱多样化** 尽管糖尿病患者摄入食物的种类受到限制,为保证合理的营养膳食,要积极调整摄入食物的种类。使用食品交换份的方法为糖尿病患者选择丰富多样的食谱提供了可能。

(五)饮食干预方案

1. **低血糖指数(GI)饮食** 对于糖尿病患者,在选择淀粉类食物时,应优选GI值较低、未经精制加工的天然食物。国内建议采用的有莜麦面、荞麦面、燕麦片、玉米面和大豆粉的混合面、豆类以及莲子等。

2. **低血糖负荷(GL)饮食** 将GI和GL的概念纳入现行的糖尿病患者膳食结构中,能同时定量控制膳食总能量和血糖反应,为糖尿病防治提供一种更科学合理的饮食工具是十分有意义的。

3. **"健康餐盘"饮食** "健康餐盘"包含蔬菜、水果、谷物和蛋白质,另外再加1杯牛奶,通过更简洁的方式提醒公众选择更健康的饮食。其中:①蔬菜水果占餐盘的1/2,提醒人们多吃各种颜色的蔬菜水果,这部分食物颜色越丰富,种类越多,越健康;蔬菜营养比水果丰富,不能用水果替代蔬菜。②全谷食物占1/4,全谷食物(包括糙米、全麦等)更有益于血糖控制,应尽量减少精粮的摄入。③优质蛋白质占1/4,优质蛋白质油脂含量相对少,且饱和脂肪酸少,应适当选择。优质蛋白质包括:鱼、禽、豆、蛋、坚果等食物。④每天保证1杯牛奶。成人每天摄入250ml脱脂或低脂牛奶。"健康餐盘"一目了然,不再纠结于细化食物种类,而是直观提醒人们健康饮食的观念,对健康饮食的指导较膳食金字塔更具有可操作性。

4. 地中海饮食　地中海饮食的特点是高纤维素、高维生素、低脂、低热量的饮食结构,一种以大量的蔬菜、新鲜水果、海鲜、五谷杂粮、坚果和橄榄油,以及少量的牛肉和乳制品、酒类组成的饮食习惯。早在1990年,世界卫生组织(WHO)就提倡"地中海式饮食",地中海饮食中每日的能量有50%来自多糖类食物,有不少于30%来自脂肪,其中饱和脂肪酸只占约7%~8%。圣路易斯的华盛顿大学营养学教授康妮·迪克曼在西班牙进行的一项长达44年的研究中发现坚持地中海饮食的人群患上2型糖尿病的可能性下降83%。

5. 素食　素食一般分为3种:全素素食、奶素食、奶蛋素食。全素素食者只能进食五谷类、蔬菜、果仁及豆类,动物性食物(包括肉类、奶品类、蛋、鱼类及海鲜类等)则不能食用;奶素食则可以进食奶类食物;蛋奶素食者则可以在奶素食的基础上加食蛋类。素食膳食的特点是:①饱和脂肪酸、胆固醇和动物蛋白含量较低,不饱和脂肪酸和植物蛋白含量较高;②叶酸、维生素C和维生素E等抗氧化类成分、胡萝卜素以及某些植物化学成分的浓度较高,豆制品中含有大量的大豆异黄酮等;③丰富的膳食纤维。从营养角度来看,素食者(尤其是全素素食者)也存在着不足:①植物类食物中的蛋白质质量较差(大豆蛋白除外),必需氨基酸组成不完全或必需氨基酸的量不足;②素食膳食中几乎不含维生素B_{12},人体必需元素如铁、钙、锌极为有限,再加上食物里的草酸、植酸、膳食纤维和其他矿物质的干扰等,阻碍了钙、锌、铁的吸收,容易导致铁、钙、锌、维生素等缺乏。素食膳食在血脂紊乱、肥胖、2型糖尿病、冠心病以及代谢综合征等代谢紊乱性疾病的干预中,对调节血脂、保护胰岛功能、改善胰岛素抵抗、维持酸碱平衡、保护心脑血管、抗氧化等方面具有一定作用。

三、降压饮食

高血压是最常见的慢性病,也是心脑血管病最主要的危险因素。高血压的发病与人们不良的生活行为密切相关,其中膳食营养因素是最重要的行为因素之一。

(一)概述

最近发现各种食物营养素与血压的发生发展密切相关。

1. 钠　人体摄入的钠75%来自于饮食,食入过多的钠盐可导致高血压。健康成人的钠盐生理需要量为5g/d,每人每日食盐平均摄入量增加2g,收缩压和舒张压分别增高2.0mmHg和1.2mmHg。调查表明,我国广东地区人群的日食盐量为6~7g,上海9~10g,北方有些地区>10g,而高血压患病率由南往北也逐渐增高。人群个体间对盐负荷或限盐也会有呈现不同的血压反应,队列研究发现,低盐饮食能使心血管事件的发生率降低20%。

2. 钾　膳食中的钾可以对抗钠的升血压作用,低钾亦可导致血压升高。含钾高的食物主要有柑橘、香蕉、杏等水果,禽类、鱼和瘦肉,莴笋、芹菜、丝瓜、茄子、龙须菜、豌豆等。钾能拮抗钠引起的不良作用,膳食中的钾对钠敏感具有抑制作用,而且呈现明显的剂量依赖性。中国人群摄入钾水平最低(1.7g/d),低于英国、美国、芬兰的数据,最近一项回顾性分析显示,血清钾水平在4.1~4.7mmol/L范围之外的患者死亡风险增加。

3. 钙　长期缺钙对血压的影响远远超过食盐的过量摄入。此外,钙和优质蛋白质的摄入不足、摄入过多的饱和脂肪酸、不饱和脂肪酸与饱和脂肪酸比值降低均可使血压升高。每日摄入800~1 000mg钙可防止血压升高,高血压患者的最佳补钙途径为选用高钙食物,包括富含钙的食物有脱脂奶、鱼类、豆制品、桂圆、虾类、核桃、红枣、木耳等。许多研究表明,高钙膳食能够降低血脂水平,其机制是膳食钙能够干扰肠道脂质代谢。

4. 镁　镁能稳定血管平滑肌细胞膜的钙通道,激活钙泵,排出钙离子、泵入钾离子、限制钠内流,从而起到降压的作用。现已证实镁能降低胆固醇、舒张血管以降低血压、促进肠蠕动和胆汁排泄。小米、荞麦面、核桃、芹菜、豆类制品及鱼、肉、奶中含镁元素较高。

5. **维生素**　维生素与高血压的关系可以看成是一种保护作用。维生素 C 和维生素 E 具有抗氧化作用，能够对抗体内的自由基，它的原理可以理解为保障体内起着舒张血管的一氧化氮的供应，使血压降低；同时维生素 E 还有软化血管，防止动脉硬化的作用；维生素 C 具有保护血管，防止出血的作用；维生素 P 具有降低毛细血管通透性，防止毛细血管破裂的作用，从而达到降低血压作用；维生素 D 可作为启动因素影响高血压的发生与发展，随着年龄增加，血管舒缩平衡逐渐变得不稳定，缺乏维生素 D 将打破这一平衡，启动高血压的发生。

6. **膳食纤维**　大量研究显示膳食纤维降低血压的作用类似于维生素 D 对血压的影响，即对正常人无作用，而对中老年高血压患者，其降压效果却非常明显。膳食纤维的摄入可以降低机体炎症水平，可能与其降低高血压患者血压有关。

7. **酒精**　酒精可以使血压升高，但更趋向于急性效应，停止饮酒后，血压将迅速恢复正常。相关研究甚至认为轻度适量的饮酒使卒中风险降低，而且饮酒与高血压之间的关系跟人种和性别也有关系。一项长达 2 年的随机对照试验证明，轻度适量的饮酒（尤其是红酒）是安全的，而且是健康饮食的一部分，可以促进心脏代谢，研究者认为可能是红酒中的其他天然成分在起作用，有待进一步研究。

8. **咖啡**　咖啡的饮用有助于降低帕金森、肝脏疾病及 2 型糖尿病的患病风险，但是在心血管疾病、癌症等其他有关人体健康的领域，咖啡的作用仍然存在争议，尤其是咖啡和咖啡因两者的作用难以区分。饮用 200～300mg 咖啡因可以使收缩压上升 8.1mmHg 达 3 小时以上，但长期饮用咖啡对血压的影响并不显著，有的研究显示其还具有轻微的降低血压作用。咖啡因对高血压患者或许有益，尿中咖啡因及其代谢产物含量与血压呈负相关。

9. **芹菜皂苷**　芹菜可以降低高血压患者的血压，并且能够改善其导致的心肌肥厚，调节心肌糖代谢，其机制与芹菜皂苷抑制缺氧诱导因子 -1α 表达，导致其下游蛋白表达改变有关。

（二）血压的测评

1. **非同日三次血压测量**　非同日的三次测量血压，三次间隔的时间没有明确规定，如果是到医院测压或在家测压，最好由医生 / 家属和被测者事前约好特定的合适时间，到时还由该医生 / 该家属，用同一台血压计测量，以免因更换医生 / 更换家属、更换血压计可能带来的误差。每次测量 2～3 次，中间间隔 1～2min，取 3 次读数的平均值记录。如果收缩压或舒张压相差 ＞5mmHg，应排除误差最大的值，取其余 2 次读数的均值记录。

同时还应该注意，所选取的时间应在早上起床后，或者晚上临睡前，也应该静坐休息 5 分钟，不做剧烈运动，不抽烟不喝酒，以免影响血压值。

2. **24 小时动态血压曲线**　24 小时动态血压曲线是通过使用动态血压监测仪器测定一个人昼夜 24 小时内，每间隔一定时间内的血压值曲线。使用自动血压测量仪器，测量次数多，无测量者误差，避免白大衣效应，可以测量夜间睡眠期间的血压，鉴别白大衣高血压和检测隐蔽性高血压，诊断单纯性夜间高血压，需要使用合格的动态血压监测仪并定期校准。通常白天每 15～20 分钟测量 1 次，晚上睡眠期间每 30 分钟测量 1 次。应确保整个 24 小时期间血压有效监测，每个小时至少有 1 个血压读数；有效血压读数应达到总监测次数的 70% 以上，计算白天血压的读数 ≥20 个，计算夜间血压的读数≥7 个。动态血压监测指标：24 小时、白天（清醒活动）、夜间（睡眠）收缩压和舒张压平均值、动态血压监测数值曲线。

（三）饮食干预方法

1. **饮食原则**

（1）限制热量：20%～30% 的高血压是由于体重超标引起的，体重超标者减体重和避免肥胖是防治高血压的关键策略。饮食要有节制，控制主食量，每天食用的主食直接热量尽量少于 400kcal。高血压患者宜少食精白米面，多食糙米及杂粮。长期食量过大，易使痰湿内盛而肥胖，肥胖导致血压升高。

（2）减少钠盐摄入：世界卫生组织建议每人每日食盐摄入量不超过5g为宜，如果已患有轻度高血压应控制于5g以下，中度高血压应低于3g。可以通过代盐减少对食盐摄入。

（3）减少脂肪摄入：减少脂肪、胆固醇的摄入对高血压有利。脂肪供给一般为40～50g/d。烹调用油每人每天不超过25g，豆油、菜油、花生油、芝麻油、玉米油、红花油等植物均含维生素E和较多亚油酸，对预防血管硬化有一定作用。高脂血症及冠心病患者，减少摄入含胆固醇高的食物，如猪肉、动物肝脏、蛋黄等。可多吃一些鱼，特别是海鱼中含有多不饱和脂肪酸。如果经常摄入高胆固醇的食物，可以导致高脂血症，加重高血压的发展。

（4）适量摄入蛋白质：高血压患者每日蛋白质的摄入量应为每千克体重1g为宜，其中植物蛋白质应占50%，最好用大豆蛋白。每周还应吃2～3次鱼类蛋白质，以改善血管弹性和通透性。但是有高血压合并肾功能不全的人应该限制蛋白质的摄入。

（5）多吃绿色蔬菜和新鲜水果，补钾补钙：大部分食物都含有钾，钾的来源主要是新鲜蔬菜和水果，尤其是深绿色和红黄色蔬菜，每100g蔬菜和水果中含钾200～500mg。奶和奶制品是钙的主要来源，每100ml的牛奶约含100mg左右的钙。

提倡吃谷薯类食物，多摄入豆类、小米、荞麦等富含膳食纤维食物，可以促进胃肠道蠕动，有利于体内胆固醇的排除。每天蔬菜的摄入量应在500g以上，水果每天的摄入量则应200～350g，尽量不食用咸肉、腊肉、咸菜等含钠量较高的腌制品。

（6）戒烟限酒，少食辛辣：忌食兴奋神经系统的食物，此类食物如酒、浓茶、咖啡及辛辣食物等，对高血压不利。减少酒精摄入，每日摄入酒精量应小于30ml；烟酒及辛辣之品对高血压的危害尤其明显，吸烟能够引起血管痉挛，血压升高。

（7）充足饮水：充足饮水可以增加尿酸排出，有高血压风险或者患有高血压的人群，建议每天至少饮水2 000ml，保证每天至少有6～7次小便。喝水可以随时随地小口喝，特别是运动前期、睡前、晨起、洗澡后更要喝水。

2. 降血压食物

（1）谷物类：玉米、大豆、荞麦、绿豆、葵花子等。

（2）蔬菜类：芹菜、百合、胡萝卜、大蒜、冬瓜、番茄、土豆及绿叶蔬菜等。

（3）水果类：苹果、香蕉、山楂、橙子、柑橘、桃等。

（4）动物类：瘦猪肉、兔肉、鸡肉、鸽子肉等。

（5）菌菇、海产类：香菇、木耳、海带、紫菜、海鱼、虾等。

3. 各种降血压的饮食模式

（1）高血压防治食谱（DASH）：DASH是一种强调增加水果、蔬菜、鱼和低脂食物的摄入量，减少红肉、饱和脂肪酸和甜食摄入量的饮食模式，已经被美国国家卫生机构（NIH）证明能有效降低血压。除了降低盐的摄取量，DASH食谱提供了多种有效降低血压的食物措施。这个食谱包括大量水果及蔬菜，低脂或无脂牛奶、谷物，具有高纤维、低脂、富含钾、钙、镁等离子。DASH食谱能降低胆固醇，同时随着体重的降低能降低胰岛素抵抗。另外，结合有氧运动也有利于高血压的防治。

（2）优质蛋白饮食：指饮食蛋白中半数蛋白来源于植物的饮食模式，需要减少脂肪和胆固醇的摄入量，增加水果、蔬菜和矿物质的摄入量。植物蛋白中含有大量具有独立降压作用的谷氨酸，大豆蛋白还可以增加胰岛素敏感性和糖耐受性，动物性蛋白质的摄入可以增加某些多肽、氨基酸和微量元素的摄入，可能具有降压作用。优质蛋白饮食模式中蛋白和钾的摄入量较高，对于肾功能正常的人具有较好效果，但这种方案不主张用于3或4期的慢性肾病患者。

（3）长链多不饱和脂肪酸（PUFA）饮食：PUFA主要存在于植物油和深海鱼油，ω-3多不饱和脂肪酸具有剂量反应性短期降低高血压患者血压的作用，在一些短期实验当中，ω-3被认为可以增加NO合成，增强血管舒张反应及动脉顺应性，这些生物效应共同降低了血管阻力，最终降低血压。研究发现,在高血压患者中单独使用芝麻油组和单独使用钙通道阻滞剂组可使收缩压和舒张压分别降低约 20mmHg、10mmHg,而联合运用芝麻油和钙通道阻滞剂组可使收缩压和舒张压分别下降约 40mmHg、25mmHg。

四、降尿酸饮食

痛风是由于嘌呤代谢紊乱,尿酸产生过多或因尿酸排泄不良而导致血中尿酸升高,尿酸盐结晶沉积在关节、组织中而引起的慢性疾病。痛风的发病与遗传、环境、饮食等因素有关,其中饮食和痛风发病关系紧密,痛风的预防和干预可以通过调整患者的生活方式实现,其中饮食的控制起到关键作用。

(一)概述

各种研究发现,营养素与嘌呤代谢紊乱密切相关。

1. 动物蛋白 痛风患者摄入红肉如羊肉、猪肉和牛肉,老火靓汤及火锅(尤其是火锅的汤底)等,能够使痛风发病率增加 35%~40%。前瞻性研究表明,家禽,鱼和贝类造成的总蛋白摄入与痛风风险增加有关。

2. 植物蛋白 研究显示,植物来源的嘌呤对痛风发作风险的短期影响比动物来源的嘌呤要小得多,前瞻性研究发现,长期、习惯性摄入富含嘌呤的蔬菜与痛风发病风险无关。研究发现豆制品(如豆浆、豆腐块、水豆腐等)在加工的过程中其结构已经发生变化,而且会流失一些嘌呤成分,嘌呤含量比干豆类的嘌呤含量低,所以可以鼓励痛风患者适当增加豆制品的摄入。日本一项研究发现,豆腐的摄入并不能够引起血清尿酸或尿酸水平的明显上升,摄入豆腐代谢所产生的血尿酸,其清除速率在健康人群或痛风患者中并无显著差异。

3. 酒精 Meta 分析结果发现,痛风发作的风险随着酒精摄入的量和类型(啤酒、烈酒、红酒)而不同,饮用烈酒和啤酒发生痛风的风险高,而饮用适量红酒不会增加痛风发作风险。2012年美国风湿病学会痛风指南和 2016 中国痛风指南均建议痛风患者应该限制酒精摄入(特别是啤酒),避免过量饮酒。适量葡萄酒摄入,不会影响体内血尿酸的水平,并且葡萄酒中含有抗氧化成分,能够减少体内尿酸生成,在某种程度上能够降低血尿酸水平。

4. 果糖 Choi 等对 46 393 名健康人群进行了 12 年的前瞻研究发现,果糖是痛风发病的独立危险因素,且食用含糖饮料、糖分高的水果的人群,其痛风发病率增高,其原因是在肝脏代谢过程中,果糖可产生尿酸前体,使血尿酸水平升高。因此,推荐痛风患者使用含果糖较低的水果,而糖分较高的水果应当尽量避免;建议痛风患者尽量避免大量食用含糖饮料及含糖量高的食物,如甜品、巧克力、蔗糖等食物。

5. 咖啡 日本一项研究表明,咖啡摄入量与人体尿酸水平呈负相关,但与茶、咖啡因摄入总量无关,且咖啡对男性尿酸的影响更为显著。HK Choi 等对美国咖啡的消费量和痛风的发病率之间的关系进行了两项前瞻性的队列研究。在男性中,每天摄入 4~5 杯和 6 杯咖啡,会使痛风的发病率下降 40% 和 59%;在女性中,每天摄入 1~3 杯和大于等于 4 杯咖啡,痛风的发病风险的降低率为 20% 和 57%。虽然咖啡具有降低血清尿酸水平和痛风发病风险的作用,但是咖啡的摄入是慢性肾脏病的独立危险因素,而且能够增加妇女骨折的风险,所以采用咖啡来降低痛风的发病时需要谨慎全面考虑。研究表明,单独摄入咖啡因和喝茶对血清尿酸水平均没有影响,说明咖啡的降尿酸作用可能与咖啡因之外的成分有关。

6. 乳制品 既往认为牛奶会诱发痛风的发生,而最近研究认为痛风的发生与乳制品摄入量呈负相关。脱脂牛奶可降低血尿酸水平,减少痛风的发作,每日两杯及以上脱脂牛奶的人群与每日少于 1 杯者的人群相比,痛风发生率相对比为 0.59,因此,鼓励痛风患者饮用低脂 / 脱脂的牛奶和酸奶。乳制品里面富含的蛋白质对于痛风患者来说是一种保护性食品,因为它一定程度上可以降低尿酸,也有着潜在的抗炎机制。

7. **蔬菜**　既往不建议痛风患者食用莴笋、菠菜、蘑菇、四季豆、菜花等嘌呤含量丰富的蔬菜。Choi等研究表明，摄入嘌呤含量高的蔬菜与痛风发病率的增加无相关性。

8. **维生素C**　研究表明，维生素C摄入量与痛风风险独立相关，补充维生素C摄入对预防痛风有益。增加500mg/d的维生素C摄入，痛风的发病风险降低17%。推荐痛风患者平日可食用富含维生素C的食物，比如用柠檬切片泡水。

（二）饮食干预原则

1. **食物嘌呤含量及分级**　根据嘌呤含量，每100g的食物中嘌呤含量小于50mg则为低嘌呤食物，在50～150mg之间的食物为中等嘌呤食物，大于150mg的食物则为高嘌呤食物。

低嘌呤食物：蔬菜、水果、奶类、蛋类、坚果、精米白面及其制品，杂粮中的则有小米、荞麦、燕麦，薯类中的土豆、芋头、白薯、木薯。

中等嘌呤食物：麦麸、麦胚、糯米等；杂豆类有红豆、绿豆、豌豆、菜豆、花豆；大豆制品有豆腐干、豆腐皮、腐竹、豆腐、豆浆；畜肉则包括猪牛羊驴肉、猪肉松、牛肉干、牛舌、火腿；水产如草鱼、鲤鱼、鳝鱼、鳗鱼、黄花鱼、鲑鱼、鳕鱼、大比目鱼、黑鲳鱼、鱼丸、龙虾、螃蟹、海带。

高嘌呤食物：酵母粉，鸡胸肉，动物内脏如肝、小肠、脑，海产品如带鱼、鲶鱼、沙丁鱼、凤尾鱼、鲢鱼、鲱鱼、鲭鱼、小鱼干、基围虾、扇贝、牡蛎、蛤蜊，浓汤，火锅汤。

2. **饮食原则**　痛风的营养干预有以下共识：限酒禁烟、减少高嘌呤动物性食物的摄入、减少富含果糖饮料的摄入、大量饮水（每日2 000ml以上）、限制能量和碳水化合物摄入、控制体重、增加新鲜蔬菜的摄入及有规律的作息和运动等。

（1）限制总能量，防治超重或肥胖：总能量一般按20～25kcal/kg/d，肥胖者减少能量摄入应循序渐进，防止痛风急性发作。也可按阶段减少，切忌减得过快，否则易导致机体产生大量酮体，酮体与尿酸相互竞争排出，使血尿酸水平升高，促使痛风急性发作。较安全的减体重速度是每周减轻0.5～1kg。每天摄入的总热量不可超过1 600kcal。用粗制谷物替代精白米面，控制碳水化合物的总量。

（2）奶制品是保护因素：牛奶中的蛋白（例如酪蛋白和乳清蛋白）有促进尿酸排泄的作用，特别是低脂牛奶可降低尿酸水平，每天饮用2杯以上，可把痛风危险降低50%。

（3）高嘌呤的蔬菜，特别是菌类不影响血尿酸：如豌豆、小扁豆、芦笋、花椰菜、菠菜、蘑菇等；豆制品不会影响血尿酸，豆腐是痛风患者理想蛋白质来源。

（4）低脂肪饮食：脂肪可能促进尿酸形成且阻止尿酸的排泄，导致尿酸增多。脂肪的摄入量应在总能量的20%～25%，在痛风急性发作期对脂肪的摄入量有着更严格限制。在食物的烹调方法上不宜采用油煎，禁食油炸食品，应采用蒸、煮、炖等用油少的方法，尽量用植物油，少用动物油。多食用坚果及制品，例如杏仁、花生或花生酱；同时多食用橄榄油、植物油，少食用含饱和脂肪酸的肉类和动物油。

（5）高果糖水果可以升高血尿酸：例如芒果、榴梿、柿子、柑橘、李子、杏子、荔枝等，要尽量少食用。樱桃可以增加肾小球对于尿酸盐的滤过率，每天食用不宜超250g。

（6）限制饮酒：啤酒中含有大量的嘌呤和较高的能量，饮用啤酒和其他烈性酒极易造成急性痛风性关节炎的发作。要限制饮酒，绝对禁止饮用啤酒。红酒可以每天少量饮用（男女分别不超过250ml/150ml）。软饮料和含糖饮料可升高血尿酸，要少饮用。

（7）限制蛋白质摄入：蛋白质的摄入量根据病情而定，一般1日摄入量按每千克体重0.8～1.0g为宜。蛋类、乳类及其制品、豆类及其制品可作为膳食中主要优质蛋白质的来源。禁吃火锅，尤其是浓汤火锅；限制动物蛋白，如牛肉、海产品及其制品；肉类、海鲜是危险因素，要尽量少食用。

（8）多食尿液偏碱性食物：因尿酸在碱性环境中容易溶解，故多摄入在体内最后代谢产物呈碱性的食物，可以促进尿酸溶解，增加尿酸排出。如白菜、马铃薯、胡萝卜等新鲜蔬菜，水果、坚果、牛奶、碱性饮料（苏打水）等，应以未发酵的食物为主，不宜食用发酵类食物如面包等。

（9）限制食盐的摄入：痛风患者多为中老年人，且易患高血压及动脉硬化等并发症，应限制食盐的摄入，每日食盐摄入量以不超过 5g 为宜；合并肾功能不全，或并发冠心病及高血压时，应限制在 3g 以内。

（10）鼓励多饮水、补充维生素：以饮用温水和偏碱性水为宜，坚持每日液体摄入量在 2 500～3 000ml 左右，摄入充足的液体，有助于促进尿酸排泄。平时要养成经常主动饮水习惯，不可等口渴了再临时暴饮，保持每天小便次数至少在 6～7 次。膳食中的维生素（特别是维生素 C 和 B）一定要充足。

（11）注意食物烹调方法：选用合理的烹调方法，可以减少食物中的嘌呤量，降低痛风的发病率，如将肉食先煮，弃汤后再行烹饪。

（12）选择适宜的饮料：可适量饮用咖啡、可可、茶。茶碱或咖啡碱在体内的代谢物不是尿酸盐，不会诱发生成痛风石。

（三）饮食干预方案

1. 素食为主的饮食模式　研究发现，植物性饮食（包括豆制品）为主的人群，其血尿酸水平相对低于不以植物性食物为主的人群。Choi 研究表明，植物性食物中的嘌呤并不是引起素食为主人群痛风的主要危险因素；素食为主的人群其饮食中富含膳食纤维、叶酸和维生素 C，这些物质能够在一定程度上保护人体减少高尿酸血症和痛风风险，摄入水平与血清尿酸水平的降低呈正相关。研究认为，维生素 C 能够预防痛风，摄入的抗坏血酸能够提高尿酸的清除率，导致血清尿酸水平的降低，膳食纤维已经被认为是一种能够调节尿酸在肠道排泄的物质。

2. 地中海饮食模式　地中海饮食模式是指饮食中大量摄入水果、蔬菜、粗制谷物及豆类，适量摄入鱼和家禽，适量摄入全脂奶制品、红肉及其制品。使用橄榄油制作食物，并作为食品中脂肪的基本来源。饮食中往往搭配少量适度的葡萄酒。地中海饮食模式中嘌呤摄入量低，并包含预防痛风和高尿酸血症的食品，如水果、蔬菜、粗制谷物及豆类、全脂奶制品和葡萄酒。坚持地中海饮食能够降低尿酸水平，并且可以使被调查对象避免或降低罹患心脏疾病及其他慢性肾脏疾病的风险。参与者对地中海饮食模式的坚持度越好，血尿酸水平下降的可能性越大，患有高尿酸血症的风险也越低。

3. 低盐、低糖饮食模式　高尿酸血症及痛风患者往往伴有高血压，建议每天食盐用量不超过 5g，并减少含盐高的加工食品如咸菜、火腿肠、挂面、蜜饯、蚝油、酱油等的摄入。一些添加果糖等精制糖的甜食、甜饮料会增加肥胖风险。大量果糖摄入也会增加尿酸合成诱发痛风，建议每天精制糖摄入在 25g 以内。果蔬富含多种矿物质和维生素，有利于尿酸的溶解和排泄，建议每天至少吃 500g 蔬菜，水果吃 200～350g。

4. DASH 饮食模式　DASH 饮食强调食用蔬菜、水果、全谷物为主，并将每天的钠摄入量降低至 2.3g 以下。该模式被证实，不仅在降血压上有显著作用，同时在非药物干预糖尿病时有明显作用，对于肾脏起到保护的作用，从而改善肾脏对于尿酸的排出，进行血尿酸的调节。其原则是"五多一少"，即高钾、高镁、高钙、高膳食纤维、丰富的不饱和脂肪酸、减少饱和脂肪酸，通过以多种营养素、全方位改善健康达到降血压的目的。

第三节　姿势评估与干预

一、站姿评估与干预

（一）概述

人体站立平衡的维持需要三个环节的参与：感觉输入、中枢整合和运动控制。前庭系统、视觉调节系统、身体本体感觉系统、大脑平衡反射调节系统、小脑共济协调系统以及肌群的力量在维持人体平衡方面也起到重要作用。

1. 感觉输入　人体站立时身体所处位置与地球引力及周围环境通过视觉、躯体感觉、前庭觉的传入而被感知。适当的感觉输入，特别是躯体、前庭和视觉信息对平衡的维持和调节具有前馈和反馈的作用。

2. 中枢整合　三种感觉信息在包括脊髓、前庭核、内侧纵束、脑干网状结构、小脑及大脑皮质等多级平衡觉神经中枢中进行整合加工，当体位或姿态变化时，中枢神经系统会将三种感觉信息进行整合分析判断，自动形成运动方案以维持平衡。

3. 运动控制　运动方案需要运动系统以不同的协同运动模式控制姿态变化，将身体重心调整到原来支撑面内或通过踝、髋、跨步调节机制重新建立新的平衡。

（二）站立姿势评估

通常用直立姿态作为人体形态评定的基本姿态。直立姿态测量法是指在人体直立的状态下测取人体有关数据的方法，该方法要求被测者两足跟靠拢，两臂自然垂下，两眼平视前方的自然姿态。

1. 站立静态姿势评估　站立静态姿势评估可从后视图，前视图和侧视图三个角度进行。一般评估后视图患者更放松、自然。后视图标准如下：

（1）头和颈部：头是否歪向一边，是否存在头旋移。如果受试者颈部向左侧屈，那么左边的肩胛提肌、胸锁乳突肌、斜方肌上束肌肉可能会紧张。如果头向左旋移，可能用于头部左回旋的肌肉紧张，如左侧的肩胛提肌和右侧的胸锁乳突肌紧张。

（2）肩部：观察受试者的肩部是否等高，三角肌轮廓左右是否对称等。惯用手一侧的肩部稍稍低于另一侧是正常的。在肩关节半脱位的人可以观察到肩部下垂和三角肌轮廓凹陷。

（3）肩胛骨：肩胛骨内侧缘与脊柱棘突间距约本人3~4横指宽，如小于3指，肩胛骨内收肌紧张，大于4指，外展肌紧张；肩胛骨内侧缘贴近胸廓，如远离胸廓，前锯肌可能无力；下角如翘起，胸小肌可能紧张。

（4）脊柱：观察是否笔直，有无任何脊柱侧弯。导致脊柱侧弯的原因有很多，可能是因为先天原因、受伤或生物力学改变，或者是由于长短腿等问题造成骨盆倾斜，脊椎被迫代偿而导致。

（5）骨盆：观察髂后上棘是否等高或者存在倾斜，臀横纹是否对称。为了配合抬升的骨盆，受试者会代偿性的增加腰椎倾斜的幅度，导致抬高侧产生更多更深的皮肤皱褶，相应一侧的腰方肌和部分腰竖脊肌可能会缩短。

（6）膝关节：观察大腿和小腿之间的角度，小于165°，为膝外翻；大于180°，为膝内翻。膝内翻时两腿呈O形，膝外翻时两腿呈X形。膝内翻和膝外翻会同时影响膝关节和支撑膝关节的肌肉。

（7）跟腱：观察跟腱和跟骨的位置，跟腱是否笔直，有无向内凸或向内凹，脚有无呈外翻或内翻状态。

（8）上肢和肘尖：观察有无肱骨内旋、前臂旋前。

现在已经有通过体感摄像骨骼分析技术对人体进行体态分析的软件，多次重复检测其准确率可以达到90%左右，减少了人工成本和时间，便于进行人群的大规模体态筛查。检测结果包括头部前倾、头部侧倾、圆肩、高低肩、脊柱异位、骨盆侧倾、O形腿、X形腿、膝过伸等十种初筛结果，并可以对结果提出初步评估意见及干预方案。

2. 足弓的检测方法　人类的足部由三个足弓组成，分别是内侧纵弓、外侧纵弓和横弓。内侧纵弓由跟骨、距骨、舟骨、楔形骨（3块）和第1~3跖骨组成，起到缓冲减震和蓄积力量；外侧纵弓由跟骨、长方体骨、第4~5跖骨组成，起到力的传递作用；横弓由楔形骨、长方体骨和五个跖骨基组成，起到缓冲减震和保护神经血管作用。对于足弓类型的判定需要有具体的量化指标，1987年Cavanagh和Rodgers通过对足印面积的划分提出了足弓指数（arch index）的概念。

如图 7-1 所示，当 AI 值在 0 至 0.20 时，表明足弓升高，为高弓足；当 AI 值在 0.21 至 0.26 时，表明足弓正常，为正常足；当 AI 值大于 0.26 时，表明足弓下降，为扁平足。

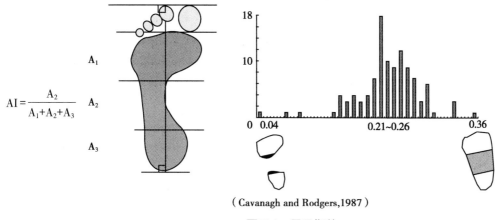

（Cavanagh and Rodgers,1987）

图 7-1 足弓指数

足弓异常极易引起运动（平衡和步态）功能异常，进而导致足、踝、膝、髋、腰的疼痛或不适，因此，通常需要进行干预。

足底压力检测与评估：目前，市面上足底压力仪均是平板式、步道式或鞋垫式足底压力测量仪，主要是基于接触式电阻传感器原理，用于检测受试者足底与地面的接触面压强，进而计算足底压力、下肢生物力线、姿态稳定性及步态周期的时间域和空间域数据等运动生物力学数据，为临床康复评估、矫形鞋垫/鞋的适配效果、假肢矫具适配效果、足部手术效果等提供评估方法和依据，并根据评估结果对受试者进行实时反馈的康复训练或矫正，进而达到改善或康复的目的。

3. 平衡检测与评估

（1）平衡的分类

1）静态平衡：又称一级平衡，指人体在无外力作用下，在睁眼和闭眼时维持某姿态稳定的过程，例如坐位和站位时的平衡。

2）自我动态平衡：又称二级平衡，指在无外力作用下，从一种姿态调整到另一种姿态的过程，在整个过程保持平衡，例如行走过程的平衡。

3）外力干预动态平衡：又称三级平衡，指人体在外力的作用下（包括加速度和减速度）当身体重心发生改变时迅速调整重心和姿势，保持身体平衡的过程，例如在行驶的汽车中行走。

（2）平衡评定方法

1）观察法：虽然过于主观，由于应用简便，可以对平衡障碍患者进行初步筛选，具有一定判断价值。常用方法如下：①在静止状态下受试者能否保持平衡。例如睁眼和闭眼的坐和站立，双足靠拢站，足跟对足尖站，单足交替站等。②在运动状态下受试者能否保持平衡。例如坐、站时移动身体，在不同条件下行走，包括足跟着地走、足尖着地走、直线走、走标记物。③侧方走、倒退走、环形走等。

2）量表法：优点是不用专门设备，结果量化，评分简单，应用方便。信度和效度较好的量表有：Fugl-Meyer 平衡反应测试、Lindmark 平衡反应测试、Berg 平衡量表测试、MAS 平衡测试和 Semans 平衡障碍分级等。

3）平衡仪测试法：利用平衡仪对人体平衡功能进行测定。其最主要的优点在于：指标量化、数据客观、精度高、重复性好。平衡功能临床评估的指标主要包括：重心轨迹的总轨迹长、外周面积、单位面积轨迹长、单位时间轨迹长（速度）、重心偏移量和 Romberg 率等指标。

（三）姿势及代偿

1. 正确的姿势　保持正确的站立姿势需要双下肢强壮的肌肉和关节的支撑。散步可以加强脚部肌肉，是保持正确站立姿势的有效运动。如果一个人养成在日常生活中行走的习惯，并以步行代替电梯或自动扶梯等便利设备，将有助于训练下肢的肌肉和关节。但是长时间站立也会带来健康风险，比如长时间站立可能导致下肢血液循环不良以及腿部静脉曲张，脚底长时间处于压力下可能导致足底筋膜炎，因此在工作上必须长期站立的人，例如教师、销售人员、服务员等为了改善下肢的静脉循环，应该四处走动或做一些伸展运动。此外，选择合适的工作鞋也可以减少长时间站立并发症的发生。

2. 姿势代偿　代偿指身体通过添加新动作或使用其他肌肉运动来弥补另一个区域的运动。一般来说，代偿模式是一种神经肌肉策略，利用结构依赖（骨骼，韧带，肌腱，筋膜和关节结构）来补充或避免另一个结构依赖。以脚踝扭伤为例，身体会采取跛行的代偿模式取代其正常的步态机制，以减少受伤脚踝的重量负荷及时间。随着现代生活模式的改变，例如电子产品的普及、大量应用自动化系统的工作、久坐工作模式等正在逐渐破坏人类的健康，导致各种姿势的代偿。由于人类在工作和生活当中不需保持生物力学的完整性和正确的关节位置，代偿会促使人类的动作能力和组织功能逐渐退化。

女性穿高跟鞋是一种常见现象，而穿高跟鞋会增加跌倒、扭伤和关节肌肉劳损的风险。研究发现，穿细跟高跟鞋走路，增加了足底压力和压力中心（center of pressure，COP）的变化范围，使COP向足内侧和足后方向偏移，导致足中部和足后部足底压力和接触面积增加。高跟鞋站立时促使足后跟被迫抬高，打破了足 - 踝系统的自然解剖结构，踝关节处于被动跖屈状态，使足弓结构本身所具备的缓冲震动功能大大减弱。高跟鞋被动提踝状态下足底压力向前足内侧转移，压强和剪切应力在第一跖骨头区域显著增大，在第五跖骨头区域降低。研究显示，高跟鞋容易导致踇外翻和关节炎等疾病的形成。

（四）站立姿势的矫正

1. 核心肌肉群的锻炼　借助训练核心肌群的局部运动，帮助支撑上半身，可以达到改善姿势的目的。很多经典的动作比如硬拉、深蹲、俯卧撑、倒立撑、引体向上、仰卧起坐、悬垂举腿等都会锻炼到核心肌群。

2. 站立姿势矫正性相关训练　站立姿势矫正性相关训练包括支护、晨墙投降、夜间俯卧姿势放松、平衡训练、稳定球（瑞士球）训练、泡沫轴训练、CLX（弹力带）训练、FLEXI-BAR（振动棒）训练等，具体见数字资源。

3. 足弓及平衡异常的矫正方法　如果是高弓足或扁平足，平时走路时应有意识地改变足部姿势，步行或站立时间不要过久，尤其要尽量避免负重行走和过于劳累。此外，平时可适当进行足尖运动，练习跳绳、跳橡皮筋、跳足尖舞等，练习时要防止扭伤。

（1）选择合适的鞋：有扁平足家庭史或已被发现没有足弓但无其他症状的人，要注意不要穿平底鞋，穿鞋应选择带跟鞋，同时要在鞋内侧足弓偏后位置加支撑垫以控制载距突的偏移。

（2）正确的功能训练：①扁平足训练：训练时用脚趾抓毛巾、做屈趾运动、跳橡皮筋、跳足尖舞，加强足内收肌的肌力，练习时要防止扭伤，或在鹅卵石、沙滩或凹凸不平的路上行走进行锻练，以促进足底的血液循环，使塌陷的足弓逐步得到改善，缓解肌肉疲劳，增加肌肉和韧带的力量。②高弓足训练：高弓足通常踝关节外侧副韧带相对比较薄弱，在站立或行走时易造成踝关节内翻损伤进而出现踝关节慢性不稳，导致踝关节在站立和步行时的异常负荷，出现长距离行走后疼痛和反复扭伤，需要训练踝关节的本体感觉和肌肉反应速度，让踝关节可以在偏离平衡位置很小的时候，肌肉就提前收缩，只需要很小力量即可维持关节在平衡位置，进而避免扭伤。

（3）硅胶减压垫片矫正下肢生物力学状态。使用鞋垫式足底压力系统放进新购买的鞋子里进行实际足底压力检测，根据足底压力的检测结果使用硅胶减压垫片放在合适位置，然后重新再检测一次加垫片后的足底压力分布,可使足底压力重新分布、改善下肢力线、改变足和地面接触角度及负重点、调整足弓位置和角度,借以达到矫正代偿状况和提高运动表现的目的,若配合有力学设计的鞋子一起使用,则效果更佳,如图7-2(见书末彩插)。

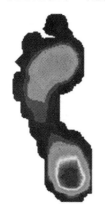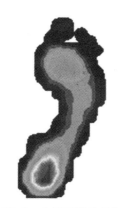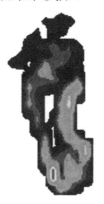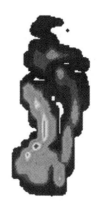

图7-2 穿矫形鞋垫前(左),后(右)的足底压力比较

二、坐姿评估与干预

(一)概述

1. 坐姿的生物力学

(1)不同坐姿:挺直坐位时骨盆后倾减小、腰段脊柱前凸变大,力臂缩短,但它仍大于放松直立位。放松无支撑坐位时由于骨盆向后倾,腰椎前凸变直,原先位于腰椎腹侧的身体上部重力线更加远离脊柱,使身体上部重量所产生的力臂加大,重力矩加大。有桌面支撑时,身体上部重力线前移进一步加大,身体上部重量所产生的力之力臂继续加大,重力矩随之增大。在脊柱前屈逐渐增大时,上位体重对腰椎的压力在竖直方向的分量减小而在水平方向的分量增大,从而引起周围软组织水平方向负荷的增加,长期如此易发生病变。所以,不同坐姿对于人体腰部负荷有不同影响,身体姿势的轻微改变,均可引起腰部脊柱负荷的改变和肌肉及软组织活动的重新分配以维持身体平衡。

不同坐姿腰部负荷均大于站立位,不同坐姿下的腰部负荷(肌力矩)为站立位的1.8~8.9倍,四种坐姿肌力矩由小到大依次为:挺直坐位、放松坐位、挺直伏案坐位、放松伏案坐位。选取脊柱前倾角度较小的坐姿可以预防腰背部肌肉疲劳及各种慢性损伤。

(2)座位倾斜度:在后倾5°的座位上直坐工作时,由于身体后倾会使腰椎前屈,腰椎需屈曲至35°;在前倾5°的座位上直坐工作时,由于身体前倾会使腰椎后伸,腰椎需屈曲至25°;在前倾15°的座位上直坐工作时,腰椎屈曲减少至15°。这种坐位使身体更靠近桌面,需要避免脊柱过度屈曲的患者可以使用这种坐位。研究发现,前倾位脊柱生物力学负荷更小,脊柱不适感更小。坐在有后倾靠背的水平椅子上时,椎旁肌的肌电活动降低,椎间盘压力也相应降低,腰部支撑物也有类似作用。

(3)座椅的高度:座位太低会造成屈曲坐姿,研究发现椅子的高度至少应为身高的1/3,桌子高度至少为身高的1/2。

(4)骑马椅:Eklund 和 Corlett 对从事组装工作的工人进行了实验,让他们分别坐在两种不同的倾斜的座位上进行测量,一种是骑马椅(又称伴前倾"坐 - 站"椅)座位,另一种是普通的水平座位,结果发现骑马椅座位脊柱所承受生物力学负荷更小,脊柱不适感更小,能够保持脊柱生理弯曲,脊柱屈曲有少许下降。

2. 久坐的生物力学

(1)腰椎间盘突出的变化与久坐相关:在 Gregory G 等人(2014)的一项研究中,发现在2天内长时间坐 4 小时可以导致腰椎间盘高度发生显著变化,特别是在 L4～L5 之间,而其他水平没有显示出显著变化。研究结果还表明,如果每 15 分钟发生一次短暂的位置变化,L4～L5 高度变化并不显著。

(2)坐位对脊柱的影响:日本人体工程学家小原二郎认为多数人以为坐比站舒服,实际上并不正确。脊柱是由一个个可以活动的脊椎骨组合而成,人类与其他脊椎动物最大区别是双脚可以直立行走,为了便于直立行走,人类经过了大约 200 万年的演变在重力的作用下使人体脊柱形态从弧形一点点地渐次演变成"S"形,产生了与四脚动物截然不同的体态特征,在头部、胸、腰和骶部形成了四个生理弯曲,这种形态的改变是为了适应站立行走的重力变化而产生的生理变化,保持这种形状时,人在跳跃奔跑时可以减轻内脏震动,是理想的自然姿势。当我们坐下时,脊柱不再需要"S"形,从结构稳定上只需要形成弧形,违反了直立型脊柱的生物力学结构。Luaus 在研究了姿势变化与腰椎压力之间的关系后得出结论,一个体重 70kg 的人,第三腰椎承受的压力直立时为 100kg,坐着时为 130kg。可见坐着时脊柱负担不是减轻而是加重了,所以久坐可致病。平时我们认为坐着舒服,这只是对脚而言的,其实腰部却一直处于不合理的重力状态。

(3)办公室环境保持坐位:长时间坐在电脑前会导致不良的姿势习惯,导致慢性背部或颈部疼痛。在发达国家,15 岁儿童的背痛终生患病率超过 50%。持续和不良的坐姿已被确定为成人背部疼痛的重要危险因素。健康的计算机使用涉及良好的工作站设计功能,例如与身高体重相匹配的椅子和桌面高度,屏幕角度和高度,键盘布置和高度,以及合适的工作时间,适当的休息和身体活动等。

(4)座椅表面不同材质的能量消耗和肌肉活动:一项研究测试了坐在不同稳定性表面材质上肌肉活动和能量消耗有差异,他们让受试者分别坐在平坦坚硬的表面,充气垫和稳定球上,同时测试受试者的躯干和腿部肌肉激活模式,研究发现,坐在稳定球和充气垫上与平坦坚硬表面比较,可记录到更大的能量消耗和更高的胫骨前肌活动,而在充气垫和稳定球之间没有差异,该研究因此得出结论,不稳定的座椅表面材质可以导致下肢肌肉激活水平较高,促进了热量消耗的增加。

(二)坐姿的评估

1. 良好坐姿的标准　上身挺直、收腹、下颌微收,两下肢并拢,拉近与工作台的距离,将桌椅高度调到与自己身高合适的最佳状态。臀部充分接触椅面,腰部挺直,双肩自然后展,保持身体正常生理弯曲。

2. 适当的姿势要求　我们每天都在重复的一个动作就是从椅子上站起或坐下。正确的方法是将双膝、双脚置于身体下方,挺胸,身体通过髋而不是脊柱弯曲向前倾,把重心转移到双脚上,这时依然保持骨盆在置后位置,在身体逐渐站起来的时候用髋部牵引而不是背部向上抬。

久坐工作者每 20 分钟就应该改变一次坐位姿态,从双手手臂向上举向两侧伸直、同时腰向后伸,深吸气,然后放松,大概 20s,腰背部肌肉可以得到休息。

3. 坐的静态姿势评估　良好的站立姿势,骨盆处于中立位。坐位时骨盆改为后倾位,曲髋越大,后倾也越大,为了保持头在直立位时的姿势,腰椎会以屈曲代偿骨盆的倾斜。坐位时腰椎平均曲度为 34°,站立位时为 47°。在无支撑的坐位时椎间盘的压力是增加的,改变腰椎前凸、靠背的倾斜度、腰部支撑物以及座椅高度可以增加或降低椎间盘的压力。设计良好且有靠背的椅子可以使椎间盘压力低于站立位。

4. 坐姿与桌椅的关系　从人体工学的原理来说,一张好的座椅,必须与我们的身体贴合紧密,为人体提供足够的支撑和稳定,能够让人体随意改变坐姿,为背部尤其是腰部提供足够的支撑(在第 2～4 腰椎的范围内),拥有充分的坐垫厚度和适合的软硬度;躯干的重量应主要由坐骨结节承担,大腿及臀部在解剖生理上不适合用于支撑体重;座椅的高度不应超过使用椅子最矮小的人的小腿长度,较高的人坐在低座位时会导致髋关节屈曲,骨盆后倾,腰部前凸增大,需要调节座椅高度来满足不同小腿长度的使用者需求；椅子最大深度应与使用座椅者的大腿长度相匹配，座椅宽度取决于使用座椅者坐骨结节的宽度，腰背部和臀部要充分贴近靠背，将整张椅子坐满，同时微微回收下颌；靠背向后倾斜 5° 可以使椎间盘压力也相应降低，适合会议模式（非电脑办公模式）；座椅升降机械装置要求在双臂任何一侧。

椅子和桌子高度最好个性化设计。电脑键盘位置高度与坐位时肘部水平自然放置的高度相关；电脑屏幕高度与头部自然平视角度相关；电脑距离以伸手手指可以触及显示器的距离比较合适；显示器大小以头部不用转动可以完全看见为前提。桌面高度考虑双眼与桌面书写或阅读有 30～35cm 距离，桌面高度应与身高有关，考虑书写或阅读时脊柱不能过度屈曲，桌子下面和椅子上方之间的空间应大于大腿直径厚度。

5. 坐姿代偿　在坐位时使用代偿姿势会导致活动的不对称性，犹如一个人只穿一只鞋去参加赛跑一样，在不对称的活动中，被牵拉到的韧带和筋膜会沿着牵伸方向伸长，而那些没有被牵拉到的韧带和筋膜则会缩短。并且不对称的活动造成经常使用肌肉的肌力增强，而废用则造成肌力下降。长此以往，身体会不断调整出不同的适应性姿势或者姿势变形，而这些姿势变形可以通过站立和行走的姿势表现出来。如受伤时身体通常会感觉疼痛和不适，身体就会适应性地调整移动方式，避免刺激疼痛，慢慢身体通过学习就会用新的运动模式来代偿，随着时间的推移，不平衡的自适应姿势和运动的压力导致肌肉力量不平衡和关节磨损，从而开始了不平衡运动的恶性循环，即力量不平衡和关节磨损，导致更多的不平衡动作和运动姿态，使我们的姿势发生不对称改变，脊柱发生变形。

6. 不良坐姿　长时间保持坐位，虽然它可能是放松的姿势，但也会对背部和颈部的肌肉和椎间盘造成压力。久坐会导致髋关节屈肌的紧绷，例如髂腰肌紧张以及臀大肌的缺血，由于此类肌肉是脊柱的重要支撑，坐的时间越长，就越有可能在无意识的状态下造成肌群弱化和萎缩。

（1）二郎腿：人们跷二郎腿时容易身体前倾，脊柱后凹，而坐位前倾相较于其他姿势对脊柱压力最大，久而久之，脊柱侧面便形成"C"字形，造成腰椎与胸椎压力分布不均。

（2）盘坐：盘坐时身体前倾，人体为保持平衡，骨盆后倾，极易引发颈椎及腰椎位移产生脊柱力学改变。长期下来，会导致大腿内外侧前后肌群失去平衡。尤其是从小开始盘腿，长大后会更加明显，走起路来明显外八字。

（3）前倾坐姿：随着椎体前倾角的增大，腰椎间盘所受挤压力和剪切力均增大，长此以往容易导致腰椎间隙变窄，椎间盘内压增大，以及椎体平面上发生前后移位。

（4）沙发后倾坐姿：造成脊柱生理弯曲变形，重心偏移，受力不均，肩背部肌群过度紧张，致使身体要用其他方式代偿来保持平衡。

（5）淑女坐姿：淑女坐位时骨盆后倾减小，腰段脊柱前凸变大，压缩相关部位椎间盘的后部，力臂缩短，骨盆常发生 1～2cm 的移位导致骨盆倾斜，竖脊肌等核心肌群长时间处于紧张状态，易感到疲劳，椎间盘长期地收到剪切力的作用，纤维环会逐渐磨损，长此以往，会造成椎间盘突出等病症。

（三）坐姿矫正

坐姿矫正的训练方法包括弹力带核心力量训练、FlexiBar 核心力量训练、徒手拉伸训练等，具体内容见数字资源。

三、卧姿评估与干预

（一）概述

1. 卧位时的生理变化　当人从站立位变为仰卧位时，随着下肢血液阻力减少，回流量增加，右心室的血容量会随着增加，每搏输出量增加会导致人体将通过降低心率以缓和心输出量的增加。相比坐姿，卧位时全身的血压降低。当人起身立位时，如果血压调节能力不良或血容量不足，就会出现昏厥或头晕症状。卧位时，腹部内容物迫使膈肌进入胸腔，肺部进出的空气减少。所以有呼吸问题的患者一般建议采取半卧位或45°姿势位，以便重力可以帮助他们呼吸。在将食物和饮料移至胃部时，食管不再受到重力的辅助，因此，反流常见并且可能发生窒息。食物回流会刺激气管并进一步增加呼吸问题。

2. 各种卧姿的生物力学分析　舒适的睡眠三要素包括人、床和生物力学平衡。人在睡眠时大部分的睡姿改变是为了调整脊柱与床垫舒适关系（包括床垫的软硬和脊柱支撑度），而这些不断调整会导致脊柱不完全符合生理弯曲度要求，维持脊柱生理弯曲的多裂肌收缩活动会导致不适感令人不断翻身，因此在不符合生理弯曲度的床垫上睡姿不会全部是健康的，并且都是在我们不知不觉的情况下发生的。人体在睡眠时通过不断调整姿势，轮流放松对抗肌群，带来顺畅的呼吸，增加血氧饱和度，并避免因床垫和/或枕头的设计不良带来的疼痛以帮助我们获得舒适的睡眠。

（1）仰卧位

1）仰卧位优点：膈肌可以放松获得最大的呼吸容积，可以在床垫获得最大表面区域分配体重，骨骼和软组织平均压力较小而且相对对称；对脊椎和颈部有好处，不会进入扭曲状态。

2）仰卧位缺点：在脊柱支撑度不足和不均匀的情况下，重力作用于后背部/腰椎导致支撑脊柱的韧带和肌肉变得紧张，肌肉长期紧张会产生疼痛；患有睡眠呼吸暂停综合征的患者在这个位置时下肢静脉回流量最大，导致心脏负荷增大，加重呼吸问题；如果枕头过高，颈部前屈，会导致气道部分受阻，增加打鼾症状甚至引起睡眠呼吸暂停。

3）改善方法：将一个薄枕头放在腰背下有助于减少下背部压力；将枕头放在膝盖下有助于减少下肢回流；去掉枕头在颈部下方放一个小毛巾卷有助于恢复自然颈椎曲线，减少颈部前屈，打开气道。毛巾卷可以放在枕套内以固定位置，当然选择适当高度的护颈流线型枕头更好。

（2）侧卧位

1）侧卧位优点：对于大多数人来说，在侧面睡觉感觉最舒服。

2）侧卧位缺点：因为床不是为了侧卧而设计的，侧卧时脊柱会弯曲，导致胸腔腹腔椎体不在一条水平线上；肩部和臀部的受力太大，附近的软组织受压，导致血流减少；侧睡时可能会因单臂停留太长时间血流减少会感到手臂麻木，尤其有肩膀疼痛的人不应该睡在患侧；左侧睡会对胃和左肺施加压力。

3）改善方法：枕头的高度应该比平卧时稍高，使颈部与脊柱的水平线变直，腰部可以垫小毛巾。如果有一边膝盖弯曲，在弯曲的膝盖下放一个枕头。如果两个膝盖都是直的或弯曲的，可以在膝盖之间放一个枕头。改善的目的是使全身获得完全的支撑，脊椎保持在功能位置，这样可使身体得到完全的放松。

（3）俯卧位

1）俯卧位优点：帮助身体摆脱其他睡眠姿势引起的不适、压力或疼痛，帮助放松对抗的肌肉群。

2）俯卧位缺点：将头部向右或向左扭转高达80°，压迫气道可降低血氧饱和度；限制膈肌进一步呼吸；导致下背部疼痛。

3）改善方法：加一个枕头放在骨盆下，限制腰椎过分伸展；使用较薄的枕头或者不使用枕头，减少旋转的颈部向后伸展；使用面部可以低于床平面的专门按摩床，使颈椎保持生理曲线。

（4）半侧俯卧位：是一种介于侧卧和俯卧之间的姿势。半侧俯卧位时臀部超越脊椎中线侧向对侧，一条腿翻转超越中线至对侧。

1）半侧俯卧位优点：相比侧卧位可使骨盆，躯干和肩膀等支点重心下移，减少颈部扭曲的程度，减轻膈肌负载；相比俯卧位，可以使人更长时间处于舒适状态。

2）半侧俯卧位缺点：如果不支持上面的上臂和下肢，则会感到不舒服。

3）改善方法：枕头置于下肢和上臂以支撑。

3. 长期卧位不正确的风险　长时间处于保持一个特定位置具有风险，那些不能轻易移动的人容易受到这些长期风险的影响，例如，患有脑瘫，昏迷，瘫痪，卒中，受伤的人。如果某个位置保持太长时间而没有变化，则存在体型变形的风险，从而影响脊柱的形状。仍在发育中的儿童更容易受到影响。

（1）仰卧，俯卧，侧卧的压力点：仰卧位是指平躺，背朝上，胸部朝上。仰卧位压力点：枕骨，肩胛骨，胸椎，鹰嘴，骶骨，尾骨，小腿，脚跟。俯卧位是指平躺，胃部着地，胸部向下，背部向上。俯卧位的压力点：肘部，耳部，脸颊，鼻子，乳房（女性），生殖器（男性），髂嵴，髌骨，脚趾。侧躺位置：躺在两侧，身体笔直或向前或向后弯曲/卷曲。侧卧位置的压力点：耳，肩峰，肋骨，髂嵴，股骨大转子，内侧和外侧髁，踝，脚趾。长时间躺在特定位置可能会对身体接触表面造成过大压力并导致压力性溃疡（褥疮）。不良的姿势、不合适的床垫和枕头会导致疼痛，尤其常见的是颈部和腰部疼痛。

（2）胸部对称压缩的特点：在习惯性卧姿时，当胸骨脊线处于垂直或水平方向，胸部处于稳定平衡状态，并且作用于胸壁的合力对称地挤压胸部。如果胸骨脊线不是垂直的，则合并的力将使胸骨脊线向水平方向旋转，以可预测的方式挤压胸部，在没有侧向支撑的情况下，合并的力将减小上下深度增加左右宽度，使得胸腔向水平方向挤压，逐渐获得稳定。胸部对称压缩的特点：增强了对旋转变形的抵抗力；胸骨肋骨可能会因负胸腔内负压向内拉伸并产生凹沟；内部容量的减少可能会对消化和呼吸功能产生影响；存在髋关节发育不良的风险。

（3）其他风险：由于疾病或其他原因需要卧位的人，可能会面临以下问题。平卧时，肌肉的血液循环减少，整体肌肉活动较少，随着时间的推移，肌肉强度和肌肉质量会渐渐损失，出现肌肉萎缩和协调性变差。脊柱由于失去重力的刺激，更容易发生脊柱骨质疏松症。腿部伸展的仰卧姿势（如股骨颈骨折时）在大多数人中产生脊柱前凸姿势，这会缩短腰部肌肉并导致紧绷和痉挛。大多数人保持这个姿势一段时间后会自发屈膝以缓解不适，所以当需要长时间仰卧位时，建议在膝盖以下使用枕头。身体形态的破坏性改变可能在很长一段时间内缓慢发生，并且可能影响任何难以有效移动的人，这种改变不受疾病诊断以及年龄的影响。那些需要长期卧床的人更易发生胸部变形，腹腔和胸腔容量的减少。无论诊断如何，任何有破坏性习惯性卧姿的个体都可能被认为有发生体形扭曲的风险，进而影响呼吸、循环和消化。这种习惯性姿势的形成与身体活动困难、早期阶段骨骼不对称或不良习惯有关。据计算，成人大约有三分之一的时间处在卧位姿势，儿童期的比例通常更高。因此，随着年龄的增长，从身体形状变形模式可以看出其习惯性的躺卧姿势。

（二）卧姿的评估

当一个人处于适当的中立位状态时，可以假想一条直线连接人的鼻子，胸骨（胸骨）和耻骨。卧姿的对齐应与站立时大致相同。

进行功能评估可以帮助确定导致偏离正确姿势的原因，识别姿势补偿模式。如果姿势出现偏差，可能存在肌肉不平衡（肌肉或肌肉群紧张或虚弱），通过评估的结果进行针对性锻炼。以下是一些常见的功能评估方法。

1. 肩关节外旋评估　测试方法：仰卧位，肩膀90°外展，膝盖弯曲，双臂伸向两侧，然后前臂竖立，肘部弯曲90°，指尖指向天花板，正常情况下，肩部的旋转范围能达到90°。

2. 肘关节屈曲/过度伸展评估

（1）屈曲测试位置：仰卧位，手臂靠近身体侧面的起始位置。前臂应该完全旋转，手掌朝向天花板。随着肘部弯曲，前臂向上移动，保持肱骨远端稳定。当肘部不能再弯曲时，记录弯曲角度。

（2）伸展测试位置：仰卧肘部笔直，手臂靠近身体侧面。垫放置在肱骨远端下方，以允许可能存在的任何被动肘过度伸展。掌心向上，当肘部伸展到完全被动位置时记录弯曲角度。有些人可能无法完全伸直肘部,而有些人可以过度伸展肘部。

3. 长短腿仰卧评估

(1)目的:评估骶髂关节对长短腿的影响。该测试有助于区分真正的腿长差异和骶髂关节功能障碍,该评估有助于指导我们制订训练计划。

(2)测试位置:仰卧,检查者将被检查者的脚抬起并完全弯曲腿部后伸展。然后检查者比较两个内侧踝部是否对齐。让被检查者坐起来,同时保持腿伸展,再次比较内侧踝的位置,看是否有变化。如果存在髋关节后位,那么看起来较短的腿会随着坐起来变长。如果存在髋关节前位,那么看起来更长的腿会随着坐起来缩短。

4. 仰卧屈膝评估　测试位置:仰卧位,被检查者仰卧并使足跟尽可能靠近臀部,正常情况下,足跟能接触到臀部,或者至少小腿后面靠近大腿后面。如果出现疼痛,特别是来自后角半月板撕裂,可能会抑制完全屈曲。请注意,身体容易承受屈曲范围缩小。如果可以弯曲到110°,则大多数日常生活活动都不会受到阻碍。

5. 仰卧髋关节屈曲评估　测试位置:仰卧位,运动的起始位置是臀部中立位。最初膝盖伸展,但随着髋关节屈曲范围的完成,膝盖可以弯曲以防止腿部运动。当大腿前部和下腹部的肌肉接触,或当骨盆开始向后倾斜时,记录运动范围。通过稳定骨盆并保持对侧腿伸展,可以避免这种骨盆后倾。

6. 仰卧膝盖至胸部评估　测试位置:仰卧位,双腿伸展将一个膝盖拉到胸部,让臀部完全弯曲大腿和腹部之间接触。测试两侧的髋关节屈曲。

7. 髋关节侧卧旋转评估　测试位置:俯卧位,起始位置:测试侧腿部与膝关节屈曲成90°,另一侧腿部则伸直,将躯干设置在中间位置以避免躯干侧向屈曲或旋转。设置该位置以避免被检查者的颈部和躯干的不平衡位置,稳定骨盆,防止臀部在旋转过程中抬起。在保持膝盖弯曲90°的同时,尽可能将脚引导穿过身体中线朝向另一侧,平均旋转约45°。

(三)卧姿的矫正

1. 正确使用床垫,枕头和毛巾

(1)床垫的选择:软硬度合适与脊柱良好支撑完全不是一个概念,也就是说感觉软硬度很舒服的床垫不一定是健康的床垫,健康床垫的基本要求是为不同的个体提供合适和良好的脊柱对线支撑和身体压力均匀分布。如果床垫不能提供足够的支撑和均匀压力分布,在醒来时人们就会感觉酸痛或疼痛。每个人睡眠时所采用的卧姿各异,比如侧卧、仰卧、俯卧或在各个姿势间转换。每种睡眠姿势都有其特定的需求和软硬度。

1)侧卧:侧卧时人们并非一直保持在同一个姿势,而是通常在以下几种姿势间变化:双腿直;一条腿伸直,一条腿屈曲;双腿屈曲。由于姿势不断变化,侧卧时需要一个软硬中等的床垫以提供良好的支撑,从而缓解肩和背部的压力点。对于采取侧卧睡姿的人来说,足够柔软的床垫有助于维持生理曲度,过于坚硬的床垫导致支撑面积减少产生压力点,进而导致下背部疼痛,颈部疼痛和/或肩部疼痛。

2)仰卧:对于采取仰卧睡姿的人来说,过于柔软的床垫不能提供足够的支撑,从而导致胸部下沉,背部呈圆形,腰部曲线变平。理想的床垫应提供足够的柔软度以消除压力点,同时给予足够的支撑,故而可以选择中等到硬的床垫。

3)俯卧:对于采取俯卧睡姿的人来说,在选择床垫时应首要考虑床垫的支撑度。俯卧位对床垫的压力是最大的,需要一个可以在身体不同部位提供相同支撑力的床垫。如果床垫中间部分下沉(床垫太软),睡眠者会腰椎后伸,导致腰部疼痛和其他问题。俯卧位睡眠者需要床垫表面尽可能保持平坦。过高的枕头可能使脊柱对线不良,引起疼痛和不适。通常俯卧位睡眠需要坚硬的床垫,除非睡眠者自己需要稍微硬或更柔软的感觉。

另外需注意基于在床垫上的下沉度以及压力点,体重会影响从床垫获得的支撑力量,体重越大,支撑弹簧必须越多,以提供最佳的舒适度。

从目前设计的床垫来说,不存在一张适合不同体重、不同睡姿,完全适合一定支撑度和软硬度的床垫;理想的床垫是可以根据不同体重、不同睡姿产生完全适合的支撑度和软硬度,这种要求通过利用压力传感器自动反馈加上局部压力调整技术可以达到,目前已有专利并正在研发之中。

（2）枕头的选择:枕头正确的高度因卧姿而异。可以使用毛巾代替枕头,因为毛巾不会像枕头一样被压平,从而提供良好的支撑。以下为不同卧姿下毛巾的使用方法。

侧卧:侧卧时可折叠5～6条毛巾堆叠起来作为枕头,如果觉得高度过高则每次取下一条毛巾,不断试验毛巾的高度直到找到合适舒服的高度,当高度合适的时候身体会保持平衡。一般来说,在侧卧时人们会觉得枕头太低而导致身体向前翻,故而会将手臂放在枕头下或在两膝间夹一个枕头来代偿。但是如果正确铺好了毛巾,则无需垫手臂或夹枕头了。

仰卧:仰卧时过高的枕头会导致颈部前屈,加重圆背和圆肩。调整毛巾的数量和折叠的方式,直到感觉舒服,并且使得颈部处于中立位置。此时不应感觉毛巾向上推颈部,感觉到毛巾仅轻轻垫住颈部即可。

俯卧:俯卧位导致颈椎旋转,有时甚至过度旋转。可以通过取下枕头或使用低枕头来最大限度减少颈椎旋转。

理想的枕头是中间凹陷,用于仰卧,颈部承托部分与本人一个拳头同高;两侧高起,用于侧卧时颈部承托,与本人一个半拳头同高。不鼓励俯卧。

2. 床上拉伸操　具体内容见数字资源。

3. 颈部保健方法　具体内容见数字资源。

4. 各种脊柱、骨盆问题的睡姿调整

（1）脊柱侧弯睡姿对于脊柱侧弯的患者,通过床垫的支撑使得背部保持中立位是非常重要的,高质量的坚硬或中等硬度的床垫是理想的选择。

1）仰卧:可保持脊柱中立位置,不会引起不必要的拉伤或改变脊柱曲度。故而此姿势尤其适合脊柱侧弯患者,因其可将体重均匀分布在身体表面上。

2）侧卧:这是多数脊柱侧弯患者最为舒适的睡姿,此睡姿需要在适当位置增加一些垫枕(可在胸腔/腰部以下和腿部之间用枕头支撑)才能有助于保持脊柱中立位,从而最大限度地减少脊神经的压力。侧卧时如果身体没有得到足够和合适的支撑,此种睡姿可能会对骨盆,颈部和肩部造成不必要的影响。由于大部分脊柱侧弯患者的颈部和腰部的曲度减小,故而可以尝试在颈椎和腰部使用垫枕使得脊柱保持或恢复正常曲度,合理位置摆放垫枕后会觉得舒服,如果垫枕过高过低会感觉不舒服,也可以请家人帮忙看看脊柱是否在正中位置。

（2）脊柱前凸睡姿:腰椎的生理曲度向前,但曲度过大对脊柱的压力增加并引起疼痛。故而需选择睡眠姿势以使得腰部和骨盆更加倾向于中立位置。

仰卧时在膝关节下放一个枕头或毯子以使得前倾骨盆恢复中立位,减少腰椎过伸。侧卧时避免将腿伸直,以防止因腿部伸直而导致的腰部伸展。应将一侧或双侧膝关节略微向胸部屈曲。此姿势可以将骨盆和腰椎置于后倾/中立的位置。俯卧时可能导致腹部沉入床内,使腰部后伸且骨盆前倾。此卧姿时应尽可能保持骨盆中立位。

（3）脊柱后凸睡姿:脊柱后凸是背部中间的曲线胸椎的生理曲度向后凸,但胸廓曲线过度后凸会导致相关问题。对于脊柱后凸患者,需要将枕头摆放在正确的位置。很多人将枕头放在肩膀下面,甚至整个上半身都在枕头上面睡觉。枕头应摆放于头部和颈部下面,而非肩部。仰卧位的睡姿可以迫使胸椎伸直,改善脊柱曲度,所以是脊柱后凸患者的最佳选择。若选择侧卧位,则需要将脊柱伸直,避免像胎儿一样蜷缩。

（4）矫正性脊柱侧弯练习

1）侧板支撑运动。

2）枕头/毛巾侧向拉伸。

3）儿童姿势3D牵伸。

四、走姿评估与干预

（一）概述

步行是直立的脊椎动物人类独立的一个重要特征，也是人类最基本的运动，它是最复杂、最完善的运动之一，正常步行并不需要思考，而步行的控制十分复杂，包括中枢的命令、身体平衡和协调控制，任何环节的失调都可能影响步态。

步态是行走时的人体姿势，涉及足、踝、膝、髋、臀、躯干、肩、颈的肌肉和关节的协同运动，是重要的日常生活活动能力之一。步态分析可以评估患者是否存在异常步态以及步态异常的性质和程度，为分析异常步态原因和矫正异常步态、制订干预方案提供必要的依据。

1. 步态分析的基本参数

（1）步长：行走时一侧足跟着地到紧接着的对侧足跟着地所行进的距离称为步长，又称单步长，如图7-3示Ⅰ，通常用cm表示。健康人平地行走时，一般步长约为50～80cm。个体步长的差异主要与腿长有关，腿长，步长也大。

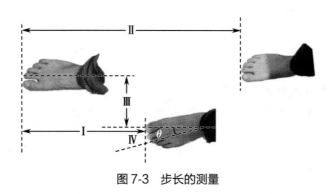

图7-3　步长的测量

（2）步幅：行走时，由一侧足跟着地到该侧足跟再次着地所进行的距离称为步幅，又称复步长或跨步长，如图7-3示Ⅱ，用cm表示，通常是步长的两倍。

（3）步宽：在行走中左、右两足间的距离称为步宽，通常以足跟中点为测量参考点，如上图示Ⅲ，通常用cm表示，健康人约为 8 ± 3.5 cm。

（4）足角：在行走中前进的方向与足的长轴所形成的夹角称为足角，如图7-3，通常用°表示，健全人约为6.75°。

（5）步频：行走中每分钟迈出的步数称为步频，又称步调，通常用steps/min表示。健全人通常步频大约是95～125steps/min，东方男性的步频平均约为 112.2 ± 8.9 steps/min，女性平均为 123.4 ± 8.0 steps/min。双人并肩行走时，一般是短腿者步频大于长腿者。

（6）步速：行走时单位时间内在行进的方向上整体移动的直线距离称为步速，即行走速度，通常用m/min表示。一般健全人通常行走的速度约为65～95m/min。也可以用步行10m所需的时间来计算。

2. 正常步态中的关节活动　人在步行时为了减少能量的消耗，身体各部位要尽量维持正常活动范围的运动，减少身体的重心移动。

（二）步态评估与分析

1. 步态的定性分析

（1）四期分析法：在步态分析中最常用的是步行时相四期分析法，即两个双支撑相、一个单支撑相、一个摆动相。

（2）RLA 八分法：是由美国加州 Rancho Los Amigos 康复医院的步态分析实验室提出的。它在传统步态时相分期的基础上，利用步态分析棍图处理技术全面系统阐述了视觉观察分析技术，如在一个步行周期中求出八个典型动作姿位点，即支撑前期、支撑初期、支撑中期、支撑末期、摆动前期、摆动初期、摆动中期、摆动末期，如图7-4。

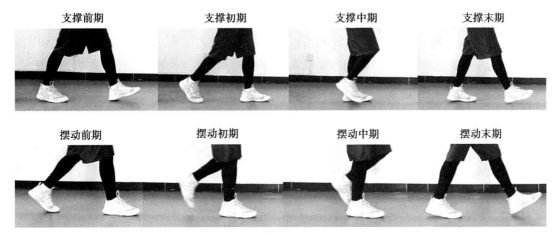

图7-4　步态 RLA 八分法

1）观察内容：检查者可以根据每一个关节或部位在步行周期中表现对照表中提示的内容逐一分析，发现患者在步行中存在何种表现以及出现异常的时相。

2）观察顺序：由远端到近端，即从足、踝关节观察开始，依次评定膝关节、髋关节、骨盆及躯干；先观察矢状面，再从冠状面观察患者的行走特征；在观察一个具体关节或部位时，应将首次着地作为评定的起点，按照步行周期发生的顺序进行仔细观察见表7-2。

表7-2　步行周期观察顺序

步态内容	观察要点
步行周期	时相是否合理，左右是否对称，行进是否稳定和流畅
步行节律	节律是否匀称，速率是否合理
疼痛	是否干涉步行，部位、性质与程度与步行障碍的关系，发作时间与步行障碍的关系
肩、臂	塌陷或抬高，前后退缩，肩活动度降低
躯干	前屈或侧屈，扭转，摆动过度或不足
骨盆	前、后倾斜，左、右抬高，旋转或扭转
膝关节	摆动相是否可屈曲，支撑相是否可伸直，关节是否稳定
踝关节	是否可背屈或跖屈，是否下垂、内翻、外翻，关节是否稳定
足	是否为足跟着地，是否为足趾离地，是否稳定
足接触面	足是否全部着地，两足间距是否合理，是否稳定

（3）行走能力的评定

1）功能性行走：有功能的行走应符合以下标准：①安全：独立行走时稳定，没有跌倒的忧虑，不需要他人的帮助；②质量：行走姿势基本正常，站立时双手能游离作其他活动，不用步行框架等笨重的助行器；③心血管功能：心脏有足够的能力；④速度和耐力：有一定的速度和耐力，即能连续走5min，并走过575m左右。

根据患者行走的具体情况,功能性行走又可以分为社区性行走和家庭性行走,前者主要表现为有能力在家庭周围地区采购、散步、逛公园、到附近医疗机构就诊等。

2)干预性行走:行走安全和质量均不符合功能性行走的要求,但有支具或辅助器具能作短暂步行者,称为干预性行走。干预性行走虽然没有实用性,但有明显的干预价值,因此对没有功能性行走能力的患者应尽可能创造条件,鼓励和帮助患者实现干预性行走。

3)Hoffer 步行能力分级:它是一种客观的分级方法,通过分析可以了解患者是否可以步行以及确定是哪一种行走的形式,具体内容为:①不能行走者;②非功能性步行者:训练时用膝 - 踝 - 足矫形器、拐等能在干预室内行走,能耗大、速度慢、距离短、无功能价值,但有预防压疮、血液循环障碍、骨质疏松的干预意义,又称干预性步行;③家庭性步行者:用踝 - 足矫形器、手杖等可以在家行走自如,但不能在室外长久进行;④社区性步行者:用踝 - 足矫形器、手杖或甚至不用,可以在室外和所在社区内行走,但时间不能长,否则仍需要轮椅。

4)功能独立性测量(FIM):以患者行走独立的程度、对辅助器具的需求以及他人给予帮助的量为依据,根据行走的距离和辅助量两个方面按照 7 分制的原则进行评分。

2. **步态定量分析** 将有微型角度及加速度传感器的运动分析仪仪器穿戴在身上(图 7-5,见书末彩插),通过对肢体进行多点连续测量,可以提供原始步态数据波形、时相及步态等参数,结合同步心电、心率、肌电、角度、角速度、足底压力等参数,有助于对障碍的部位、程度、原因等深入进行功能评估,对预防和降低跌倒、意外等危险系数显得尤为重要。

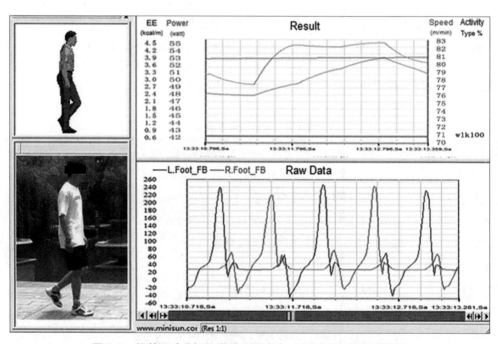

图 7-5 佩戴运动分析仪进行测量步态,活动类型,能量消耗等

3. **不同鞋跟高度及鞋底材料对步态的影响**

(1)不同鞋高度对步态的影响

1)对步频影响:中国青年女性正常步频为 123.4±8 步 /min。鞋跟越高,步频越快且步距越小,80mm 跟高状态下为 133.6±8 步 /min。

2)对步速、步长的影响:一般青年女性行走的速度约为 65~95m/min,行走时步长为 30~60cm。当穿高跟鞋时,步长会整体缩短为 25~50cm。

（2）不同鞋底材料对步态生物力学的影响

1）穿软底鞋的影响：穿软底鞋的步态周期比其他鞋的步态周期长，小腿角度前摆变小，后摆变大；踝关节角度变小，全掌着地期与脚跟离地期踝关节角度均降低。

2）穿中等硬底鞋的影响：穿中等硬底鞋大腿角度前摆变小、后摆变大；膝角度伸膝变大，屈膝变小；踝关节角度变大；穿中等硬度的鞋进入工作状态的时间短，摄氧量、呼吸频率、通气量、心率、呼吸商、能耗都比较低。

3）穿硬底鞋的影响：穿硬底鞋的大腿角度前摆变大、后摆变小；穿硬底鞋的步行时相脚跟离地 - 脚尖离地的时间减少，摆动期时间相对稳定。稳定状态时，穿硬底鞋的摄氧量较低，耗能较少。

（3）不同鞋底材料对步态的其他影响

1）鞋底软硬对鞋缓冲性能的影响：较软的鞋子后跟着地接触时间长，吸收了更多的冲击力，导致地面反作用力减小；同时由于鞋底形状变大，足部的接触面积变大，最大压强减小，足部感觉更加舒适。

2）鞋底软硬对膝关节损伤的影响：有证据表明，具有适当缓冲功能的较软鞋底可以降低膝关节损伤的风险；若鞋底较硬，则会引起膝关节屈曲速度增加和能量消耗增多。

3）鞋底软硬对运动表现的影响：硬底鞋会使足外翻角度减小，并使踝关节内外翻运动幅度降低，可有助于提升足部精确运动的效果。

（三）步态的矫正

1. 辅具矫正

（1）矫正鞋垫：研究结果表明较大的足底接触面积可以降低足底压力并提高舒适感觉。穿平跟鞋时足底压力分布相对均衡，受试者感觉压力舒适，而穿高跟鞋时足底压力增加，影响穿着的舒适性，使用全脚掌足垫可以在一定鞋跟高度下改变足底压力分布，降低压力峰值，并使舒适性大幅提高。对休闲鞋的研究结果还表明，足中部接触面积较大而足背接触面积较小的鞋会使足所受压力减小，从而使人感觉比较舒适。

（2）体外骨骼：动力外骨骼是通过传感器收集使用者的活动信息，通过信息处理器处理，然后启动相应的机械部件减轻使用者力量负荷，帮助使用者进行活动。对于行动不便和力量退化的老年人而言，下肢体外骨骼可以辅助其行走，扩展下肢的运动能力，极大方便其日常生活。

2. 各种调整步态的训练方法

（1）水中训练。

（2）减重设备训练。

（3）功能训练

1）基础步行训练：步行分解训练方法包括单腿负重、靠墙伸髋→离墙站立、患腿上下台阶、患腿支撑伸髋站立→健腿跨越障碍、靠墙伸髋踏步、侧方迈步、原地迈步。

步行基础训练方法包括体位适应性训练、肌力训练、关节活动度训练、平衡训练、协调训练、感觉训练、疼痛的处理。

2）功能性步行：功能性步行根据步行能力又分为社区步行和家庭步行。社区步行一般要达到用或不用穿戴矫形器；每次至少连续行走 900m 以上；能独立上下楼梯。

3）干预性步行：使用各种助步器（包括悬吊式、搀扶式、自助式）协助作短暂的步行。助步器虽不能马上让患者完全康复，但可以给患者走的感觉，从而给患者巨大的心理支持，并可以避免或减缓许多并发症的发生，如压疮、肌萎缩、骨质疏松等，因此有显著的干预作用。

4）常规的康复训练：可以进行俯卧位屈膝控制；仰卧位伸膝控制；蹲起训练；上下楼梯膝关节控制训练等。

5）常见病理步态矫正训练：臀中肌步态矫正方法包括侧踢腿；抗阻侧踢腿；侧方上下楼梯训

练；提降骨盆训练；立位姿势调整训练；增加坡度和速度的活动平板训练。臀大肌步态矫正方法包括伸膝后踢腿/抗阻后踢腿；俯卧背飞；靠墙伸髋踏步；倒退步行；活动平板训练。膝过伸矫正方法包括股四头肌牵伸训练；股四头肌肌力训练；膝关节控制训练；臀大肌肌力训练。足下垂步态矫正方法包括胫前肌肌力训练；踝足矫形器（AFO）使用；小腿三头肌及胫后肌牵伸；功能性电刺激（FES）或肌电触发功能性电刺激；局部肌肉神经阻滞。

五、跑姿的评估与干预

（一）概述

1. 不同跑步着地方式的运动生物力学　跑步着地过程主要作用是缓冲与制动关系，着地时体重加上惯性，人体对地面产生2~3倍于体重的冲击力，我们可以感受到来自于地面的振动和冲击。不合理的、过大的、持续的地面反作用力很可能对于骨骼关节带来负面影响，导致应力性骨折、关节磨损等问题；合理的着地方式，可以避免速度的损失及运动损伤的产生。跑步常见的着地方式有足跟着地、前脚掌着地和全脚掌着地。没有受过训练的跑步者一般采用足跟着地，而只有4.9%~31.0%跑步者采用前脚掌着地或全脚掌着地；随着速度加快，着地部位逐渐朝前。着地时膝关节不要完全伸直，保持略微弯曲，根据速度由慢到快，膝关节角度大约呈130°~160°之间变化，速度越快，膝关节角度越大。

（1）前脚掌着地：前脚掌不是指脚尖，而是指脚前1/3跖骨头所在位置。前足着地时，通过足弓、跟腱和小腿肌肉代替脚跟吸收了冲击力。跑步比赛时运动员都采用前脚掌着地的方式，主要原因包括：脚的大多数关节集中在脚的前部，前脚掌弹性最好，能缓冲外来的震动；人脚结构前宽后窄，前部支撑面积较宽能有效保持人体跑动时的平衡；用前脚掌着地制动性小，使前进的水平速度损失较少；前脚掌着地可加长下肢的长度，增大跑步的步幅。使用前足着地者虽然具有较小的膝关节和髋关节力矩，但由于踝关节在矢状面上的力矩较大，容易产生跟腱炎、跖骨骨折等一系列足部疾病。髌骨痛的患者可以采用前足着地的跑步方式来减轻病痛。

（2）全脚掌着地：全脚掌着地并不是整个脚底面一起着地，而是采用全脚掌的外侧先着地，然后迅速过渡到全脚掌内侧着地，这个过程被称为着地时的足外翻。对于于老年人，体弱多病和体重过大的人来说，他们脚部肌肉无力，脚弓弹性不强，如采用前脚掌着地跑步，跑步时重心过高，不易稳定；采用全脚掌着地的方式则可减轻对脚弓的压力，减少膝关节压力，加大脚着地的面积增强稳定性；用全脚掌着地方式跑步只对跑步的速度有影响，所以采用这种方式对中老年人跑步健身也是可行的。患有膝关节骨性关节炎的患者也可推荐使用全脚掌着地的跑步方式。

（3）脚跟着地：脚跟着地跑产生的反作用力很大，产生速度也很快。采用脚跟直接着地无法利用脚踝的运动来进行有效的缓冲，踝关节和膝关节会受到峰值应力作用，容易患上髌骨疼痛综合征、跟腱病变、足底筋膜炎、脚部应力性骨折。跑步时最不宜采用脚跟先着地再过渡到前脚掌的方式。

由于足的结构特征，无论是脚跟还是脚掌着地，往往都是先外侧着地，也就是都存在小幅度的足外翻，足外翻的存在也极大帮助了我们着地缓冲。如果存在过度的足外翻（比如力线异常型扁平足）或者高足弓（足内翻）就容易蕴涵较大的受伤风险，所以扁平足、高足弓人跑步容易出现伤痛，需要矫形鞋垫加以预防和矫正。

2. 跑步的周期划分　跑步的动作周期是以身体重心是否处于支撑点的垂直上方（即垂直支撑）为参照，以单腿动作过程的不同状态和位置为依据来划分，一个动作周期分为支撑和摆动两个时期，处于不同时期的同一条腿分别称为支撑腿和摆动腿，其动作分别称为支撑动作和摆动动作，形成后蹬-前摆-腾空-着地缓冲四个阶段如图7-6。具体分析内容见数字资源。

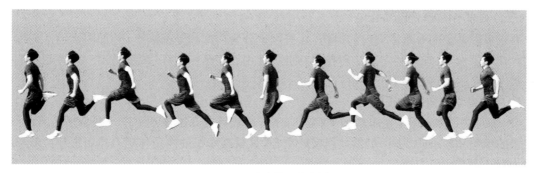

图 7-6 跑步的周期划分

（二）跑姿的评估与分析

随着跑步运动的不断发展，人们越来越重视跑步锻炼时的正确姿势。因为放松、合理的跑步姿势不仅有利于节省能量消耗，而且有利于提高跑步的经济性和实效性。

1. 跑姿的定性检测与评估

（1）头颈及躯干：颈部保持正直，眼平视，注视前方 50m 左右，面部保持放松，避免肩部肌肉过于紧张。躯干保持直立，上体稍有前倾，前倾度为 0°～5°。常见错误动作：双眼望正下方地面，容易使颈部肌肉绷紧，继而使双肩、背部甚至大腿肌肉增加压力；身体躯干核心肌群的力量不足会导致上体前倾加大，缩短步伐。

（2）上肢：两臂微屈，手部呈握拳状，手心向内，拇指放在示指上，避免紧握导致上臂肌肉紧张。肘关节自然弯曲，保持 90°，以肩关节为轴心，有节奏的在身体两侧前后自然摆动，应与身体平衡。常见错误动作：手肘过分屈曲，前臂摆动太高令双肩过分紧张，步伐变短；手臂左右摆动，甚至跨过身体正中线，使上身扭转，拉动另一侧腿部向中轴活动，影响正确跑姿。

（3）下肢

1）臀部：跑步时身体和臀部自然微微左右摆动。强壮的核心肌群可减少臀部前后左右过多的移动，从而减少膝关节受伤。常见错误动作：髋部肌群的力量不足尤其是臀中肌和臀小肌力量不足，导致双脚跑步时膝部内旋，脚掌内旋。

2）髋关节：跨过髋关节的股四头肌在着地时不要完全伸直，大腿后侧肌群要经常拉伸，有一定的柔软度，可以防止臀部、膝部及背部伤痛。常见错误动作：大腿后侧肌肉力量不足使髋关节和膝关节不能很好伸直，同时加重小腿紧张。

3）膝关节：着地时膝关节微屈能保护膝关节，避免在前摆时过伸，否则容易造成损伤。小腿肌肉要有较好的柔韧性，让跟腱在脚趾离地前有足够的伸展。常见错误动作：足部着地前，膝关节完全伸直，形成着地制动力，加重膝关节负荷，导致膝关节疼痛。

4）踝关节：踝关节保持稳定即可。

5）足部：着地时，用前脚掌外侧或者前脚掌首先着地，再过渡到全脚着地。着地应在身体重心前方及膝关节正下方，透过关节稳定地传递力量。常见错误动作：足跟最先着地，这种着地方式加重地面对身体的反作用力，使力量直接上传至膝关节、髋关节甚至脊柱，容易造成以上部位受伤。

2. 跑姿及活动类型的定量检测与评估 通过三维及位置传感器采集的数据由软件进行整合运算，自动进行测量、记录、分类和分析跑步时步长、跨步长、步频、速度、踢地次数、稳定性、流畅性、对称性、协调功能、下肢摆动加速度、落脚强度、地面冲击力等参数为定量检测和评估提供重要依据。同时，心率、能量消耗等整体参数对于耐力训练（如中长跑）亦十分重要。运动分析仪提供的跑步时 4 个步态时相及上述参数可对提高全民健身素质乃至专业运动员的成绩提供客观依据。

（三）跑步引起损伤的矫正

有很多因素影响着跑步引起的损伤，这些因素分为内部和外部因素，外部因素包括训练不当和跑鞋使用年份等，通过科学方法和技术的进步使用一些渐进训练，或者是用一些特制的跑鞋和矫形技术可以削弱这些因素的作用。

1. 生物力学方面的矫正方法

（1）着地方式的矫正：使用全脚掌和前脚掌着地能够提高跑步效率以及减少损伤，往往表现出更快的步频和较小的步幅，足落地点接近重心，这就减小了地面反作用力作用于膝关节和髋关节的力臂从而减小了力矩。

（2）足弓形态的矫正：研究显示，扁平足的足弓部位易出现劳损，甚至出现足底腱膜炎和应力性骨折等病损。在跑步过程中，为了减少震动，脚和脚踝会旋前代偿，称"过度内翻"，脚的外侧更容易先着地，脚踝过度内翻的多余动作又产生了脚、踝、膝的扭转力，会造成肌腱炎、足底筋膜炎等问题。因此，这一类型的跑者需要通过选择一双改善足弓形态的跑鞋来改善跑姿问题，减少损伤的发生，同时还要做一些足部形态改善的运动方法进行有效的矫正。

高弓足的跑者在跑步过程中也是脚外侧着地，但一直到脚尖离地前都保持外侧着地，脚尖把身体往前推、脚刚刚离开地面的那个时间点之前一直保持足外侧着地，这个动作与过度内翻相反，称为内翻不足，脚踝外旋，同样会造成跑步损伤，导致很多髂胫束的问题。

正常足弓跑步者通常是足跟外侧的中部先着地，然后轻柔地滚动到中足，接着继续使用大脚趾，因此可以最大程度地完成蹬离地面的动作，发挥蹬离动作的力量。这种生物力学结构是比较好的跑步着地。

（3）跑鞋的选择：现代都市人选择跑步的场地大都无法进行赤足跑步，选择一双合适的跑鞋是开始跑步前的必需装备。

1）以着地方式进行分类的跑鞋：以足后跟着地为主的鞋子，鞋底前掌的厚度要比后跟薄，形成向前倾的斜度。这样可以放松后跟肌腱，也可以预留更多材料在后跟位置吸震。比较高级的后跟着地跑鞋，在后跟的内外侧厚度和硬度上也有分别。由于跑步时是单足着地，因此鞋跟的内侧应比外侧厚，以消除因跑姿而形成的夹角。同时由于脚跟外侧是第一个着地的地方，鞋外侧先被磨损，所以吸震的材料多集中在外侧。

2）根据足弓类型进行分类的跑鞋：运动控制型跑鞋是专门为扁平足很严重的人设计，标准的运动控制型跑鞋最上面是直楦，中底从足跟到足弓是双密度的，足跟和足弓下方有塑料的支撑片，足跟的稳定区也比较硬，有了这些部件，鞋子重量增加，但是能很好地防止过度内翻。中正型的跑鞋适合高足弓的跑步者，这类跑鞋鞋面是弯楦，并加了缓冲减震层，中底不是双密度材料，足跟稳定区几乎没有，这类跑鞋的好处是脚在不摇晃出可控范围的前提下提供缓冲和灵活性。稳定型跑鞋适合足弓位置正常的跑者，鞋楦是标准的半弯型，有些有双密度中底材料，前脚掌比较灵活，缓冲也足够，略有足跟稳定区。超轻型跑鞋是近年比较主流的跑鞋，它没有支撑功能，材料使用更少、耐久性和缓冲性都弱，对大多数跑者来说，训练时不应穿这种鞋，超轻型跑鞋对于提高速度和力量训练非常好，它的作用介于常规跑鞋与竞赛跑鞋之间。

3）以保护功能分类的跑鞋：承托性的跑鞋讲求稳定，防止足部着地后足内旋，支撑足部推送身体向前，无论扁平足、高弓足还是正常足都需要坚固的中底进行支撑和对抗脚着地时的内旋扭力。赤足跑鞋是一双薄薄的鞋，以不影响不干涉足底与地面之间的相互作用力而设计，选择赤足跑鞋要注意几点：鞋底很薄，减少吸震材料能保留对双脚的刺激；着地方式要使用前脚掌着地的方式；刚开始穿着赤足跑鞋不适宜长时间跑步练习，一般在开始阶段用5～10min穿赤足跑鞋进行热身和跑步，之后换回承托性的鞋，这种交叉训练的方式可以训练肌肉耐力。

2. 强化训练的矫正方法

（1）加强下肢的平衡稳定性训练：下肢良好的平衡稳定性可以为运动动作提供有力控制，减少失控情况的出现,进而减少可能导致的下肢损伤。静态平衡稳定性锻炼方法:平衡垫训练、单腿提举练习。

(2)下肢肌肉力量的训练:适当的下肢肌肉抗阻训练可以增加肌肉力量,减少跑步引起的损伤。下面介绍几种简单有效的下肢肌肉力量训练方法:下蹲、单腿蹲、弓箭步。

(3)核心肌群的训练:跑步时核心肌群力量不足,会导致跑步时身体左摇右晃,不仅分散了向前的动力,同时会增加脊柱与盆骨周围肌肉的负荷,易造成身体的损伤。训练方法:平板支撑、动态平板、侧桥、侧桥提膝、背桥。

(4)柔韧性的强化练习:有初步证据表明股四头肌柔韧性不足是髌骨疼痛综合征相关的九个因素之一。训练方法:动态拉伸(摆腿拉伸);静态拉伸(静态小腿拉伸、静态股四头肌拉伸、静态下背部和髋部内收肌拉伸)。

3. 膝关节防护　跑步每次落地的冲击力是体重的 2～4 倍,步频每分钟 120～160 次,跑的时间越长,里程越多冲击力和磨损就越大,更容易受伤。膝关节主要活动范围是前后方向,主要承受的是正向的冲击力,左右方向的偏向动作一般为 3°～5°,因此姿势不正确会造成膝关节受伤。

(1)跑步过程预防膝关节受损方法包括跑步姿势、脚部落地点、身体稳定。

(2)预防膝关节受损的训练方法包括腿部肌肉训练、跑后的拉伸与放松、跑前的放松与热身、裸足跑、赤足跑鞋。

第四节　心　理　干　预

一、概述

随着医学和心理学的发展,已无法用单一的生物医学模式阐明人类健康和疾病的全部本质。1977 年 GL Engel 在《科学》杂志上发表了《需要一种新的医学模式——对生物医学的挑战》一文,明确提出"生物 - 心理 - 社会医学"这一种新的医学模式,并对此进行了强有力的论证。新的医学模式强调把人看成是生物、心理和社会三个方面协调统一的整体系统,任何一方面出现了问题,都可能对人的健康产生影响。生物 - 心理 - 社会医学模式明确指出人同时具有生理活动和心理活动,强调生理和心理是相互联系的整体。心理因素在社会适应和调节的活动中具有能动作用。一方面,人作为个体,要面对各种环境的变化,并作出及时的适应性调节,保持身心健康;另一方面,人可以通过主动认知和行为调整,作出积极的适应性努力。由此可见,心理因素和健康是相互作用、相互影响的。临床医师在针对疾病带来的生物学损害进行治疗的同时,还应该关注个体的心理健康状况,对出现的各种复杂心理给予帮助和指导,进行心理干预,促进患者身心更好的康复。

本节所述的心理干预,不仅仅局限于危机干预,指的是广义的心理治疗干预技术。心理治疗是临床上普遍使用的基本技术,体现了现代医学的整体观念,其重要性不亚于药物、手术等方法。心理治疗是一种专业性,以治病、助人为目的的人际互动过程。治疗师通过言语和非言语的干预方法,影响患者或求助者的认知模式或行为,从而引起生理和心理功能的积极变化,达到治疗疾病、促进康复的目的。心理治疗按照治疗对象可以分为个别治疗、夫妻治疗或婚姻治疗、家庭治疗、集体治疗。按照学术思想,心理治疗有多种流派,大多数可以纳入以下四种主干理论体系:精神分析理论、行为主义理论、人本主义理论、系统理论。这些理论体系均有自己的理论建构、实证依据和操作技术规范,在实践运用时可根据临床情况有一定的灵活性,往往整合使用。此外,根据语言使用情况,心理干预还可分为语言性技术和非语言性技术,非语言性技术包括音乐治疗、绘画及雕塑治疗、心理剧和家庭塑像等。

心理治疗干预的对象可以是临床患者，也可以是来自普通人群的无临床诊断的"咨询求助者"。本节重点介绍临床心理治疗的干预技术，即治疗者运用心理学原理和方法，通过与患者沟通，运用适当的干预技术，使患者从病态心理向正常心理转变的治疗方法。值得注意的是，心理治疗干预技术作为对患者综合性治疗的一部分，不代表可以替代药物治疗。

二、抑郁障碍心理干预

（一）抑郁障碍的界定

正如喜怒哀乐是人的正常情绪，身处困境时感到不愉快也是正常情绪体验的一部分。但如果当抑郁综合征已明显持续存在至少 2 周，对社会功能产生一定影响，这时应尽早去医疗专业机构就诊，评估是否存在抑郁障碍。抑郁障碍有不同的类型，无论哪一种发作形式，其表现一般均可以划分为核心症状、心理症状群与躯体症状群三个方面。核心症状包括心境或情绪低落、兴趣缺乏和乐趣丧失。心理症状群可分为心理学伴随症状（例如：焦虑、自责自罪、精神病性症状、认知症状以及自杀观念和行为、自知力等）和精神运动性症状（例如：精神运动性兴奋、精神运动性激越等）。躯体症状群表现多维度，有睡眠紊乱、食欲紊乱、性功能减退、精力丧失、晨重夜轻和非特异性躯体症状等。表 7-3 列出了 ICD-10（《国际疾病分类》第 10 版）分类系统对抑郁发作的诊断标准以及各种不同严重程度的抑郁所需满足的标准。

表 7-3　ICD-10 中满足"抑郁发作"诊断标准所需的症状

A.
抑郁心境
丧失兴趣和愉快感
精力下降和活动减少
B.
注意力下降
自尊心和自信心降低
罪恶观念和无价值感
悲观想法
自伤观念
睡眠障碍
食欲下降
轻度抑郁发作：至少具备 A 和 B 中各 2 项；
中度抑郁发作：至少具备 A 中的 2 项和 B 中的 3 项；
重度抑郁发作：具备 A 中的所有项目和至少 B 中的 4 项。
症状的严重程度和功能受损程度也用于指导分类。

（二）抑郁障碍的流行病学

1982 年国内在 12 个地区开展的精神疾病流行病学调查显示，心境障碍的终生患病率为 0.076%，时点患病率为 0.037%。1992 年对上述地区进行复查，发现心境障碍的终生患病率为 0.083%，时点患病率为 0.052%。1982 年在同一次流行病学调查中发现抑郁性神经症的患病率为 0.311%，农村（0.412%）高于城市（0.209%）。

西方统计数字认为抑郁障碍的终生患病率约 15%，妇女高达 25%；初级卫生保健患者中的发病率接近 10%，躯体疾病住院患者中达 15%。另有研究指出：各种不同文化背景下，重度抑郁障碍的女性发病率约为男性 2 倍；失业和离异人群的患病率较高；重度抑郁障碍与其他障碍的共病率很高，尤其是与焦虑障碍和物质滥用。

值得注意的是，抑郁障碍是与自杀相关的重要障碍之一。有研究报道，在自杀者中，80% 左右的人患有抑郁症,其中21~50岁的青、中年人群占多数。世界卫生组织预测,到2020年,精神障碍,包括抑郁症和癫痫,将成为导致死亡和残疾的第二大原因。专家们估计,在今后20年中,患精神性疾病和神经系统疾病的人数将大增。世界卫生组织已将抑郁症列为危及人类健康的第5大疾病。

(三)抑郁障碍的干预目标

1. 长期目标

(1)缓解抑郁,肯定自我,肯定社会。

(2)放弃自杀意念,表示对生存下去的渴望,并开始计划自己的未来。

(3)把抑郁障碍作为一种长期的疾病,接纳为自我概念的一部分。

(4)依从药物治疗。

(5)提高应对与抑郁障碍有关的应激源的能力,并形成有效的策略以解决当前的冲突/问题。

(6)加入到积极的、支持性的社会网络中,并利用家庭的保护作用。

2. 短期目标

(1)评估与抑郁障碍自杀危险性相关的情况。

(2)描述抑郁情绪的严重程度。

(3)转诊求助者接受精神病学评估,了解求助者当前的情绪/情感、思维过程。

(4)按照处方接受药物治疗等。

(5)由医务人员提供求助者近期总体健康状况的资料。

(6)查明求助者的既往自杀史和家族中的自杀史。

(7)发现个人经历中与抑郁障碍患者自杀相关的高危行为特征。

(8)发现个人经历中与抑郁障碍患者自杀相关的高危情感特征。

(9)发现个人经历中与抑郁障碍患者自杀相关的高危社会特征。

(10)确认目前自杀意念的性质、目标以及自杀计划的程度和特征。

(11)识别并明确当前触发/引发自杀意图的应激源及其导致的相关症状。

(12)明确让求助者更多地表述:症状能够通过自杀以外的其他方法得到改善。

(13)识别求助者本身的障碍,应对策略和导致自杀意图的人格特征和易感性。

(14)确定治疗策略,改变导致自杀倾向的个人特征和易感性,以提高应对问题的技巧和减少自杀企图。

(15)让求助者及其家属或照料者得到治疗计划的反馈。

(16)将求助者安置于更具保护性/约束性的环境中。

(17)制订一个能让求助者安全重返社区的计划。

(18)取得求助者的同意,制订一个书面方案以处理自杀愿望增强的情况。

(19)增强对医疗干预的依从性。

(20)识别抑郁障碍导致的心理创伤的特征,鼓励求助者接受这种终生性的疾病。

(21)帮助求助者口头表达对社会功能恢复的自信心。

(22)教求助者预防自杀行为的复发,并制订一个自杀预防计划。

(四)抑郁障碍的认知行为治疗

1. 行为激活和问题解决　抑郁障碍的行为模型是在个体与外部环境的关系框架下来分析抑郁心境的,其特征是个体获得强化有困难,或者对行为的强化不连续。行为激活模型就是强调对维持和强化抑郁行为及功能持续存在的因素进行行为的功能分析。行为功能分析会检查抑郁行为出现之前发生了什么,之后发生了什么。例如,抑郁症患者小黄回避和同学老师接触,拒绝完成功课,每天花数小时玩自己熟悉的电子游戏。在玩电子游戏这个行为之前发生了什么?可能他正思考如何应对月底的考试,"月底考试"激活了他的焦虑情绪,强化了自己无能为力,无法应对的负性思维。而"玩自己熟悉的电子游戏"这种被动的、相对熟练和封闭的行为减轻了他的焦虑情绪，让他感觉到"至少我还可以比较好的玩电子游戏"，使患者暂时摆脱了焦虑，回避了进一步的焦虑情境，"玩电子游戏"这种行为则得到了负性强化。因此，对该行为的治疗需要强调激活更具有奖励性和可预测的行为反应模式，增加行为的连续性和奖励。行为激活还强调可预测性和对行为有关的结果的控制。例如，小黄可能发现他无法有效控制或预测人际交往的结果，担心自己被拒绝。因此他将行为转移到自己可以有效控制的行为上（"玩游戏"）。行为学途径就是强调首先标记这类标志着抑郁发生的行为（被动地玩游戏、抱怨、思维反刍等），通过功能分析来检查这类行为，发展出患者认为是奖励的清单，设定能够增加奖励行为的行为任务。例如，小黄玩游戏使得其没有机会参加其他奖励性的行为。行为激活的目标就是通过一些技术，譬如"活动计划"和"奖励菜单"来逐渐增加奖励行为，让小黄能意识到在让自己感觉好一点之前需要先做得好一点。

此外，提高社交技能和自信心也往往是行为治疗的有效目标之一。医师和治疗师需要帮助患者识别他们面对的挫折，把挫折设定为"需要解决的问题"，而不是解压或宣泄。问题定义后（例如，"你希望努力解决什么问题？"），完善信息采集（例如："你对于解决这个问题有什么想法？"，"可以得到家人和好友的哪些帮助？"，"其他人往往是怎样解决这类问题的？"），然后对可能的解决方法进行头脑风暴并按照难易程度进行排序，设定一种解决方案并执行实施，最后评估实施结果并可以根据结果来修正计划。表7-4列举了治疗抑郁障碍的常见的行为干预技术。

表7-4　治疗抑郁障碍的常见的行为干预技术

技术	描述
列出抑郁行为的例子	孤立、被动、抱怨、思维反刍等
检查抑郁情绪或行为的扳机点	帮助患者识别在抑郁反应出现前有什么刺激
检查抑郁行为的结果	回避可以减少焦虑
识别目标	帮助患者发展期望达到的短期和长期目标
奖赏计划	列出过去喜欢的和将来期望的积极行为
安排活动	帮助患者安排奖赏性活动，对每个活动的愉快感、掌控感评分，然后对实际完成情况进行自我监测
制定任务等级	鼓励患者逐步增加积极行为的难度
自我奖励	帮助患者增加使用积极的自我陈述，识别与积极行为相关的明显的强化物
减少思维反刍及过分的自我关注	鼓励患者采用主动行为和转移注意来代替被动行为和思维反刍，设置固定的思维反刍时间，延迟思维反刍
社交技能训练	帮助患者增加指向他人的积极行为和奖赏行为，例如称赞和表扬他人，更加信任他人，改善个人卫生和外表，接近他人的行为方式，减少抱怨和负性的社会行为
自信心训练	帮助患者增加负责任的积极行为
问题解决训练	帮助患者识别问题，定义问题，找到可能解决问题的方案，制订计划并实施

2. **改变不合理认知**　抑郁障碍的认知模型认为认知、动机和躯体症状的出现、增加、维持是由偏差的、不合理的思维方式导致。抑郁障碍的患者往往存在"我是失败的，什么也做不好""我的生活一团糟""我一无是处，将来也是会失败的"等负性的自动化思维。这类自动化思维具有贴标签、全或无、灾难化等特点。当发生冲突性事件或挫折时，例如工作受挫或恋爱失败，自动化思维就以一种过分负性的方式开始出现并循环，产生泛化的负性想法（"我一无是处"——全或无；"我是一个失败者"——贴标签；"这样实在是太糟糕了"——灾难化）。最终导致个体变得情绪低落，体验更多的负面感受，在追求奖赏性行为方面缺乏动机。又例如：抑郁障碍患者小徐认

为自己将在期末考试中考得不好,这具有自动化思维"算命术"的特点,也就是对未来的负性预言或期望。在这种潜在假设的心理暗示作用下,可能会导致问题的产生。如果期末开始真的考得不好,对小徐意味着"我是失败的,没有能力学好",加强了潜在假设的强化——"我只有考好,才能证明我是一个有价值的人"。因此,一旦期末考试成绩没有达到自己的预期,抑郁症状就很容易诱发或加重。

改变不合理认知的目的就在于冲击患者的非理性信念,让患者意识到当前困难与持非理性观念有关;教会他们更有逻辑性和自助性的信念,鼓励他们身体力行,验证这些新信念的有效性。以下介绍调节歪曲想法和负性情绪的练习:

(1)描述令你烦恼的事件:描述令你不开心或者想想生活中曾令你烦恼的事情,它可以是最近发生的,也可以使很久以前发生的事。它可以小到约会被女朋友拒绝,也可以严重到必须将你年迈的父母送入重症监护室。简要描述当时的情景,特别指明发生了什么,何时、何地,以及和谁在一起。

1)＿＿＿＿＿＿＿＿＿＿＿＿＿＿＿＿＿＿＿＿

2)＿＿＿＿＿＿＿＿＿＿＿＿＿＿＿＿＿＿＿＿

3)＿＿＿＿＿＿＿＿＿＿＿＿＿＿＿＿＿＿＿＿

(2)记录你的负性情绪:识别你的负性情绪(尽量具体描述,例如是悲伤、内疚、愧疚、愤怒、害怕等),并评价每一种情感的强烈程度,范围从0(最轻)到100(最重)分。见表7-5。

(3)记录你的负性想法:记下令自己心烦意乱的负性想法。可以问自己:"当我心情糟糕的时候我在想什么?""我对自己说了什么?",你可能会想"我工作能力总是很差"或是"我总处理不好人际关系"。当每一个负性想法第一次闯入你脑海中时,评价你自己相信的程度,范围从0(不相信)到100(完全相信),在每个负性想法后面写下你的评估(表7-6)。

(4)识别负性想法的歪曲之处:抑郁情绪常常是由歪曲的想法引起,当懂得了如何识别并纠正这些歪曲的想法,就有可能改变自己的情感。常见的歪曲的想法有以下10种:全或无的思维方式、过度泛化、思维过滤、忽视优点、妄下断论、夸大或贬低、情绪化推理、"应该"语句、贴标签、责备。分析之前记录的每个负性想法所存在的歪曲之处,并记录下来(表7-7)。

表7-5 负性情绪记录表		表7-6 负性想法记录表		表7-7 负性想法歪曲之处记录表	
情绪	强烈程度	负性想法	相信程度	负性想法	歪曲之处
1. 悲伤		1.		1.	
2. 愧疚		2.		2.	
3. 内疚		3.		3.	
4. 愤怒		4.		4.	

(5)寻找积极想法:在识别影响情绪的负性想法后,需要找到积极的想法来替代它们,这是一个关键的步骤。通常来说,积极的想法应该有下列特征:

1)它应该确凿无疑。

2)它应该是有更据和符合实际的。

3)它应该能说明负性想法的荒谬之处。

记录下你所能想到的相对积极而确实的想法,并付诸行动(表7-8)。一旦改变或减弱了负性想法,请立即记录下你所取得的进步,这样会形成一个良性循环。例如针对"我命中注定是一个失败者"的负性想法,这里有一个积极想法可以记录下来,"我是一个失业者。最近许多人处于与我一样的困境。我失去了工作,并且感到很痛苦,但它不能使我变成一个失败者。我的一些朋友也失业了,而他们并不是失败者。"

表7-8 积极想法替代负性想法记录表

负性想法	积极想法（用更积极和更现实的想法取代）
1.	1.
2.	2.

三、焦虑障碍心理干预

（一）焦虑障碍的界定

焦虑障碍是指在没有脑器质性疾病或其他精神疾病的情况下，以精神和躯体的焦虑症状为主要的、突出的异常状态。ICD-10分类系统把焦虑障碍划分为恐惧性焦虑障碍和其他焦虑障碍，其他焦虑障碍又包括广泛性焦虑障碍、惊恐障碍、混合性焦虑和抑郁障碍。临床中以广泛性焦虑障碍最为常见。表7-9列举了焦虑障碍的常见症状。

广泛性焦虑是焦虑障碍中的一种，主要表现为对日常生活过分的难以控制的担心和焦虑，是一种以显著持续的紧张不安，伴有自主神经功能兴奋和过度警觉为特征的慢性焦虑障碍。典型患者常具有特征性的临床体征，如面容紧张、眉头紧锁、坐立不安（严重时可伴有颤抖）、皮肤苍白、大汗淋漓（以手心、脚心、腋窝为甚）。这种担心和忧虑与正常人的情绪体验相比，有以下几个特点：①难以自我控制；②持续时间长；③担心和忧虑常常是没有任何原因的，但也可以归因于各式各样的原因，但不会局限于某一特定的问题。

表7-9 焦虑障碍的症状

自主性警觉	心理性警觉
口腔胃肠道	**恐惧**
口干	易激惹
吞咽困难	对噪声敏感
上腹不适	注意力不集中
过度胀气	过度担心的想法
蠕动频繁或腹泻	**肌紧张**
呼吸	头痛、肌痛
胸部紧缩感	肌肉震颤
吸气困难	过度换气
心血管	眩晕
心悸	手足刺痛感
胸部不适	感到呼吸急促
感觉脉搏脱漏	**睡眠紊乱**
泌尿生殖	失眠
尿频或尿急	夜惊
勃起障碍	
月经紊乱或停经	

（二）焦虑障碍的流行病学

一项对老年人进行的研究发现，广泛性焦虑是最常见的焦虑障碍，人群的发病率为10.2%。该病同时也为一种慢性疾病，其终身患病率在美国为5%～6%，并与许多躯体疾病相关联，相当比例的患者还共病抑郁障碍和其他焦虑障碍。世界范围内成人的广泛性焦虑终身患病率约为

4.1%～6.6%，年患病率约为 1.1%～3.6%。发病年龄变化很大，其中 45～55 岁年龄段发病率最高，女性患病率是男性的 2 倍。由于使用不同的诊断标准，不同的调查获得的发病率和患病率也有所差别。

在基础卫生保健中，广泛性焦虑也是最常见的诊断之一。该病患者常常先去消化科就诊，而不是去精神科。并且，该病和抑郁障碍的识别率较低，约 56% 的抑郁障碍患者能被识别，广泛性焦虑仅有 23%。

（三）焦虑障碍的干预目标

1. 长期目标

（1）把焦虑障碍作为一种慢性的疾病，接纳为自我概念的一部分。

（2）增强在社会职业环境中，应对与焦虑障碍可能有关的应激源的能力。

（3）理解焦虑的任何躯体症状并不是因为躯体疾病所致。

（4）明确在面对焦虑不安和恐惧时能使自己缓解/解决焦虑的策略。

（5）加入到积极的、支持性的社会网络中，重获信心。

2. 短期目标

（1）使用广泛的生物 - 社会 - 心理学评估。

（2）通过精神病学评估，全面了解求助者当前的情绪、情感和思维过程，按处方服用精神科药物。

（3）由医务人员提供有关求助者当前的健康状况资料。

（4）识别那些触发焦虑的应激源及其所导致的症状。

（5）识别求助者本身或阻碍焦虑治疗的人格特征和易感性。

（6）改变导致引发焦虑或阻碍治疗的个人特征和易感性，以提高应对技巧。

（7）确定导致焦虑的歪曲认知。同时对疾病的本质进行解释，并强调焦虑的任何躯体症状并不是因为躯体疾病所致。

（8）思考并明确怎样的行动可以缓解/消除焦虑。

（9）总结尝试解决焦虑的行动的结果，确定已经存在的焦虑处置策略并增加其运用。

（10）布置家庭作业。

（11）增强求助者对社会和职业功能的自信心。

（四）焦虑障碍的放松治疗和整合治疗

认知行为治疗同样可以用于治疗焦虑障碍。由于认知行为治疗的要点已在抑郁障碍心理干预中简要介绍，以下介绍另外的常用心理干预方式：放松治疗和整合治疗。

1. 放松治疗 放松训练是行为治疗中最简单的操作技术，对阈下焦虑及应激相关障碍的治疗有效。常见有以下两种：渐进性放松：采取舒适的坐位或卧位，从上到下，渐次对各部位的肌肉先收缩 5～10s，同时深吸气和体验紧张的感觉；再迅速地完全松弛 30～40s，同时深呼气和体验松弛的感觉，如此反复进行。练习时间从几分钟到 30 分钟。自主训练：自主训练有 6 种标准程式，即沉重感（伴随肌肉放松）；温暖感（伴随血管扩张）；缓慢的呼吸；心脏慢而有规律的跳动；腹部温暖感；额部清凉舒适感。在指导语的暗示下，缓慢地呼吸，由头到足的逐部位体验沉重、温暖的感觉，即可达到全身放松。

2. 整合治疗 通过自我问卷的形式让患者发现什么问题与焦虑有关，并探索具体的方法来减轻焦虑。

（1）什么使我焦虑：开始减轻焦虑时，你必须尽可能清楚而具体地确定导致你产生焦虑情绪的原因，这个练习能帮助你却确定这些原因。

1）圈出会导致你焦虑的每一条目，并在右侧的横线上标出焦虑程度的分值，从 1 分到 10 分。1 分代表没有焦虑，5 分代表中等程度的焦虑，10 分代表非常焦虑。

等级_____   死亡_____   肤色 / 丘疹_____

外表 / 相貌_____   得到喜爱_____   变得快乐_____

偶然事件_____   批评_____   错误_____

药物_____   疾病_____   战争 / 灾难_____

受到伤害_____   父母_____   失败_____

金钱_____   看起来愚蠢_____   邪恶_____

孤独_____   未来_____   考试_____

2）你在这些事物上的焦虑水平与你的朋友、家人或其他人在这相同事物上的焦虑水平相比有什么不同？

　　　　　　　焦虑少一点　　　焦虑多一点　　　焦虑比较高　　　焦虑非常高

你认为你为什么会对这些情境感到焦虑？

_____

_____

3）当你感到焦虑时会做出什么样的反应？请从下面的选项中筛查。

感到胃部不适_____   吓呆了_____   心跳加速_____

过度换气_____   跑开_____   感到全身发热_____

大笑 / 大哭_____   惊恐_____   发怒_____

咬指甲_____   觉得头痛_____   发抖_____

4）列出你曾经尝试处理或应对的让你感到最焦虑的两件事情时使用过的所有方法，无论它们是有效的还是无效的。

_____

_____

5）从第一题中，写下你评定使你最为焦虑的问题。

_____

_____

6）在应对焦虑的过程中，什么应对策略对你的帮助最大？

_____

_____

7）对那些你认为好的应对策略的有效性进行评定。

　　　　　　非常有效　　　相当有效　　　有效　　　有些效果　　　无效

8）在下一周里，每当经验特定的焦虑情境时，都要使用第6题中提到的应对策略，而且对每一次使用它减轻你的焦虑的有效性都记录下来。

　　　　　　非常有效　　　相当有效　　　有效　　　有些效果　　　无效

9）下一个治疗会谈，把这个家庭作业表带上并和你的医生一起分析你这一周应用这个策略的结果，接受医生的反馈和帮助，如有需要就修改这个策略使之更有效。还要探讨使用这个方法减轻与另一个主题有关的焦虑。

（2）治疗焦虑的方法：在对能产生焦虑的情境事先准备好应对的方法是非常有效的。通过完成这个家庭作业，你可能会掌握其中的两种你使用的方法。

1）列出四种使你产生紧张或焦虑的情境或事件

①_____　　②_____

③_____　　④_____

在你所列出的四项中圈出让你感到最紧张或焦虑的两项。

2）选择一个令人愉快的、舒适的、安静的情境、地点、活动、白日梦或者回忆，然后用尽可能多的描述性词汇来描述它，以便在头脑中呈现相应的意象。这就是所谓的指导性想象。

_____

_____

完成描述后，把你描绘的情景牢牢记在脑海里或者用缓慢、轻柔、舒缓的语调录在磁带上。

3）设计积极的自我对话。运用自我对话的思维技巧可以使正在经受焦虑的你感到备受鼓舞。例子："我知道我可以对付它。"；"我以前做过这件事。"；"一切都会过去，我很快会好的。"

写下你感到焦虑时可以应用的 5 个积极的自我对话的内容：

①_____

②_____

③_____

④_____

⑤_____

把这些对话内容抄到一张 3cm×5cm 的卡片上，以便随身携带。

在 1）部分中，引起你最焦虑的情境是哪两个：

①_____　　②_____

下面，请你在两种方法（指导性想象或自我对话）种选择一项，你准备在下一周每次你经验确认的焦虑时实施。在你使用这些措施之前，你需要进行 3 次深慢呼吸让自己平静下来，然后，应用你已经掌握的方法并在下面的空白处记录下你的体验：

①日期_____　　情境_____

结果_____

_____

应用完自我对话 / 指导想象以后，我的焦虑是：（在下面的选择项中圈出一个来）

　　　　　　a. 与原来一样　　b. 减轻了一些　　c. 减轻了很多

②日期_____　　情境_____

结果_____

_____

应用完自我对话 / 指导想象以后，我的焦虑是：（在下面的选择项中圈出一个来）

　　　　　　a. 与原来一样　　b. 减轻了一些　　c. 减轻了很多

③日期_____　　情境_____

结果_____

_____

应用完自我对话 / 指导想象以后，我的焦虑是：（在下面的选择项中圈出一个来）

　　　　　　a. 与原来一样　　b. 减轻了一些　　c. 减轻了很多

④日期_____　　情境_____

结果_____

_____

应用完自我对话 / 指导想象以后，我的焦虑是：（在下面的选择项中圈出一个来）

　　　　　　a. 与原来一样　　b. 减轻了一些　　c. 减轻了很多

你应用这些方法一周并把结果记录下来以后，下一次治疗时把这张表带上并把你的体验和方法产生的效果与你的医生一起分析讨论。

第五节　睡眠障碍干预

一、睡眠健康管理

很多睡眠不好的患者会主诉白天倦怠或心情不佳,这可以是非器质性睡眠障碍的表现,也可以是其他精神心理疾病的临床表现,特别见于抑郁障碍和焦虑障碍。本节主要阐述的是非器质性睡眠障碍,这一组障碍包括:①睡眠失调:原发性心因性状态,其中主要紊乱是由于情绪原因导致了睡眠的量、质或时序的变化,即失眠、嗜睡及睡眠 - 觉醒节律障碍。②睡眠失常:在睡眠中出现异常的发作性事件;在儿童期主要与儿童的生产发育有关,在成人主要是心因性的,即睡行症,睡惊及梦魇。

睡眠障碍非常常见。根据定义和研究人群的构成不同,失眠患病率有很大的不同。超过 30% 的成人主诉失眠,其中 1/3 为慢性障碍;5% 的成人有过多睡眠,可能有 15% 的青少年和 14% 的成人存在睡眠 - 觉醒节律障碍。有流行病学研究发现 10.2% 社区样本人群主诉失眠,3.2% 存在睡眠过多。有 40% 的失眠者和 46.5% 的睡眠过多者存在精神障碍,而没有睡眠障碍的人仅为 16.4%。幼儿、青少年、躯体疾病、学习能力低下以及痴呆人群尤为容易出现持久的睡眠障碍。

应激和跨时区飞行容易出现暂时性失眠,在个人困境(例如患病、丧亲、人际关系困难或工作压力等)下容易出现短期失眠,慢性疼痛性的躯体疾病、抑郁障碍、焦虑障碍等容易出现慢性失眠。无论是失眠持续时间的长短,有效进行睡眠健康管理都非常重要。表 7-10 罗列了睡眠健康教育的原则。本节内容不涉及睡眠障碍的药物干预。

表 7-10　睡眠健康教育的原则

睡眠的环境	需要避免的因素
熟悉和舒适	上床前过度兴奋
黑暗	深夜运动
安静	午后饮用含咖啡因饮料
促进睡眠的因素	过度饮酒和抽烟
睡眠时间有规律	白天睡眠过多
规律的就寝和起床时间	晚间进食过多
只在感觉困倦时上床休息	清醒时卧床时间过长
上床后不再想负责的问题	
常规进行体育锻炼	

二、睡眠认知行为干预

在失眠的认知行为治疗中,主导治疗的观点和原则是行为治疗。1987 年,Spielman 等最早提出的失眠的行为模式是目前关于慢性失眠最明确的也是被广泛应用的病因学理论,为失眠的解释、预测和管理提供了强有力的观点。该模式的要点是素质 - 应激理论,假定急性失眠的发生与易感因素、诱发因素和使疾病转变为慢性的非适应性应付行为(维持因素)相关。也就是说某些个性特征的人具有失眠易患性,他们在诱发因素的作用下出现急性失眠,并由于某些行为因素转变为慢性失眠。

易感因素包括了生物学因素(高度觉醒、高度反应和 / 或先天性睡眠生成系统功能低下)、心理因素(担忧或过度思虑)以及社会因素(学习、工作压力等导致的不健康的睡眠作息)。诱发因素是突然出现的时间,与患者本身的易感因素相互作用,导致短暂性睡眠起始或维持困难。维持

Note

因素指的是个体为了应对短暂性失眠，获得更多的睡眠而采取的各种不良应对策略，例如在床时间过多。很多失眠患者为了增加睡眠会采取提前上床、推迟起床时间或打盹等方式来期望增加睡眠，但这些行为反而会引起睡眠机会和睡眠能力的不相符。患者在自己安排的睡眠时段里保持清醒的时间越长，这种不相符的情况就越严重。行为治疗的重点就是消除这些使得疾病持续的不良适应性行为，控制患者待在床上的时间和阻止卧室中与睡眠无关的行为的发生。表 7-11 列举了失眠常见的维持因素。

表 7-11　失眠常见的维持因素

补偿策略	对睡眠的影响
	延长了睡眠机会
早点上床	打乱"睡眠平衡"，导致失眠和浅睡眠，可能还有睡眠节律的失调
晚起床	打乱"睡眠平衡"，可能有睡眠节律的失调
打盹	打乱"睡眠平衡"
	抵消疲倦的方法
增加刺激的使用和 / 或不合适地安排刺激的使用时间	增加觉醒时的睡眠干扰状态
避免或减少体力活动	可能打乱"睡眠平衡"，如果增加在床上或卧室的休息时间可能导致条件性觉醒
	仪式和策略
为了消磨时间，增加在卧室里的非睡眠行为	减弱刺激控制
在卧室以外的其他地方睡觉	减弱刺激控制
花精力在那些认为可以促进睡眠的"仪式化行为"	促使对这些行为的依赖，没有这些行为时产生预期性焦虑
避免那些被认为阻碍睡眠的行为	当发生这些行为时出现预期性焦虑

　　常用的失眠认知行为干预包括：睡眠卫生、刺激控制、睡眠限制、放松训练和认知疗法。这里主要介绍刺激控制和睡眠卫生。

（一）刺激控制

　　该疗法被推荐用于睡眠起始和维持障碍。美国睡眠医学会认为刺激控制疗法是治疗慢性失眠的一线行为干预措施，其作为单一疗法已被广泛验证，有可靠的临床效果。

　　刺激控制疗法为了加强床、卧室、就寝时间与快速而稳定的睡眠之间的联系，限制了清醒时躺在床上的时间和待在卧室或床上的行为。典型的指令包括：①感觉困倦时才上床；②除了睡眠和性活动外不要在卧室进行其他活动；③醒来的时间超过 15min 时离开卧室；④再次有睡意时才能回到卧室。第 3 条和第 4 条可以按需要重复进行。不论睡眠量多少，在 1 周 7 天内保持一个固定的起床时间。在治疗前，应和患者详细沟通，尽可能减少患者的阻抗。患者可能会提出是否可以"早点上床培养睡意""醒后躺在床上""晚点起床"等？表面上看"醒后躺在床上"可能会让患者"靠近床"有机会入睡，"晚起床"或"早入睡"可能会弥补之前的睡眠缺失，但却减少了清醒的时间。清醒时间的减少意味在下一次想要睡觉时，更加不容易入睡。这种"睡眠压力"的减少被称为睡眠平衡紊乱。这样的后果是，患者可能在睡眠补偿以后的几天，睡眠起始及维持可能会遇到困难。从长期看，这种形式的睡眠紊乱将导致失眠一直存在。患者也可能会对第 3 条"醒来的时间超过 15min 时离开卧室"感到不理解，担忧睡醒时离开卧室可能对睡眠的平衡状态产生影响。在治疗初期，患者可能比躺在床上失去更多睡眠。这种睡眠缺失的情况与睡眠限制类似，可以增加睡意，加强引起睡眠的标志性刺激和睡眠的联系。调节睡眠时间表可能会对患者的昼夜节律系统产生影响。因此当练习睡眠控制时，可能会使首选睡眠期与睡眠生理状态更一致，这种一致性会直接促进良好的睡眠,加强建立良好规律的昼夜节律。

刺激控制疗法可能通过经典的条件反射来改善睡眠。床、卧室、就寝时间与睡眠这种生理状态的反复配对可能相互作用,即与睡眠相关的刺激引起困倦和睡意是因为睡眠相关的刺激与睡眠的生理/中枢神经系统状态反复配对。总体来说,该干预方法对一般人群具有良好的耐受性,但对于躁狂症、癫痫、异态睡眠症和伴有跌倒风险的患者应慎用。

(二)睡眠卫生

睡眠卫生被认为是一些可能影响睡眠质量和长度的行为。睡眠卫生是心理教育的一种,治疗通常包括给患者提供手册、和他们一起学习条目和原理,往往和其他治疗方法联合使用。对于入睡及睡眠维持困难,建议进行睡眠卫生教育,其干预价值在于这些描述是如何调整以适应个案,增加患者对睡眠的了解,通过强化联合治疗增加患者的依从性和疗效。详细的睡眠卫生教育见表 7-12。

表 7-12　睡眠卫生教育指南

1. 你只需要睡到能第二天恢复精力即可。 限制在床时间能帮助整合和加深睡眠。在床上花费过多时间,会导致片段睡眠和浅睡眠。不管你睡了多久,第二天规律地起床。
2. 每天同一时刻起床,1 周 7 天均如此。 早晨同一时间起床会利于晚上同一时刻就寝,有助于建立规律的"生物钟"。
3. 规律锻炼。 制订锻炼时刻表,锻炼帮助减轻入睡困难并加深睡眠,但是不要在睡前 3 小时进行体育锻炼。
4. 确保卧室舒适,不受光线和声音的干扰。 舒适、安静的睡眠环境能帮助减少夜间觉醒的可能性。不把人吵醒的噪声也有可能影响睡眠质量。
5. 确保你的卧室夜间的温度适宜。 睡眠环境过冷或过热可能会影响睡眠。
6. 规律进食,不要空腹上床。 饥饿可能会影响睡眠。睡前可以进食少量零食(尤其是碳水化合物类)能帮助入睡,但避免过于油腻、难消化的食物或过量进食(糖尿病患者慎用)。
7. 夜间避免过度饮用饮料。 为了避免夜间尿频而起床上厕所,避免就寝前喝太多饮料。
8. 减少咖啡类产品的摄入。 咖啡因类食物和饮料会引起入睡困难、夜间觉醒及浅睡眠。
9. 避免饮酒,尤其在夜间。 尽管饮酒能帮助紧张的人更容易入睡,但之后会引起夜间觉醒。
10. 吸烟可能影响睡眠。 尼古丁是一种兴奋剂。当有睡眠障碍时,尽量不要在夜间吸烟。
11. 别把问题带到床上。 晚上要早些时间解决自己的问题或制订第二天的计划。烦扰会干扰入睡,并导致浅睡眠。
12. 无法入睡时,不要试图入睡。 这样只能把问题变得更糟。相反,离开卧室做一些不同的事情如阅读。不要做兴奋性运动。当只有感到困倦时再上床。
13. 不看闹钟。 反复看时间会引起挫败感、愤怒和担心,这些情绪会干扰睡眠。
14. 避免白天打盹。 白天保持清醒状态有助于夜间睡眠。

(关向东　张璐璐)

思考题

1. 常见的运动风险评估方法有哪些？
2. 减脂运动有哪些方法？
3. 家居功能运动的徒手运动功能检测有哪些方法？
4. 不良坐姿的干预方法有哪些？
5. 常用的降糖饮食方法有哪些？
6. 常用的降尿酸饮食法有哪些？
7. 如何改变不合理认知？
8. 什么是非器质性睡眠障碍？

第八章 常见功能退化的检测与干预

本章要点 ──────────────────────────

    1. 掌握 跌倒、轻度认知障碍、视力障碍、老年性耳聋、心功能不全、呼吸衰竭、盆底功能训练、口腔保健、皮肤保健、抗衰老等干预方法。

    2. 熟悉 跌倒风险、认知障碍、视力障碍、听力障碍、心功能、肺功能、盆底功能、口腔健康的检测与评估，皮肤美容疗法，衰老的检测方法及老年性耳聋的常见障碍。

    3. 了解 跌倒、轻度认知障碍、视力残疾、常见心功能不全、呼吸衰竭、盆底功能障碍、口腔保健、皮肤保健及衰老的概念。

    骨骼、肌肉功能的下降，认知功能的降低，视力的减弱，听力损失的发生，心功能和肺功能的降低等都严重影响着人们的健康水平和生命质量；健康口腔、完美肌肤、延缓衰老等是对高水平健康追求的具体表现。本章将针对跌倒、轻度认知障碍、视力障碍、老年性耳聋、心功能不全、呼吸衰竭、盆底功能障碍等健康问题提出科学有效的干预技术和方法。从口腔保健、皮肤保健、抗衰老等方面介绍常见的保健技术和方法。

第一节 跌倒风险的评估与干预

    随着中国老年化社会到来，跌倒在老年人中发生率高、后果严重，据统计我国每年至少有 2 000 万老年人发生 2 500 万次跌倒，是老年人伤残和死亡的重要原因之一。2006 年全国疾病监测系统死因监测数据显示，我国 ≥65 岁的老年人跌倒死亡率男性为 49.56/10 万、女性为 52.80/10 万。

一、概述

（一）跌倒的定义

    跌倒是指突发的、不自主的、非故意的体位改变，倒在地上或更低的平面上。跌倒是我国伤害死亡的第 4 位原因，而在 65 岁及以上的老年人中则为首位。按照跌倒时着地的部位不同，臀部着地式跌倒易发生髋部、股骨颈骨折；头部着地时易发生头部外伤、颅内血肿；向前扑倒易发生股骨干、髌骨、上肢前臂骨折。跌倒的同时给老年人带来了不同程度的心理创伤和心理障碍，表现为跌倒恐惧，称之为跌倒后综合征。

（二）跌倒的危险因素

    跌倒是可以预防和控制的。老年人跌倒既有内在的危险因素，也有外在的危险因素，是多因素交互作用的结果。

1. 内在危险因素

（1）生理因素：步态的稳定性下降和平衡功能受损是引发跌倒的主要原因，特别是老年人群。步态的步高、步长、连续性、直线性、平稳性等特征与老年人跌倒危险性之间存在着密切的相关性。老年人为代偿其活动能力的下降，会采取更加谨慎、缓慢地踱步行走，造成步幅变短、行走不连续、脚不能抬到一个合适高度等问题，引起跌倒的危险性增加。另一方面，老年人中枢控制能力下降，感觉对比降低，躯干摇摆较大，反应能力下降、反应时间延长，平衡能力、协同运动能力下降，从而使跌倒的危险性增加。

（2）病理因素：常见的神经系统疾病如痴呆以及大部分其他神经系统疾病会有不同程度的认知功能受损，同时还对平衡维持过程中的中枢整合产生影响；循环系统疾病如心律失常晕厥、直立性低血压等会影响中枢神经以及外周感受器和效应器的供血供氧，从而影响平衡的维持；运动系统疾病如骨关节炎会影响下肢承重关节（髋关节、膝关节、踝关节），导致关节疼痛、畸形，影响老年人的平衡功能，降低了老年人的活动能力；肌肉萎缩导致肢体控制能力、协调能力下降；影响视力的眼部疾病如白内障、偏盲、青光眼、黄斑变性等疾病会影响老年人的视力，导致视觉传入中枢神经系统的信息敏感度下降，影响机体的平衡功能；老年人泌尿系统疾病或其他因伴随尿频、尿急、尿失禁等症状而匆忙去洗手间、排尿性晕厥等也会增加跌倒的危险性；其他昏厥、眩晕、惊厥、偏瘫、足部疾病等都会影响机体的平衡功能、稳定性及协调性，导致神经反射时间延长和步态紊乱。

（3）药物因素：很多药物可以影响人的意识、精神、视觉、步态、平衡等方面，从而引起跌倒。可能引起跌倒的药物包括精神类药物如抗抑郁药、抗焦虑药、催眠药、抗惊药、安定药；心血管药物如抗高血压药、利尿剂、血管扩张药；其他药物如降糖药、非甾体类抗炎药、镇痛剂、多巴胺类药物、抗帕金森病药等，都与老年人跌倒有关联。

（4）心理因素：沮丧、抑郁、焦虑、情绪不佳及其导致的与社会的隔离均增加跌倒的危险。沮丧可能会削弱老年人的注意力，潜在的心理状态混乱也和沮丧相关，都会导致老年人对环境危险因素的感知和反应能力下降。另外，对跌倒的恐惧也使行为能力降低，行动受到限制，从而影响步态和平衡能力而增加跌倒的风险。

2. 外在危险因素

（1）环境因素：室内昏暗的灯光、路面湿滑或不平坦、步行途中的障碍物、不合适的家具高度和摆放位置、楼梯台阶、卫生间没有扶栏或把手等都可能增加跌倒的危险，不合适的鞋子和行走辅助工具也与跌倒有关。室外的危险因素包括台阶和缺乏修缮的人行道、雨雪天气、拥挤等，都可能引起老年人跌倒。

（2）社会因素：教育和收入水平、卫生保健水平、享受社会服务和卫生服务的途径，室外环境的安全设计，以及老年人是否独居、与社会的交往和联系程度都会影响跌倒的发生率。在现代社会，老年人在室内发生跌倒的危险性要高于户外。随着空巢老人越来越多，老年人在室内发生事故往往得不到及时的救助，发生在户外的事故反而易得到救治，降低了跌倒发生的伤害。

二、跌倒风险的检测与评估

（一）一般检测方法

1. 筛查问卷　通过筛查问卷定期进行跌倒风险的规范筛查，可以将高跌倒风险的人群筛查出来。问卷内容：①过去的一年里是否发生两次及两次以上跌倒；②是否有严重跌倒；③是否有平衡及步行困难。问卷中只要有一项回答"是"，则需要进行下一步的多因素跌倒风险评估。多因素跌倒风险评估包括病史的询问、功能评估、环境评估。

2. 询问病史　跌倒史包括询问在过去 1 年里是否发生过跌倒，如果有跌倒史还应详细描述跌倒发生的频率、环境以及跌倒发生时的症状，有无受到损伤及其他结果；药物史包括正在服用的药物，均需进行重新审核并重新核对剂量；相关危险因素史包括急慢性医学问题，如骨质疏松、尿失禁、心血管疾病等。

3. 体格检查　循环系统包括检查心率和心律，直立位脉搏、血压及颈动脉窦刺激后心率和血压的变化等；神经系统包括认知功能、下肢神经功能、深浅感觉、锥体外系功能及共济（协调）功能测试等；骨骼肌肉系统包括下肢肌力、肌张力、关节活动度评定等，评定的主要目的是判断肌力肌张力异常及关节活动度受限的部位和程度，预防下肢肌力减弱、肌张力失衡及关节活动度受限引起的跌倒和损伤。其他还包括视力的评估，双足、鞋袜的检查等。

（二）功能评定

1. 人体平衡　人体平衡包括静态平衡和动态平衡两种，静态平衡是指人体处于某种特定的姿势时保持稳定的状态。动态平衡包括自动动态平衡和他人动态平衡。自动动态平衡指人体在进行各种自主运动时能够重新获得稳定状态的能力，如由坐到站或由站到坐的姿势转换；他人动态平衡指人体对外界干扰产生反应、恢复稳定状态的能力。

（1）观察法：观察被评定对象能否保持坐位和站立线平衡，以及在活动状态下能否保持平衡。观察法虽然过于粗略和主观，缺乏量化，但由于其应用简便，可以对具有平衡功能障碍的患者进行粗略筛选，至今在临床上仍应用广泛。

（2）量表法：属于主观评定。由于不需要专门的设备、评分简单、应用方便，故临床上普遍使用。信度和效度较好的量表主要有 Berg 平衡量表（BBS）、Tinnetti 活动能力量表以及"站起 - 走"计时测试。

（3）平衡测试仪。平衡测试仪的评定项目主要包括以下几个方面：

1）静态平衡测试：在睁眼、闭眼、外界视动光的刺激下，测定人体重心的平衡状态。主要参数包括重心位置、重心移动路径总长度和平均移动速度、左右向（X 轴向）和前后向（Y 轴向）重心位移平均速度、重心摆动功率谱、睁眼 - 闭眼重心参数比值等。

2）动态平衡测试：被测试者通过活动躯体来跟踪计算机荧光屏上的视觉目标，并保持重心平衡；或在被测试者无准备的状态下，支撑面突然发生移动（如前后水平方向、前上、后上倾斜）以及外界环境的视觉干扰，以了解机体感觉和运动器官对外界环境变化的反应以及大脑感知觉的综合能力。

感觉统合测试（SOT）：是动态平衡测试的核心内容，可定量客观地评定感觉统合功能。采用动态平衡测试仪改变周围的环境，视觉环境包括睁眼、闭眼、视觉干扰环境，支撑面环境包括稳定、不稳定环境等，利用不同的环境变化，刺激相应视觉、本体感觉、前庭觉响应，产生动作输出，从而明确障碍所在，以进行相应的针对性训练。当老年人综合评分低于其年龄组正常值时，则有跌倒风险。

2. 步态分析　步态分析是研究步行规律的检查方法，旨在通过生物力学、运动学和肌肉电生理学等手段，揭示步态异常的关键环节和影响因素，从而指导康复评估和治疗，也有助于临床诊断、疗效评估、机制研究等。由于步行功能的损伤与跌倒有着密切相关性，对老年人进行步态的评定可以有效预测老年人的跌倒风险。分析方法分为临床步态分析和实验室步态分析两个方面。

临床步态分析一般采用自然步态的步态观察，包括前面、侧面和后面观察。需要注意步行节律、稳定性、流畅性、对称性、重心偏移、手臂摆动、诸关节姿态和角度、患者神态与表情、辅助装置（矫形器、助行器）的作用等。在此基础上，可以要求患者加快步速，减少足接触面（提踝足跟步行）或步宽（两足沿中线步行），以凸显常；也可以通过增大接触面或给予支撑（足矫形垫或矫形器），以改善异常，从而协助评估。具体可以参考第七章第三节姿态评估章节相关内容。

实验室步态分析是利用仪器设备对步行时肢体运动时间和空间变化规律进行分析的方法。主要包括人体重心分析、步行时间 - 空间测定、肢体节段性运动测定、作用力和反作用力的强度、方向和时间的方法、地面反作用力、剪力、关节力矩、测力平台、足测力板等。具体可以参考第七章第三节姿态评估章节相关内容。

3. 认知功能评定　认知功能筛查临床上主要采用蒙特利尔认知评估（MoCA），简易精神状态检查（MMSE）。全面认知评定包括 Haistead-Reitan 成套精神心理测验（HRB）；记忆测试包括韦氏记忆量表、临床记忆量表、Rivermead 行为记忆功能评定；注意功能评定包括等速拍击试验、数字复述、连减或连加测验等；知觉障碍评定包括 Albert 划线测验、Schenkenberg 等分线段测验等。

4. ADL 评定　ADL 评定对判断老年人跌倒前后能否独立生活及独立的程度、评定治疗效果、判定预后、制订和修订治疗计划、重返家庭和工作都十分重要，临床常用的评定量表为 Barthel 指数评定、功能活动问卷（FAQ）。

5. 焦虑、抑郁评定　老年人因衰老、病、残发生很大的情绪变化，常常出现焦虑、抑郁，害怕跌倒，甚至悲观失望。临床常用的量表为汉密尔顿焦虑量表（HAMA）、汉密尔顿抑郁量表（HAMD）。

（三）环境评估

1. 居家安全评估　是否存在不合理的楼梯设计，包括不均匀的台阶高度、台阶过窄、台阶表面光滑、不合适的扶手设计等；厨房、浴室湿滑的地面或过于松软的地毯；散乱的电线等室内障碍物；昏暗的灯光、不充分的照明或者过度照明。

2. 环境安全评估　崩裂的花园小路；雨后或覆盖苔藓的湿滑的地面；社区内过多的台阶设计。

（四）检测系统

1. 穿戴式跌倒检测系统　智能穿戴式设备与现有的智能识别技术、无线通信技术（如 GSM、蓝牙、WiFi）等组合为穿戴式跌倒检测系统，利用传感器技术，能够快速获取和监控各种参数，如生理指标、运动信息等，可应用在健康监护领域，达到较好的检测与警报求助效果，对老年人等群体的跌倒检测具有重要意义。

2. 环境式跌倒检测系统　基于环境的跌倒监测系统是通过对被监测对象周边环境中如压力、声波、振动、红外等物理量的监测来实现对跌倒等异常状态的判别。主要适用于主要活动范围在家庭内的独居老年人。

3. 视频式跌倒检测系统　基于视频的跌倒监测系统是通过在某些需要监测的环境中安装一个或多个视频摄像头，获取人体运动的画面，通过图像、视频处理技术，确定图像中是否具有跌倒的一些特征，进而作出判断。

三、跌倒的干预方法

干预目标是增强下肢肌力改善平衡及步态功能，增强认知功能改善老年人对外界环境抗干扰能力，改善跌倒的危险因素从内因到外因，从生理性到病理性。

（一）运动训练

运动训练以训练肌力、步态平衡功能以及协调功能为主。运动项目如太极、抗阻力量训练、平衡功能训练、协调功能训练、核心控制训练、全身振动训练、耐力及柔韧性训练等。

1. 抗阻力量训练　美国运动医学学会（ACSM）认为，使用自由重物或固定器械，进行单关节或多关节的抗阻训练，可以增加老年人的力量和肌肉体积。包括沙袋、哑铃、弹力带训练等，但哑铃等器械抗阻时，老年人很容易因屏气完成动作而加重心血管负担。而弹力带训练是一种柔性抗阻训练，集合了力量训练、平衡练习两种运动形式的特点，且负荷可以改变。对于老年人可根据其自身情况调整动作的难度、幅度、次数，随时随地、安全有效地进行训练。

2. 核心力量训练　主要针对人体的核心肌群进行训练，通过增强机体的姿势控制能力来改善人体平衡能力。核心训练的重要目的之一就是维持躯干的稳定状态，包括平板支撑、臀桥支撑、振动棒训练及震动训练。

3. 平衡功能训练　根据体位可以分为前臂支撑下的俯卧位训练、肘膝跪位训练、双膝跪位训练、半跪位训练、坐位训练、站立位训练。按是否借助器械如平衡板、训练球或平衡仪等可分为徒手平衡训练和借助器械平衡训练。健康老年人平衡功能较患者好，推荐通过太极拳及器械来训练平衡功能。

（1）器械平衡训练：与传统平衡训练如平衡板、巴氏球等相比，静态平衡仪可通过增加视觉刺激和本体感觉体验的方式来提升平衡能力，可通过视觉发现重心的偏移和姿势的不对称，根据显示屏的重心轨迹图进行重心调整，协调肌群运动来改善姿势的稳定性和维持姿势的对称性，然后加强正确姿势下的本体感觉的体验。

动态平衡仪在静态平衡仪的基础上，支撑面可突然发生前后、左右移动以及前上、后上倾斜，外界环境也可产生视觉干扰。根据不同的视觉环境及足支撑面，分别训练了视觉功能、本体感觉功能、前庭觉功能和运动器官对外界环境变化的反应能力，以及大脑感知觉的综合能力，最终达到训练平衡功能和预防跌倒的目的。感觉统合训练的原理为阻断或打破视觉、本体感觉、前庭觉三种感觉中的一种或两种，观察并训练其余的感觉系统功能。如在患者闭眼足底支撑板摆动时，视觉传导被阻断、本体感觉传入受阻，这时主要依赖前庭觉维持平衡，该模式主要训练前庭觉功能；同理可以训练视觉和本体感觉功能。以上感觉系统的传入多次阻断或打破后，达到训练目标感觉系统功能的目的。

（2）徒手平衡训练：除了常规的静态、自动态和他动态平衡训练，还可进行太极拳等训练。太极拳可增强老年人的下肢肌力，改善平衡、步态功能。研究表明，3个月的中等强度太极练习能够提高预防跌倒的能力，练习6个月后效果更显著。

4. 协调功能训练　影响协调功能训练的因素包括本体感觉、视觉等感觉，运动控制系统，协调动作的频率，认知、精神、心理等因素。协调功能训练侧重于动作的灵活性、稳定性和准确性，以肢体远端关节的精细动作、多关节共同运动的控制为主，同时强调动作完成过程的质量。协调功能训练的关键点是重复，如果一种动作重复得足够多，这种过程将被学会并存储，并且在不断重复练习的过程中，完成这种运作所花费的精力会越来越少。

（1）传统协调功能训练：传统协调训练动作有轮替动作、方向性动作、整体动作等。轮替动作包括双上肢交替摸肩上举、交替屈肘、前臂旋前旋后、双手交替掌心拍掌背、交替屈髋、交替伸膝、坐位交替踏步、拍地练习等。方向性动作包括指鼻练习、对指练习、指敲桌面等。整体动作包括原地踏步走、原地高抬腿跑、跳绳、踢毽子等，这些动作均可编成操或娱乐项目来进行训练。

（2）仪器协调功能训练：多功能康复训练仪的运动平台在半球形底座上进行椭圆形旋转，实现在上下、前后和左右方向的三维运动，三维空间运动可以更充分地在各个方向上活动身体关节，同时激活更多的肌群，并加强对深层小肌群的刺激。一次训练可激活全身高达90%以上的肌肉，充分训练了动作的协调性。

（3）全身振动训练：全身振动训练是通过非生理性机械刺激，给予运动者垂直或多方向的干扰，造成不稳定的环境，利用对肌梭的扰动刺激，进而增进血液循环，达到提高肌力、关节稳定性、增强本体感觉功能、改善运动能力和促进疲劳恢复等效果，因而被广泛应用于运动医学领域。训练仪借助一个能产生振动的平台，设定安全的频率和时间让受训者以不同姿势站立于振动平台上，如下蹲、提踵单脚站立等，无需具备专项运动能力，能有效降低老人运动时滑倒与跌倒风险，因此该训练十分适合体能不佳或不宜参与激烈运动的老年人。

5. 耐力及柔韧性训练　有证据表明，耐力及柔韧性训练对预防跌倒有效，但应与力量训练同步进行。

（1）耐力训练。耐力是指人体长时间进行持续肌肉工作的能力，即对抗疲劳的能力。耐力训练诱导心肺功能的中心机制和外周机制适应，提高心血管功能，同时通过改善有氧代谢，使骨骼肌的能量供应增加，可以有效预防老年人因骨骼肌力量不足及心脑血管供血、供氧不足引起的跌倒。老年人可通过游泳、蹬功率车、慢跑等代替长跑来进行耐力训练。

（2）柔韧性训练。柔韧性是指在一个完全活动的范围内关节的活动能力，柔韧性训练是指通过全范围的运动使肌肉变长以增加关节的活动能力，包括静态伸展（保持伸展状态，然后放松）和动态伸展（如瑜伽、平衡球等）。老年人髋部、膝盖和踝部关节活动范围受限，增加了跌倒的危险性,而柔韧性训练能促进运动,并有助于防止老年人受伤,降低跌倒风险。利用静态和动态的技巧来伸展所有肌群,在中度不适的位置保持伸展状态。

6. 步行功能训练 老年人躯干肌力、下肢肌力、平衡协调能力、感觉功能及空间认知功能是步行能力的基础,要保证步态正常,就必须对以上能力进行基础训练。包括肌力训练、耐力训练、平衡协调性训练、步态训练、过障碍物步行训练等。对于有异常步态的老年人,可适当采用垫高鞋垫、膝 - 踝 - 足矫形器、拐杖等辅具辅助步行训练。步行能力的减退是衰老最明显的特征,也是导致老年人跌倒的最直接原因之一。

(二)认知 - 平衡双重任务训练

认知双重任务是指人体同时执行认知任务和平衡任务。利用平衡训练仪,通过重心维持训练、左右摆动训练、前后摆动训练、打酒瓶训练、射击训练、走迷宫训练、识别图片训练等策略性靶向训练方案,训练患者前后左右方向上的重心摆动及主动调整注意力的能力,通过监视屏向患者提供身体重心变化,利用实时的视觉和听觉反馈来实现对身体重心的控制和注意力的转移训练,提高患者站立对称性、静态和动态稳定性。因认知功能的提高对平衡功能的改善有正向促进作用,这些训练项目中就涵盖了注意、记忆知觉、判断等方面的内容,在训练平衡能力的过程中提高人体平衡功能,同时不断提高和发展认知能力。研究表明,老年人通过平衡功能训练仪器中的小游戏,加强靶向认知注意力训练,完成认知 - 平衡双重任务训练,是有效预防跌倒的干预手段。体感游戏是通过体感摄像设备把人体关节位置的真实、实时数据收集进入系统,通过实时分析身体各个关节运动的轨迹做出评价运动功能,及时反馈给训练者,让训练者一边玩游戏一边提高认知 - 平衡功能,实施效果会更显著。

(三)改善环境

家庭环境的改善虽然对已评估的障碍进行改造,为了提高日常活动的安全性,需要对危险因素进行反复评估和干预。如居住环境需要保持行走过程中地面干燥无水渍、过道通畅无障碍,设置"小心地滑"提示等。浴室、洗手台设置扶手,浴室地面铺防滑垫。室内光照充足,设置夜灯等。社区应做好环境改善工作,保持安全稳定的社区环境。

(四)预防跌倒的健康管理

预防跌倒的健康管理主要在于对个人与社区的健康教育和日常行为的干预。

1. 个人健康干预措施 通过上述方法和工具分析个人各方面及环境等存在的危险因素,对有潜在跌倒风险的个体进行预防跌倒的健康教育,告知有跌倒风险的老年人其自身及环境中存在的危险因素,并进行跌倒预防的安全教育,减少老年人对跌倒的恐惧。协助选择适当的辅助用具,使用合适长度、顶部面积较大的拐杖,将拐杖、助行器及经常使用的物件放在触手可及的位置;有视、听及其他感知障碍的老年人应佩戴视力补偿工具、助听器及其他补偿措施。

2. 社区健康干预措施 社区的相关文体活动、宣传教育和定期的走访评估是社区干预的关键,对于增加老年人的活动量、减少心理障碍以及降低危险因素等具有积极意义;通过社区动员和社区健康教育,发动社区和社区人群积极参与到活动中,能为顺利实施其他干预措施提供条件;社区街道、居委会和社区卫生服务机构等应对社区内的老年人进行跌倒风险评估,掌握具有跌倒风险的老年人群的基本信息,定期开展老年人居家环境入户评估及干预;独居的老年人属于跌倒的高危人群,社区街道和居委会应定期访问独居的老年人;社区街道和居委会应关注社区公共环境安全,督促物业管理部门或向当地政府申请及时消除可能导致老年人跌倒的环境危险因素。

3. 药物保健 对目前所服药物进行重新调整,若在使用镇静药、抗抑郁药和其他影响中枢系统的药物,应减少上述药物的剂量。对于确定维生素 D 缺乏的老年人,至少需补充维生素 D 800U/d。研究表明,补充维生素 D 6～36 个月,跌倒风险降低 17%。

4. 相关危险因素的临床控制 包括对骨质疏松、尿失禁、心血管疾病及视觉功能障碍的治疗。如对于有白内障手术适应证的老年人应尽快进行手术,以降低跌倒风险;老年人步行时尤其是走楼梯时,不要戴多焦镜片。

　　5. **跌倒发生之后的干预策略**　跌倒发生后,不要急于扶起,要分情况进行处理。如老人意识清楚,应询问老年人跌倒情况及对跌倒过程是否有记忆;如不能记起,可能为晕厥或脑血管意外,应立即护送老人到医院或打急救电话。

第二节　轻度认知障碍的评估与干预

　　我国第六次人口普查显示,社会将于 2050 年进入稳定的重度老龄化阶段,老龄化所带来的公共卫生问题将愈发严峻,由于对老年认知障碍患者进行早期干预可有效延缓病情发展,而认知障碍具有不可逆性,对家庭、社会、卫生、经济等方面来说是一种高负担疾病,所以对认知障碍的早期评估与干预就显得格外重要。

一、概述

　　轻度认知障碍(mild cognitive impairment,MCI)是一种处在正常衰老与痴呆之间的认知功能下降,中国 60 岁以上人口轻度认知障碍患病率为 12.7%。虽然 MCI 对患者日常生活无严重影响,但对阿尔茨海默病(Alzheimer's disease,AD)的发病有较强的预警作用,MCI 老年患者转归为 AD 的概率是健康老年人的 10 倍,5 年内 MCI 发展为 AD 的风险高达 70%。

（一）轻度认知障碍的诊断标准

　　MCI 诊断标准(根据《2018 中国痴呆与认知障碍诊治指南》):主要包括以下四点:

　　1. 患者或知情者报告,或有经验的临床医师发现认知的损害;

　　2. 存在一个或多个认知功能域损害的客观证据(来自认知测验);

　　3. 复杂的工具性日常能力可以有轻微损害,但保持独立的日常生活能力;

　　4. 尚未达到痴呆的诊断。

（二）轻度认知障碍的诊断流程

　　与痴呆概念相似,MCI 是一种症状性诊断,是多种原因导致的综合征。MCI 的诊断应遵循以下流程:

　　1. 依据患者的认知功能和生活能力(最好有神经心理学证实),根据 MCI 的诊断标准(见上述诊断标准)做出是否 MCI 的诊断。

　　2. 如果是 MCI,结合认知评估结果,根据损害的认知域对患者进行初步分类,如单域遗忘型 MCI 和单域非遗忘型 MCI、多域遗忘型 MCI 和多域非遗忘型 MCI 等,揭示出患者的认知损害特征。如果目前尚不满足 MCI 诊断,建议随访,在 6 个月后或认知功能出现明显改变时再行认知功能检查。

　　3. 结合 MCI 的起病和发展情况、认知损害特征、有或无神经系统原发疾病、精神疾病(或应激事件)或系统性疾病的病史和体征以及必要的辅助检查,做出 MCI 的病因学诊断。

　　4. 对于目前诊断 MCI 的患者建议至少随访 1 年,以进一步明确诊断。

二、认知障碍常见评估方法

（一）神经心理量表

　　神经心理量表是使用最广、最简单,也最易实施的评估方法,但容易受到主观因素的影响。

　　1. **简易精神状态量表**(mini mental state examination,MMSE)　MMSE 主要针对记忆力、定向力、计算力和语言功能,缺乏对视空间、执行及抽象思维的评估,因其评定方法简捷,易操作,耗时短,故在临床上使用最广泛;但 MMSE 亦存在一定的缺陷:

（1）易受受试者教育程度影响；

（2）注意（心算）、记忆、结构模仿等项目得分并不足以反映相应的认知领域表现；

（3）强调语言功能，非言语项目偏少；

（4）记忆检查缺乏再认项目，命名项目过于简单；

（5）没有时间限制；

（6）不能用于痴呆的鉴别诊断；故深入研究认知损害往往采用多个更特异的测验工具搭配使用。

2. 蒙特利尔认知评估量表（Montreal cognitive assessment, MoCA）　MOCA 比 MMSE 涉及的范围更广，共 7 个方面，是一种能筛查出更多轻、中度认知功能损害的评估量表；但完成需比 MMSE 需更长的时间，其受教育、文化、检查者技巧和经验、检查环境、被试者情绪及精神状态等的影响。

3. 画钟测验（clock drawing test, CDT）　画钟测验是用于注意力集中和结构性失用的神经心理学检查，方法是让受试者画一钟表，写上 12 个数字，指针指向 11 时 10 分。检测理解能力、计划性、视觉记忆、图形的重建能力、视空间功能、动作的执行功能、数字知识、抽象思维、注意力等。

4. 简短认知能力测试（the short cognitive performance test, syndrom Kurz test, SKT）　简短认知能力测试是测查记忆和注意认知损害的评估工具，包括 9 个不同的子测试，主要测试记忆、注意、相关认知功能、执行速度等方面。每个测试限制在 60 秒，整个试验不超过 10~15min，评分简单易学。

5. 临床痴呆评定量表（clinical dementia rating, CDR）　临床痴呆评定量表主要评估被试者记忆、定向、判断与解决问题、社交、家庭生活和个人爱好、生活自理能力 6 个方面，对其认知功能和社会生活功能损害的严重程度进行临床分级。采用 5 个等级评分标准，0 代表正常，0.5 分为可疑痴呆，1 分为轻度痴呆，2 分为中度痴呆，3 分为重度痴呆。

6. 洛文斯顿评定量表（loewenstein cognitive assessment, LOTCA）　洛文斯顿评定量表 1989 年形成第一版并公布，包括 4 个方面共 20 项，近年来 LOTCA 经完善已形成第 2 版，测试领域由 4 项增加到 7 项，条目也由 20 项增加到 27 项，它是目前作业疗法中较为系统的方法，具有较高的信度和效度，项目简化，但完成该量表约 1 个小时，是 MMSE 量表完成时间的 4~5 倍，且需相应辅助工具完成测试；此外该量表对于记忆力方面检测存在不足。

7. 日常生活活动能力量表（activity of daily living scale, ADL）　日常生活能力量表包括躯体生活自理量表和工具性日常生活活动量表两部分。主要用于评估被试者日常生活能力。应当对所有的 MCI 患者进行复杂日常能力或社会功能的检查，中国痴呆与认知障碍诊治指南将此作为 B 级推荐。

（二）神经电生理及超声检查

1. 事件相关电位（event-related potential, ERP）　ERP 主要反映认知过程中大脑的电生理变化，其中应用最广的是 P300，测试时受试者觉醒状态、注意力是否集中、作业难度及年龄均可影响测试结果，且近年来的研究证实 P300 的脑内源不止一个，而是与多种认知加工有关，所以其在认知损害特征的精确描述方面有一定的局限性。

2. 脑电图（electroencephalography, EEG）　EEG 通过测定自发的、有节律的生物电活动以了解脑功能状态，其结果易受多种因素的干扰，如电极安放及电极与头皮之间的电阻等，亦受不同判读者水平的影响。

（三）神经功能影像学

1. 单光子发射断层扫描（single photon emission computed tomograpy, SPECT）　SPECT 可获得脑各部位局部血流量的断层图，具有较高的敏感性，在结构改变出现前可显示脑的功能变化,因此在轻度认知障碍及痴呆疾病中的价值日益受到重视;SPECT 使用方便,价格合理,适用于大多数医院;但其存在灵敏度低,图像中反映的信息量小,衰减及散射影响很大;重建图像的空间分辨率低及组织解剖结构显示欠清晰等不足。

2. 正电子发射断层成像(PET) PET 技术是显示脑代谢和功能的图像,也可显示神经受体的位置、密度及分布;但其价格昂贵,使用效率低,只适用于少数大型医院和医学研究机构,同时 PET 属于放射检查,属有创检查。

目前关于认知功能的评估方法种类繁多,在临床工作中根据不同的需要选用合适而简便易行的评估方法,将更高效的达到我们评估目的。

三、认知障碍的干预

大量研究证实 MCI 具有脑和认知的可塑性,针对其认知损伤开展干预能有效延缓认知功能的下降,防止其向 AD 转化。

(一)坚持体育锻炼

研究显示,运动对脑功能的维持具有促进作用,缺乏体力活动会明显增加衰老密切相关的神经退行性疾病的发病率,流行病学调查结果显示,缺乏运动是 AD 重要危险因素之一,体育锻炼可增加脑源性神经生长因子水平,促使新的毛细血管向神经细胞供血,增加神经递质的合成与释放,改善神经细胞突触的连接。运动项目包括手指操、有氧运动操、快步走、慢跑、广场舞、八段锦、太极拳、健身气功等。

(二)加强脑功能锻炼

脑功能锻炼是防治 MCI 的重要措施之一,脑功能锻炼可显著增加脑血流量。包括阅读、玩游戏、摆动乐器、跳舞、看电视、听广播、解决复杂问题、参观博物馆等加强智力的活动。

(三)膳食干预(地中海饮食)

以谷类、豆类、鱼类、蔬菜水果、橄榄油为主,低摄入乳制品、肉类、饱和脂肪酸,用餐时辅以适量葡萄酒的地中海饮食(MeDi)过去常常用于痴呆的预防,地中海饮食对认知功能的改善作用,是其成分间相互协同产生的:如橄榄油、鱼类中不饱和脂肪酸含量丰富;水果、蔬菜、谷类中的维生素 E 和维生素 C 以及红酒中的多酚都具有抗氧化作用等。

(四)认知功能训练

包括记忆训练和补偿性认知康复为主的多元化认知训练,包括事物分类、编故事、视觉联想、大声说话来记忆、提炼关键词、视觉空间定位等;面对面授课(推理训练、记忆训练、策略训练和行为锻炼)和家庭作业(阅读短文、书法、绘画)等综合认知训练方法;以及施以智力竞技游戏(围棋、麻将等)、娱乐休闲活动(手工、唱歌等)。

(五)感觉统合训练

该训练属于多领域认知训练,相比于单领域认知训练,既明显改善了老年 MCI 患者的记忆功能,也缓解了与 MCI 有关的其他症状,感觉统合训练旨在通过多种感觉(如视觉、听觉、触觉)的统合来激发研究对象的多种认知能力(如注意力、语言能力、记忆力、定向力、计算力、想象力等)。具体内容可以参考第八章第一节跌倒风险的评估与干预。

(六)计算机辅助训练

参加普通电脑智力游戏,如字谜、智力拼图、数独等。我国老年 MCI 患者多使用汉化版认知训练软件,由于文化背景不同,我国与他国老年 MCI 患者在思维和表达方式上存在差异,提示我国研究者应加大资金和技术投入,研制适合我国老年 MCI 患者的认知训练系统,提高计算机软件辅助干预认知功能训练效果。

(七)音乐鼓训练

音乐鼓是一种根据旋律与节奏的视听觉刺激、双手击打配合的综合训练系统,通过鼓盘下方的传感器,可以自动收集分析训练者的各种操作参数,及时反馈给训练者,让其知晓操作结果及存在问题。音乐鼓专门为老年人设计,由六首耳熟能详的怀旧曲目组成,每首曲目根据不同速度、节奏、击打要求设计为 6 个等级,总共有 36 个等级的项目训练,让训练者可以逐级挑战,产生乐趣。一个月的初步临床试验证明可以有效提高老年人反应能力、双手协调能力和学习能力。

其他非药物干预还包括中医传统针刺、艾灸、电针、耳穴贴敷等。

第三节　视力障碍的评估与干预

英国一项 Meta 分析显示,2015 年全球 73.3 亿人口约有 3 600 万人失明,超 2.16 亿人有中、重度视力障碍,1.88 亿人有轻度视力障碍。而年龄 35 岁以上患有功能性老花眼的有 10.94 亿人,其中 6.66 亿人为 50 岁以上老人。

一、概述

视力障碍是指因各种先天或后天因素使视觉器官或视觉中枢的结构或功能发生部分或完全障碍,对外界的视觉辨识出现困难。视力障碍包括视力残疾与视觉缺陷。

视力残疾指经过医疗干预仍然存在双眼不同程度的视力损失或视野缩小,视功能难以维持正常的工作、学习和生活的状况,包括盲和低视力两种情况。

我国法定的视力残疾标准与 WHO 基本相同,即为优眼最佳矫正视力低于 0.3(不包括 0.3)或视野半径小于 10°,具体分级见表 8-1。对于视野缺损,不论中心视力是否损伤,视野半径小于10°但大于 5°时为 3 级盲,视野半径小于等于 5°为 4 级盲。视力残疾分级标准见表 8-1。

表 8-1　视力残疾分级标准

视力残疾		最佳矫正视力	
类别	级别	较好眼	较差眼
低视力	1	<0.3	≥0.1
	2	<0.1	≥0.05(3m 指数)
盲	3	<0.05	≥0.02(1m 指数)
	4	<0.02	光感
	5		无光感

二、视力障碍的评定

(一)老视

典型症状为视近困难,在阅读时看不清楚小的字体,为了能够看清,就不自觉地把书本挪远,并且把头向后仰。视近物时不能持久,阅读数分钟后即显模糊,容易串行,这种现象在较暗时更严重,并且老视通常是在早晨或疲劳时较重。

在裸眼的状态下进行测试,选用标准近视力表,视标为 E,测试距离为 30cm,每个视标的辨识时间为 2～3s,以能看清的最小一行字母作为测量结果,采用小数法记录,数值≤0.8 诊断为老视。

(二)近视

视力判断标准采用"标准对数视力表灯箱",在光线充足的房间,由医生或专业人员进行视力检测,裸眼视力在 5.0 以上为正常,低于 5.0 为视力不良,其中 4.9 为轻度近视,4.6～4.8 为中度近视,4.5 及以下为重度近视。近视表现为视力减退、远视力差、易发生眼疲劳、眼胀、头痛及恶心等。

（三）远视

远视眼判断以睫状肌麻痹验光为标准。中高度远视可导致儿童及青少年双眼屈光不正性弱视。双眼屈光参差度 >2.50D 的患者，屈光度较高的眼调节力相应增加，可形成内斜视。对于儿童及青少年远视屈光参差性弱视，应做到早期发现早期治疗，即使错过了敏感期也应给予积极的治疗，以期将视力、视功能的损失降至最低。

（四）散光

散光的患病率随年龄的增长而降低，婴幼儿中的散光患病率较成年人高。不同种族和人群的散光患病率有所不同。同时，散光的发生与近视密切相关，先天性上睑下垂患者的散光患病率也较高。散光可以导致一系列视功能缺陷，包括对比敏感度、立体视功能的改变等。

散光患者的格栅视力表现出明显的子午线弱视特征。近视散光和混合散光患者的最佳格栅矫正视力表现出子午线差异，即水平方向的格栅视力较垂直方向差。就整体人群而言，角膜散光与总合眼散光呈线性关系，可用 Javal 规则对散光进行描述。

（五）老年性白内障

通常为双眼发病，但两眼有先后，主要症状为渐进性、无痛性视力下降、可不同程度视野缺损以及对比敏感度下降，由于晶状体混浊程度不一可产生单眼复视多视以及散光，核性白内障患者可伴有核性近视，混浊晶状体对光谱蓝光端吸收增强可产生色觉敏感度改变。

（六）老年性黄斑变性

萎缩型老年黄斑变性主要眼底表现为玻璃膜疣，视网膜色素上皮改变如萎缩、脱离或色素增生，脉络膜毛细血管萎缩等，患者伴有不同程度视力损害。渗出型老年黄斑变性临床表现为突然视力下降伴有视物变形或中心暗点，主要眼底表现为后极部视网膜下出血、渗出，眼底荧光血管造影（FFA）可显示脉络膜新生血管存在，日久后病变区域形成盘状瘢痕，中心视力基本丧失。

（七）糖尿病视网膜病变

糖尿病性视网膜病变分为非增殖期和增殖期。非增殖期表现为微血管瘤，视网膜内出血、水肿，硬性渗出及棉绒斑。荧光素眼底血管造影术检查可见不同程度视网膜毛细血管闭塞以及血管通透性增强。影响视力的主要原因为黄斑水肿。增殖期的主要眼底改变为视盘及视网膜新生血管形成，同时出现纤维增殖、牵引形成视网膜脱离和玻璃体积血，虹膜新生血管尚可闭塞房角产生新生血管性青光眼。

对于 2 型糖尿病，应在确诊时开始筛查眼底，每年一次，初级筛查可由全科医生或经过培训的社区人员进行，如发现视力≤0.6（4.8）或出现视物模糊，应向具备相应资源的医院转诊，如为伴黄斑水肿的非增殖期病变或增殖期病变应向眼底病专科医师转诊。

三、视力障碍的干预

WHO 估计目前有 3 500 万人需要低视力保健服务，当人口老龄化时，这一数字将会迅速增加。一些老年眼病患者虽经积极治疗，仍处于盲和低视力状态，对于这些患者并不意味着已经毫无希望，采取适当的康复措施可以使这些患者尽可能地像正常人一样生活。

（一）药物与手术治疗

具体内容见数字资源。

（二）助视器干预

1. 光学助视器　利用光学系统的放大作用，使物体的成像变大，使视力残疾患者容易看到或看清物体。又可分为近用或远用两种。近用光学助视器目的在于增大目标在视网膜成像大小，有如下几种：

（1）手持放大镜：最常见的近用助视器，是一种凸透镜，可使视网膜成像变大。

（2）眼镜式助视器：用于阅读，视野大、携带使用，价格低廉。

（3）立式放大镜：将凸透镜固定于支架使用，可解放双手。

（4）近用望远镜：阅读距离较一般眼镜式助视器远，便于写字，缺点是视野小。

（5）电子助视器：优点是放大倍数高、视野大，可调节对比度和亮度，更适用于视力损害严重、视野严重缩小和旁中心注视者，缺点为价格昂贵，不易携带。

（6）远用光学助视器：也称为望远镜，帮助低视力患者观察远处的物体。它由两组镜片组成，结构较大和复杂，可根据物体不同的距离进行调节。其缺点是视野缩小，只适用于静态下使用。

2. 非光学助视器 非光学助视器不是通过光学系统的放大作用，而是通过改变周边环境来提高患者视功能。包括改善照明、控制反光、加强对比度、增加体积和线性放大、改善环境等措施，例如大字号印刷品、阅读支架等，可帮助视力残疾患者提高生活质量。

（三）功能性视觉训练

1. 视力训练 低视力或视力残疾者可以通过训练而更好、更有效地利用他们的残存视力，进而提高其工作、学习和生活能力，提高生存质量。具体训练内容包括残余视力训练与非视觉途径的视觉训练。前者包括视觉的注视、认知、追踪、辨认、搜寻、记忆训练等。后者主要通过训练听觉、触觉、嗅觉、运动觉、平衡觉等提高对事物感知和辨认的能力。

2. 视野缺损训练 分为中心视野缺损和周边视野缺损训练。中心视野缺损患者常患有黄斑疾病，会出现明显的阅读障碍，需要使用旁中心注视点来代替原有的中心注视点（黄斑区），目前训练方法可分为：旁中心注视训练、知觉学习训练和眼动控制训练。旁中心注视训练是通过划分视野区域建立新的字母识别角度加以锻炼，形成新的注视中心。知觉学习训练是通过接受反复知觉刺激激活视觉信号通路得到视觉改善。眼动控制训练是微视野计限定眼球运动范围来帮助建立旁中心注视。

周边视野缺损通常由晚期青光眼和视网膜色素变性引起，对日常生活造成严重影响，尤其是外出行走有障碍，目前的视觉恢复策略用于激活残存视力，可使用高分辨视野计来检测残存视力区域，每天通过视野计对该区域进行大量反复光学刺激激活该区域功能。

（四）家庭康复训练

日常生活训练包括准备和烹饪食物、清洁餐桌、整理衣物、护理个人卫生等。患者平时应选用不容易打碎的餐具，努力练习瓜果蔬菜的削皮、切块技巧，辨认常用电器的使用标志。还可邀请独立性较好的患者现身说法介绍自己的经验。患者需要写字时，应采用粗墨笔，配上空白或印有横行格粗线条的纸。多使用录音机或手机的录音功能，亲属提供印有大字的书刊、报纸等读物用于阅读，指导患者通过触摸辨认钱币面值大小。

（五）定向行走训练

定向行走训练是指视力障碍患者依靠听觉等感觉，借助助行器等工具，利用周围环境的变化（如边缘线、路标）来判断自己所在位置并确定行走方向的一种独立、安全的行走训练。看护人员利用语音方式向患者详细讲解定向行走引导的内容，包括随行技巧、听觉触觉训练、行走准备、独行技巧、盲杖选择及使用方法等，还应进行引导演示，正确握持盲杖、两点或三点法盲杖体验、方位判断测试、上下楼梯等特殊环境行走体验等。患者之间还可互相演示，增强定向行走训练的掌握。

（六）营养与饮食干预

老年视力障碍患者在饮食方面要多选择流质、软食品，其中牛奶是非常合适的食物。蔬菜中应首选绿色蔬菜，甘蓝叶、菠菜等深绿叶蔬菜中含有两种抗氧化剂，即叶黄素及玉米黄质。这两种物质能够对人类的晶状体细胞起到保护作用。豆芽、芹菜、萝卜、胡萝卜等新鲜蔬果，富含维生素C和维生素E；动物瘦肉、肝脏、蛋类、坚果类如花生、葵花籽、杏仁等锌含量较高。鲭鱼、鲑鱼等鱼类含有丰富的ω-3脂肪酸，有利于眼部疾病的预防。

（七）中医疗法干预

四合穴是合谷穴和太冲穴的总称，具有调畅气机、舒筋活络、养血明目的作用，取双侧合谷穴和太冲穴，对其进行匀速圆周按揉，直径约 2cm，力度从轻柔逐渐增加，至患者局部穴位出现酸胀发热感。

（八）心理干预

视力障碍者，尤其是病情严重者，常出现情绪低落，悲观失望，缺乏信心的状态，他们对失明非常恐惧，这些都会延缓眼疾的康复。这时干预人员需要开展有效的鼓励和安慰，帮助他们重振精神，增加战胜疾病的主观能动性。对于有依赖倾向的视力障碍者，要耐心开导鼓励视力障碍者自身积极主动地配合，在病情、体力允许的情况下适量安排户外活动，生活中力求能自理，使他们从心理、生活上摆脱依赖性。治疗期间也可要求家属积极配合，不要事事亲为，通过视力障碍者环境适应能力和自理能力的增强，加强其自信心，战胜焦虑心理。

第四节　老年性耳聋的评估与干预

老年性耳聋是随着年龄增长出现的听觉系统衰老而引发的听觉功能障碍。根据听力学的研究，男性约从 45 岁以后开始出现听力衰退，女性稍晚，随着人类寿命的延长，老龄人口的增多，老年人耳聋的发病率也有所增加。在中国，老年性耳聋患病率分别为 1.6%（65～69 岁）、3.2%（70～74 岁）、7.5%（75～79 岁）和 14.9%（≥80 岁）。在全世界 65～75 岁的老年人中有 25% 遭受着老年性耳聋的困扰，而在 75 岁以上的老年人中，该比例高达 70%～80%。

一、概述

（一）老年性耳聋定义

临床上将老年开始出现的，双耳对称的，渐进性的神经性耳聋称为老年性耳聋。其主要特征是听力障碍不仅发生在听觉器官，听觉传导通路和听觉中枢也被累及，典型的临床表现是听力障碍在先，进而影响语言交流，如不进行干预，可继发心理、情感以及认知能力的变化。随着社会老龄化的加剧，这个群体的数量正在快速增长，听力下降严重影响老年人的生活质量，甚至导致老年人的心理、生理疾病，也是老年性痴呆症的诱因之一。在老年人中，耳聋是仅次于关节炎和高血压的常见慢性疾病。

导致老年性耳聋的因素很多，大致可分成两大类：一是内在因素，包括遗传因素和全身因素（情绪紧张，某些慢性病，如高血压、高血脂、冠心病、糖尿病、肝肾功能不全等）；另一类是外在因素，如环境噪声、高脂肪饮食、吸烟酗酒、接触耳毒性药物或化学试剂、感染等，这些因素均会引发或加重老年性耳聋的发生发展。噪声暴露是被研究最多的环境因素，它会引起耳蜗机械和代谢方面的损伤，并可能使老年性耳聋的患病年龄提前。有研究表明居住在远离噪声环境的非洲部落人群老年性耳聋的患病率较低。

此外，老年性耳聋的发病率也受地理环境、生活水平、饮食卫生、营养状况、年龄及性别差异的影响。一般情况下城市高于农村、男性高于女性、高脂饮食区高于低脂饮食区。

（二）常见的障碍

1. 听力障碍　在听别人讲话时往往遇到困难，特别是在噪声环境中遇到的困难更大。

2. 交流障碍　在参与社会交往活动中，尤其当人们很快地改变谈话主题时往往不能听明白谈话内容，与配偶、家人、朋友及同事进行交流时也存在许多困难，而且大部分听力障碍者接听电话时也不能进行正常的交流与谈话。

3. 社会障碍　由于在公众场合及噪声环境中存在着交流困难，限制了他们的社会活动及交往，因此他们的就业范围及工作机会相对减少，他们的娱乐活动如看电影、听音乐会等也就随之减少,容易感到被社会及他人忽视。

4. 家庭关系障碍　常抱怨配偶及家人不能理解他们,而配偶及家人则对患者的期望太多表示不满。

5. 心理障碍　耳聋往往衍生出许多心理问题,如孤独、内向、不合群、缺乏自信或过分自信、焦虑、沮丧、担忧、悲伤、愤怒、自责、感到有压力、易疲劳、不愿接受听力障碍的事实并企图掩盖等。

二、听力障碍的检测与评估

(一)病史的询问

病史询问在老年性耳聋的临床评定中较为重要,需详细询问病史,如生活能否自理、有无高血压史、冠心病史、脑卒中病史及有无后遗症、糖尿病史、高脂血症、甲状腺病史、肾脏疾病与肾功能障碍及老年性精神障碍等;耳科病史,包括耳聋家族史或遗传史、急慢性中耳炎史、工业噪声或其他强噪声暴露史、头部外伤史、耳毒性药物应用史、突发性聋病史、发作性眩晕病史、耳鸣的有无及其性质和规律、耳科手术史、听力减退及时间、有无言语交流障碍、是否佩戴助听器及其效果等。

(二)听力筛查评定

听力筛查可发现一些早期未能觉察的老年性耳聋,因此,对有危险因素的老年人定期(如半年一次,或每次体检时)进行纯音测听和言语测听,可以在老年性耳聋发病初期被发现。

1. 纯音听阈测定。

2. 声导抗。

3. 听性脑干测试。

(三)其他检测

1. 耳镜检查双侧鼓膜。

2. 影像学检查。

(四)听力残疾的分级方法

1. 听力残疾一级　听觉系统极重度损伤,较好耳的平均听力损失在 90dB HL 以上。在没有助听设备帮助下,几乎听不到任何声音。不能依靠听觉进行言语交流,在理解和交流等活动上极度受限,在参与社会活动方面存在严重障碍。

2. 听力残疾二级　听觉系统重度损伤,较好耳的平均听力损失在 81～90dB HL 之间。在没有助听设备帮助下,只能听到鞭炮声、敲鼓声或雷声。在理解和交流等活动上重度受限,在参与社会活动方面存在严重障碍。

3. 听力残疾三级　听觉系统中重度损伤,较好的耳平均听力损失在 61～80dB HL 之间,若没有助听设备帮助,只能听到部分词语或简单句子。在理解和交流等活动上中度受限,在社会活动参与方面存在中度障碍。

4. 听力残疾四级　听觉系统中度损伤,较好耳的平均听力损失在 41～60dB HL 之间。在没有助听设备时,能听到言语声,但辨音不清。在理解和交流等活动上轻度受限,在参与社会活动方面存在轻度障碍。

(五)交流能力评估

在听力语言康复干预之前评估患者的交流能力,可确定康复的起始点及最适合患者的康复训练方式,同时也提供了康复的背景资料,便于在康复训练结束时比较,从而判断患者的康复效果。常用交流能力评估(CPA)问卷进行评估,在 CPA 的评估中,主张以口语方式进行,以便从中了解患者对听力损失的态度和感觉。通常在选配助听器至少一个月后复测 CPA,能够了解听力障碍者在佩戴助听器后交流状况的变化。

三、老年性耳聋的干预方法

英国的研究表明,许多患者在出现听力问题后 5～15 年才寻求专业人员的帮助。另外,迫于别人的压力才接受康复的患者是自愿接受的 2 倍,这一比例在退休人员中更高。另外的一项调查显示能够从助听器得到帮助的患者中仅有 10%～15%,许多患者由于害怕别人知道他们存在听力障碍,在交流中往往不愿提出要求。

（一）药物治疗

迄今为止尚无一种简单有效且适用于任何老年性耳聋的药物或疗法。

1. 西医治疗　目前临床上多采用扩张内耳血管、降低血液黏稠度和溶解血栓的药物、维生素 B 族和能量制剂。此外,动物实验研究结果为临床应用抗氧化剂和维生素（辅酶 Q10 及维生素 E）预防和治疗老年性聋提供了实验依据。

2. 中医治疗　部分学者将中医理论应用于老年性耳聋的治疗,提出老年性耳聋的发病机制是肾虚,因此将针灸、中药治疗与西药治疗相结合,取得了较好的治疗效果。

（二）人工听觉技术

对经药物治疗无效的中、重度老年性耳聋,应及早借助助听器或人工耳蜗植入等人工听觉技术,并运用言语仪、音频指示器等适当仪器,进行听觉言语训练,可使患者能听懂,或借助读唇来了解他人口头语言,具备接受和表达语言能力。

1. 助听器验配　对于中、重度老年性耳聋患者而言,助听器是最佳选择。助听器本质上是一个声音换能器,其输入和输出都是声音,可以将声音信号放大后帮助听力下降者克服听觉障碍进而改善语言交流能力。根据听觉损失的程度和频率范围,助听器选择性的增益声音,使原本听不到的频率响度范围放大到能够听到,且同时不能超出患者对声强的不舒适阈,以免过度刺激耳聋患者的残余听力。由于老年人多数存在听觉重振现象（轻的声音听不见,大的声音又受不了）,而且助听器并不能改变听神经纤维的衰退,因此助听效果整体上不如年轻人理想。中度耳聋的上限值 55dB HL,可以作为选配助听器的临界水平。另外,老年性耳聋者多伴有耳鸣症状,若通过患者的纯音听阈图及耳鸣频谱、响度等来验配助听器,可以达到既提高聆听效果又减轻耳鸣的作用。目前数字仿生技术和无线调频系统的出现,较大程度提高了老年性耳聋者在特定环中对语言的理解力和交流能力。

2. 植入式助听器　包括人工中耳和骨锚式助听器。

（1）人工中耳振动声桥（vibrant sound bridge, VSB）:振动声桥的原理是通过直接驱动中耳植入部分的机械振动,把能量传送至听小骨或乳突骨质刺激耳蜗,绕过了空气传播从而完全避免了传统的骨导助听器所导致的反馈问题。适用于轻、中度感音神经性聋（包括老年性耳聋）、传导性聋和混合性聋患者中无法佩戴助听器或者对助听器效果不满意的中度至重度聋患者。

（2）骨锚式助听器（bone-anchored hearing aids, BAHA）:BAHA 助听器是通过简单微创手术固定于患侧乳突后方的骨导助听器。包括三部分钛合金植入体、外部桥接装置和声音处理器组成。适用于患有明显传导性耳聋,耳蜗听阈不低于 60db,需要佩戴助听器的成人及大于 5 岁的儿童。

3. 人工耳蜗　人工耳蜗是近年国际上开发研制成功的高科技生物医学工程装置,是目前治疗重度/极重度感音神经性聋最有效的手段。近年来,国内、外临床研究表明老年性耳聋患者植入人工耳蜗能明显提高其听觉敏感度,尤其是改善助听器配戴效果不佳者的听力情况。

（三）语言训练

1. 分类训练　分类训练是将言语分成小部分分别训练。这一方法是基于言语的理解依赖于其组成成分的特征和音位的鉴别这一理论开发,在分类训练中主要是针对声学信息而不是语义。在整个训练过程中,分类训练所占时间很短,一般为 10～15min。临床常用的训练材料包括多种，COMMTRAM 是由 Geoff Plant 在 80 年代早期为重度和极重度听障者设计的训练材料，它包括了许多基本的分类训练，由易到难进行设计，根据患者的需要可使用听觉、听觉 - 视觉或利用上下文的提示进行训练，训练方式为封闭式。COMMTRAM 主要包括词和句子中的音节，元音长短、强度和频谱特征，辅音清浊和发音方式，听觉 - 视觉等项训练。

2. **综合训练** 综合训练主要集中于言语的全貌如意义、句法、上下文的提示等。训练材料一般为有意义的句子、段落或词汇，训练侧重于理解。康复训练的大部分时间用于综合训练，训练主要根据患者的需要，模拟实际的交流情况进行，训练目的在于发展和提高患者听觉 - 视觉或听觉交流的技能。在综合训练中常用跟读（connected discourse tracking，CDT）的方法。利用 CDT 方法进行综合训练有许多优点，如可以使用任何语言，训练材料可以根据患者的兴趣及语言能力选择；患者不需要阅读材料；配偶及家庭成员可以很容易地学会这一训练方法，因此可作为家庭训练材料；它可以发展患者的听觉技能并有助于日常交流。

3. **实用训练** 实用训练的目的是教会患者如何在交流时通过改变交流环境以获得交流所必需的信息。这种训练的优点在于能够训练患者使用各种聆听和交谈技巧，在康复训练中，常常训练患者使用不同的聆听技巧，其目的在于通过改变聆听环境而改善聆听条件从而使患者听到更多的言语信号，同时提高患者使用听觉、视觉和上下文提示的能力。无论是否配戴助听器，聆听技巧几乎适用于任何听力障碍的患者。聆听技巧主要包括供患者使用的技巧，供家庭成员和亲朋好友使用的技巧，以及改善聆听环境的技巧。

以上的这些语言训练材料均可用于打电话的训练，若患者还有其他的需要训练者也可自行编辑或扩充训练教材。

（四）读唇学习

通过观察说话者唇形、口形、面部表情和身体姿势识别话语的内容，将使用这种以视觉为主的看话技能协助听觉系统以优化语言交流效果的方法统称为读唇。研究证明，读唇对语音识别有帮助作用，特别在噪声环境下。由于汉语中有许多同音不同义的字和词，因此单纯依靠视觉学习读唇具有一定困难，大量临床实践证明，有了听力设备的帮助，读唇效率可有大幅度的提高。

事实上，大多数听力障碍患者从某种程度上都具备这一能力。人类的视觉系统是一个功能强大的辅助听觉系统，它能帮助优化利用残余听觉功能；触觉、动觉、嗅觉和味觉感官从较小的程度上也可以用来增强交流功能，使用上述所有语言相关的感觉系统来协助听觉系统以优化交流效果。

（五）手语辅助

手语是以手的动作、面部表情和身体姿势进行交际和交流的一种特殊语言。在听力语言康复设备出现之前，手语是成人听力障碍者互相沟通的重要手段。传统观念认为，手语会影响口语的学习，但研究表明，手语和口语在语言产生和接受上有互补作用，即手语的训练和运用在一定程度上能够促进口语能力的发展。

老年听觉康复不仅针对听力损失者，使他们适应周围的环境，也包括调整其周围的环境和社会条件便于他们重返社会。这是一个集多学科的系统工程，需要政府、专家、听力障碍患者及很多人长期不间断的努力，需要全社会共同参与。任何成功的听力康复都必须满足患者有效交流的基本需求。

第五节 心功能不全的评估与干预

随着老龄化社会的到来，冠心病尤其是心肌梗死的患者增多，心功能不全的发病率也是逐年增高，心功能不全既影响患者的生活质量，也严重威胁着人们的生命安全。最近发布的中国心力衰竭（简称心衰）流行病学调查显示，我国35~74岁成年人心衰患病率为0.9%，心衰患者达到400万，而女性患病率高于男性。心衰患者得病两年后死亡率高达30%~40%，5年后死亡率超过50%，6年后死亡率高达70%。

一、概述

心功能不全是由于各种原因造成心肌的收缩功能下降，使心脏前向性排血减少，造成血液淤滞在体循环或肺循环产生的症状。心功能不全患者常见的功能障碍如下：

（一）循环功能障碍

循环功能障碍者活动后心脏负荷增加、耗氧增加，会造成心肌缺血。由于平时运动减少，使心血管系统的适应性降低，导致循环功能降低的恶性循环，只有通过适当的训练才能打破这个恶性循环。长时间卧床和制动可以造成基础心率加快，心脏储备减少，心肌耗氧量增加，心肌缺血，心功能减退。

（二）呼吸功能障碍

长时间的卧位和侧卧位，容易使支气管分泌物沉积在下部，排出困难，甚至可能造成坠积性肺炎。长时间卧位患者呼吸肌肌力减退，最大通气量和肺活量下降，造成肺通气功能减退。

（三）消化功能减退

心功能减退者会出现胃肠道淤血，从而引起胃肠活动的全面减弱，消化腺的分泌功能也会受到影响。如轻度心衰者在进食后可能出现腹胀、胃胀、嗳气、胃脘部不适。中度心衰者有食少纳呆的表现，易发生胃胀。重度心衰者则会有不思饮食、食量减少的表现，且餐后易发生呕吐。

（四）运动能力和耐力障碍

患者长时间卧床、制动，造成肌肉毛细血管密度降低，肌细胞水肿，氧化酶活性降低，肌纤维变性，肌肉萎缩，导致骨骼肌肌力和耐力减退。

（五）代谢功能障碍

缺乏运动可导致糖耐量降低，血清胰岛素和C肽增高，胰岛素的利用下降，血甲状腺素和甲状旁腺素增高，造成高钙血症。脂质代谢异常，胆固醇增加，高密度脂蛋白减少。

（六）心理、行为障碍

患者存在恐惧、焦虑等情绪，害怕会随时出现心绞痛和心肌梗死的危险，给患者和家属造成了极大的心理压力和精神负担，导致不敢运动。

二、心功能不全的检测与评估

（一）一般状况评估

评估患者的一般情况、既往史、家族史、吸烟史、运动状况、心血管系统用药史等。

（二）心功能评估的常用方法

1. **心电运动试验**　指通过逐步增加运动负荷，以心电图为主要检查手段，通过试验前、中、后心电图、症状及体征的变化来反映心脏功能的一种方法。最常用的指标为ST段水平下降或下斜型压低≥1mm，并在QRS波群结束后至少持续60~80ms。心电运动试验是一种简便、实用、可靠的诊断检查方法，一般采用可以调节坡度的跑步机和调节功率的功率脚踏车来逐步分级增加运动负荷，执行测试时密切监测心率和血压，同时注视心电图有没有心肌缺血的改变，可以比较准确了解患者心功能的状态。如果没有设备条件完成心电运动试验，可考虑使用6分钟步行试验替代。

2. **心电图检查**

3. **超声心动图**

4. **心肺运动试验**（cardiopulmonary exercise testing，CPX）　心肺运动试验是通过对运动

状态下的摄氧量(VO_2)、二氧化碳排出量(VCO_2)、心率(HR)、分钟通气量(VE)等指标的检测来评价心肺等脏器对运动的反应,从而评估心肺功能状态。CPX 将心与肺作为整体,是无创、定量而客观地评价心肺储备功的科学工具,目前已成为国际上用于评价心肺储备能力和心肺协调性水平,评价运动训练与干预效果关系的普遍且重要的临床检测手段,也是心脏康复中开具运动处方的理论基础。

5. 其他指标 心功能不全的表现还包括运动后心率恢复不正常(在运动停止后第一分钟心率下降 <12 次 /min,具体内容见运动风险评估有关章节),未达到最大心率 85%,频发的室性心律失常,运动后血压情况请参考运动风险评估有关章节。

（三）心功能评估的替代工具——六分钟步行试验

六分钟步行试验(6MWT)是一种亚极量运动试验,是一种评估心肺功能以及治疗干预疗效的手段。6MWT 能通过步行距离间接反映患者的心肺功能,但不可单独替代心肺运动试验。6MWT 具有无创、安全、简单方便、适用范围广等特点。由于 6MWT 运动量较小、安全廉价,更适用于评估老年心肺功能障碍患者。

三、心功能不全的干预方法

（一）冠心病的干预方法

1. 临床分期 根据冠心病康复治疗的特征,国际上将康复治疗分为以下 3 期:

（1）Ⅰ期。指急性心肌梗死或急性冠脉综合征的住院康复期,时间为 3～7 天。在此期,患者的生命体征稳定,安静状态下心率 <110 次 /min,体温在正常范围,血压也基本正常,无明显的心绞痛,没有心力衰竭、严重的心律失常及心源性休克。

（2）Ⅱ期。指患者从出院开始,直到病情的稳定性完全建立为止,即出院后 8～12 周,时间为 5～6 周。

（3）Ⅲ期。指病情处于较长时期稳定状态或Ⅱ期过程结束的冠心病老人,包括陈旧性的心肌梗死、稳定型心绞痛及隐性冠心病,时间为 4～6 个月或 1 年。

2. 运动干预方法

（1）Ⅰ期干预指导:Ⅰ期干预目标是低水平运动试验为阴性,能够按照正常节奏行走 100～200m 或上下 1～2 层楼且没有症状;运动能力可达 2～3METs,可以适应家庭生活。干预方案:一旦生命体征稳定,无并发症时即可开始,床上活动从床上的肢体活动开始,包括呼吸训练,以循序渐进地增加活动量为原则;肢体活动一般从远端肢体的小关节活动开始,从对抗地心引力的活动开始,比如不抬腿仅做脚踝摇摆活动,强调活动时呼吸自然、平稳,没有任何的憋气和用力现象,以后逐渐开始抗阻运动;抗阻运动可采用捏气球、皮球或拉皮筋等方法,一般不需要专用器械;吃饭、洗脸、刷牙、穿衣等日常活动可以在早期进行,具体可采用阶梯式训练方案,根据老年人的自我感觉,尽量选择可以耐受的日常活动;活动时心率 <100 次 /min,次日训练可以进阶下一步训练。运动监测:如运动中心率增加 20 次 /min 左右,则需要继续同一级别的运动。如心率增加超过 20 次 /min 或出现任何不良反应,则应退回到前一阶段运动,甚至暂停运动训练。为了保证活动的安全性,可在医学或心电监护下开始所有新的活动。

（2）Ⅱ期干预指导:Ⅱ期干预目标是逐渐恢复一般的日常生活活动能力,如娱乐活动、轻度的家务劳动等,运动能力可达 4～6METs,以提高患者的生活质量。常见的运动方式:户内外的行走、医疗体操、气功、家庭卫生、厨房活动、园艺活动、邻近区域购物和作业治疗等。运动训练强度:运动训练的强度可用心率、心率储备、METs、主观记录劳累记分等方式表达。运动训练的强度与最大强度的差值是训练的安全系数。运动强度应逐步达到最大耗氧量的 60%～80% 或年龄预期最大心率的 70%～85%。运动训练时间为每次运动时间应逐步达到 20～30min(包括准备运动和整理运动在内)。训练频率应逐步达到 3～4 次 / 周。

　　（3）Ⅲ期干预指导：Ⅲ期干预目标是巩固前期的康复成果，控制危险因素并提高和改善身体的活动能力及心血管的功能，最大限度地帮助患者恢复正常的工作与生活。此期是心脏康复计划中重要的组成部分，需要时间较久，患者应终生进行自我锻炼。若患者停止锻炼，则前期训练达到的效果在随后的几周中就会慢慢消失。Ⅲ期的康复训练应该以有氧运动为主，但也因人而异（考虑患者年龄、性别、爱好、临床表现、心理状态等），循序渐进，选择患者感兴趣的运动项目，令患者在治疗过程中感觉到舒适。由于Ⅲ期的患者运动时间较长，且终生需要锻炼，健康管理人员应注意肯定患者的进步，鼓励患者坚持，争取尽早回到正常的工作和生活中。常见的运动方式：行走、慢跑、游泳、骑自行车、瑜伽、气功等，但无论哪一种方法均要注意安全，尤其是中度或明显骨质疏松的老年人应防止出现骨折和意外。在增强心血管功能的同时，改善肌力和耐力也很重要，无论哪种类型的运动训练，运动处方中都应表明应做的准备运动和训练活动。运动训练强度：运动一般持续 10～60min，具体视患者的个人耐受情况而定，在额定运动总量的前提下，训练时间与强度成反比。运动训练频率：多数采用每周 3～5 天的训练频率。合适运动量主要标志：运动时稍稍出汗，轻度呼吸加快但不影响对话，早晨起床时感舒适，无持续的疲劳感和其他不适感。

　　3. 其他干预方法
　　（1）推拿疗法：推拿可以放松肌肉，血脉流通，长期卧床患者预防静脉血栓形成和褥疮的发作。推拿按摩在急性期即可酌情进行。推拿常用穴位有膻中、神门、内关、心俞、心包俞、足三里涌泉等穴。
　　（2）太极拳：太极拳动中求静，刚柔相济，动作平衡协调，对急性心肌梗死后恢复期患者最为合适。
　　（3）气功疗法：心肌梗死患者的急性期、恢复期一般不宜练功，在复原维持期可做气功康复，但只宜练静功，可选站桩功、坐功、卧功等静功，只要调匀呼吸，周身放松，意守丹田，若掌握得好，可使全身肌肉放松，全身气血流通，改善心脏血流。

（二）心功能衰竭的干预方法

　　1. 日常生活指导　可依据患者的心功能分级情况给予适当的指导，如帮助患者适应床上排便，进行呼吸训练、帮助患者在卧床期间采取舒适的卧位，对患者的日常生活给予照顾等等。心功能Ⅰ级患者注意避免过重的体力劳动，但日常生活不受限制。心功能Ⅱ级（轻度心衰）患者日常的生活可不受限制，但休息时间应适当增加，患者除了要保证夜间的睡眠充足外，还应适当午睡。心功能Ⅲ级（中度心衰）患者应以卧床休息为主，同时要限制日常活动。心功能Ⅳ级（重度心衰）患者必须绝对卧床休息，等病情好转后再逐渐增加活动量。

　　2. 职业康复　主要从患者的心功能水平和职业活动的耗能水平两者进行权衡。通常认为，心功能Ⅰ、Ⅱ级者大都可以参加一定的体力活动，因此，可以恢复适当的工作，Ⅲ、Ⅳ级者基本只能生活自理或长期卧床。在职业性活动中，高峰心率不应超过本人症状限制最大心率的 85%，在长时间工作中不应超过 75%，8 小时工作时间内平均心率不应超过安静心率加 30%～40% 贮备心率（症状限制最大心率减安静心率）之和。

　　3. 运动干预方法
　　（1）医疗体操：医疗体操只适合心功能Ⅱ级以上的患者，Ⅱ级以下心功能者不宜进行医疗体操康复。体操应以放松的、幅度较大的四肢运动为主，中间可以穿插步行，不宜进行腹肌训练和屏气动作，以免加重心脏负担。
　　（2）医疗步行：医疗步行在心力衰竭患者治疗中需要定量进行，心力衰竭的程度不同步行量亦有差异。心功能Ⅳ级患者一般不宜步行，只适合座椅疗法；心功能Ⅲ级患者，患者开始可以下床走动并去厕所；一个月后进一步好转，能在走廊慢步走 500m 并上下一层楼；心功能Ⅱ级患者，起初行走一次限为 800m，可上下二层楼，一个月后若病情进一步好转，可一次行走 1 600m，上下三层楼；心功能Ⅰ级患者，平地行走可不受限制，一般从较近的距离开始，逐渐增加，最初用慢速，每分钟60~80步，以后可以加至中速，每分钟80~100步，每次持续10~30min。一周为一阶段。若感到疲劳，明显气促，则应该减慢速度，不宜转入下一阶段。

（3）座椅疗法：此法适合于严重心衰患者，即心功能Ⅳ级患者。过去对心功能Ⅳ级患者在护理上要求绝对卧床休息，日常生活应有照顾及护理，在理论上对心脏来说是有益的，但易使患者感到惊恐不安和运动能力退化；现在对于严重的心衰患者只要病情稳定，可安排旁坐椅子，每次10~30分钟，每日两次。此法较临床上的半卧位，心脏负担小，不但可以减轻心衰症状，还可以减轻精神负担。

4. 物理干预方法 物理疗法应以浴疗为主。浴疗主要适用于轻度心衰患者，用以改善症状。有氡泉浴、碳酸泉浴和碳酸氢泉浴。

5. 饮食干预方法 饮食疗法是心力衰竭干预中重要的方法之一，包括进餐的种类、方法、热量限制还有限制钠盐摄入量等内容。

（1）进餐的种类和方法：在心衰的初始阶段，应进易消化的清淡食物，以流质和半流质为宜，避免摄入难消化及产气多的食品，如土豆、红薯类。每日要少食多餐，可进食4~6餐。注意多种维生素和丰富纤维素的摄入，当心衰患者在用洋地黄治疗时，宜进食含钙低的食物，忌食含钙高的食物如骨头、虾、海带等。

（2）限制水的摄入：充血性心力衰竭时，患者的液体摄入量一般限制在每日1 000~1 500ml（夏季可为2 000~3 000ml），但应根据病情及个人习惯而有所不同。对于严重心力衰竭，尤其是伴有肾功能减退的患者，由于排水能力减低，在采取低钠饮食的同时，更应控制水分的摄入，否则可能引起稀释性低钠血症，导致顽固性心力衰竭。

（3）热量的摄入：心力衰竭患者摄入热能和蛋白质不宜过高，一般说来，蛋白质的摄入每天每千克体重1g，每天50~70g，但当心衰严重时，则宜减少蛋白质的供给，每天每千克体重0.8g。肥胖不论对循环或呼吸都是不利的，低热量饮食将减少身体的氧消耗，从而也减轻心脏的工作负荷。

第六节 呼吸衰竭的检测与干预

慢性阻塞性肺疾病（慢阻肺、COPD）目前是全球发病率和死亡率较高的疾病之一，在中国，慢阻肺已成为最致命三大健康杀手之一。流行病学研究显示，我国40岁以上人群的慢阻肺的患病率达8.2%，即目前我国约有4 000万慢阻肺患者。慢阻肺是目前呼吸衰竭的主要病因之一，患者全部都有不同程度的呼吸衰竭。

一、概述

呼吸衰竭是各种原因引起的肺通气和/或换气功能严重障碍，以致不能进行有效的气体交换，导致缺氧伴（或不伴）二氧化碳潴留，从而引起一系列生理功能和代谢紊乱的临床综合征。

呼吸衰竭的病因包括慢性呼吸系统疾病和继发性呼吸功能障碍，慢性呼吸系统疾病包括慢性阻塞性肺疾病（COPD）、肺纤维化、支气管哮喘、肺恶性肿瘤等，继发性呼吸障碍是指其他原因导致的呼吸障碍，常见的有脑卒中、神经肌肉疾病、呼吸肌功能障碍等。其中COPD是呼吸功能障碍的主要原因。

肺功能检查内容包括肺容积、通气、换气、血流等项目。通过肺功能检查可对受检者呼吸生理功能的基本状况作出质和量的评价，明确呼吸衰竭的程度和类型。肺功能检查对研究疾病的发病机制、病理生理、明确诊断、指导治疗、判断疗效和疾病的康复、劳动力的鉴定以及评估胸腹部大手术的耐受性等都有重要意义。

二、肺功能的检测与评估

（一）检测方法

1. 心肺运动试验（CPX） 见第八章第五节心功能不全的评估与干预章节内容。

2. 静态肺功能检查 静态肺功能检查中常用的评价指标有残气量、最大呼气中期流速、最大通气量、时间肺活量、用力肺活量（FVC）、一秒用力呼气容积（FEV_1）等。主要用于评价和发现气道阻塞，如慢性阻塞性肺疾病的诊断标准为吸入支气管舒张剂后 $FEV_1/FVC < 70\%$。

3. 肺量计检查 肺量计检查是一种利用肺量计测量呼吸容积和容量的检查方法，是肺功能检查中最常用的方法之一。

4. 肺分泌物检查。

（二）检测工具

1. 六分钟步行试验（6MWT） 具体方法见第八章第五节心功能不全的评估与干预章节内容。

6MWT 开始前让患者阅读 Borg 量表（表 8-2）并询问患者说出呼吸困难级别，运动后重新评价呼吸困难的级别。试验结束后用 Borg 分级评价患者的呼吸困难和全身疲劳情况，并询问患者感觉不能走得更远的最主要原因。

表 8-2　Borg 量表

得分	表现
0 分	一点也不觉得呼吸困难或疲劳
0.5 分	非常非常轻微的呼吸困难或疲劳，几乎难以察觉
1 分	非常轻微的呼吸困难或疲劳
2 分	轻度的呼吸困难或疲劳
3 分	中度的呼吸困难或疲劳
4 分	略严重的呼吸困难或疲劳
5 分	严重的呼吸困难或疲劳
6～8 分	非常严重的呼吸困难或疲劳
9 分	非常非常严重的呼吸困难或疲劳
10 分	极度的呼吸困难或疲劳，达到极限

2. COPD 评估测试评分问卷（CAT）（表 8-3）

表 8-3　COPD 评估测试评分问卷（CAT）

我从不咳嗽	1	2	3	4	5	我一直在咳嗽
我一点痰也没有	1	2	3	4	5	我有很多很多痰
我没有任何胸闷的感觉	1	2	3	4	5	我有很重的胸闷的感觉
当我在爬坡或爬一层楼梯时，我并不感觉喘不过气来	1	2	3	4	5	当我在爬坡或爬一层楼梯时，我感觉非常喘不过气来
我在家里的任何活动都不受慢阻肺的影响	1	2	3	4	5	我在家里的任何活动都很受慢阻肺的影响
每当我想外出时，我就能外出	1	2	3	4	5	因为我有慢阻肺，所以我从来没有外出过
我的睡眠非常好	1	2	3	4	5	由于我有慢阻肺我的睡眠非常不好
我精力旺盛	1	2	3	4	5	我一点精力也没有

3. 肺功能仪 肺功能仪是一种测试肺功能的测量仪器，可以进行肺功能测试并追踪肺部健康情况，测量参数有：用力肺活量（FVC）、肺器官年龄值、肺活量（VC/SVC）、每分钟通气量（MV）、每分钟最大通气量（MVV）等常用肺功能检测参数。

（三）评估

1. 肺功能损害程度的分级评估　临床上常用气流受限的严重程度的肺功能分级进行肺功能的评估，表 8-4。

表 8-4　气流受限严重程度的肺功能分级

肺功能分级	气流受限程度	FEV₁占预计值百分比
I	轻度	≥80%
II	中度	50%～79%
III	重度	30%～50%
IV	极重度	<30%

2. 运动功能评估　通过相关运动试验对患者的肺功能进行评估是常用的评估方法之一，通过运动功能评估能掌握患者的运动能力的高低，从而为患者制订合适的运动治疗方案。常用的运动试验有平板试验、功率自行车运动试验、定量行走试验。

（1）平板或功率自行车运动试验：通过平板或功率自行车试验进行分级运动试验测量最大摄氧量 VO_2max、最大心率、最大 MET、运动时间等相关量化指标来评估患者运动能力，也可通过患者主观劳累程度分级等半定量指标来评估患者运动能力。

（2）定量行走试验：通过 6 分钟步行试验或 12 分钟步行试验记录行走距离，计算行走时间从而评估患者运动能力。

3. 日常生活评估　通常将 COPD 患者日常生活能力分为六级（表 8-5）。

表 8-5　COPD 患者日常生活能力分级

分级	表现
0 级	虽存在不同程度的肺气肿，但活动如常人，对日常生活无影响，活动时无气短
1 级	一般劳动时出现气短
2 级	平地步行无气短，速度较快或登楼、上坡时，同龄健康人不觉气短而自己有气短
3 级	慢走不及百步即有气短
4 级	讲话或穿衣等轻微动作时即有气短
5 级	安静时出现气短、无法平卧

三、呼吸衰竭的干预方法

（一）运动训练

运动训练是呼吸衰竭康复中的重要组成部分，通过适当、合理的运动训练，可以有效改善患者气体代谢、肌肉代谢、全身运动耐力等，从而提高身体免疫力，改善患者的生活质量。运动训练可分为上肢训练、下肢训练、呼吸肌训练三大类。

1. 下肢运动　下肢运动的常采用的运动方式有：步行、快走、跑步、骑车、爬楼梯、平板运动、功率自行车等。通过下肢训练，患者的运动耐力可得到增强，从而可以减轻呼吸困难，提高患者的生活质量。患者可先进行运动量较小的下肢训练，让患者逐步适应运动的刺激，再逐渐增强运动训练的强度。若运动训练后出现明显的气短、气促，应及时停止运动训练并告知医生。

2. 上肢训练　人体的肩带部许多辅助呼吸肌群在躯干固定时可起辅助肩带和肩关节活动的作用，同时这些肌群又可作为辅助呼吸肌群参与呼吸活动。上肢训练的方法主要有举重物、手摇车训练等。手摇车训练从无阻力开始，每阶段递增 5 瓦特[瓦特是国际单位制的功率单位，瓦特的定义是 1J/s，即每秒转换、使用或耗散的（以焦耳为量度的）能量的速率。在这里是训练阻力产生的能量消耗单位],运动时间20~30min,速度为50转/min,以运动时出现轻度气急、气促为宜。提重物练习要求患者手持重物,从0.5kg开始,以后渐增至2~3kg,做高于肩部的各个方向的活动。每活动1~2mim,休息2~3mim,每天2次,以出现轻微的呼吸急促及上臂疲劳为度。

3. **呼吸肌训练**　呼吸肌训练包括吸气训练和呼气训练。

(1)吸气训练:采用口径可以调节的呼气管,在患者可接受的前提下,将吸气阻力增大,吸气阻力每周逐步递增-2~-4cmH$_2$O。初始练习时间为每次3~5min,每天3~5次,以后可增加至每次20~30min,以增加吸气肌耐力。

(2)呼气训练:①腹肌训练:腹肌是最主要的呼气肌。COPD患者常有腹肌无力,使腹腔失去有效的压力,从而减少了对膈肌的支托能力和外展下胸廓的能力。训练时患者取仰卧位,腹部放置沙袋做挺腹练习(腹部吸气时隆起,呼气时下陷),初始沙袋为1.5~2.5kg,以后可以逐步增加至5~l0kg,每次腹肌练习5min。也可在仰卧位做双下肢屈髋屈膝、两膝尽量贴近胸壁的练习,以增强腹肌。②吹蜡烛法:将点燃的蜡烛放在口前10cm处,吸气后用力吹蜡烛,使蜡烛火焰飘动。每次训练3~5min,休息数分钟再反复训练。每1~2天将蜡烛与口的距离加大,直到距离增加到80~90cm。

(二)呼吸训练

呼吸训练通过建立腹式呼吸模式改善患者的呼吸功能,增强其运动能力,减轻呼吸困难的症状。建立腹式呼吸模式的方法主要有缩唇呼气法、暗示呼吸法等。

1. **缩唇呼气法**　呼气时的阻力可向内传至支气管使支气管内保持一定的压力,防止支气管及小支气管被增高的肺内压过早压瘪,促进肺泡内气体排出,减少肺内残气量从而可以吸入更多的新鲜空气,缓解缺氧症状。缩唇呼气法可增加这种呼气时的阻力。具体方法为经鼻腔吸气,呼气时将嘴缩紧,如吹口哨样,在4~6s内将气体缓慢呼出。

2. **暗示呼吸法**　指运用触觉诱导腹式呼吸。通常使用双手置上腹部法:患者取仰卧位或坐位,双手放在上腹部(剑突下、脐上方)。吸气时腹部缓缓隆起,双手加压做对抗练习:呼气时腹部下陷,双手随之下沉,在呼气末梢用力加压,以增加腹内压,从而令膈肌进一步抬高。如此反复练习,可增加膈肌活动度。

(三)排痰训练

排痰训练是运用重力和相关的刺激促使呼吸道分泌物向口腔移动排出,减少肺部的感染。排痰训练主要分为体位引流、胸部叩击、震颤、咳嗽等。

1. **体位引流**　体位引流运用重力使各个肺段内积聚分泌物排出体外,在进行体位引流时,要先确定痰液的所在位置,要求将病变部位的肺段向主支气管垂直从而达到引流的目的。每次引流1个部位,时间5~10min,若有数个部位,则总时间不超过30~45min,以免疲劳。

2. **胸部叩击、震颤**　医生手指并拢,掌心呈杯状,运用腕力在引流部位胸壁上双手轮流叩击拍打30~45s,患者可自由呼吸。叩击拍打后手按住胸壁部加压,医生以整个上肢用力,此时让患者做深呼吸,在深呼气时震颤,连续做3~5次,再做叩击。如此重复2~3次,再嘱患者咳嗽排出痰液。通常应用于排出黏稠的痰液。

3. **咳嗽**　咳嗽是人体一种防御功能,通过咳嗽可以促进呼吸道分泌物排出体外从而减少支气管、肺部的感染机会。

(四)营养干预

进行营养支持可以有效保证机体细胞代谢的需要,维持组织器官的结构与功能,提高患者的免疫力。

1. 呼吸衰竭患者在日常生活中应忌烟、酒,避免辛辣刺激性食品和过热、过凉食品;

2. 避免服用引起胃肠胀气的食品,以免影响呼吸和进食;

3. 以膳食补充营养为主,合理摄入蛋白质、维生素、糖类、微量元素等;

4. 补充维生素及微量元素，多食富含维生素 A 和 C 的食物，增加富含钾和镁的食物如豆类和粗粮等；

5. 膳食医嘱可采用软饭、普食；呼吸机辅助呼吸者可鼻饲匀浆膳、肠内营养混悬液等营养制剂。

（五）中医干预

中医干预方法包括针刺治疗、中药穴位敷贴法、传统功法等，是在整体观念和经络学说指导下，调整阴阳，使整个机体保持协调和相对平衡，有效改善肺功能，从而提高患者生活质量。

1. 针刺治疗 以肺俞、膏肓、天突、膻中、足三里、丰隆为主穴。针刺加温针灸，每日或隔日 1 次，1 次为 1 个疗程，连续 2 个疗程。

2. 中药穴位敷贴法 三伏贴：白芥子、延胡索各 21g，甘遂、细辛各 12g。将上述药物共研粉末，分为 3 份，每次 1 份，加生姜汁调成稠膏状，分摊于六块直径约为 5cm 的油纸上，贴于双侧肺俞、心俞、膈俞，用胶布固定，每次贴 4~6h，一般在夏季三伏天使用，初伏、中伏、晚伏各 1 次，连贴 3~5 年。

3. 传统功法 相关研究证明，太极拳、八段锦、五禽戏、易筋经、龟形功等传统功法均可改善慢阻肺的临床症状，其通过提高习练者的呼吸肌肌力来改善肺功能或延缓其下降的趋势。

（六）物理因子干预

1. 超短波疗法

2. 冷水浴 冷水浴可先从局部冷水擦洗开始，逐渐增加擦洗的面积，并配合洗浴部位的揉搓，直到身体发红发热。冷水浴可通过提高机体的抵抗力，达到预防心肺疾病的作用。也可通过游泳，利用水的压力增加呼吸的深度，提高呼吸功能。

3. 穴位照射 穴位照射，胸部的脑中、天突，背部的肺俞、膈俞，腰部的命门、肾俞等，轮流照射。

4. 体外膈肌起搏器 通过体外电极对刺激胸锁乳突肌外缘的膈神经，促进膈肌有规律地收缩移动，并逐步恢复患者的膈肌功能，促进机体排出二氧化碳。无创，适用于膈肌无力的康复训练治疗。

（七）心理干预及健康教育

心理行为矫正和健康教育是呼吸衰竭患者基本的康复治疗内容，呼吸衰竭与心理社会因素有着密切的关系，如焦虑情绪可增加患者对通气的需要，引发高碳酸血症和低氧血症。对患者及其家属的健康教育包括呼吸系统的解剖、生理、病理生理、药物使用等，此外，还应包括以下内容：

1. 氧气的使用 长期低流量吸氧可提高患者的生活质量，使 COPD 患者的生存率提高 2 倍。在氧气使用过程中主要应防止火灾及爆炸，在吸氧过程中应禁止吸烟。

2. 感冒预防 COPD 患者易患感冒，继发细菌感染后会加重支气管炎症。可采用接种疫苗、预防感冒按摩、冷水洗脸、食醋熏蒸等方法增强体质，预防感冒。

3. 戒烟 戒烟有助于减少呼吸道的黏液分泌，降低感染的危险性，减轻支气管壁的炎症，使支气管扩张剂发挥更大的作用。

（八）家用呼吸机、制氧机应用

随着技术的进步，家用制氧机、呼吸机变得越来越轻巧，为慢性呼吸衰竭患者需要长期提供呼吸支持和供氧提供了方便。

1. 家用制氧机 家用制氧机是采用分子筛物理吸附和解吸技术，通过内装分子筛，在加压时可将空气中氮气吸附，剩余的未被吸收的氧气被收集起来，经过净化处理后即成为高纯度的氧气。分子筛在减压时将所吸附的氮气排放回环境空气中，在下一次加压时又可以吸附氮气并制取氧气，整个过程为周期性地动态循环过程，这样就可以源源不断从空气中分离氧气。以下三项中任何一项的都是长期家庭氧疗适应证：

（1）临床状态稳定 3～4 周，无急性支气管炎、肺部炎症，心力衰竭，连续 2 周 2 次动脉血气分析结果动脉血氧分压 $PaO_2 < 60mmHg$，血氧饱和度 $SaO_2 < 88\%$。

（2）临床状态稳定，至少 2 次动脉血气分析结果动脉血氧分压 PaO_2 为 55～59mmHg，且伴有继发性红细胞增多，肺动脉高压或肺心病右心衰竭，运动后 PaO_2 下降 10mmHg 的情况之一者。

（3）白天 $PaO_2 > 55mmHg$，但夜间 $SaO_2 < 75\%$ 或严重的睡眠呼吸暂停者。

2. 家用呼吸机　家用呼吸机是应用以机械装置建立压力差，从而产生肺泡通气的动力原理制成，也可以用来代替、控制或改变人体的自主呼吸运动，是家庭常用的自助器材。其原理其实相当于一个空气压缩机，当患者肺部功能衰竭或气道阻塞的时候，家用呼吸机可以将加压后的空气不断地吹向患者的气道，从而保持气道畅通，维持正常呼吸。适应证包括：

（1）患有睡眠呼吸暂停综合征（打鼾并暂停），中枢性睡眠呼吸暂停。

（2）严重肺气肿、肺心病、慢阻肺或二型呼吸衰竭且二氧化碳偏高。

（3）神经肌肉病变患者比如呼吸肌无力、重症肌无力等。

（4）其他慢性呼吸衰竭的患者。

第七节　盆底功能障碍的评估与干预

妊娠和分娩是绝大多数女性一生中必经的过程，由此而产生的盆底功能障碍性疾病也成为影响女性生活质量最常见疾病之一，严重影响到患者及其家庭成员的身心健康。近年来，随着老龄人口越来越多，人们对孕产女性盆底健康问题更为重视，关于产妇产后盆底肌损伤的预防与治疗恢复问题也越来越受到关注。

一、概述

女性盆底功能障碍（female pelvic floor dysfunction，FPFD）包括一组盆腔支持结构缺陷或退化、损伤及功能障碍造成的疾病。以盆腔器官脱垂、女性压力性尿失禁和生殖道损伤为常见问题。

（一）盆底结构

盆底是由肌肉、结缔组织、神经相互关联组成的，是一个平衡的有机整体。盆腔内有三种器官：膀胱、阴道和直肠。

盆底从垂直方向上分为前、中、后盆腔：前盆腔自外部尿道膜部至膀胱颈，包括耻骨尿道韧带、尿道、膀胱、阴道前壁和尿道外韧带；中盆腔自膀胱颈至子宫颈，包括耻骨宫颈筋膜、盆筋膜弓状腱和子宫；后盆腔自子宫颈至会阴体，包括宫骶韧带、直肠、阴道后壁、直肠阴道筋膜和会阴体。

（二）盆底功能障碍

女性盆底功能障碍（FPFD）是以压力性尿失禁、盆腔器官脱垂、慢性盆腔疼痛、性功能障碍和排尿排便异常等为主要病症的一组妇科问题。其主要病因是盆底支持组织薄弱，进而盆腔器官移位而引起的盆腔器官位置或功能异常。盆底支持组织以盆底肌肉群为主，其他包括筋膜、韧带及神经组织等。一旦盆底肌力及张力不足或受损（如妊娠、阴道分娩、盆腔手术等）则出现 FPFD。

1. 症状　盆腔器官脱垂（pelvic organ prolapse，POP）如子宫脱垂、阴道前壁膨出、膀胱膨出、阴道后壁膨出、肠膨出等；尿失禁等下尿路症状，多为压力性尿失禁；粪失禁等下消化道症状；性功能障碍；盆腔疼痛等。

2. 影响因素

（1）年龄及绝经：随着年龄增长，生理性雌孕激素水平发生改变，盆底组织弹性、韧性减弱，抗压能力减退，老年性改变是盆底组织损伤的原因之一，特别是绝经后衰老导致神经递质减少，神经支配作用减退。

（2）体重及慢性负压：妊娠期体重增加与盆底肌功能改变存在相关性，英国有研究报道妊娠期 BMI 与产后压力性尿失禁(postpartum stress urinary incontinence，SUI)有一定相关性，糖尿病、高血压、慢性支气管炎、便秘等慢性疾病因其增加的腹腔内压长期作用于盆底，会导致盆底肌肉弹性减小，使 SUI 发生率明显升高。

（3）感染：阴道炎、宫颈炎、慢性盆腔炎是 SUI 的危险因素，女性外阴痛和反复性阴道炎更容易导致盆底功能障碍。

（4）妊娠：妊娠期间生理变化。自人体站立以来，女性盆底肌肉就像"吊床"一样，承托着人体的盆腹腔脏器，如膀胱、子宫、直肠，不至于脱垂。正常体位时，人体的生理弯曲使腹腔压力和盆腔脏器的重心指向骶骨，然而妊娠时，腰部向前突出，腹部向前下突出，使得重力轴线前移，腹腔和盆腔脏器的重心指向盆底肌肉，"吊床"开始出现松弛，随着胎儿的长大，子宫重量日益增加，盆底肌肉处在持续且越来越重的压力中，"吊床"越发松弛，以至于出现了盆底肌肉损伤。

（5）分娩方式。阴道分娩时阴道过度扩张，纤维弹性下降，特别是合并产时胎儿过大，羊水过多，产程延长等异常时，盆底肌肉将高度扩张，甚至神经肌肉软组织会撕裂拉伤，结缔组织之间的连接分离，导致盆底肌肉损伤更加严重，易诱发 FPFD 的发生。

二、盆底功能的检测与评估

（一）盆底肌肌力评估

盆底肌肌力分级可以通过手法、盆底肌电探头或压力气囊等进行检测。盆底肌肌力采用肌肉收缩时间或次数计算，当盆底肌肉Ⅰ类和Ⅱ类肌纤维无法在必须的时间内完成相应的收缩功能，表示肌肉收缩的电生理指标肌力开始下降。盆底肌力是非常有价值的盆底基础电生理指标，也可作为预防和治疗的评价指标之一。

（二）盆底肌肌电评估

盆底肌肌电评估通过放置在阴道内的肌电探头，采集盆底肌肉运动电位，用来了解肌纤维的募集功能，检测到的肌电位值和参与盆底收缩肌纤维的数量呈正比。放置阴道肌电探头和腹部表面电极，还可以同时检测盆底肌肉和腹部肌肉收缩的曲线图，判断盆腹部肌肉收缩的协调性。

（三）盆底肌压力功能评估

压力在物理学中是指垂直作用在物体表面的力。阴道是一个空腔器官，盆底肌肉收缩时会对阴道腔隙产生一定的压力，盆底肌压力功能评估即通过在阴道内放置含有一定体积的气囊，了解盆底肌肉在静息及收缩状态下所产生的压力。盆底肌压力反映盆底肌肉的做功能力及盆底肌与盆腔器官间的动态协调功能。盆底肌肉收缩产生的压力曲线图同样可以反映肌纤维的类型、肌力及疲劳度。

（四）盆底肌张力功能评估

张力是指弹性物体拉长时产生的应力。盆底肌肉和周围筋膜结缔组织本身存在一定的张力，才能维持盆腔器官及尿道的位置，即使在人体保持静止状态下，这种张力也存在，称为静态张力。当人体运动时腹压增加，对盆底压迫增加，盆底肌肉及周围筋膜结缔组织张力需进一步增加来对抗压迫，此时的张力称为动态张力，动态张力会随腹压增加而增加，两者保持平衡，运动时盆腔器官才不会下移，尿道保持关闭状态。盆底肌张力功能评估通过放置在阴道内的电子张力计检测，主要检测指标包括静态张力、动态张力、肌伸张反射及盆底肌肉收缩闭合力。

（五）腹盆腔生物力学功能评估

人体的盆腔器官、盆底组织和腹部在力学上是一个整体，腹部力学和盆底力学需互相协调，也互相影响。例如临床常见的产后腹直肌分离，女性腹部屈肌和伸肌作用力比例失调，屈肌力量减弱，伸肌力量保持不变，长时间力的作用会导致脊柱变形，腰椎前突增加，导致腹腔向盆底组织压力作用方向从尾椎移到盆底肌肉，加重盆底组织的负担，从而导致盆底功能障碍性疾病的发生。除上述盆底功能评估外,还要对包括腹壁脂肪厚度、腹肌肌力及疲劳度、腰肌肌力及疲劳度、腹肌收缩时的分离值、站立位脊椎前后凸比例等腹部结构力学进行评估重。

（六）三维超声评估

通过二维图像分别在静息及 Valsalva 动作时,实时观察盆腔内脏器的位置及移动度的变化,测量膀胱、子宫、道格拉斯陷凹和直肠壶腹的最大下移距离,量化分析子宫阴道的脱垂为 FPFD 的诊断提供客观依据。

三、盆底功能训练方法

（一）肌肉训练

1. Kegel 运动　1948 年由美国医师 Kegel 提出,是指有意识地对耻 - 尾骨肌群进行收缩舒张锻炼,适用于所有产前产后妇女。训练方法是取平卧或半卧位,双下肢稍屈曲分开,随呼吸运动进行锻炼,吸气时收缩肛门 3～5s,呼气时放松,休息 5～10s,反复重复以上动作,逐渐做到收缩持续时间 8～10s,收缩放松 15～20s/ 次,2～3 次 /d,以不感觉疲乏为宜。Kegel 运动是早期盆底功能锻炼的最主要方法,也是大多数产后 SUI 的初始治疗方法。

2. 阴道哑铃训练　阴道哑铃又称缩阴球,是针对女性阴道和盆底肌肉专门设计圆形球状物,有五种不同重量,放进阴道后利用阴道两侧肌肉收缩夹住不往里滑落,锻炼盆底肌的新方法,具备方便、简易、安全等特点。阴道哑铃训练常配合 Kegel 运动进行锻炼,其锻炼方法简便、成本低,适合基层医院推广。

（二）电刺激治疗

电刺激是一种较早用于临床防治盆底肌肉受损或萎缩的方法。通过不同强度的电流,刺激盆底肌肉,增强其收缩强度和弹性。患者排空膀胱,取 30° 仰卧位,将特制的阴道探头或阴道电极轻轻插入阴道内,传递不同强度的电流,刺激电流强度由 0mA 开始以不同频率以及安全的脉宽,每次 0.5mA 单位逐渐增加至产妇自觉盆底肌有麻胀感但无不适感为限。盆底电刺激治疗主要用于防治盆底肌的受损及萎缩,常配合 Kegel 运动用于改善 FPFD 的症状以及提高性生活质量。

（三）生物反馈法

生物反馈治疗是一种主动性盆底康复治疗方法,将特制探头放入阴道或直肠,检测盆底肌肉电信号的活动,并将模拟的声音或视觉信号反馈给患者,使患者了解盆底肌的活动状态,学会正确而有意识地收缩盆底肌。这种方法目前广泛应用于临床,对增强盆底肌力并明显改善 SUI 的症状效果显著,常与电刺激法联合使用,适用于轻、中度 SUI 患者。

（四）电刺激联合生物反馈

电刺激联合生物反馈是将电刺激和生物反馈两种方法相结合,是目前对于盆底功能障碍的治疗最好的手段。不同模式的电刺激和生物反馈能帮助受损盆底神经肌肉恢复,改善血供,提高肌力促进盆底肌功能恢复。

（五）其他方法

1. 盆底肌康复操　盆底肌康复操是基于 Kegel 运动法,根据产妇不同阶段的生理状况制定 4 组动作:臀部运动、扭胯运动、全身运动、提肛运动。

2. 排尿中断法　在排尿过程中,每次排尿时排一下,忍一下,再排一下,再忍一下,即每次排尿分几段进行,以达到收缩锻炼盆底肌肉的目的。但要注意避免收缩腹部、大腿、臀部肌肉,其机制是锻炼尿道括约肌等盆底肌肉的收缩力。

3. 手指指示法　将手指放入阴道,围绕手指收缩盆底肌肉,有盆底肌向上提起感觉,保持收缩姿势 5s,缓慢放松,5s 后重复收缩动作,每天锻炼 3～8 次,4 周为 1 个疗程。初步研究表明手指指示法能改善盆底肌的肌力,从而改善尿失禁的症状。

第八节　口腔保健技术

我国居民口腔疾病患病率很高,人的一生中都有可能受到口腔疾病的困扰,而且85%以上的龋齿没有得到治疗,成年人几乎都需要牙周洁治。本节简要介绍几种常见的口腔问题自我检查、预防及治疗的措施。

一、定义

口腔健康是指无口腔颌面部慢性疼痛、口腔癌、口腔溃疡、先天性缺陷如唇腭裂、牙周(牙龈)疾病、龋病、牙齿丧失以及影响口腔的其他疾病和功能紊乱。

二、口腔健康的检测与评估

(一)牙菌斑

牙菌斑是由基质包裹、互相黏附或黏附于牙齿表面,无色、柔软而未被矿化的细菌性群体。口腔是众多微生物聚集的地方,牙齿、黏膜和唾液都是细菌的温床,口腔就像是细菌组成的一个城市,正常菌群和致病菌群共同生活于此,在一定条件下,致病菌会引起口腔疾病,产生龋病和牙周病。牙菌斑是引起这些口腔问题的关键原因,1mg牙菌斑内约有一亿个细菌,它不能被水冲去或者漱掉,但可以通过刷牙等机械方法去除。

牙菌斑是无色的,通过肉眼不易辨认,但可以使用菌斑显示剂染色让它现形。普通情况下,未刷牙时,牙面存在20%的菌斑属于正常现象。可以使用菌斑指示剂来检查和评价刷牙的效果,直至将染色后的菌斑尽量去除。

(二)龋病

龋病是一种细菌性疾病,可以继发牙髓炎和根尖周炎,甚至能引起牙槽骨和颌骨炎症。如不及时治疗,病变继续发展,形成龋洞,终至牙冠完全破坏消失,其发展的最终结果是牙齿丧失。龋病特点是发病率高,分布广,是口腔主要的常见病,也是人类最普遍的疾病之一,世界卫生组织已将其与肿瘤和心血管疾病并列为人类三大重点防治疾病。

牙齿表面的牙釉质是身体最坚硬的部分,其硬度超过钢铁。但牙齿仍然会龋坏,是因为实际上牙齿是一种矿化程度极高的矿物质。在细菌、口腔环境、宿主和时间的作用下,菌斑深层产酸,使釉质脱矿,产生龋洞。所以龋病预防应从多方面着手:去除菌斑,进行正确的自我口腔卫生维护(刷牙、牙线、冲牙器);合理使用氟化物,进行专业口腔保健;少吃产酸的食物;窝沟封闭预防窝沟龋;定期口腔检查。

(三)牙周病

牙齿靠牙周支持组织包括牙骨质、牙龈、牙周膜和牙槽骨将其固定在颌骨上,牙根周围是由牙槽骨包围,当牙根周围的软、硬组织遭到破坏时(主要是牙菌斑大量堆积)会引起牙周周围的组织发炎、吸收,当骨质大量流失时,牙齿会移位、松动直至自发脱落。这种牙周组织的破坏是不可逆转的,因此,早期发现和重视牙周疾病,是唯一的、有效的预防牙周病的手段。

牙龈出血是牙周病早期发现的信号。牙菌斑的沉积与牙周破坏密切相关,细菌本身及其产生的毒素对牙周组织造成破坏,使牙龈红肿、牙周袋形成、牙齿松动、移位甚至脱落。由于早期的牙龈炎症没有明显的疼痛,很多人即使在刷牙时发现牙龈出血,也只是认为"上火了"而并不在意,实际上已经患上了牙周病,所以发现牙龈出血应当及时就医。常用的治疗牙周病的方法是:龈上洁治(俗称洗牙)、龈下刮治、根面平整以及牙周手术治疗。根据牙周病的严重程度不同,选择不同的治疗方法。

（四）牙变色

正常健康牙齿的颜色是淡黄色，最表层牙釉质是白色并具有一定通透性，深层牙本质是黄色，釉质越薄牙齿透出的黄色就越明显，例如与牙冠部比较牙颈部透出更多的黄色。现代社会大众媒体的宣传中我们常常看到荧光白色的牙齿并不是健康牙齿的颜色，只有在病理性牙变色情况时，在专业医师的指导下才需要对牙齿进行清洁或者漂白。

常见的病理性牙变色有：牙面不洁、死髓牙、四环素牙及氟斑牙。牙面不洁是指在牙齿表面沉积了食物、药物的颜色，例如茶叶、咖啡、香烟及中药等。可以通过龈上洁治（洁牙）的清洁方式清除，可使牙齿恢复原有的健康美观的颜色。氟斑牙是指牙齿在发育过程中氟化物摄入过多，牙齿萌出后牙齿呈白垩色或者黄褐色，严重的还出现缺损，严重程度与儿童时期生活区域（高氟区）以及摄入氟化物的量有关。四环素牙指在牙齿发育期摄入四环素类药物，四环素与矿物质结合沉积在牙本质中，导致牙齿颜色变黄、变黑且黯淡无光。氟斑牙和四环素牙的变色是由于牙齿质地发生了问题，不能通过洁牙解决。专业的牙齿美白可以一定程度上改善牙齿颜色，但效果有限，且存在副作用，需要咨询专业的牙科医师。死髓牙是指因外伤或者龋坏引起的牙神经坏死，牙齿没有营养供应，渐渐变得色黑暗淡失去光泽。这种牙变色需要进行牙髓治疗。

（五）牙敏感

牙敏感是指遇冷、热、酸、甜等刺激时，牙齿一过性的疼痛，持续几秒钟，未接受类似刺激时牙齿并无疼痛。牙敏感是由各种原因导致的牙体缺损或者牙周支持组织缺损引起的。正常情况下，牙齿表层的牙釉质是保护牙本质及牙神经的保护层，它也是人体内最坚硬的组织，厚度 1～2mm。牙釉质发育不良、破损或者脱落均会暴露出牙本质，使外界刺激容易传至牙齿中心的牙神经，引起牙齿不适。导致牙齿表层缺损的常见原因有很多，如楔状缺损、酸蚀症（碳酸饮料刺激形成）、重度磨耗（常见于老年人）及牙根暴露（牙周病引起）等。

楔状缺损是最常见的非龋性牙体缺损，多数情况下，是由不当的刷牙方式引起的，即横拉锯式的刷牙方式。长期的错误刷牙，反复摩擦的作用使牙齿颈部釉质消失，形成横行的楔形缺损，暴露出内层牙本质，此时会引起牙敏感的各种症状。

（六）牙外伤

牙外伤是指外力的作用对牙齿造成的损伤。损伤程度从轻到重包括，牙震荡、牙折（冠折和／或根折）、牙脱位，常见的外伤牙齿为上下前牙，影响美观。从预后角度来看，牙震荡的牙齿几乎是可以健康存活的；再者就是牙脱位，部分脱位可以通过复位及一定的治疗保存牙齿，完全脱位的治疗虽相对复杂，但如果处理得当，也可以保留大部分脱位牙齿。

（七）拔牙

现代拔牙技术注重人性化、安全化、标准化、舒适化、无痛化及微创化。按照患牙及患者的全身的情况，制订个性化方案，安全微创拔牙。拔牙前应与患者沟通全身健康状况，包括血糖、血压及口服药物情况。拔牙的适应证包括：龋坏严重，无法行使功能，无法保留的患牙；重度牙周炎患牙；阻生牙（不能正常萌出）、异位牙、多生牙，这些牙有可能影响邻牙健康，酌情拔除；因某些治疗需要（如正畸治疗、颌面外科手术）拔除的牙齿；乳牙滞留。

第三磨牙即智齿，一般在 18～22 岁萌出，因其萌出异常，容易引发炎症，困扰大多数成年人。由于人类的食物越来越精细，颌骨发育不够空间容纳第三颗磨牙，从而第三磨牙成为最常见的阻生牙，多数情况需要拔除。

三、口腔保健的方法

（一）普通人群口腔保健要点

刷牙是自我口腔卫生维护的最主要、最有效的方法，掌握正确的刷牙方法能有效清除大部分食物碎屑、软垢和牙菌斑，预防龋病及牙周疾病，提高和维持这些疾病治疗的疗效。如果不采用任何清洁措施，牙菌斑在口腔内形成的时间约为 12h，因此，每天至少刷两次牙才能有效控制牙菌斑的形成。正确刷牙的方法是每次刷牙 3min，用力不超过 1.5N（150g 刷力）时能达到最大的菌斑清除效率。

牙刷的选择可选用小头软毛牙刷，将刷毛放置在指甲沟内轻压，以刷毛无明显弯曲、手指无不适感为宜。牙膏是为增强刷牙的摩擦力，辅助刷牙使用的，牙膏内可以加入如氟化物、抗菌药物、抗敏感等化学物质，分别有抗龋齿、减少菌斑和抗敏感的作用。牙膏的选择应注意，牙膏不是药物不能治病，只是辅助机械力清洁牙齿的作用。若有口腔疾病要及时就医。

刷牙时很难清洁两牙之间的接触区域，而这些是牙周病和龋病的易发部位，这时就需要辅助其他工具，包括牙线、牙缝刷及冲牙器。牙线可以剔除牙缝里的食物残渣和菌斑，上蜡牙线便于清除食物残渣和软垢，无蜡牙线摩擦力较大，有利于清除菌斑。可以根据不同的需要选择不同的牙线。牙列不齐、牙周病或其他病变引起的牙缝变大，疏松的牙缝不仅容易嵌塞食物，而且普通的牙刷无法充分清洁，导致病变加重，不适感长期反复，此时可选择使用牙缝刷。冲牙器是一种便携式的小型水压冲洗器，通过泵体产生超高脉冲，对水加压，设计精巧的喷嘴可使水柱无障碍地冲刷到口腔内任何部位，包括牙刷、牙线、牙缝刷不易清洁到的牙缝和牙龈深处。冲压器产生的水柱是一种柔性的刺激，对牙龈有按摩作用，有利口腔健康。

（二）儿童口腔保健要点

口腔保健应从出生开始，婴幼儿的口腔清洁不仅可以预防龋齿，也可以预防由于病原微生物引发的口腔黏膜疾病。出生开始，每天 1～2 次有规律地为婴儿清洁口腔，可预防白色念珠菌繁殖引起的口炎，俗称"鹅口疮"。第一颗牙齿萌出后（大约半岁时），就应该开始进行牙齿清洁，阻断菌斑的破坏作用。乳牙易患龋齿，因为乳牙硬组织薄，釉质矿化程度低，所以易受细菌侵袭引起脱矿，继而发生龋齿。

乳牙未萌出时，可用纱布擦拭口腔黏膜。乳牙的清洁，可以使用市面上销售的指套牙刷、软毛牙刷。4 岁后，儿童的手部协调性明显增强，但仍需要在家长的帮助下清洁牙齿直至上小学以后，每天至少 2 次，每次 3min，刷牙面的各个面（包括唇颊侧、舌侧及咬合面），儿童也可以学会使用牙线，清洁牙间隙。

儿童在 6 岁左右进入替牙期，一般先萌出的是第一恒磨牙也称六龄齿，此时，没有乳牙被替换，第一恒磨牙直接萌出在最后一颗乳牙的远中位置牙龈处。因为没有乳牙脱落，且儿童无明显不适，第一恒磨牙的清洁常被家长忽略。第一恒磨牙窝沟较深大且多，在口腔内使用时间最长，因此成为最容易患龋齿的恒牙。在其萌出初期，应特别注意清洁和龋齿预防，我国现已执行小学一年级后集体进行磨牙窝沟封闭，这样可以更有效预防恒磨牙龋齿，增强人口素质。

儿童期口腔不良习惯或者一些遗传因素会影响面容美观。吮指、咬下唇、吐舌、口呼吸等是常见不良习惯，会引起上颌前突、牙列不齐拥挤、开颌等口腔畸形，需要及时纠正不良习惯。反颌俗称"地包天"，严重影响牙齿功能和面部美观，其发生常与颌骨的发育及遗传因素有关。需要注意的是，这类咬合异常的矫正要从 3～4 岁开始。功能性的乳牙反咬合，可以在此阶段取得较好的治疗效果，但若是骨性反颌在早期治疗结束后一段时间，随着颌骨的发育，反颌的情况可能会再次出现，需要再次正畸治疗，重者需要配合颌骨手术治疗。

（三）产前及孕期口腔保健要点

孕前口腔诊治可以有效避免怀孕期间口腔疾患困扰。孕妇口腔疾病会影响营养摄入，进而影响胎儿发育，另外，研究显示，孕妇患有牙周病，会导致婴儿早产或出生体重低，不利于胎儿存活。因此，在怀孕前就应处理口腔问题，包括牙周病的治疗、龋坏牙治疗、阻生智齿拔除等。若已怀孕，在孕早期（前 3 个月）和晚期（后 3 个月）均不宜进行复杂的口腔治疗，否则可能会因为紧张或者疼痛等因素，增加流产或早产的风险。若必须接受口腔治疗，可以在怀孕中期（中间 3

个月）胎儿较稳定时，在专业医师的指导下进行。复杂的口腔治疗，建议孕期仅做急性处理，妊娠结束后再继续治疗。

孕期容易出现口腔问题，但怀孕本身并不会引起口腔疾病，女性怀孕后，体内孕激素升高、雌激素下降，牙周病的易感性增强，容易发生妊娠期龈炎或牙周炎，表现出来的炎症反应也更重，包括牙龈红肿、出血明显等，影响进食和睡眠。若有妊娠期呕吐等原因，唾液呈酸性，更易造成牙面酸蚀与脱钙，容易患龋。

第九节　皮肤保健与医学美容

皮肤是人体最大器官，覆盖在人体表面，具有屏障、吸收、感觉、分泌和排泄、体温调节、物质代谢等多种功能。人到了一定年龄，皮肤就会自然老化，出现如角质层老化、皮肤缺乏水分等现象，所以皮肤需要进行适当的保养。

一、概述

皮肤不仅能完成复杂的生理功能，还是重要的审美器官，直接体现人体美，使人容光焕发，富有健康活力。随着物质生活水平的改善，审美观念深入人心，因此，皮肤的保健与美容也越来越受到重视。

（一）健康皮肤的性状

皮肤是机体的外在器官，机体内部各系统和器官的正常功能对于皮肤自身的营养与代谢具有十分重要的影响，因此，健康的皮肤是反应整体健康的一面"镜子"。判断皮肤是否健康的标准主要应包括皮肤的色泽、光洁度、纹理、湿润度、弹性及其功能。皮肤性状的差异主要与遗传、性别、年龄、内分泌变化、营养及健康状况等因素有关。

1. 肤色　肤色主要由皮肤内黑素的含量与分布、皮肤血液循环状况和皮肤表面光线反射等因素所决定。健康的皮肤应该是白里透红，但不同种族的肤色受遗传影响可表现为白色、黄色或黑色。

（1）黑素：黑素的多少取决于黑素细胞的数量、功能等因素。皮肤创伤与炎症反应、紫外线、某些药物均可使皮肤中巯基破坏或含量减少，黑素合成增多而导致皮肤色素沉着。

（2）皮肤血液循环状况：皮肤血流携氧量的多少与皮肤血管的密度及管径、血压、血液黏稠度及红细胞中含铁血红蛋白含量等有关。携氧量充足则皮肤外观红润，反之则皮肤外观灰暗、苍白。

（3）内分泌因素：生理性及病理性内分泌的改变均可引起色素合成的变化。

2. 光洁度　健康的皮肤质地细腻、光洁度高；不健康的皮肤则质地粗糙、黯淡无光。某些职业（如从事野外作业、务农、长期户外运动）、慢性化学刺激（如经常接触洗涤剂）或皮肤疾病均可导致皮肤外观粗糙、增厚、脱屑及缺乏光泽。

3. 纹理　健康皮肤的表面纹理细小、表浅、走向柔和，使皮肤光滑细腻。皮肤老化可使真皮内纤维组织发生变性或增生，引起相应区域皮肤纹理增多、变粗或加深，出现皱纹、苔藓样变等表现。

4. 弹性　皮肤的含水量和皮下脂肪厚度适中时，皮肤质地柔韧而富有弹性；皮肤老化后皮下脂肪萎缩，含水量减少，皮肤弹性减弱。

5. 湿润度　皮肤代谢及分泌排泄功能正常时，可在皮肤表面形成适度的皮脂膜，使皮肤滋润舒展，有光泽；皮脂分泌过多时皮肤外观油腻，过少则皮肤干燥、脱屑、起皱。

6. 皮肤的功能　正常的皮肤功能不仅使皮肤具有健康的外观，还能有效地保持皮肤内外环境的平衡，延缓皮肤的老化。

（二）皮肤的类型

不同种族、不同个体的皮肤存在很大差异,对皮肤类型的分类方法亦有多种。目前多根据皮肤含水量、皮脂分泌状况、皮肤 pH 以及皮肤对外界刺激的反应性的不同,将皮肤分为五种类型。

1. **干性皮肤**　又称干燥型皮肤,其角质层的含水量低于 10%,pH>6.5,皮脂分泌量少,皮肤干燥、缺少油脂,皮纹细,毛孔不明显,洗脸后有紧绷感,对外界刺激(如气候、温度变化)敏感,易出现皮肤皲裂、脱屑和皱纹。干性皮肤既与先天性因素有关,也与经常风吹日晒、使用碱性洗涤剂过多有关。

2. **中性皮肤**　为理想的皮肤类型。其角质层含水量为 20% 左右,pH 为 4.5～6.5,皮脂分泌量适中,皮肤表面光滑细嫩,不干燥、不油腻,有弹性,对外界刺激适应性较强。

3. **油性皮肤**　也称多脂型皮肤,多见于中青年及肥胖者。其角质层含水量为 20% 左右,pH<4.5,皮脂分泌旺盛,皮肤外观油腻发亮,毛孔粗大,易黏附灰尘,肤色往往较深,但弹性好,不易起皱,对外界刺激一般不敏感。油性皮肤多与雄激素分泌旺盛、偏食高脂食物及香浓调味品有关。

4. **混合性皮肤**　是干性、中性或油性混合存在的一种皮肤类型。多表现为面中央部位(即前额、鼻部、鼻唇沟及下颏部)呈油性,而双面颊、双颞部等表现为中性或干性皮肤。躯干部皮肤和毛发性状一般与头面部一致,油性皮肤者毛发亦多油光亮,干性皮肤者毛发亦显干燥。

5. **敏感性皮肤**　也称过敏性皮肤,多见于过敏体质者。皮肤对外界刺激的反应性强,对冷、热、风吹、紫外线、化妆品等均较敏感,易出现红斑、丘疹和瘙痒等表现。

（三）影响皮肤健康的因素

1. **皮脂膜**　是覆盖于皮肤表面,由皮脂、汗液和表皮细胞分泌物互相乳化而形成的半透明乳状薄膜,含有脂肪酸、固醇类、中性脂肪、游离氨基酸、乳酸、尿酸和尿素等。皮脂膜中的游离氨基酸、乳酸盐、尿酸和尿素为天然保湿因子,可对皮肤起到保湿作用;皮脂膜还可防止皮肤水分丢失、阻止外界有害物质进入皮肤及抑制细菌在皮肤表面生长。

2. **皮肤的酸碱度**　健康皮肤呈偏酸性,pH 5.5～7.0,由皮脂膜决定。当皮脂分泌旺盛时皮肤的 pH 降低,反之则升高。

3. **皮肤的敏感性**　不同类型的皮肤对刺激的敏感性不同,干性和敏感性皮肤对各种刺激因素易产生过敏反应。

4. **理化及生物学因素**　温度、风、日光、湿度等因素均可影响皮肤的性状;药物、化妆品也可引起皮肤质地的改变,如长期使用糖皮质激素可引起皮肤萎缩、毛细血管扩张,某些化妆品可影响皮脂的排泄而发生痤疮样皮损;各种微生物(如病毒、细菌、真菌等)可引起皮肤感染,从而影响皮肤的健康。

5. **皮肤的老化**　皮肤自然老化是指随年龄增长而发生的皮肤生理性衰老,老化程度受遗传、内分泌、营养、卫生状况、免疫等因素的影响,皮肤自然老化虽为自然规律,但在一定条件下可以延缓衰老的过程。

6. **疾病的影响**　皮肤是人体内部器官、精神及周围环境的一个重要效应器官,各种致病因素包括机体疾病(如甲状腺疾病、贫血、维生素代谢异常等)都可引起皮肤组织、性状和功能的改变。

7. **其他**　除以上因素外,营养状况、精神状态、睡眠状况、生活习惯、工作性质等对皮肤性状也有较大影响。

二、皮肤保健的常用方法

（一）养成良好的生活习惯

1. **情绪稳定,心情舒畅**　精神状态与皮肤性状关系密切,情绪乐观、稳定可使副交感神经始终处于正常兴奋状态,后者使皮肤血管扩张、血流量增加、代谢旺盛,皮肤表现为肤色红润、容光焕发;反之,抑郁、忧愁、焦虑或紧张均可引起和加快皮肤衰老,使面色黯淡、灰黄,缺乏生气。

2. **充足的睡眠**　生物钟因人而异,但基底细胞代谢最旺盛的时间一般在晚上 10 点至凌晨 1 点,良好的睡眠习惯和充足的睡眠时间对维持皮肤的更新和功能非常重要,同时睡眠时大脑皮质处于抑制状态,有利于消除疲劳、恢复活力。成人应保持每天 6～8h 睡眠,过劳或失眠者往往因皮肤不能正常更新而肤色黯淡。

3. **合理饮食**　蛋白质、脂肪、糖、维生素和微量元素均是维持皮肤正常代谢、保持皮肤健美所必需的物质,新鲜的蔬菜和水果不仅提供各种维生素及微量元素,还能保持大便通畅,及时清除肠道有毒分解物,起到养颜作用,因此,饮食结构必须合理。维生素和微量元素一旦缺乏,则会出现皮肤干燥、脱屑、红斑、色素沉着;吸烟、过量饮酒可加速皮肤衰老,应尽量避免。

（二）加强体育锻炼

经常进行体育锻炼(如跑步、登山、游泳等)可增加皮肤对氧、负离子的吸收、加速废物排泄、增加血流携氧量,并增强皮肤对外界环境的适应能力,使皮肤持久保持健美。

（三）加强皮肤保健

1. **皮肤的清洁**　皮肤表面会有灰尘、污垢、皮肤排泄物、微生物等黏附,后者可堵塞毛囊孔、汗腺口,因此,经常清洗皮肤非常重要,清洗还可促进皮肤血液循环、增进皮肤和身心健康。

2. **皮肤老化的预防**　尽量避免强烈日光照射,外出时应打伞、穿浅色衣服或外用遮光防晒剂。坚持自我面部保健按摩可改善皮肤血液循环、加速新陈代谢、增加皮肤细胞活力、防止真皮乳头层的萎缩、增加弹力纤维的活性,从而延缓皮肤衰老。

3. 可根据气候、年龄和个体皮肤类型选择合适的抗衰老、保湿、抗氧化化妆品。

三、皮肤美容疗法

对于某些有碍美容的皮肤病变,可以通过美容疗法来去除疾病,调整皮肤的功能与结构,维护改善、修复和再塑人体皮肤的健美,增进美感,提高生命质量。常用的皮肤美容疗法有以下几种:药物剥脱疗法、激光皮肤磨削术、宽带强脉冲光美容术等。

四、皮肤美容养护

根据美容就医者的医学审美需要,针对其皮肤的类型,选用美容护肤用品对其皮肤进行美容养护的技术。医学模式转变的今天,这类技术将与日益增长的社会需求相适应地发展。

1. **适应证**　各类性质的皮肤。
2. **禁忌证**　外伤,感染,疖肿,破溃,传染性皮肤病,严重的心、肺功能不全,精神病患者。

五、痤疮皮肤的美容养护

1. **操作要点**
（1）选用消炎、清爽型洁面剂,温水清洁皮肤。
（2）用去死皮膏清除毛囊口异常堆积的角质层。炎症不明显者亦可用磨面膏。
（3）用 75% 乙醇消毒皮损局部,用消毒过的痤疮针清除毛囊内脂栓。
（4）可用紫外线照射皮损处 3～5min。
（5）严重者局部涂药,可用超声波透入法或直流电离子导入法,或用远红外线仪照射 10min。
（6）敷药物冷膜,可每周 2～3 次,10 次 1 个疗程。

2. **注意事项**
（1）选用冷喷雾,以免感染扩散。
（2）面部"危险三角区"的痤疮禁止挤压;痤疮感染期禁止按摩。

（3）请专科医生治疗身体内部相关疾病。

（4）叮嘱美容就医者注意饮食、睡眠及情绪。

（5）消毒护肤用品,防止交叉感染。

第十节　常见抗衰老技术

从生物学上讲,衰老是生物随着时间的推移,自发的必然过程,它是复杂的自然现象,表现为结构的退行性变和功能的衰退,适应性和抵抗力减退。医学抗衰老是指一些具有抑制、延缓机体衰老过程,可促进整体健康,使机体在遗传因素决定的寿限内保持较好智力和体力。

一、概述

（一）衰老定义

衰老是指机体对环境的生理和心理适应能力进行性降低、逐渐趋向死亡的现象。衰老可分为两类:生理性衰老和病理性衰老。前者指成熟期后出现的生理性退化过程,后者是由于各种外来因素(包括各种疾病)所导致的老年性变化。两者实际很难区分,衰老是许多病理、生理和心理过程的综合作用的必然结果,是个体生长发育最后阶段的生物学心理学过程。

（二）衰老的理论

1. 体细胞突变理论　由于 DNA 突变率的存在,许多研究认为寿命增长会增加体细胞 DNA 损伤,寿命长短和 DNA 修复之间存在显著关系。无论在细胞还是分子水平上,DNA 修复能力都是衰老速度的一个重要决定因素。

2. 端粒损耗理论　Kim 等人在 2002 年指出随着年龄的增长,细胞分裂能力会下降,其原因是 DNA 的端粒逐步缩短导致细胞分裂减慢。有学者进一步认为,体细胞端粒作为一个细胞内在分裂的"计数器",也许是为了保护我们避免细胞分裂的失控,比如癌症,这个保护机制的代价便是造成衰老。也有其他研究指出细胞的氧化应激反应,或者其他对生物微环境的应激都可能加速端粒的损失。

3. 线粒体理论　Wallace 在 1999 年提出线粒体 DNA(mtDNA)的突变会随年龄积累,这也是造成细胞衰老的重要因素。若细胞中的 mtDNA 突变达到较高水平,即能阻碍细胞 ATP 生产、生物能量的供应。

4. 蛋白质改变理论与废料积累理论　生命过程中,蛋白质的新陈代谢是必不可少的。为了保护细胞的正常功能,新生蛋白质的同时会去除损坏或多余的蛋白质。Terman 和 Brunk 认为,它们仅是细胞废料中的一部分,更广的视角应在于细胞的"垃圾处理"过程。

5. 衰老网络理论　在实践中,大多数的研究仍主要集中在单一的机制上,这限制了人们对衰老过程的认知,Kirkwood 等人提出,多种生命机制和细胞病变共同造成了衰老,它们之间有相互协同的作用,网络理论着重研究它们之间的作用。

6. 干细胞理论　干细胞是一种人类具有无限自我更新能力,同时也可分化成特定组织的细胞,是在细胞发育过程中处于较原始阶段的细胞。干细胞遍布全身各个器官内,其任务就是按照生物信号及时修复凋亡的细胞,起到体内各器官组织的维护作用。然而,干细胞的修复能力和体内的总数量会随着年龄的增长而逐渐降低,比如,60 岁的正常人的干细胞功效和数量就远不如 30 岁的正常人。由于干细胞功效和数量的减少,导致相应的组织器官的被修复概率就逐步下降,此时,人体的组织器官就开始出现衰老,而当人体内的干细胞功效和数量近乎枯竭时,人体就失去了继续修复组织细胞的能力,最后机体内大部分器官就停止工作,临床上就称为"死亡"。衰老的干细胞理论的优势在于,它在探索衰老机制的同时,为衰老提出了解决方案,这就是近年来现代医疗技术在全世界范围内研究的一个最热点——干细胞疗法。

二、衰老检测的方法

（一）端粒

端粒是 DNA 上的一段保护序列，细胞每复制一次 DNA，端粒就会减少一段。一旦端粒被耗尽，那么细胞就无法复制，甚至凋亡。它像是能"计数"细胞分裂，从而控制细胞衰老的"时钟"。端粒是一个人老化速度的最重要和准确的指标，它会随着人们年龄的增长而缩短。于是，很多公司纷纷开始提供端粒长度的检查，这种检测人体细胞内"端粒"长度的工具，据说可以借此预测人类的寿命。

（二）甲基化

DNA 甲基化是最早发现的基因表观修饰方式之一，真核生物中的甲基化仅发生于胞嘧啶，即在 DNA 甲基化转移酶（DNMTs）的作用下使 CpG 二核苷酸 5′- 端的胞嘧啶转变为 5′- 甲基胞嘧啶。DNA 甲基化通常抑制基因表达，去甲基化则诱导了基因的重新活化和表达。这种 DNA 修饰方式在不改变基因序列前提下实现对基因表达的调控。

（三）糖基化

蛋白质非酶糖基化是指在高浓度葡萄糖环境下，葡萄糖不经酶的催化而掺入蛋白质分子的过程。蛋白质糖基化可导致蛋白质的结构与功能的改变。许多研究表明，即使在正常人体内，AGEs（是以蛋白质、脂肪及核酸的氨基和还原糖为原料，发生非酶催化反应，生成的稳定的共价化合物）也会随着年龄的增加不断累积，说明 AGEs 与衰老之间有密切关系。AGEs 不仅激活修饰蛋白的迁移，还能诱导细胞因子和生长因子，因此能使正常蛋白结构改变，且 AGEs 的蛋白修饰表明它有为它们的迁移提供识别信号的作用，证明 AGEs 在衰老进程中的重要作用。

（四）线粒体

线粒体是细胞内的一种细胞器，它们从周围的细胞液中摄入氧气和"燃料"，让它们在其内部"燃烧"，用得来的化学能量为细胞内所有需要能量的活动供能。线粒体供能的方式是将 ADP（二磷酸腺苷）变成 ATP（三磷酸腺苷），ATP 被细胞使用后，少了一个磷酸根又变成 ADP，然后再进入线粒体获得能量（磷酸根）变回 ATP。因为细胞内的 ATP 储量只能维持几秒钟的能量需求，所以上述循环制造过程一刻都不能停。

三、衰老干预的方法

抗衰老的方法是古今中外人类一直寻找和渴望的事情，由于衰老的理论有几百种之多，而且随着科技的不断发展，针对每个理论都会不断有很多不同的新方法出现，目前比较公认的成熟方法包括生物细胞法、化学药物法、食疗法。除此之外，生活方式、心理调节、环境因素、工作压力等都对抗衰老起着极为重要的作用。

（一）生物细胞法

以干细胞为主的生物细胞抗衰老是在衰老的干细胞理论的基础上逐步建立和完善的，也是目前世界上最热门的抗衰老技术之一。细胞抗衰老是通过回输特定的多种细胞（包括各种干细胞和免疫细胞），激活人体自身的"自愈功能"，对病变的细胞进行调控，激活衰老细胞功能，增加正常细胞的数量，提高细胞的活性，改善细胞的质量，防止和延缓细胞的病变，恢复细胞的正常生理功能，从而达到细胞康复、抗衰老的目的。外表性的生物细胞抗衰老在国外有近十多年的临床研究，在世界范围内生物细胞抗衰老有近万例学术报告的临床案例，在欧洲、澳洲、北美及韩国已经完全产业化，在中国也有不少爱美人士享受到生物细胞抗衰老的纯自然美容科技成果。资料显示，生物细胞抗衰老是以组织工程技术为核心，针对皱纹、丰胸、秃顶和凹陷性瘢痕，由专业操作人员进行的去皮、注射等过程的技术服务。

（二）化学药物法

1. 清除衰老细胞药物 美国梅奥医学中心于2015年研发了首例清除衰老细胞的"senolytic"药物。2016年2月，他们发表在 *Nature* 上的研究证实，清除衰老细胞可延长雌鼠和雄鼠的平均寿命（平均寿命增加了17%～35%），延迟肿瘤发生，减缓与衰老相关的器官退化，如肾脏和心脏等，且无明显副作用。研究结果发现在动脉粥样硬化起始阶段，带有衰老标记的巨噬细胞在血管内皮积聚，通过增加炎性细胞因子和趋化因子的表达来驱动脉粥样硬化形成的病理过程；在晚期病变中，衰老细胞通过增加金属蛋白酶的产生，促进斑块不稳定特征，包括弹性纤维的降解和纤维帽的细化。因此，证实衰老细胞是动脉粥样硬化形成的关键因素，选择性地清除衰老细胞是治疗动脉粥样硬化的保证。

2. 抗糖基化的药物 抗糖基化药物的治疗原理包括避免接触导致糖基化的物质，即避免过多进食高碳水化合物的食物；立即遮盖或保护被糖基化的蛋白质，避免发生交叉连接；对已交叉连接的蛋白质，断开连接，或将这些没用的蛋白质清除掉。

（1）氨基胍：氨基胍是高级糖基化终末产物（AGEs）抑制剂，能够防止碳基集团黏贴到蛋白质上，它能特异性抑制 AGEs 的形成，从而减少蛋白质交连的危险。

（2）肌肽：肌肽的作用是保护机体的蛋白质不被糖基化，并且它还可以与蛋白质糖基化后的初级产物反应，使它们不进一步与其他蛋白质交联。

（3）ALT-711：ALT-711 能够断开已经发生糖基化的蛋白质交连，恢复蛋白质的正常功能。用 ALT-711 分开的两个蛋白质还可能再有接触，这就需要肌肽来防止它们的再次连接。

（4）硫辛酸：硫辛酸被广泛应用于糖尿病的治疗，基于硫辛酸的优异抗氧化性能和抑制糖基化反应的能力。在欧洲使用已有较长历史，在德国是处方，用于成年人的糖尿病治疗。

（5）人参糖肽：人参糖肽可明显降低 AGEs 形成。不同剂量人参糖肽对 AGEs 的形成均有明显抑制作用，且呈显著量效关系。

（6）银杏叶提取物：银杏叶提取物可明显抑制蛋白质体外糖基化反应，它们在防治糖尿病血管并发症方面可能有较好的应用前景。

（关向东）

思考题

1. 跌倒风险的检测与评估方法有哪些？
2. 认知障碍的检测与评估方法有哪些？
3. 视力障碍的干预方法有哪些？
4. 老年性耳聋的干预方法有哪些？
5. 心功能的检测与评估方法有哪些？
6. 肺功能检测与评估的方法有哪些？
7. 口腔健康检测与评估的方法有哪些？
8. 皮肤保健的常用方法有哪些？
9. 衰老的干预方法有哪些？

本章要点

1. **掌握** 应急救护、复苏医学的概念；院外救护基础知识及基础生命复苏技术，止血，伤口包扎，搬运的方法。
2. **熟悉** 常见病的家庭救护及意外的救护。
3. **了解** 家庭救护对于健康服务与管理人群的重要意义。

随着社会的发展，高血压、冠心病，糖尿病等慢性病发病率持续上升，严重威胁了我国人口的健康，增加了群众的医疗负担，健康管理人员在工作过程中，面对老年人群慢性疾病的多样化，也是突发心肌梗死、高血压、脑出血等意外事件的易发人群，为使其生命安全得到保障，在面对各类突发事件时，应急救护理念应是立足于"第一时间"（4min 以内）的紧急抢救，在此时间内抢救及时、正确，生命才有可能被挽救。反之，有可能病情加重或生命丧失。因此现场及时正确的救护，能最大限度地挽救生命，健康管理人员才能成为集抢救、转运、指挥和协调于一身的全科医学人才。

第一节 应急救护基础生命复苏技术

一、应急救护的概念

应急救护是指在突发疾病或灾害事故的现场，在专业人员到达前，为伤病员提供初步、及时、有效的救护措施。这些救护措施不仅是对伤病员受伤的身体和疾病的初步救护，也包括对伤病员的心理救助。

二、应急救护的目的

1. **挽救生命** 在现场采取任何急救措施的首要目的是挽救伤病者的生命。
2. **防止恶化** 尽可能防止伤病继续发展和产生继发损伤，以减轻伤病和残疾。
3. **促进恢复** 救护要有利于伤病的后期治疗及伤病员身体和心理的康复。

三、应急救护的基本程序

在意外伤害、突发事件的现场，面对危重患者，作为"第一目击者"首先要评估现场情况，通过实地感受，眼睛观察、耳朵听声、鼻子闻味来对异常情况做出初步的快速判断。

（一）评估环境

在任何事故现场，救护员要冷静地观察周围。判断环境是否存在危险，必要时采取安全保护措施或呼叫救援。只有在确保安全的情况下才可进行救护。

（二）初步检查和评估伤（病）情

一旦确认环境安全或采取了必要的安全措施后，应立即检查伤病员的伤（病）情并对发现的伤病及时采取相应的救护措施。

1. **检查反应** 如怀疑伤病员意识不清，救护员用双手轻拍伤病员的双肩，并在伤病员的耳边大声呼唤，观察伤病员是否有反应，如伤病员没有反应，要立即呼救，如伤病员有反应，应继续检查伤病情况，采取相应救护措施，必要时呼救或将伤病员送往医院。

2. **检查气道** 对没有反应（意识不清）的伤病员，要保持气道通畅，伤病员可因舌后坠而阻塞气道，采用仰头举颏法打开气道。

3. **检查呼吸** 保持患者呼吸道通畅，用扫视或一听、二看、三感觉的方法，判断伤病员有无呼吸。检查时间不超过 10s。扫视的方法是直接观察伤病员的胸、腹部，判断有无呼吸。

听：倾听伤病员有无呼吸声。

看：观察伤病员的胸腹部有无起伏。

感觉：用面颊感受气流。

4. **检查循环** 检查患者有无外伤和出血，如有严重出血，要立即采取止血措施，并将患者安置于适当体位。

5. **检查患者意识** 在抢救过程中，要随时检查伤病员的清醒程度

（1）完全清醒：患者眼睛能睁开，能回答救护员的问题。

（2）对声音有反应：患者不能回答救护员的问题，但对大声问话有反应，能按指令动作。

（3）对疼痛有反应：患者对救护员的问话没有反应，但对疼痛刺激（如捏、掐皮肤）有反应，如睁眼或有动作。

（4）完全无反应：伤病员对任何刺激都没有反应。

（三）充分暴露检查伤情

在患者情况较平稳，现场环境许可的情况下，应充分暴露患者受伤部位，以便进一步检查和处理。在检查完成后，要整理伤病员衣裤，避免暴露伤病员隐私。

（四）呼救

发现伤病员伤病严重时，要及时拨打急救电话"120"，也可请周围人帮助拨打。当拨通急救电话后，要沉着、冷静，注意语速，清楚地回答急救中心接线员的询问。

四、复苏医学

复苏医学是指积极抢救临终状态伤病员的科学技术和实践复苏包括院外复苏（紧急复苏）、院内复苏（后续复苏）和重症监护。

由于外伤、疾病、低温、中毒、高温、淹溺、电击等原因，致使心跳、呼吸骤停，必须在数分钟内（愈快效果愈好）采取急救措施，促使心脏、呼吸功能恢复正常从而保护和促进脑功能的恢复，故称心肺脑复苏。这是基础生命复苏支持，即气道保持通畅、人工呼吸和人工循环，目的是争取 5min 内恢复脑的血氧供应。目前《2015 年国际心肺复苏指南》的心肺脑复苏可分为基础生命支持、高级生命支持和后期复苏治疗三个阶段。

五、复苏技术

（一）心肺复苏之前的判断

1. **意识突然丧失** 轻摇、轻拍双肩，大声呼喊，患者无反应。

2. **大动脉搏动消失** 颈动脉搏动消失，未触及搏动，血压无法测得。

3. **呼吸停止** 呼吸突然变慢，可呈喘息样，随后停止。呼吸停止可能先于心搏骤停出现，也可能继心搏骤停之后。

4. 瞳孔散大,对光反射消失。

5. 皮肤苍白或发绀。

6. 大小便失禁。

（二）实施心肺复苏之前的准备

1. 发现患者出现异常情况后,先确认患者的意识是否清醒。

2. 如果患者失去意识,要马上掐患者的人中:①单人施救:立即呼救,拨打120,请求携带自动体外除颤器（AED）支援;②两人以上施救:一人呼救,其余人实施就地抢救。

3. 将患者去枕仰卧于平地或硬板上,头稍后仰,双上肢置于身体两侧,头、颈与躯干处,于同一平面,平直,无扭曲。

4. 松解衣领、腰带,看患者的胸口有无起伏,将耳朵凑近患者的口鼻,听有没有呼吸声。

5. 用2～3个手指触摸气管旁1～2cm处（胸锁乳突肌前缘凹陷处）感觉患者有无搏动。

6. 若患者没有呼吸或脉搏,则需要立即做心肺复苏。

（三）心肺复苏具体操作步骤

1. 抢救者位置　站或跪于患者一侧,靠近肩部的腿与肩平齐,按压部位为胸骨中、下段1/3交界处。

2. 按压手法　一手掌根放在按压区,另一手掌根重叠于其上,两手手指交叉上翘,不接触胸壁。

3. 按压姿势　抢救者双臂肘关节伸直,肩、肘、腕关节连线与患者胸骨平面保持垂直,借助上半身体重和肩、上臂肌肉的力量,垂直向下按压。

（1）按压深度:胸骨下陷至少5cm。

（2）按压和放松时间比为1:1。

（3）按压频率:100～120次/min。

（4）清理口、鼻腔异物,有义齿者,取出活动义齿。

（5）救助人员连续做30次按压后,做2次人工呼吸。以30:2的按压/通气比例,进行5个周期再重新评价。

（四）实施心肺复苏时的注意事项

1. 首先要确定患者确实已经失去了意识才可实施心肺复苏。

2. 在实施心肺复苏之前,应先将患者移到安全区域。

3. 使患者以仰卧的姿势平躺在地板或地面上,这样可以确保在对患者实施心肺复苏时患者不乱摇动。

4. 要保持患者的呼吸道顺畅,做人工呼吸前应先清除患者口中或呼吸道的分泌物及异物。若患者戴有义齿,在进行人工呼吸前,应先将义齿摘下。

5. 进行人工呼吸时,救助人员的吹气量应为成年人深呼吸的正常量。

6. 若患者的舌头出现后坠现象,应将患者的舌头拉出来,以防舌头堵住气管引起窒息。

7. 为了防止传染疾病,救助人员在做人工呼吸之前,可用纸巾或纱布盖在患者的嘴上。

胸外心脏按压最为常见的并发症就是肋骨骨折,其有可能造成内脏的损伤或引起内脏穿孔出血。尤其是老年人,因为骨质疏松和胸廓弹性下降,更容易发生肋骨骨折。我们在进行胸外心脏按压时一定要掌握正确的方法和合适的力度,平时还要认真地练习。

六、院外止血法

严重的创伤常引起大量出血而危及伤员的生命,在现场及时、有效地为伤员止血是挽救生命必须采取的措施。在医务人员到来之前为伤员止血要根据现场条件,选择可行的止血措施,同时还要避免或尽量减少止血措施给伤员带来不必重的损伤。

（一）出血类型

1. 按出血部位分　出血是指血管破裂导致血液流至血管外。按其出血部位分为外出血与内出血。外出血是指血液经伤口流到体外，在体表可看到出血；内出血是指血液流到组织间隙、体腔或皮下，形成脏器血肿、积血或皮下淤血。外出血显而易见，严重的内出血常因在体表看不到而隐匿凶险。身体受到创伤时可能同时存在内、外出血。

2. 按血管类型分　血管分为动脉、静脉和毛细血管三种类型，出血根据损伤的血管类型可分为动脉出血、静脉出血和毛细血管出血。

（1）动脉出血：动脉血含氧量高，血色鲜红。动脉内血液流速快，压力高，一旦动脉受到损伤，出血可呈涌泉状或随心搏节律性喷射。大动脉出血可导致循环血容量快速下降。

（2）静脉出血：静脉血含氧量少，血色暗红。静脉内血液流速较慢，压力较低，但静脉管径较粗，能存有较多的血液，当曲张的静脉或大的静脉损伤时，血液也会大量涌出。

（3）毛细血管出血：任何出血都包括毛细血管出血。开始出血时出血速度比较快，血色鲜红，但出血量一般不大。身体受到撞击可引起皮下毛细血管破裂，导致皮下淤血。

3. 失血量与症状

（1）轻度失血：突然失血占全身血容量的20%（成人失血约800ml）以上时，可出现轻度休克症状，表现为伤员口渴、面色苍白、出冷汗、手足湿冷、脉搏快而弱，可达每分钟100次以上。

（2）中度失血：突然失血占全身血容量的20%~40%（成人失血800~1 600ml）时，可出现中度休克症状，表现为伤员呼吸急促、烦躁不安，脉搏可达每分钟100次以上。

（3）重度失血：突然失血占全身血容量的40%（成人失血约1 600ml）以上时，可出现重度休克症状：伤员表情淡漠，脉搏细、弱或摸不到，血压测不清，随时可能危及生命。

（二）止血材料

常用的材料有无菌敷料、绷带、三角巾、创可贴、止血带，也可用毛巾、手绢、布料、衣物等代替。

救护员在为伤员止血时要采取防止感染的措施，如处理伤口前应洗手，尽可能戴医用手套或不透水的塑料手套，戴口罩，必要时戴防护眼镜或防护罩；处理伤口时要保护伤口，防止自身感染和感染扩散；处理伤口后要用肥皂、流动水彻底洗手；如自己的皮肤被划伤，应尽快就医，采取必要的免疫措施。

（三）少量出血的处理

1. 伤员伤口出血不多时，可做如下处理　救护员先洗净双手（最好戴上防护手套），然后用清水、肥皂把伤员伤口周围洗干净，用干净柔软的纱布或毛巾将伤口周围擦干。

2. 表面伤口和擦伤应该用干净的水冲洗，最好是用自来水，因为水压有利于冲洗。

3. 用创可贴或干净的纱布、手绢包扎伤口。注意：不要用药棉或有绒毛的布直接覆盖在伤口上。

（四）严重出血的止血方法

控制严重的出血，要分秒必争，立即采取止血措施，同时呼叫救护车。

1. 直接压迫止血法　最直接、快速、有效、安全的止血方法，可用于大部分外出血的止血。

（1）救护员快速检查伤员伤口内有无异物，如有表浅小异物可将其取出。

（2）将干净的纱布块或手帕（或其他干净布料）作为敷料覆盖到伤口上，用手直接压迫止血。注意，必须是持续用力压迫。

（3）如果敷料被血液湿透，不要更换，再取敷料在原有敷料上覆盖，继续压迫止血，等待救护车到来。

2. 加压包扎止血法　在直接压迫止血的同时，可再用绷带（或三角巾）加压包扎。

（1）救护员首先直接压迫止血，压迫伤口的敷料应超过伤口周边至少3cm。

（2）用绷带（或三角巾）环绕敷料加压包扎。

（3）包扎后检查肢体末端血液循环。如包扎过紧影响血液循环，应重新包扎。

3. 止血带止血法　当四肢有大血管损伤，直接压迫无法控制出血或不能使用其他方法止血（如有多处损伤，伤口不易处理或伤病情况复杂）以致危及生命时，尤其在特殊情况下（如灾难、战争环境、边远地区），可使用止血带止血。使用止血带的救护员应接受过专门的急救训练。止血带止血法分为表带式止血带止血、橡胶管止血带止血、布带止血带止血。

（1）表带式止血带止血：①如上肢出血，在上臂的上 1/3 处（如下肢出血，在大腿的中上部）垫好衬垫（可用绷带、毛巾、平整的衣物等）。②止血带缠绕在肢体上，将一端穿进扣环，并拉紧至伤口停止出血为度。③在明显的部位注明结扎止血带的时间。

（2）橡胶管止血带止血：用橡胶管，如听诊器胶管等，其弹性好，可用作止血带，但直径不可过细，否则易造成局部组织损伤。操作时，在上止血带的部位垫一层软布，如毛巾、口罩等以保护皮肤。救助者用左手拇指、示指和中指持止血带的头端，右手将橡皮管拉紧绕肢体一圈后压住头端，再绕肢体一圈后将右手持的尾端放入左手示指、中指之间，由示指、中指夹持尾端从两圈止血带下拉出一半，使之成为一个活结。如果需要松止血带时，只要将尾端拉出即可。

（3）布带止血带止血：在事故现场，往往没有专用的医用气囊止血带或其他止血带，救护员可根据现场情况，就便取材，利用三角巾、围巾、领带、衣服、床单等作为布带止血带。但布带止血带缺乏弹性，止血效果差，如果过紧还容易造成肢体损伤或缺血坏死，因此，尽可能在短时间内使用。①将三角巾或其他布料折叠成约 5cm 宽平整的条状带。②如上肢出血，在上臂的上 1/3 处（如下肢出血，在大腿的中上部）垫好衬垫（可用绷带、毛巾、平整的衣物等）。③用折叠好的条状带在衬垫上加压绕肢体一周，两端向前拉紧，打一个活结（也可先将条状带的中点放在肢体前面，平整地将带的两端向后环绕一周作为衬垫，交叉后向前环绕第二周，并打一活结）。④将一绞棒（如铅笔、筷子、勺把、竹棍等）插入活结的外圈内，然后提起绞棒旋转绞紧至伤口停止出血为度。⑤将棒的另一端插入活结的内圈固定（或继续打结将绞棒的一端固定）。⑥结扎好止血带后，在明显的部位注明结扎止血带的时间。

4. 使用止血带止血的注意事项　用止血带止血具有潜在的不良后果，如止血带部位神经和血管的暂时性或永久性损伤，以及由肢体局部缺血导致的系统并发症，包括乳酸血症、高钾血症、心律失常、休克、肢体损伤和死亡，这些并发症与止血带的压力和阻断血流的时间有关。因此应慎用止血带止血。上止血带的注意事项主要有：

（1）上止血带前，应先将伤肢抬高，促使静脉血液回流，以减少血液流失。

（2）止血带不要直接结扎在皮肤上，应先用平整的衬垫垫好，再结扎止血带。

（3）结扎止血带的部位应在伤口的近端。上肢结扎应在上臂的上 1/3 处，避免结扎在中 1/3 以下，防止损伤桡神经；下肢结扎应在大腿中上部。对于损毁的肢体，也可把止血带结扎在靠近伤口的部位，有利于最大限度地保存肢体，特别是伤口以下的肢体可能需要截肢或保留困难的情况下更需如此，以利于重建假肢。

（4）止血带松紧要适度，以伤口停止出血为度。过紧容易造成肢体损伤或缺血坏死；过松只能压迫静脉，使静脉血液回流受阻，反而加重出血。

（5）结扎好止血带后，要在明显部位加上标记，注明结扎止血带的时间，应精确到分钟。

（6）结扎止血带的时间一般不应超过 2h，而且每隔 40～50min 或发现伤员远端肢体变凉，应松解一次，以暂时恢复远端肢体的供血。松解时如有出血，可压迫伤口止血。松解约 3min 后，在比原结扎部位稍低的位置重新结扎。

（7）解除止血带，应在输液、输血与采取其他有效的止血措施后进行。如止血带以下组织已明显广泛坏死，在截肢前不宜松解止血带。

（8）禁止用细铁丝、电线、绳索等当作止血带。

七、伤口包扎技术

包扎伤口是外伤现场应急处理的重要措施之一，快速、准确地将伤口用创可贴、尼龙网套、纱布、绷带、三角巾或其他现场可以利用的布料包扎，是外伤救护的重要一环。它可以起到快速止血、减少感染、保护伤口、减少疼痛，以及固定敷料和夹板等目的。同时有利于运转和进一步的治疗。

（一）概述

伤口是细菌侵入人体的门户之一，如果伤口被细菌感染，就有可能引起局部或全身严重感染并发脓毒症、气性坏疽、破伤风、严重损害健康，甚至危及生命。受伤以后，如果没有条件做清创手术，在现场要先进行包扎。包扎的目的有：

1. 保护伤口，防止进一步污染，减少感染机会。

2. 减少出血，预防休克。

3. 保护内脏和血管、神经、肌腱等重要解剖结构。

4. 有利于转运伤员。

（二）伤口种类

1. **割伤**　被刀、玻璃等锋利的物品将组织整齐切开，如伤及大血管，伤口会大量出血。

2. **瘀伤**　由于受硬物撞击或压伤、钝物击伤，使皮肤深层组织出血，伤处淤血肿胀，皮肤表面青紫。

3. **刺伤**　被尖锐的小刀、针、钉子等扎伤，伤口小而深，易引起深层组织受损。

4. **挫裂伤**　伤口表面参差不齐，血管撕裂出血，并黏附污物。

5. **枪伤**　子弹可穿过身体而出或停留体内，因此，体表可见 1～2 处伤口体内组织、脏器等受伤。

（三）检查判断

现场处理时，要仔细检查伤口的位置、大小、深度、污染程度、有无异物及何种异物。常见的情况有：

1. 伤口深，出血多，可能有血管损伤。

2. 胸部伤口较深时可能有气胸。

3. 腹部伤口可能有肝脾或胃肠损伤。

4. 肢体畸形可能有骨折。

5. 异物扎入人体可能损伤大血管、神经或重要脏器。

（四）包扎材料

常用的包扎材料有创可贴、尼龙网套、三角巾、绷带、弹力绷带、胶带及就便器材如手帕、领带、毛巾、头巾、衣服等。

1. **创可贴**　有各种大小不同规格，弹力创可贴适用关节部位损伤。

2. **绷带**　卷状绷带具有不同的规格，可用于身体不同部位的包扎，如手指、手腕、上下肢等。普通绷带利于伤口渗出物的吸收，高弹力绷带适用于关节部位损伤的包扎。一头卷起的为单头带，两头同时卷起为双头带，把绷带两端用剪刀纵行剪开即为四头带。

3. **就地取材**　干净的衣物、手帕、毛巾、床单、领带、围巾等可作为临时性的包扎材料。

4. **胶带**　具有多种宽度，呈卷状，用于固定绷带及敷料。对一般胶带过敏的，应采用纸制胶带。

5. **三角巾**　用于手、足部包扎，还可对脚挫伤进行包扎固定以及对不便上绷带的伤口进行包扎和止血。

（1）三角巾展开状态规格：底边 135cm、两斜边均为 85cm、高 65cm 的等腰三角形，有顶角、底边、斜边与两个底角。

（2）折叠成条形：先把三角巾的顶角折向底边中央，然后根据需要折叠成三横指或四横指宽窄的条带。

（3）燕尾式：将三角巾的两底角对折重叠，然后将两底角错开并形成夹角。燕尾巾的夹角大小可根据包扎部位的不同而调节。

（4）环行圈垫：用三角巾折成带状或用绷带的一端在手指周围缠绕数次，形成环状，将另一端穿过此环并反复缠绕拉紧。

（五）包扎要求

包扎伤口动作要快、准、轻、牢。包扎时部位要准确、严密、不遗漏伤口；

包扎动作要轻，不要碰触伤口，以免增加伤员的疼痛和出血；包扎要牢靠，但不宜过紧，以免妨碍血液流通和压迫神经；包扎前伤口上一定要加盖敷料。

（六）包扎方法

1. 尼龙网套及自黏创可贴　这是新型的包扎材料，应用于表浅伤口、头部及手指伤口的包扎。现场使用方便、有效。

（1）尼龙网套包扎：尼龙网套具有良好的弹性，使用方便。头部及肢体均可用其包扎。先用敷料覆盖伤口并固定，再将尼龙网套套在敷料上。

（2）各种规格的创可贴包扎：创可贴的透气性良好，具有止血、消炎、止疼、保护伤口等作用，使用方便，效果佳。选择大小合适的创可贴，除去包装，将中央部对准伤口贴上即可。

2. 绷带包扎　这是绷带包扎法中最基本最常用的，一般小伤口清洁后的包扎都是用此法。它还适用于颈部、头部、腿部以及胸腹等处。方法是：第一圈环绕稍作斜state，第二圈、第三圈作环形，并将第一圈斜出的一角压于环形圈内，这样固定更牢靠些。最后用粘膏将尾固定，或将带尾剪开成两头打结。

（1）环形法：此法是绷带包扎中最常用的，适用于肢体粗细较均匀处伤口的包扎，如颈部、胸腹部、四肢、手指、脚趾。小伤口的包扎一般都用此法。伤口用无菌或干净的敷料覆盖，固定敷料。

（2）回返包扎：用于头部、肢体末端或断肢部位的包扎。

（3）"8"字包扎：手掌、手背、踝部和其他关节处伤口选用"8"字包扎，用无菌或干净的敷料覆盖伤口。

（4）螺旋包扎：适用粗细相等的肢体、躯干部位的包扎。选用无菌的或干净的敷料覆盖伤口。

（5）螺旋反折包扎：用于肢体上下粗细不等部位的包扎，如小腿、前臂等。

3. 三角巾包扎　对较大创面、固定夹板、手臂悬吊等，需应用三角巾包扎法，使用三角巾注意边要固定，角要拉紧，中心伸展，敷料贴实。在应用时可按需要折叠成不同的形状，适用于不同部位的包扎。使用三角巾的目的是保护伤口，减少感染，压迫止血，固定骨折，减少疼痛。包扎方法有：

（1）头顶帽式包扎：用于头顶部外伤，且伤口无异物的情况。

（2）肩部包扎：用于肩部受伤部位的包扎。有单肩和双肩包扎。

（3）胸部背部包扎：有双侧胸部和单侧胸部。

（4）腹部包扎：包括腹部兜式包扎法、腹部燕尾式包扎法。

（5）手足包扎：将手或足放在三角巾上，与底边垂直，反折三角巾顶角至手或足背，底边缠绕打结。

（6）膝部（肘部）带式包扎：用于膝部（肘部）受伤的包扎，将三角巾折叠成适当宽度的带状，将中段斜放于伤部，两端向后交叉缠绕，返回时分别压于中段上下两边，包绕肢体一周在肢体外侧打结。

（7）悬臂带：①小悬臂带：用于锁骨、肱骨骨折、肩关节损伤和上臂伤；②大悬臂带：用于前臂外伤或骨折，肘关节等的损伤。

（七）注意事项

1. 伤口上要加盖敷料。

2. 应用绷带包扎时，松紧要适度。

3. 有绷带过紧的现象，如手、足的甲床发紫，绷带缠绕肢体远心端皮肤发紫，有麻木感或感觉消失，严重者手指、足趾不能活动时，立即松开绷带，重新缠绕。

4. 无手指、足趾末端损伤者，包扎时要暴露肢体末端，以便观察末梢血液循环。

八、搬运伤（病）员技术

搬运伤（病）员的方法是院前急救的重要技术之一。搬动的目的是使伤病员迅速脱离危险地带，纠正当时影响伤病员的病态体位，以减少痛苦，减少再受伤害，安全迅速地送往理想的医院治疗，以免造成伤员残废。搬运伤病员的方法，应根据当地、当时的器材和人力而选定。徒手搬运法适用于伤势较轻、无骨折、转运路程较近的伤员；使用器材搬运适用于伤病较重，不宜徒手搬运，且转运路程较远的伤员。

常用的搬运法有以下几种：

（一）徒手搬运

在搬运伤员过程中凭人力和技巧，不使用任何器具的一种搬运方法。该方法常适用于狭窄的阁楼和通道等、担架或其他简易搬运工具无法通过的地方。此法虽实用，但因其对搬运者来说比较劳累，有时容易给伤病员带来不利影响。

1. **单人搬运法**　短距离的搬运常用的有拖行法、爬行法等。适用于伤势比较轻的伤病员，采取背、抱或扶持等方法。

（1）拖行法搬运：将伤员的手臂横放于胸前，救护员的双臂置于伤员的腋下，双手抓紧伤员对侧手臂，将伤员缓慢向后拖行。适用于现场环境危险的情况下，搬运不能行走的伤员。

（2）爬行法搬运：救护员用布带将伤员双腕捆绑于胸前，救护员骑跨于伤员的躯干两侧，将伤员的双手套在救护员颈部，救护员用双手着地，或用一只手保护伤员头颈部，用另一只手着地，救护员抬头使伤员的头、颈、肩部离开地面，拖带伤员前行。适用于在空间狭窄或有浓烟的环境下，搬运两侧上肢有没有受伤或仅有轻伤的伤员。

2. **双人搬运法**　主要展示椅托式、拉车式（前后扶持法）。搬运伤者时，需救护者二人同时抬起，此方法主要用于体重较重，没有骨折，可自行坐起者，禁用于腰部受伤和脊柱骨折的患者。

（1）椅托式：适用于搬运无脊柱、骨盆及大腿骨折，清醒但体弱的伤员。

（2）拉车式（前后扶持法）：适用于在狭窄地方搬运无上肢、脊柱、骨盆及下肢骨折的伤员，或用于将伤员移上椅子、担架。

3. **三人搬运法**　对疑有胸、腰椎骨折的伤者，应由三人配合搬运。一人托住肩胛部，一人托住臀部和腰部，另一人托住两下肢三人同时把伤员轻轻抬放到硬板担架上。三人平托式适用于脊柱骨折的伤者。

4. **多人搬运法**　对脊椎受伤的患者向担架上搬动应由 4～6 人一起搬动，2 人专管头部的牵引固定，使伤员始终保持与躯干成直线的位置，维持颈部不动。另 2 人托住臂背，2 人托住下肢，协调地将伤者平直放到担架上，并在颈、腘窝放一枕头，头部两侧用软垫沙袋固定。

5. **担架搬运法**　利用担架来搬运伤者，切记小心将伤者移至担架后，两人各抬担架两端即可。基于安全考量，在一般平地时让伤者脚朝前方；在上楼梯、上坡或抬上救护车时，则应让伤者头部向前端较佳。

（二）搬运原则

1. 止血、包扎、固定后再进行搬运。

2. 根据伤情选择适当的搬运方法。

3. 搬运时动作要轻巧、迅速,尽量减少一切不必要的损伤。

4. 搬运时随时观察患者情况,如有伤病情加重应停止搬运,就地抢救。

（三）搬运患者注意事项

1. 必须先急救,妥善处理后才能搬动。

2. 运送时尽可能不摇动伤（病）者的身体。若遇脊椎受伤者,应将其身体固定在担架上,用硬板担架搬送。切忌一人抱胸,一人搬腿的双人搬抬法,因为这样搬动易加重脊髓损伤。

3. 运送患者时,随时观察呼吸、体温、出血、面色变化等情况,注意患者姿势,给患者保暖。

4. 在人员、器材未准备完好时,切忌随意搬动。

第二节　应急急救医学基本知识

生命四大体征包括体温、脉搏、呼吸、血压,医学上称为四大体征。它们是维持机体正常活动的支柱,缺一不可,不论哪项异常也会导致严重或致命的疾病,同时某些疾病也可导致这四大体征的变化或恶化。因此,如何判断它们的正常和异常,已成为每个人的必备知识和技术。

一、四大生命体征

（一）体温

1. **体温正常测量**　①口测法:正常值为 36.3～37.2℃。此法禁用于神志不清患者和婴幼儿。②腋测法:正常值为 36～37℃。此法是测量体温最常用的方法。③肛测法:正常值为 36.5～37.7℃。多用于昏迷患者或小儿。

2. **体温异常的测量**　①体温升高:以口腔温度为例,发热程度可划分为 37.3～38℃为低热,38.1～39℃为中度发热,39.1～41℃为高热,41℃以上为超高热。②体温低于正常:见于休克、大出血等。

3. **测量体温注意事项**　①婴幼儿、意识不清或者不合作的患者测体温时,应当守候在患者身旁。②如有影响测量体温的因素时,应当推迟 30min 测量。③告知患者测口温前 15～30min 勿进食过冷、过热食物,测口温时闭口用鼻呼吸,勿用牙咬体温计。④发现体温和病情不符时,应当复测体温。

（二）脉搏

1. **正常脉搏判断**　正常脉搏次数与心跳次数相一致,节律均匀,间隔相等,正常成人为 60～100 次/min。

2. **异常脉搏判断**

（1）脉搏增快（≥100 次/min）:见于发热、心力衰竭等。

（2）脉搏减慢（≤60 次/min）:见于颅内压增高、甲状腺功能减退等。

（3）脉搏消失:多见于重度休克、重度昏迷患者等。

3. **测量脉搏的注意事项**

（1）如患者有紧张、剧烈运动、哭闹等情况,需稳定后测量。

（2）脉搏短绌的患者,应两个人同时检测,即一人测脉搏,另一人听心率,同时测量 1min。

（三）呼吸

1. **正常呼吸判断**　正常成人呼吸为 16～20 次/min,男性及儿童以腹式呼吸为主,女性以胸式呼吸为主。

2. **异常呼吸判断**

（1）呼吸频率的改变:①呼吸频率超过 24 次/min;②呼吸频率低于 12 次/分。

（2）呼吸深度的改变:深而大的呼吸常见于糖尿病酮中毒;呼吸浅见于药物使用过量、肺气肿等。

（3）呼吸节律的改变：①潮式呼吸；②点头样呼吸；③间停呼吸；④叹气样呼吸。

3. 测量呼吸的注意事项

（1）呼吸的速率会受到意识的影响，测量时不必告诉患者。呼吸不规律的患者及婴儿应当测量 1min。

（2）如患者有紧张、剧烈运动、哭闹等，需稳定后测量

（四）血压

1. 成人正常血压判断　正常血压值收缩压 90～119mmHg，正常高值 120～139mmHg；舒张压 60～79mmHg，正常高值 80～89mmHg。

2. 异常血压判断　①高血压：成人≥140/90mmHg。根据引起高血压的原因不同，将高血压分为原发性高血压与继发性高血压。②低血压：血压值低于 90/60mmHg，常见于大量失血，休克，急性心力衰竭等。

3. 测量血压的注意事项

（1）保持测量者视线与血压计刻度平行。

（2）长期观察血压的患者，做到"四定"：定时间、定部位、定体位、定血压计。

（3）需重测及校对血压计时，应使水银柱降至零点，等待片刻后再测。

（4）对于偏瘫患者应在健侧手臂上测量，若上肢有大面积烧伤、脉管炎、血管畸形者，应测量下肢血压。

（5）定期检查及校对血压计，排除影响血压的外界因素。

二、常见伤病者的表象

（一）面容

1. **愁眉苦脸**　皱眉、咬牙、呻吟、不安，常见剧烈疼痛、呼吸困难等。
2. **苦笑面容**　牙关紧闭、苦笑面容、角弓反张、四肢抽搐、面肌痉挛，多见于破伤风。
3. **贫血面容**　面容苍白、唇舌色淡、表情疲惫、消瘦，多见于各种原因的贫血。
4. **垂危病容**　面色苍白或铅灰、表情淡漠、目光无神、四肢厥冷、额部出汗，多见于休克、急性腹膜炎等。
5. **慢性病容**　面容憔悴、面色灰暗或苍白，多见于慢性消耗性疾病，如恶性肿瘤、严重结核病等。

（二）意识（神志）

1. **意识模糊**　表现为注意力涣散，记忆力减退，对人或物判断失常。
2. **谵妄状态**　意识模糊伴有知觉障碍，注意力丧失，精神性兴奋为突出表现。
3. **嗜睡**　有一定言语或运动反应，可被他人唤醒，但很快入睡。
4. **昏迷**　表明病情严重，各种反射活动都减弱或消失。

（三）瞳孔

瞳孔直径在 2～5mm 为正常范围。正常人的两个瞳孔一样大小，等圆，对光反射正常。

1. **瞳孔扩大**　见于阿托品、可卡因等药物的作用。
2. **瞳孔缩小**　见于虹膜炎症，有机磷类农药中毒，吗啡等药物反应。
3. **瞳孔不等大**　见于颅内病变，如脑外伤、脑肿瘤、脑疝等。
4. **瞳孔对光反射迟钝或消失、扩大**　见于濒死状态或重度昏迷患者。

（四）皮肤

1. **皮肤苍白**　见于贫血、休克等。
2. **全身青紫**　见于缺氧、心力衰竭、呼吸道阻塞等，以鼻尖、颊部、耳郭、肢端最为明显。
3. **出血、瘀斑**　见于皮肤黏膜出血，出血点直径小于 2mm 者为出血点，直径大于 3～5mm 以上者为瘀斑。

4. **皮下水肿**　皮下水肿是全身或躯体局部水肿的重要特征。当皮下组织有过多的液体积聚时，可出现皮肤肿胀、皱纹变浅和弹性差等，这时用手指按压骨骼突出处时可留下凹陷，称为凹陷性水肿，又称为显性水肿。出现凹陷性水肿说明水肿已经比较严重。心力衰竭时可引起水肿，衰竭的程度不同，水肿的程度也不同，可从踝部发展至全身；肾脏病变引起的水肿可骤起，布及全身，有时仅限于眼睑；一般为全身性水肿，发生较缓慢，见于营养缺乏；非凹陷性水肿见于甲状腺功能低下。

（五）体位

1. **自动体位**　正常人身体活动自如，不受限制。
2. **被动体位**　伤病者不能调整或自己不能变更肢体的位置称被动体位。
3. **强迫体位**　是病伤者为了减轻痛苦而采取的一种体位。

第三节　家庭救护

一、家庭救护的重要意义

随着社会的进步，生活水平的提高，寿命的延长，越来越多的人加入到健康服务与管理中来，而健康体检工作人员在实施健康服务与管理过程中，因老年性疾病也随之增多。老年人患病的特点，症状不典型，不明显，一旦处于应激状态，病情迅速恶化、衰竭导致死亡，但研究表明在实施家庭救护过程中，对基本家庭急救知识与技能的掌握不够，所以更需要建立有效的培训机制，进行专业化培训，从而提升体检医护人员的应急处置能力。

二、慢性疾病人员家庭救护的特点

慢性病人员的家庭救护具有突发性、紧迫性、艰难性、灵活性、关键性等特点。

三、急救时间的标准

根据大量急救实践，急救者越接近伤病员，受伤后急救时间越会缩短，伤病员的存活率就越高。①最佳急救期：伤后12h内；②较佳急救期：伤后24h内；③延期急救期：伤后24h以后。

四、家庭急救时传染病的防护

应急救护时要做好个人防护及伤病员的保护，对可疑的呼吸道传染病和血液（或体液）接触传播的疾病要采取防止感染的措施。

1. 救护员在处理伤病员的伤口前应洗手，戴医用（乳胶）手套。如果没医用手套，也可用不透水的塑料手套，或用塑料袋罩住自己的双手。

2. 有条件时戴口罩。

3. 处理有大量出血的外伤时，有条件时戴防护眼镜或防护罩。

4. 在人工呼吸抢救时，要使用呼吸面膜或呼吸面罩。

5. 不用裸露的手触摸伤口和衣物、敷料上沾染的血液。

6. 处理伤口之后，要把所有的污染物和废弃物（如污染的衣物、用过的手套等）单独放置，统一销毁，以防污染扩散。

7. 处理伤口后要用肥皂、流动水洗手，双手要反复搓洗。

8. 救护员在救护时不慎划破自己的皮肤或是伤病员的体液溅入救护员的眼睛，要立即彻底地冲洗局部，并尽快就医采取必要的免疫措施。

9. 保持现场通风。

五、常见疾病的家庭救护技术

（一）心绞痛

心绞痛（angina pectoris）是冠状动脉供血不足，心肌急剧的暂时缺血与缺氧所引起的以发作性胸痛或胸部不适为主要表现的临床综合征，心绞痛发作诱因包括剧烈运动、劳累、情绪激动、饱餐、饮酒、寒凉、贫血、心动过速、休克等均可诱发。

1. 心绞痛的判断　前胸阵发性、压榨性疼痛，可伴有其他症状，疼痛主要位于胸骨后部，可放射至心前区与左上肢，劳动或情绪激动时常发生，每次发作持续 3～5min，可数日一次，也可一日数次，休息或用硝酸酯类制剂后消失。

2. 心绞痛的急救

（1）立即就地卧位休息，停止活动。

（2）解开患者的衣领扣子、领带和腰带，使其呼吸道保持畅通，有条件可进行吸氧。

（3）将硝酸甘油 1 片（0.5mg）放舌下含服，如症状无缓解，在血压无降低的情况下可隔 5min 再含服一片，连续 4～5 次。

（4）对阿司匹林不过敏，没有活动性胃肠道出血都应该服用阿司匹林，咀嚼 300mg。

（5）迅速拨打急救电话，说清楚地址以及患者的病情，以便救护人员能够尽快携带正确的急救设施赶到现场。

（6）在等待救护车到来的过程中，应注意时刻关注患者的生命体征，如果发现有心跳骤停、呼吸停止，应立即实施心脏按压和人工呼吸。

（二）心脏性猝死

心脏性猝死是指急性症状发作后 1h 内发生的以意识突然丧失为特征，由心脏原因引起的生物学死亡。其特点是：①死亡急骤；②死亡出人意料；③自然死亡或非暴力死亡。心脏性猝死的诱因：触电、溺水、严重的创伤等也可引发猝死，但主要原因是冠心病、高血压、吸烟、肥胖、精神紧张、情绪激动、剧烈活动、气候寒冷、饱食。

1. 心脏性猝死的判断

（1）心跳呼吸停止。

（2）突然的意识丧失或抽搐、可伴有惊厥，高声呼唤其姓名或摇动其身体无反应。

（3）大动脉搏动消失。

（4）血压测不出。

（5）听诊心音消失。

（6）叹息样呼吸或呼吸停止伴发绀。

（7）瞳孔散大。

2. 心脏性猝死的急救　急救原则是就地立即实行心肺脑复苏急救，分秒必争。

（1）立即使患者仰卧硬板床或平地上，头应放低，偏一侧，清除口腔异物和分泌物。

（2）实行胸外心脏按压法、胸前叩击法等复苏技术。

（三）休克

休克是机体遭受强烈的致病因素侵袭后，由于有效循环血量锐减，机体失去代偿，组织缺血缺氧，神经 - 体液因子失调的一种临床综合征。其主要特点是：重要脏器组织中的微循环灌流不足，代谢紊乱和全身各系统的功能障碍。

1. 休克分类

（1）感染性休克：由病毒、细菌感染引起。

（2）心源性休克：因心脏排血量急剧减少所致，如急性心肌梗死、严重的心律失常、急性心力衰竭及急性心肌炎等。

（3）过敏性休克：因人体对某种药物或物质过敏引起，可造成瞬间死亡。

（4）神经性休克：由强烈精神刺激、剧烈疼痛、脊髓麻醉意外等而发病。

（5）创伤性休克：常由骨折、严重的撕裂伤、挤压伤，烧伤等引起。

2. 休克判断

（1）皮肤湿冷、出汗、面色苍白或青紫、表情淡漠是微循环血流不足的表现。

（2）心率加快、脉搏细弱，是休克的预兆。

（3）血压下降，收缩压低于80mmHg。

（4）其他：严重口渴、尿少、血压测不到等。

3. 休克急救

（1）将患者放置在舒适的位置，可盖上衣物或毛毯等保暖，维持体温。

（2）对于无脊柱损伤的休克患者，可将双腿抬高超过心脏水平。

（3）去除可能的原因，如有外伤出血的患者应压迫止血，对于心跳呼吸停止的患者应及时予以心肺复苏。

（4）重点观察患者的呼吸、脉搏、血压、体温等生命体征，注意尿量情况。

（5）保持呼吸道通畅，将患者头偏向一侧，清除口腔异物或分泌物，对于呕吐或昏迷的患者尤为重要。

（6）有条件应予以吸氧。

（7）救治同时拨打急救电话，告知地点及患者情况。如离医院近，可在现场急救后立即送至医院救治。

（四）高血压危象

高血压危象（hypertensive crisis）是指原发性和继发性高血压在疾病发展过程中，在某些诱因作用下，使周围小动脉发生暂时性强烈痉挛，引起血压急剧升高，病情急剧恶化以及由于高血压引起的心脏、脑、肾等主要靶器官功能严重受损的并发症，此外，若舒张压高于18.3~19.6kPa（140~150mmHg）和/或收缩压高于28.8kPa（220mmHg），无论有无症状亦应视为高血压危象。

1. 高血压危象的判断

（1）起病急，头痛剧烈，恶心，呕吐，多汗耳鸣，眩晕。

（2）收缩压常升高到26.7kPa（200mmHg），舒张压17kPa（128mmHg）以上。

（3）严重者可出现昏迷，暂时性偏瘫、失语、视乳头水肿、出血等。

2. 高血压危象的急救

（1）使患者半卧位，安静休息。

（2）若患者血压持续升高，伴明显头痛、呕吐，甚至是神志不清时，需将患者身体放平，同时将头侧向一边，避免因呕吐物吸入呼吸道而发生窒息。

（3）选用快速降压药物，常见的如硝苯地平、卡托普利等降压药物。

（4）在自救或急救过程中，若患者还伴有冠心病或者脑梗死时，需将其血压降至140/85mmHg左右为宜，这样可有效预防由于患者血压过低而引起冠状动脉灌流不足或者再次卒中。

（5）若在家里急救之后，患者的血压仍然无法降至正常水平甚至还有上升迹象时，应快速拨打120急救电话，同时要宽慰患者，使其心身放松，若有条件者可吸氧，适当给予安定等口服镇静，待医护人员到达后立即转送医院进行抢救，以免出现生命危险。

（五）脑卒中的急救

脑卒中（cerebral stroke）又称"中风"，是由于脑局部血液循环障碍所导致的神经功能缺损综合征，是引起中老年死亡的主要原因之一，包括缺血性和出血性卒中。

1. 脑卒中判断

（1）缺血性脑卒中（脑梗死）：①患者有头痛、头昏，眩晕、恶心、呕吐、运动性/感觉性失语甚至昏迷。②出现双眼向病灶侧凝视，中枢性面瘫及舌瘫，假性延髓性麻痹，如饮水呛咳和吞咽困难。③出现肢体偏瘫、偏身感觉减退、步态不稳、肢体无力、大小便失禁等。

（2）出血性脑卒中判断（脑出血和蛛网膜下腔出血）：①患者有长期的高血压动脉硬化病史。②体力活动或情绪激动时突然发病，有头痛、头晕、呕吐、意识障碍等症状。③发病快，在几分钟或几小时内出现肢体功能障碍及颅内压增高的症状。④临床症状体征因出血部位及出血量不同而异，基底核、丘脑与内囊出血引起轻偏瘫是常见的早期症状，少数病例出现癫痫性发作，常为局灶性，重症者迅速转入意识模糊或昏迷。

2. 脑卒中的急救

（1）应卧床休息，避免搬动或晃动，取舒适的位置（半卧位或前倾位），昏迷患者采取侧卧位，保持安静，避免情绪激动和血压升高，严密观察体温、脉搏、呼吸和血压等生命体征，注意瞳孔变化和意识改变。如出现心跳呼吸停止，应立即进行心肺复苏。

（2）解开衣物，将其头偏向一侧，防止痰液、呕吐物吸入气管，并拨打"120"请专业人员急救。

（3）迅速松解患者衣领和腰带保持室内空气流通，天冷时注意保暖，天热时注意降温，如有条件可予吸氧。

（4）患者昏迷并发出强烈鼾声表示其舌根已经下坠，用手帕或纱布包住患者舌头轻轻向外拉出，保持呼吸道通畅。

（5）暂时禁止患者进食及进水。

（6）患者送往医院途中车辆应尽量平稳行驶，减少颠簸震动同时患者头部稍稍抬高，与地面保持20°角并随时注意病情变化。

（六）晕厥的急救

晕厥俗称昏厥，是指患者突然发生严重的、一过性的脑供血障碍，从而导致的短暂意识丧失。发作时除意识完全丧失外，患者因全身骨骼肌张力减低，不能维持正常姿势而就地摔倒，通常在数十秒钟后意识恢复。

1. 晕厥的判断

（1）其先兆为头晕、胸闷、心慌、气急、面色苍白、出冷汗眼前发黑。

（2）突然意识丧失，就地摔倒。

（3）数秒钟或数分钟内清醒。

2. 晕厥的急救

（1）立即将患者以仰卧位置于平地上，头略放低，可以按压人中穴等急救，并松开过紧的衣领和腰带等。

（2）开窗通风，保持室内空气清新。

（3）观察患者的神志、呼吸、脉搏、血压、体温等生命体征，检查患者有无摔伤。

（4）多数晕厥患者都能够迅速缓解，无需紧急救治，但患者清醒后如有下述情况则提示病情严重：大汗淋漓、持续头疼和头晕、恶心、呕吐、胸痛、胸闷、脉搏过快过慢或脉律不整齐、血压严重低于或高于平时。此时应该立即呼叫救护车。此外，频繁发作的晕厥以及老年人发生的晕厥，无论何种原因都需要去医院检查和治疗。

（5）由于大部分的晕厥与血容量暂时相对不足有关，故可让患者喝适量的水，对可疑低血糖的患者（如糖尿病），可给予含糖饮料及食物。

（6）不要急于让患者站起来，必须要确认患者的意识完全恢复并有能力起来时，要先帮助其缓缓坐起，给患者一个适应的过程，以免再次摔倒。

（7）视情况拨打"120"急救电话或送往医院救治。

（七）呼吸困难的急救

呼吸困难（dyspnea）是指者主观感到空气不足、呼吸费力，客观上表现呼吸运动用力，严重时可出现张口呼吸、鼻翼扇动、端坐呼吸，甚至发绀、呼吸辅助肌参与呼吸运动，并且可有呼吸频率、深度、节律的改变。呼吸困难直接导致的后果是缺氧和二氧化碳在血里的潴留。

1. 呼吸困难的判断

（1）吸气性呼吸困难：常见于喉和气管狭窄，吸气费力而深，有三凹征（即胸骨上窝、锁骨上窝和肋间隙吸气时向内凹陷），发绀，呼吸停止。

（2）呼气性呼吸困难：见于肺气肿、支气管哮喘；有哮鸣音，呼气费力。

（3）混合型呼吸困难：常见于重症肺炎、大量胸腔积液和气胸等，表现为患者自觉呼吸费力，而且表浅又急促，常端坐张口呼吸，鼻翼扇动，严重者口唇、指甲青紫。

2. 呼吸困难的急救

（1）帮助患者取半坐位，休息；

（2）避免烟雾刺激；

（3）注意及时清理口、鼻腔中的分泌物，保持呼吸道通畅；

（4）有条件立即吸氧；

（5）及时联系医院请医生来急救。若呼吸停止时，应口对口人工呼吸。

（八）低血糖的急救

低血糖是指成年人空腹血糖浓度低于 2.8mmol/L。糖尿病患者血糖值≤3.9mmol/L 即可诊断低血糖。低血糖症是一组多种病因引起的以静脉血浆葡萄糖（简称血糖）浓度过低，临床上以交感神经兴奋和脑细胞缺氧为主要特点的综合征。

1. 低血糖的判断

（1）出汗、颤抖、心慌、面色苍白，饥饿感；

（2）心率加快；

（3）步态不稳、紧张焦虑、软弱无力；

（4）嗜睡、精神不振、头昏、视物不清；

（5）思维迟钝、意识模糊或易激怒；

（6）有幻觉、躁动、行为怪异；

（7）迅速补充含糖饮料或者食物寻求医疗救助。

2. 低血糖的急救　发生低血糖后及时处理非常重要，当患者出现有关上述症状时，有条件者取指尖血快速测血糖，若血糖＜3.8mmol/L 应立即处理，其主要处理方法：①扶患者坐下或躺下；②迅速补充含糖饮料或者食物；③拨打"120"，寻求医疗救助。

（九）糖尿病高渗性昏迷的急救

糖尿病高渗性昏迷是由于应激情况性体内胰岛素相对不足，而胰岛素反调节激素增加及肝糖释放导致严重高血糖，因高血糖引起血浆高渗性脱水和进行性意识障碍的临床综合征。

1. 糖尿病高渗性昏迷的判断　已诊断糖尿病的患者，特别是中老年 2 型糖尿病患者，如未经饮食控制和正规治疗，具有上述诱因于近期内发生多饮、多尿症状突然加重，精神萎靡、嗜睡者，除考虑酮症酸中毒外，也应警惕本病的发生。实验室诊断参考标准是：①血糖≥33.3mmol/L；②有效血浆渗透压≥320mOsm/L；③血清碳酸氢根≥15mmol/L，或动脉血 pH≥7.30；④尿糖呈强阳性，而尿酮阴性或为弱阳性。

2. 糖尿病高渗性昏迷的急救

（1）找出引起昏迷的原因，区别出高血糖性昏迷或者是低血糖性昏迷。

（2）出现低血糖时，患者先是感到心慌头昏、饥饿手抖、冒冷汗诊断等，进一步发展会出现烦躁、抽搐、精神失常，最后陷入糖尿病昏迷。如果患者尚能吞咽的话，对于低血糖性昏迷，则是让患者喝糖水或吃糖块、甜食等。

（3）对高血糖性昏迷，可先让患者喝些盐茶水，同时送医院抢救。

（4）如果患者意识已丧失，应将患者放平，解开衣领，保证呼吸道通畅，并立即送至医院抢救。

（十）老年人骨折

老年人骨质疏松、平衡失调、肌力减退、肌肉运动的协调度差，加上视力减退或是卒中、心脏疾病、癫痫等内科疾病的干扰都易造成老年人跌倒。

1. 老年人骨折的判断　老年人跌倒最常见的骨折部位是股骨粗隆部和股骨颈，典型症状是伤后大腿根部疼痛，髋关节活动受限，患肢呈外旋翻畸形，多数伤员不能自行站立和行走。

2. 老年人骨折的急救

（1）老年人摔倒后，首先观察伤情，不要轻易搬动老年人患者。

（2）稳定患者情绪，消除紧张心理，检查生命体征。

（3）疑似股骨粗隆部或股骨颈骨折时，应将伤肢进行固定。固定的目的不是为了复位，而是尽可能地减轻患者的疼痛，防止骨折尖端在搬运时移动，以避免病情恶化。

（4）固定方法：让患者平卧，在患者双侧大腿根部和腰部下面垫一块木板或其他平整硬物，然后用绷带或布条分别绕腰部、受伤大腿根部和膝盖上部包扎，松紧适度，以达到固定髋关节，防止伤部移位的目的。

（5）正确搬运，无论骨折部位是否固定，都不能由一人背或抱，也不能由两人拉车式搬运，正确方法是由三人共同搬运，一人抬头颈部，一人抬腰部，第三人抬膝和小腿部。

（6）及时呼救，简述病情，等待急救人员到来进行救治。

（十一）烧伤

烧伤一般指热力包括热液（水、汤、油等）、蒸气、高温气体、火焰、炽热金属液体或固体（如钢水、钢锭）等所引起的组织损害，主要指皮肤和/或黏膜，严重者也可伤及皮下和/或黏膜下组织，如肌肉、骨、关节甚至内脏。

1. 烧伤的判断

（1）Ⅰ度烧伤（红斑性烧伤）：表皮受伤，局部轻度红肿、疼痛，创面干燥无水疱，痊愈后不留瘢痕。

（2）Ⅱ度烧伤：表皮、真皮都受损，红肿，水疱，剧疼，愈后的色素及瘢痕。①浅二度烧伤：伤及表皮深层和真皮浅层，创面发生大水疱，伤处剧痛；②深二度烧伤：伤及真皮深层，创面水疱较小，轻度疼痛。

（3）Ⅲ度烧伤（焦痂性烧伤）：全层皮肤及皮下组织甚至肌肉、骨骼都受到伤害，患处苍白、焦黄或发黑（炭化），表面干燥或呈皮革样，无疼痛感。

2. 烧伤的急救

（1）迅速远离火源并脱去着火的衣物。迅速将患处用自来水（15～25℃）持续冲洗（或浸泡伤处）降温，避免用冰块长时间冷敷。

（2）迅速剪开取下伤处的衣裤、袜类，切不可强行剥脱，取下受伤处的饰物。

（3）皮肤表面无破损可涂外用烧烫伤药膏。

（4）有水疱，水疱不要刺破，有破损时严禁涂任何物质，应用清洁的敷料（如纱巾、毛等）或保鲜膜覆盖伤部，以保护创面，防止感染，并立即送医院。

（5）大面积烧伤及口渴者，可口服少量淡盐水或淡盐茶水。条件许可时，可用烧伤饮料。

（6）窒息者进行人工呼吸；伴有外伤大出血者应予以止血；骨折者应做临时固定。

（7）严重烧伤者，应尽快转送医院治疗。

（十二）支气管哮喘

支气管哮喘俗称哮喘，是一种以嗜酸性粒细胞、肥大细胞为主的气道变应性炎症和气道反应性增高为特征的疾病。

1. 支气管哮喘的判断　表现为呼吸困难，呼气延长、咳嗽，面部苍白或发紫，心率增快，常在每分钟120次以上。严重者血压下降，大汗淋漓，出现肺气肿，可神志不清而出现昏迷。

2. 支气管哮喘的急救

（1）救护员可协助以下情况的患者：患者表示有哮喘发作并备有支气管扩张药或吸入器；患者确定有药物但没有帮助无法使用。

（2）出现哮喘的先兆表现甚至发病时，应嘱患者尽量放松自己，增强自信。

（3）将呼吸困难的患者移至舒适的位置、空气流通的环境，松开衣物，保持气道通畅。如有条件应立即给予吸氧。

（4）救护员经过专业培训可帮助呼吸困难的患者使用支气管扩张药。

（5）立即呼救，将患者送至就近医院进一步诊治。

（十三）昏迷的急救

昏迷是意识障碍的最严重类型，昏迷发生提示患者的脑皮质功能减退，完全失去对外界事物的感知和反应。

1. 昏迷程度的判断

（1）轻度昏迷：患者随意运动丧失，对周围事物及声、光等刺激无反应，但呼吸、脉搏、血压等重要生命体征无明显变化。生理反射如吞咽反射、咳嗽反射、角膜反射、瞳孔对光反射等均存在。部分患者有大小便潴留或失禁，有时伴有谵妄（判断力、定向力及行为异常）和躁动。

（2）中度昏迷：患者对周围事物和各种刺激均无反应，但对强烈的刺激可出现防御反射，如检查者用手用力掐患者的大腿内侧时，患者可以出现屈肢动作。角膜反射减弱，瞳孔对光反射迟钝，眼球无转动，部分患者呈鼾式呼吸。

（3）深度昏迷：患者意识完全丧失，强烈刺激也不能引起反应。深浅反射均消失，全身呈松弛状态。部分患者有呼吸异常（呼吸深大、浅慢或不规则等），血压或有下降，并有大小便失禁。

2. 昏迷的急救

（1）立即呼叫救护车：所有的昏迷都提示病情危重，故应尽快拨打医疗急救电话，让患者尽快得到专业医务人员的帮助。

（2）保持患者呼吸道通畅：在去医院之前，威胁昏迷患者生命的头号杀手不是造成昏迷的原发疾病，而是呼吸道堵塞。由于昏迷发生后，患者因全身肌张力减低而呈松弛状态，在重力的作用下，处于仰卧位的患者的咽部组织就会下坠，从而堵塞呼吸道，此外患者如果发生呕吐，昏迷患者也没有能力将呕吐物排出而造成窒息。因此保持呼吸道通畅是入院前对昏迷患者保护的最重要措施之一。主要措施有：

清理口腔异物，用手指将患者口腔内的呕吐物勾出；让患者采取稳定侧卧体位，这样的体位既能避免重力作用导致的咽部组织下坠，又有利于呕吐物的排出。

（3）及时实施呼吸支持：由于很多昏迷患者的中枢神经系统功能障碍，很可能使呼吸中枢受损，故不少患者的自主呼吸微弱或呼吸浅、慢或不规则，这种呼吸是无法满足患者机体供氧需要的，此时如不及时实施呼吸支持，患者就可能死于缺氧。因此只要患者呼吸异常并有严重的缺氧表现时（口唇及皮肤青紫、血氧饱和度低于90%），就应实施呼吸支持。主要措施是为患者实施人工呼吸，如持续口对口人工呼吸，有条件时实施气管插管。

（4）密切观察病情，注意患者的神志、血压、脉搏、呼吸等生命体征，如出现心跳呼吸停止，应立即予以心肺复苏。

第四节　常见的意外救护

一、溺水的急救

由于呼吸道被水、污泥、杂草等杂质阻塞，喉头、气管发生后射性痉挛，引起窒息和缺氧，称为溺水。缺氧是溺水死亡的原因。当人体坠落水中而身体被淹没时,则口腔和鼻腔即为水所充满,而氧气不能进入;同时,因冷水或吸水的刺激而引起反射性咽喉痉挛。于是发生窒息。更因患者不断挣扎,使窒息越加严重,因而发生缺氧和昏迷。如水继续被吸入肺内,则患者因缺氧而死亡,在发生溺水或者发现溺水时要学会自救和对溺水者进行救援。

1. 水中救护

(1) 充分做好自我保护。救护员自觉有能力,可跳入水中将落水者救出;如无能力,千万不要贸然跳入水中,应立即高声呼救。

(2) 迅速接近落水者,从其后面靠近,不要被慌乱挣扎中的落水者抓住。

(3) 从后面双手托住落水者的头部,两人均采用仰泳姿势(以利呼吸),将其带至安全处。

(4) 有条件的采用可以漂浮的脊柱板救护落水者,有必要者进行口对口的人工呼吸。

(5) 高声呼救,获得帮助,启动急救医疗服务体系(emergency medical service system,EMSS)。

2. 岸上救护

(1) 要将淹溺者尽量放置侧卧位,头部位置能使口鼻自动排出液体,清理口鼻异物。无须控水,没有任何证据显示水会作为异物阻塞气道。无呼吸心跳者,立即给予 2 次人工吹气,然后做胸外心脏按压,五个循环后判断复苏效果。

(2) 如果有呼吸心跳,意识不清楚,清除口鼻异物,保证呼吸通畅,密切观察呼吸和心跳变化。

(3) 如果有呼吸心跳,意识清楚,保证呼吸通畅,实施其他救护措施。

(4) 淹溺者自主能力正常,可协助其自行采用催吐方法排出胃内水,催吐有致误吸的风险,救护员应随时观察淹溺者。

(5) 不要轻易放弃抢救,特别是低体温情况下,抢救应坚持到医务人员到达现场。

(6) 应急救护有效,淹溺者恢复心跳、呼吸,可用干毛巾为淹溺者擦拭全身,自四肢、躯干向心脏方向摩擦,以促进血液循环。

(7) 呼叫急救医疗服务系统进行现场或医院救护。

二、电梯故障的急救

电梯故障主要有三种:一是电梯突然停止运行;二是电梯失去控制急速下坠;三是电梯突然失去控制急速上升。当电梯发生故障时应迅速采取以下急救措施:

1. 保持镇定,并且安慰困在一起的人,向大家解释不会有危险,电梯不会掉下电梯槽。

2. 按下电梯警铃,利用手机求援,如警铃或对讲机,手机又失灵时,可拍门叫喊,如怕手痛,可脱下鞋子敲打,请求立刻找人来营救。

3. 如果是电梯坠落,无论当时你在几楼,以最快速度把每一层楼的按键都按一下,要从底部往上按,最快的速度全按亮,哪怕不亮也都按。

4. 如果电梯内有把手,一定要用一只手紧握把手来减缓落地时的冲击。

5. 整个背部跟头部紧贴电梯内墙,呈一直线。

6. 膝盖呈弯曲形状。

三、地震的急救

地震(earthquake)又称地动、地振动,是地壳快速释放能量过程中造成振动,期间会产生地震波的一种自然现象。地球上板块与板块之间相互挤压碰撞,造成板块边沿及板块内部产生错动和破裂,是引起地震的主要原因。

1. 震后自救

(1) 要树立生存信念,相信有人来救你,千方百计保护自己。

(2) 判断所处位置,改善周围环境,扩大生存空间,寻找和开辟脱险通道。

（3）保证呼吸畅通，闻到异味或尘土较多时，用湿衣服捂住口鼻。

（4）不要大喊大叫，尽量保存体力。听到动静时，用砖头、铁器等物敲击铁管和墙壁或吹响口哨，发出求救信息。

（5）尽量寻找和节约食物、饮用水，设法延长生命，等待救援。

（6）如有外伤出血，用衣服进行包扎；如有骨折，就地取材进行固定。

2. 震后互救

（1）对埋在瓦砾中的幸存者，要先建立通风孔道，以防窒息。

（2）挖出后应立即清除口鼻异物。蒙上双眼，避免强光的刺激。

（3）在救出伤病员时，应保持脊柱呈中立位，以免伤及脊髓。

（4）救出伤病员后，立即判断意识、呼吸、循环体征。

（5）先重伤，后轻伤。外伤出血给予包扎、止血；骨折予以固定，脊柱骨折要正确搬运。

（6）要避免伤员情绪过于激动，给予必要的心理援助。

（7）原有心脏病、高血压的伤员，病情可加重、复发或导致猝死，要特别关注。

3. 危重伤员的应急救护

（1）呼吸心跳停止的伤员，在现场立即实施心肺复苏。

（2）昏迷的伤员要平卧，将头偏向一侧，及时清理口腔的分泌物，防止呼吸道堵塞。

（3）对于颈、胸、腰部疼痛的伤员，要先固定，使用脊柱板或木板搬运。移动伤员时，确保身体轴线位，以免造成脊髓损伤。

（4）休克的伤员，取平卧位或头低脚高位。伴有颅脑、胸腹外伤者，要迅速转至医疗单位。

（5）对严重的开放性伤口，要除去泥土秽物，用无菌敷料或其他干净物覆盖包扎。

（6）正确处理挤压综合征的伤员。

四、触电的急救

人身直接接触电源，简称触电（electric shock）。人体能感知的触电跟电压、时间、电流、电流通道、频率等因素有关。人体组织中有 60% 以上是由含有导电物质的水分组成，因此，人体是个导体，当人体接触设备的带电部分并形成电流通路的时候，就会有电流流过人体，从而造成触电。触电时电流对人身造成的伤害程度与电流流过人体的电流强度、持续的时间、电流频率、电压大小及流经人体的途径等多种因素有关。

1. 迅速切断电源

（1）立即拉下部闸门或关闭电源开关，拔掉插头，使触电者很快脱离电源。

（2）急救者利用竹杆、扁担、木棍、塑料制品、橡胶制品、皮制品挑开接触患者的电源，使患者迅速脱离电源。

2. 如患者仍在漏电的机器上时，赶快用干燥的绝缘棉衣、棉被将患者推拉开。

3. 未切断电源之前，抢救者切忌用自己的手直接去拉触电者，这样自己也会立即触电而伤，再有人拉这位触电者也会同样触电，因人体是导体，极易传电。

4. 确认心跳停止时，在用人工呼吸和胸外心脏按压，才可使用强心剂。

5. 触电灼烧伤应合理包扎，在高空高压线触电抢救中，要注意再摔伤。

6. 急救者最好穿胶鞋，跳在木板上保护自身。

五、猫狗咬伤的急救

猫狗咬伤主要由狂犬病毒引起的、侵犯中枢神经系统的人畜共患的自然疫源性疾病，感染方式主要通过携带狂犬病病毒的动物啮咬、舔、抓时，将唾液内的病毒传给动物或人。狂犬病的主要传染源是狗，其次是猫，另外，还有许多野生动物都可传播狂犬病。有时动物并没有发病，但因其带有狂犬病病毒,人被这些动物咬伤之后也可能患狂犬病。所以,被猫狗咬伤后,处理得当非常重要。

1. 如果伤口流血,流血不多的情况下,不急于止血。因为,流出的血液可以将残留在伤口的猫狗的唾液一并带走。对于渗血的伤口,尽量从近心端(伤口离心脏近的位置)挤压伤口出血,利于排除残留的唾液。

2. 用肥皂水或者清冲洗伤口至少 15min,用干纱布或干净布料蘸干伤口,再用 70% 酒精或碘酒消毒伤口和周围的皮肤;如果现场找不到酒精或碘酒,可以用白酒替代。伤口较深,更应反复冲洗,消毒,还需用 3% 过氧化氢(双氧水)冲洗;必要的情况,扩大伤口,不缝合,利于引流。伤口处理后,尽快到医院或卫生防疫站注射狂犬和破伤风疫苗。

六、毒蛇咬伤的急救

毒蛇咬伤后引起发病的原因是由于毒腺中所分泌的蛇毒,主要为多种酶类的毒性蛋白质、多肽类物质等组成。蛇毒可分为神经毒素和血液毒素,前者对中枢、周围神经、神经肌肉传导功能等产生损害作用,可引起惊厥,瘫痪和呼吸麻痹;后者对心血管和血液系统造成损害,引起心律失常,循环衰竭、溶血和出血。主要见于我国南方农村,山区,夏秋季节发病较多。一旦被毒蛇咬伤应立即采取以下措施:

1. 被毒蛇咬伤后不要惊慌,不要大声呼叫或奔跑,避免加速毒素的吸收和扩散。

2. 放低伤口,避免伤口高于心脏。切勿切开、吸吮或挤压伤口。

3. 用绷带由伤口的近心端向远心端包扎。上肢压力控制在 40~70mmHg 之间,下肢压力控制在 55~70mmHg 之间,包扎整个伤肢。包扎时要注意松紧合适能放入一个手指,压力不足达不到效果,压力过大会导致局部组织损伤。它是通过降低淋巴回流速度减慢蛇毒扩散的安全有效的方法。

4. 被毒蛇咬伤后不能饮酒。

5. 记录蛇的资料,在不能确定是否为毒蛇的情况下都按处理毒蛇的方法处理。

6. 立即拨打急救电话,迅速送往有条件的医院救治。尽快采取抗蛇毒血清治疗,注射破伤风抗毒素。

七、一氧化碳中毒的急救

CO 为无色、无味、无臭的气体,凡是碳或含碳物质在氧不充分时燃烧,均可产生 CO。在使用柴炉、煤炉时,如通风系统不畅通,尤其是近年来煤气取暖器和煤气热水器使用不当使 CO 中毒大为增加。因为 CO 是无色、无味的气体,所以称之为"沉默的杀手"。人体吸入 CO 后,往往毫无知觉,甚至出现严重的症状后仍不知何故,从而继续处在高浓度的 CO 环境中,直至死亡。CO 进入体内后,一部分与血红蛋白结合,引起血红蛋白氧运输量明显减少;另一部分直接与细胞线粒体内的细胞色素 a3 结合,抑制组织细胞内呼吸。一旦发生一氧化碳中毒应立即采取以下急救措施:

1. 评估现场是否安全,排除险情,做好自我保护。当发现室内有大量煤气泄漏时,救护员应用湿毛巾捂住口鼻,迅速关闭煤气总阀,开启门窗,严禁在一氧化碳中毒现场拨打电话、点火和开启照明设备等,以免引起爆炸。

2. 将中毒者转移到通风良好、空气新鲜的地方。

3. 呼叫急救机构或社区医生前来急救。

4. 较轻的中毒者注意保暖,并给其含糖盐等热饮料,有条件可吸氧。

5. 丧失意识的中毒者要注意保持气道开放,需要时进行人工呼吸。

6. 对呼吸、心搏骤停的中毒者立即心肺复苏。

7. 立即送有高压氧舱的医院救治。

8. 呼叫煤气公司排除故障。

八、火灾的急救

随着社会的发展，我国人员密集场所的数量和规模逐年呈上升趋势。人员密集场所的使用功能比较复杂，人员疏散比较困难，且缺乏火灾急救知识，一旦发生火灾极易造成重大人员伤亡，甚至造成群死群伤的恶性事故。火灾的急救要遵循火灾避险的原则，就是报警、扑救、撤离。

1. **报警**　不论何时何地，一旦发现火灾，立即向"119"报警。报警内容：单位、地址、起火部位、燃烧物质、火势大小、有无人员被困、进入火场路线以及联系人姓名、电话等，并派人到路口接应消防车进入火场。

2. **扑救**　火灾初起阶段具有火势较弱、燃烧面积不大，烟气流动速度慢，火焰辐射热量小，周围物品和建筑结构温度上升不快等特点。这个阶段要及时组织力量，利用消防器材将火扑灭，争取灭早、灭小、灭了。

（1）电器着火要立即切断电源，用干粉或气体灭火器灭火，不可泼水。

（2）油锅着火要迅速关闭燃气阀门，盖上锅盖或湿布，还可以把切好的蔬菜倒在锅里。

（3）室内的沙发棉被等物品着火，可立刻用水浇灭。

（4）液化气罐着火应立即关闭阀门，可用浸湿的被褥、衣物等捂盖。

（5）身上着火时，切记不要奔跑，立即躺倒，翻滚灭火或跳入就近的水池，其他人也可用厚重衣物或被子覆盖着火部位灭火。

3. **撤离**　如果火势较大，超过自己的扑救能力时，应想方设法尽早撤离。起火后，一氧化碳已经超过人体的允许浓度，而空气中氧含量又迅速下降，火场温度已接近400℃左右，此时人在火场是相当危险的，要迅速逃生。

（1）保持镇静：选择正确的逃生路线和逃生方法。面对浓烟和烈火，要保持镇静，迅速判断，确定逃生的路线和办法，尽快撤离险地。一般建筑物都有两个以上逃生楼梯、通道或安全出口，这些是火灾发生时最重要的逃生之路。

（2）简易防护，匍匐逃生：可用湿毛巾捂住口鼻，保护呼吸道，防止窒息。烟雾较空气轻，要贴近地面撤离。还可以将头部、身上浇冷水或用浸湿的棉被、毯子等将头、身裹好撤离。

（3）利用阳台、窗口逃生利用身边结实的绳索或用床单、窗帘、衣服等自制简易救生绳，用水打湿，一端拴在门窗栏杆或暖气上，另一端甩到楼下，沿绳索滑到安全楼层或地面。

（4）建立避难场所，等待救援室外着火，如果房门已烫手，切勿贸然开门。应关紧迎火的门窗，用湿毛巾塞堵门缝或用水浸湿棉被蒙上门窗，防止烟火渗入。固守在房内，直到救援人员到达。

（5）发出信号，寻求援助：被烟火围困暂时无法逃离的人员，白天向窗外晃动鲜艳衣物，夜晚用手电筒或敲击东西的方法，及时发出求救信号。

（6）万不得已被迫跳楼时要缩小落差：若楼层不高，被迫跳楼时，先扔下棉被、海绵床垫等物，然后爬出窗外，手扶窗台，身体自然下垂，尽量缩小落差。落地前要双手抱紧头部，身体蜷缩，以减少损伤。

（王雪娇）

思考题

1. 应急救护的概念、原则、步骤有哪些？
2. 如何搬运脊柱骨折患者？
3. 测量血压的注意事项？
4. 心绞痛患者怎么判断和进行家庭急救？

| 第十章 | 家庭健康服务与管理技能

本章要点

1. **掌握** 家庭健康服务的定义、流程及影响家庭健康的因素。
2. **熟悉** 家庭健康服务管理内容,包括:膳食与体重、心理与睡眠、遗传病与运动、环境卫生与安全。
3. **了解** 家庭健康服务评估内容与信息化发展。

随着我国社会经济的不断发展,大众健康需求整体水平的提高,健康管理逐渐进入人们视野。家庭作为社会的基本单位,健康与每一位家庭成员息息相关,家庭健康服务的重要性自然就显得非常重要,具体包括家庭膳食与体重、心理与睡眠、遗传病与运动等。同时家庭健康服务也反映了整体社会健康水平,关乎广大人民群众身体健康素质。而与此相关的管理技能,即通过正确的管理手段和方法来完成家庭健康服务过程,也显得尤为重要。

第一节 家庭健康服务概述

一、家庭健康服务及管理特征

家庭健康服务是以现代健康概念为核心,适应新的医学模式(生理 - 心理 - 社会医学模式)转变,弘扬"治未病"的传统思想,应用管理学的理论和方法,通过对个体或家庭健康状况及影响健康的危险因素进行全面检测、评估和干预,实现以促进家庭健康为目标的医学服务过程。其管理特征如下:

(一)以患者为中心的医疗服务

家庭医疗服务是家庭健康服务的重要组成部分,在以患者为中心的服务过程中,家庭医生应具有感情交流技巧,能与患者产生共鸣,同时熟悉患者家庭的经济条件、文化习俗、家族病史、心理沟通方式等,才能更好地护理和战胜疾病。

(二)以家庭为单位的健康服务

家庭是社会的基本单位,个体的健康状态与人际间的关系十分密切,特别是家庭内部人员的关系及家庭本身对患者的治疗康复有重要意义。提供以家庭为单位的健康服务,要求家庭医生把自己的服务目标对准全体家庭的健康水平,提高全体居民的生活质量。通过主动服务于家庭,从而更有效地维护和促进家庭成员的健康。

(三)以预防为导向的健康服务

家庭医生类似于"医学服务者"或"管理者",其工作内容主要侧重于对家庭的健康教育和临床预防。是以促进家庭健康和实现家庭成员均享有卫生保健为目标,旨在发展家庭综合预防保健。

（四）以可及性为原则的健康服务

卫生服务可及性是评价家庭医疗第一线服务的一个重要指标。家庭医生永远向所负责家庭提供可及性服务，正确处理家庭成员可能发生的常见病、多发病。家庭健康服务可及性还包括方便可靠的医疗设施，固定的医疗关系，有效的预约系统，休息日的服务，地理位置上的接近，病情上的熟悉，心理上的密切程度以及经济上的可接受性等。

（五）以协同性为手段的健康服务

家庭医生是健康问题的筛选者，他们解决了大部分健康问题，只把少数的疑难问题转诊给专科医生，因此家庭医生是医疗保健系统的协调者。仅凭家庭医生个人的力量是不够的，社区卫生服务团队是由家庭医生为核心，公共卫生医师和社区护士共同组成，为家庭提供综合性、连续性的健康维护和疾病监测。

（六）以综合性为目标的健康服务

综合性是指就家庭健康服务对象而言，不分性别、年龄、不管疾病属于什么病种及类型；就服务内容而言，包括疾病的治疗、预防和健康促进；就服务层面而言，包括生物、心理和社会方面；就服务范围而言，包括个人、家庭和社区。以上所述，全部作为家庭健康服务的综合性目标。

二、家庭健康服务流程

（一）家庭健康档案建立

1. 家庭基本资料　包括家庭住址、人数及每个人的基本资料，建档医生和护士姓名，建档日期等。

2. 家系图　以绘图的方式表示家庭结构、各成员的健康和社会资料，是简明的家庭综合资料。

3. 家庭卫生保健记录　记录家庭环境的卫生状况、居住条件、生活起居方式，是评价家庭功能、确定健康状况的参考资料。

4. 家庭评估资料　包括家庭结构、家庭成员、家庭生活周期、家庭功能等资料。

5. 家庭主要问题目录及其描述　记载家庭生活压力事件及危机的发生日期、问题描述及结果等。

6. 家庭成员的健康资料　各位家庭成员以往的健康体检资料和病史资料。

（二）家庭健康评估

1. 个人健康评估　通过收集反映个人身体健康的各种信息，利用模型来评估健康状况及发展趋势，使个人能够知晓是否有发生某种疾病的可能性，以及该病的危险性等，以此了解个人目前的身体健康状况。

2. 家庭健康评估　通过在家庭内部实施的综合性健康评估。主要包括 3 个部分，即家庭生活周期、心理层面和社会环境，由此全面的评估出整个家庭目前的健康状况，为后续的家庭健康服务做好准备。

（三）家庭健康服务内容与实施

本章节的家庭健康服务内容主要包括膳食与体重、心理与睡眠、遗传病与运动、环境卫生与安全。家庭健康服务的实施主要基于家庭成员健康状况及评估结果，有针对性提出健康服务方案，在实施过程中，使每个家庭成员从社会、心理、环境、营养、运动等多个角度得到全面的健康维护和健康保障。

三、影响家庭健康的因素

影响家庭健康的因素可归纳为家庭功能结构与经济因素、家庭居住环境因素、家庭生活习惯因素、家人互动因素，它们会彼此作用，从而影响家庭成员健康。

（一）家庭功能结构与经济因素

1. 家庭功能与结构　　生命传承是家庭的重要功能，随着全国生育率下降，应倡导优生优育，确保新生儿健康。不健康的生育会直接影响个人及家庭，如婴儿出生时体重低，容易出现智能缺陷、听力与视力缺陷、发育迟缓等问题。

除生育功能外，家庭结构也是儿童成长的关键影响因素。家庭结构完整，儿童与亲生父母同住，经济条件稳定，有利于孩子生理、心理与社会健康；相反，单亲家庭常要面对经济挑战，子女的成长教育会相对不稳定。一般而言，单亲家庭资源较双亲家庭资源匮乏，较难达成家庭目标。

2. 家庭经济与支持　　贫困是影响寿命和健康的首要因素。因为贫困家庭无法提供家庭成员基本生活需求，一般会伴随着社会支持不足、家人不良互动、生活压力过大，这都是生理、心理疾病的根源。贫穷的孕妇往往营养不足、怀孕压力大，并长伴随抽烟、喝酒等高危行为，这些危险行为会影响胎儿发育乃至终身健康。贫困家庭的孩子通常缺乏父母照顾和陪伴，常搬迁而中断学校生活，家庭稳定性较差。总之，贫困常伴随着非健康状态，还会影响教育，教育也是决定健康与否的重要因素。

（二）家庭居住环境因素

居住环境包括住宅和社区环境。住宅是指房屋质量与环境，包括建筑质量、面积、保温、通风、隔热、日照、隔声、私密性、室内环境质量等。居住的社区包括所处环境、物业管理、社会关系质量等。

室内住宅包括室内环境质量、室内空间是否足够、是否具有隐私性。以私密性为例，世界卫生组织指出，住宅面积不够，会产生拥挤感，从而带来健康问题；如果住宅没有个人房间的私密性场所，就会产生不满、烦躁和挫折等不良情绪。

良好的室内住宅环境质量包括没有屋外尘埃、皮肤落屑、尘螨、排泄物、昆虫、剥落铅漆、纺织纤维、毛发、刺激性化学物、清洁剂、杀虫剂、化妆品、霉菌等环境污染源。这些空气污染物会影响空气离子浓度，降低室内空气质量。家庭主妇与儿童在屋内停留时间较长，常会因这些污染源引发过敏或者哮喘。

（三）家庭生活习惯因素

不健康生活习惯包括：吸烟、喝酒、不合理睡眠、不健康饮食或营养不良、肥胖、运动量不足、事故伤害等。*Lancet* 2018 年发布的全球疾病负担报告显示：2017 年全球死亡的危险因素依次为：不健康饮食、高血压、烟草、高血糖、空气污染、超重、高胆固醇、儿童和孕产妇营养不良、酒精；同时，个人行为相关的致死风险因素中，饮食习惯排在首位，相关死亡占比的数字惊人。

良好的生活习惯对健康意义重大，如睡眠习惯、合理营养进食、身体运动等，研究显示：平均睡眠时间不到 6h 者，其体重指数（body mass index，BMI）高于 $25kg/m^2$ 为 36%；睡眠不到 4h 者，其 BMI 值高于 $25kg/m^2$ 者高达 42%；平均睡眠时间为 8h 者，其肥胖率最低，只有 29%。合理营养进食对青少年非常重要，不健康饮食或营养不良常伴随学业较差、认知迟缓、行为问题等现象，进入社会后也往往缺乏能动性、创新性。身体运动可促进体内能量消耗和增强体质，世界卫生组织建议，每星期至少做 2.5h 中度运动或 1h 激烈运动，可降低身体不适。所以，养成家庭成员一起运动的好习惯对健康促进效果显著。

（四）家人互动因素

若家庭成员一起从事运动、娱乐等，除可减轻压力外，也有助于互动、沟通并联络感情；健康的家庭，必然享受彼此陪伴，珍惜共同的休息时间，以增强家庭的和睦感。另外，家庭共同进餐，孩子可以边倾听边参与讨论，从中获得新的语言技巧，增强家庭沟通的机会，同时，规律的用餐时间也让孩子有安全感，可建立家人间的依附感与归属感。家人依附是指与家人的情感链接和爱，青少年若肯定自己在家庭里的价值，就不会沉溺于财物、游戏等；如果家人间冲突不断、缺乏沟通、互动不良，就有可能形成家庭暴力。

第二节　家庭健康服务与管理内容

一、家庭健康生活方式管理

家庭健康生活方式是指人们在一定的社会条件和价值观念的制约下所形成的满足自身健康生活需要的全部活动形式与行为特征。它涵盖家庭生活的全部领域,如消费、休闲、交往、婚姻、生活风格、时尚、隐私等。本章节仅就与家庭健康服务有关的膳食、体重两方面进行讲解。

(一)家庭膳食健康管理

1. 家庭膳食健康管理的特点

(1)能量营养素平衡:碳水化合物、脂肪、蛋白质均能为机体提供能量。健康的成年人体内代谢的最佳状态是达到每天摄入的能量和消耗的能量相等,根据我国大部分居民的饮食特点,推荐三大营养素分别提供的能量为:碳水化合物占55%～65%,脂肪占20%～30%,蛋白质10%～15%。三种能量营养素是相互影响的,总能量平衡时,比例不平衡,同样会影响健康。

(2)氨基酸平衡:要从食物中蛋白质的含量和食物中所含有的8种必需氨基酸的数量和比例,两方面评价其营养价值。常见的食物蛋白质组成都不可能完全符合人体需要的比例,所以要提倡食物的合理搭配,使膳食氨基酸组成符合人体需要的模式,提高蛋白质的利用率和营养价值。

(3)各种营养素摄入间的平衡:不同的生理需要、不同的活动,营养素的需要量不同,加之各种营养素之间存在着错综复杂的关系,造成各种营养素摄入量间的平衡难以把握。中国营养学会制定了各种营养素的每天供给量,只要各种营养素在一定周期内与供给量基本一致,就算达到营养摄入量间的平衡。

(4)酸碱平衡:正常情况下人体血液呈弱碱性,pH保持在7.35～7.45。日常饮食应平衡摄入的酸碱食物,如摄入了一定量的米面、鱼、肉等酸性食物,至少需要摄入其两倍数量的蔬菜和水果等碱性食物。只有体液酸碱平衡,食物才能有效分解,营养素顺利到达身体各个部位,废物才能被排出体外,让机体保持健康状态。

(5)热能与工作强度平衡:热能分配以早餐占全日总热能的25%～30%、午餐占40%、晚餐占30%～35%较为适宜。有许多人不按科学比例进食三餐,而是采用2∶4∶4,甚至1∶4∶5的分配比例,这对健康有害无益。三餐的间隔要合适,三餐饮食的量也要适当,每餐间隔4～6h,不要暴饮暴食。

2. 家庭中不同人群膳食的管理　不同年龄层的人群因其生理特征及生活习惯不同,膳食管理有所不同。

(1)婴幼儿的膳食管理:鼓励6个月以内婴儿的母亲进行纯母乳喂养;7～12个月家长应进行母乳喂养和辅食添加,如继续母乳喂养、辅食品种多样化、注重水果蔬菜的适量喂养等;1～3岁家长应学会观察婴幼儿的饥饿和饱足表现,避免过度喂养。

(2)青少年的膳食管理:青少年应不偏食不挑食,多吃谷类,同时保证鱼、肉、蛋、奶、豆类和蔬菜的摄入。青少年每日摄入的蛋白质应有一半以上为优质蛋白质,即动物性蛋白及大豆类食物。学校应加强青少年的健康膳食教育,营造膳食管理氛围。同时,部分提供住宿的学校还应重视食堂的营养搭配和卫生。

(3)成年人的膳食管理:食物多样,谷类为主,粗细搭配;多吃蔬菜水果和薯类;每天吃奶类、大豆及其制品;常吃适量的鱼、禽、蛋和瘦肉;食不过量;三餐分配要合理,零食要适当。

(4)孕妇的膳食管理:孕期饮食方面,要避免母亲体重增长过快致巨大儿,又要注意满足母婴生理需要,同时不引起饥饿性酮症酸中毒。在控制摄入的热量同时,还要多食用优质蛋白,注意维生素、微量元素的摄取。此外,孕妇不可因担心身材变形而过分控制饮食,孕期体型的改变可由产后通过运动等方式恢复。

（5）老年人的膳食管理：高血压、高血脂、高血糖等慢性病都与膳食有关，对于肥胖的老人，应注意控制热量高的食物的摄入，多吃蔬菜水果，保证维生素和矿物质的需求。由于老年人咀嚼和消化的能力减退，食物尽量切成小块并煮软，荤素粗细搭配得当。

（二）家庭体重健康管理

1. 体重健康管理及重要性　体重健康管理，是以个体健康为目标，通过合理的饮食的调节，正确的生活习惯的改变，适合的运动等方式管理自身体重的过程。

肥胖对儿童体力、智力和生长发育都有负面影响，而且会造成抑郁、自卑等负面情绪。对成年人而言，肥胖会增加患糖尿病和心血管疾病的危险性，胆囊病、肺功能异常，以及内分泌和代谢异常。体重过轻则会导致胃下垂、胆石症、不孕、骨质疏松等不良症状。因此，体重健康管理是降低慢性病发病率，提高健康水平的重要方法。

2. 家庭中不同人群的体重健康管理　不同年龄层的人群因其生理特征及生活习惯的不同，体重健康管理的方式也有所不同。

（1）婴幼儿的体重健康管理：婴幼儿体重的变化主要与喂养以及婴幼儿自身营养吸收情况有关。婴幼儿的标准体重计算方法如下：

1～6 个月：出生体重（kg）+ 月龄×0.6 = 标准体重（kg）

7～12 个月：出生体重（kg）+ 月龄×0.5 = 标准体重（kg）

1 岁以上：8 + 年龄×2 = 标准体重（kg）

（2）青少年的体重健康管理：青少年时期，体重管理的本质就是使摄入的能量等于生长发育所需的能量与日常生活消耗的能量的总和。达到这一平衡，能量既能够供给生长发育的需要，又不会以脂肪的形式堆积于体内形成肥胖。在家庭方面，青少年应从小养成不偏食不挑食的良好习惯，多吃谷类，供给充足的能量，同时保证鱼、肉、蛋、奶、豆类和蔬菜的摄入。对于青少年普遍喜爱的油炸食品，家长应控制青少年的摄入量，这些食品热量高且无其他营养素。

学校是青少年学习和活动的场所。因为我国目前应试教育的现状，忽视了青少年的体育活动，使得青少年能量的消耗量减少，这就导致青少年肥胖的发生率越来越高。因此，学校应加强青少年的体育锻炼，组织学生积极参加体育活动。

（3）成年人的体重健康管理：成年人的体重健康管理主要由饮食、行为两方面来实施。首先，成年人应注重自己的膳食管理（前面已经讲过）。其次，行为方面应养成良好的生活习惯，即积极参加运动。良好的生活习惯可以增强体质，同时也是体重健康管理的有效方法。适量的运动，如饭后散步、骑自行车等能增加能量的消耗，使能量的摄入与消耗趋于平衡。

（4）孕妇的体重健康管理：首先要定期检测孕妇的体重增长情况。在整个孕期中，科学的增重标准应增加 10～12kg，包括 7kg 的胎儿、胎盘、羊水、子宫、乳房以及血液量的增加，2～4kg 营养物质的储存。但不是所有正常孕妇都得增重 12kg 左右，这与孕妇孕前的体重有关。对于不同类型的孕妇，体重的合理增重量应当有所区别。

（5）老年人的体重健康管理：体重和健康息息相关，高血压、高血脂、高血糖等慢性病都与肥胖有关，老年人多患有骨质疏松且手脚不灵活，过重的身体会增加了跌倒骨折的发生率。此外，体重骤然下降也可能是某些恶性疾病引起的。因此，密切关注老年人的体重变化，可从侧面反映出老年人身体健康状况。

二、家庭心理与睡眠健康

（一）家庭心理健康

1. 家庭心理问题产生的原因

（1）人际界限不清：最典型的表现就是过分热心，过度干涉，过度保护，具有过强的监护人和主人翁精神；另一种表现就是喜欢控制别人，不关注别人的内心感受，甚至有意压制别人的内心感受。与控制相反的就是猜疑，这类人敏感多疑，活的战战兢兢，容易得很多疾病。

（2）个体成长中出现的问题：生命周期成长理论中的精神分析，其重点主要放在儿童及青春期，儿童时期的基本经历、冲突和精神创伤，对于成年期的神经症、身心疾病甚至精神病发生有重要致病作用。

（3）缺乏沟通技巧：沟通是人们之间传递信息的方式。家庭中如果成员间缺乏沟通技巧会导致很多误会，引起不必要的矛盾。每个家庭都有特有的沟通规则和沟通方式。

（4）家庭应对方式问题：当一个家庭出现生活事件时，要及时改变应对方式，如：离婚家庭、单亲家庭、分居家庭或者家庭中有人被疾病困扰等。

（5）家族系统的牵连：生命是一代一代传承的，家庭是连接上下代的载体，而家族就像一条生命之河，任何一段河水污染都会导致下游水质出现问题，我们所有的家庭问题从深层次来讲都是家族系统中出现了问题。

2. 家庭心理问题治疗方法

（1）催眠治疗：催眠治疗是催眠术在临床工作中的应用，是众多心理治疗的方法之一。掌握催眠治疗的心理医生可以不用药物而治愈很多难治的心理疾病，包括诸如焦虑、抑郁、恐惧、强迫、癔症等心理障碍。催眠有四个步骤：准备、转变、转化、唤醒。

（2）意向对话技术：意向对话技术是由我国心理学家朱建军先生20世纪90年代创立的一种心理治疗方法。常用的"看心灵房子""草原上看小动物"等，是在浅睡眠状态下判断来访者当下的情况，通过意向对话直接解决很多家庭心理问题。

（3）萨提亚家庭治疗模式：萨提亚模式是由美国家庭心理治疗专家维吉尼亚·萨提亚（Virginia Satir）女士所创建的。这种家庭心理治疗是从家庭、社会等方面着手，全面地处理个人身上所承担的问题。特点是着重提高个人的自尊、改善沟通及帮助人活得更"个性化"而不只求消除"症状"，治疗的最终目标是个人达致"身心整合，内外一致"。

（4）家庭系统排列：这是心理咨询与心理治疗领域一个新的家庭治疗方法，由德国心理治疗大师伯特·海灵格（Bert Hellinger）经30年的研究发展起来的。他在研究过程中，观察到许多关于家庭、两性、亲子等重要关系，以及家庭背后隐藏的动力，并发展出独到的"爱的序位"系统观点，在心理治疗方面则多应用于家庭治疗。

（5）"空椅子"疗法：这在完形疗法技术体系中，是最为简便易行的心理疗法，主张通过增加对自己躯体状况的认知，认识被压抑的情绪和需要，来整合和修复人格的分裂部分。目的就是帮助当事人全面觉察发生在自己周围的事情，分析体验自己和他人的情感，帮助他们朝着真诚、富有生命力的生活前进。

（二）家庭睡眠健康管理

1. 睡眠健康的重要性 睡眠是人类放松精神压力的一种生理需求，其作用有补充人体的能量，增强自身抵抗力，促进人体的正常生长发育，使人体得到充分的休息等。睡眠对于维护人的正常心理健康活动极其重要。

2. 睡眠健康的有效方法

（1）使睡眠和生物钟同步：生物钟准时地运转，是提高睡眠质量最关键的一步。人类在长期的自然进化过程中，形成了人体与自然界同步的生物节律和生物钟，人类要想生存就必须适应这个生物节律，而睡眠是人类生活中不可缺少的内容。因此，我们一定要遵守正确的作息规律，这样才能拥有优质睡眠。

（2）选择适宜的睡眠环境：①环境绿化好：一个良好的环境应该是树木成荫、绿草如茵。这样的环境能够使人心旷神怡、精神振奋，有利于提高睡眠质量。②噪声污染少：防止噪声污染，保持环境安静，对保护人们健康的体魄，有着十分重要的意义。③采光通风好：合理的采光照明有助于睡眠质量的提高；居室通风不好，空气中的二氧化碳浓度过高，往往会影响人们的大脑功能，最好在睡前先打开门窗让空气流通以后，再关上门窗睡觉。④温度湿度适宜：温度在18～22℃时，最有利于人们的工作和生活，室内温度过高，就会影响人们的大脑活动，增加机体的耗氧量。

（3）选择合适的卧具：据统计全世界6亿失眠者中有1.5亿都是由于不舒适的枕头造成的，所以挑选适合的枕头非常重要，这与我们的健康紧密相关。不合适的枕头会给我们带来多种睡眠问题：落枕、打鼾、眼睑水肿、流涎等。

（4）保持良好睡眠习惯：按时睡觉，同时为保持生物钟的同步性，无论睡得多长或是多短，每日应在同一时间起床。不要在睡前摄入咖啡因、吸烟，也不要在过饥或过饱时睡觉，此时虽感困顿，却极可能彻夜辗转难眠。

三、家庭遗传病预防及运动健康

（一）家庭遗传病预防

1. 家庭遗传病及危害 家庭遗传病是指完全或部分由家庭遗传因素决定的疾病，常为先天性的，也可后天发病。包括：单基因遗传病、染色体遗传病、多基因遗传病。遗传病的危害有：

（1）遗传病总数约占人类疾病总数的1/4，其中有很多属于常见病和多发病，如肿瘤、心脏病、糖尿病、冠心病、高血压、动脉粥样硬化、支气管哮喘、唐氏综合征等。

（2）遗传病是造成人类死亡的重要因素，资料显示，我国15岁以下死亡的儿童中，约40%是由遗传病和先天畸形所致。遗传病已经成为当前危害人类健康最为严重，病死率最高的三大类疾病（肿瘤，心血管病，遗传病）之一，而且有些肿瘤和心血管病也属于遗传病。

（3）遗传病不仅影响患者本身的生活和生存，同时也给家庭其他成员带来巨大的精神和经济负担，既影响家庭幸福，又给社会造成许多负面影响，并且还直接影响民族的健康素质和国家的兴旺发达。

2. 家庭遗传病的预防

（1）谨慎择偶：如果与患同种遗传性疾病的人相互婚配，后代患该种遗传病的机会将显著增加。如哮喘、唇裂、精神分裂症、无脑儿、高血压、先天性心血管疾病、癫痫等。例如两个原发性高血压患者婚配，其后代患原发性高血压病的概率将高达47%以上。

（2）避免近亲结婚：三代或三代以内有共同的血缘关系，如果他们之间通婚，称为近亲婚配。近亲结婚的夫妇，双方有较多相同的基因，那些隐性有害基因在后代中极易传递（即纯合），因而容易生出身体素质低劣的孩子。

（3）合理备孕：要注意保持良好的心理状态，胎儿生长所处的内分泌环境与母体的精神状态密切相连，孕妇保持心情舒畅，乐观豁达，有利于胎儿生长及中枢神经系统的发育；孕前应做的优生六项检查，包括巨细胞病毒、单纯疱疹病毒、风疹病毒、弓形虫、人乳头瘤病毒及解脲支原体；准备怀孕的女性，要警惕病毒感染，适当锻炼可增强体质，但需注意，户外运动时应尽量避免去人多拥挤之地，以减少病毒感染的概率；同时，科学膳食补充叶酸，叶酸是一种水溶性B族维生素，孕妇对叶酸的需求量比正常人高四倍，孕早期是胎儿器官系统分化，胎盘形成的关键时期，细胞生长十分旺盛，叶酸缺乏可导致胎儿畸形。

（4）进行产前诊断：在出生前对胎儿的发育状态、是否患有疾病等方面进行检测诊断，从而掌握先机，对可治性疾病，选择适当时机进行宫内治疗；对于不可治疗性疾病，能够做到知情选择。

（二）家庭运动健康

1. 家庭运动方式 家庭体育运动应选择人群较少、空气清新流通及阳光充足的地方；尽量选择每天下午4：00—7：00这个时间锻炼；锻炼内容应选择简单易行、锻炼效果好，尤其是对心肺功能影响明显的户外运动，如慢跑、羽毛球、快走等。上述运动均为有氧运动，共同特点是负荷量轻,有节律感,持续时间长。

(1)快走:这是最简单易行、最安全的一种有氧运动,适宜中老年人。快走分正行和倒行,正行锻炼方法要注意身体姿势和动作要领,锻炼者的运动量一般可控制在80~120m/min之间,锻炼次数可每天2次,每次10~15min。倒走消耗能量比散步大,对腰、臂、腿部肌肉锻炼效果明显,对心肺功能的影响也较大,一般人可每天倒走2~3次,每次200~400步,往返3~4次。

(2)慢跑:慢跑的特点是动作简单、易掌握,男女老少均可参加,不受场地、器材限制,利于锻炼心血管系统功能和心肺功能。慢跑时,步伐要轻快有弹性,身体重心起伏小,上下肢配合协调。青少年每周可锻炼4~5次,每次20~25min,距离为3 000m左右;中老年每周3次,每次15~20min,距离1 500m左右。

(3)扩胸运动:适宜青少年在家锻炼,最常用的是拉力器(又叫扩胸器),练习时,一般有两臂上下拉、平拉等13种动作。主要是锻炼背阔肌、胸大肌和股四头肌等,可帮助青少年学生胸围发育。

(4)健身操:这是男女老幼都可在家庭中锻炼的项目。有广播操、徒手操、健美体操等。

(5)羽毛球运动:可以发展人体力量、速度、耐力、灵活和协调性等身体素质,能很好地锻炼人的心肺功能。

(6)亲子游戏:是家庭内父母与孩子之间,以亲子感情为基础而进行的一种互动活动,如家长和宝宝一起看画册、去动物园认识动物等。亲子游戏可以增进孩子与家长间的感情,启发孩子的智慧,更好地促进儿童身心健康。

每天清晨打开窗户做一下深呼吸,也是最简单的运动方式。此外,还可在家里光脚做脚操,如先用脚底外缘走,再用内缘走,然后转动每一脚趾等。总之,根据家庭的不同条件,利用现有设备,可以创造出许多家庭体育运动形式。

2. 家庭运动健康的注意事项

(1)运动前预热:每次运动前需要有个热身过程即准备活动,然后从低强度运动开始,逐渐进入适当强度的运动状态。身体微微开始出汗是热身活动目的达到的一个重要标志,时间5~10min即可。

(2)接近而不超过"靶心率":一般来说,靶心率为"170－年龄的数值"。60岁的人,靶心率就是170－60＝110(次/min),在运动时,可随时数一下脉搏,心率控制在110次/min以下,运动强度就是适宜的。

(3)自我感觉:自我感觉是掌握运动量和运动强度的重要指标,包括轻度呼吸急促、感到有点心跳、周身微热、面色微红、津津小汗,这表明运动适宜;如果有明显的心慌、气短、胸口发热、头晕、大汗、疲惫不堪,就表明运动超限。如果你的运动始终保持在"面不改色心不跳"的程度,心率距"靶心率"相差太远,那就说明你的锻炼不可能达到增强体质的目的,需要加大运动量。

(4)后发症状:即运动过后的不适感觉,也是衡量运动量是否适宜的尺度。一般人在运动之后,会出现周身轻度不适、疲倦、肌肉酸痛等感觉,休息后很快会消失。如果症状明显,感觉疲惫不堪、肌肉疼痛,而且一两天不能消失,下次运动就要减量了。

(5)放松运动:在运动中,血液循环加快,血液量增加,如果马上停止运动,血液会滞留在下肢而给心脏造成多余的负担,严重时会影响到大脑供血,甚至出现眩晕和头昏,所以运动目的达到后应该有5~10min的放松运动。

(6)循序渐进坚持锻炼:锻炼身体是长期持久作战,只有坚持锻炼才能达到最佳的形体和最健康的体魄,循序渐进是所有运动锻炼的基本原则。运动强度应从低强度向中等强度逐渐过渡。同时,要在个人可适应的范围内缓慢递增,不能急于求成。

(7)从小养成好的运动习惯:运动习惯和能力的培养要从小抓起,少年时期是人一生中身心发育趋向成熟的重要转折时期,父母要认识到培养孩子良好的运动习惯可以增强孩子健康体魄。

同时要注重习惯与能力结合培养，培养习惯在于坚持每日督促孩子，而培养能力必须认真教学，反复练习，同时充满着更大的乐趣，比如骑车、游泳、轮滑、体操……从不会到会的过程充满探索和感悟，从未知到成功是人生的重要收获。

四、家庭环境卫生与安全健康

（一）家庭环境卫生

家庭环境是人的一生中居住时间最长的空间，良好的家庭生活环境与人体健康联系紧密。家庭环境卫生主要包括：家庭住宅卫生、生活饮用水质量、家庭消毒卫生三个方面。

1. 家庭住宅卫生　家庭住宅是人们生活、休息、家庭团聚的重要环境。人的一生大约有 65% 的时间是在室内度过的。现代家庭住宅环境对家庭成员的身心健康具有重要的意义，住宅建筑应采取各种措施满足如下基本卫生要求：

（1）室内卫生的必备条件：室内阳光充足，采光与照明良好；气温、湿度、气流适宜；空气清洁，避免室内空气污染，燃料煤气等排放安全合理；室内装饰材料、家用电器电磁辐射等无有害影响；居室周围无噪声、生物性污染物等；室内冬暖夏凉，必要时应有采暖、通风、防寒、隔热等设施；有上下水道和卫生设施；室外有足够的绿化场地等。

（2）室内的布置和装饰卫生：无论哪种类型的住宅，良好家庭住宅都应该设有客厅、卧室、厨房、餐厅、卫生间等不同功能的房间布置，布局合理，以满足家庭成员的功能需要；居室的布置应美观、整洁。家具等各种用具必须符合人体工程学原理；居室的照明灯具应满足功能需求，与室内装修风格相协调，光源固定合理且节能；墙壁、家具、窗帘及其他室内装饰的色彩要协调统一，同时达到美学效果。

（3）住宅的外部环境卫生：城市住宅区的设计、建造应按国家标准统一规划。在选址方面：住宅应建筑在地势相对较高的地方，避开灾害易发生地段和自然疫源地，还要与铁路、机场、码头、化工、煤矿企业等保持一定距离。在生活方面：居住区用地布局合理，交通方便，有充足的停车设施，公共配套设施完善；同时为居民的社会活动、人际交往提供场所。在布局方面：住宅和住宅之间保持适宜的距离，房屋周围要因地制宜，设计绿化园地，合理地种植花卉不仅增添生活情趣，还有益身心健康，激发对生活的情感。

2. 生活饮用水卫生　饮用水质量直接关系到人体健康，我国现行的《生活饮用水卫生标准》（GB5749—2006）对生活饮用水水质明确了严格的卫生要求，即感官性状良好，透明、无色、无异味和异臭，无肉眼可见物，不含有病原微生物，水中所含的化学物质对人体不造成急性中毒、慢性中毒和远期危害。作为家庭用水，无论是自来水，还是井水、河水，其水质都应符合上述卫生要求。在城市中还要加强对高层建筑二次供水的卫生监督管理，水箱要定期清洗并加锁密闭。

3. 家庭消毒卫生　家庭消毒是预防和控制许多疾病传播的重要手段，也是提高家庭健康水平的必要举措之一。家庭消毒是用物理、化学、生物的方法杀灭或消除环境当中的病原微生物及其他有害生物，以切断传播途径，防止传染病的发生和流行。家庭消毒的方式可根据病原生物的性质、传播途径，在社区卫生保健人员的指导下进行，家庭常见消毒方法（表 10-1）。

表 10-1　家庭中常用消毒方法

消毒对象	消毒方法	备注
空气	1. 通风换气、每天 3 次以上（每次 30min）	
	2. 紫外线灯管照射（每次 30min 以上），使用时人不宜停留室内	
	3. 密闭门窗 2% 过氧乙酸溶液气溶胶喷雾消毒，作用 30～60min	
餐具	1. 煮沸 15～30min	金属餐具不用含
	2. 0.5% 过氧乙酸浸泡 30min	氯消毒液
	3. 250～500mg/L 有效氯消毒溶液浸泡 30min	

续表

消毒对象	消毒方法	备注
住室（地面、墙壁、门窗）、家具等	1. 0.2%～0.5% 过氧乙酸溶液喷雾、擦拭 2. 1 000～2 000mg/L 有效氯消毒剂溶液喷雾、擦拭 3. 3%～5% 煤酚皂溶液喷洒、擦拭	作用时间 60min
衣物、被褥等	1. 耐热、耐湿的纺织品可煮沸消毒 30min 2. 不耐热的毛衣、被褥、化纤制品可将衣物悬挂室内，用每立方米 15% 过氧乙酸 7ml 放入瓷制或玻璃容器中，加热熏蒸	
食物、水果、蔬菜类	1. 可用 0.2%～0.5% 过氧乙酸溶液浸泡 2. 次氯酸钠 0.10～0.2ml/L 水浸泡 2～5min	
手、皮肤	1. 用肥皂、流动水反复洗刷 2. 2% 煤酚皂溶液浸泡 2 分钟后用清水洗净 3. 必要时 0.2% 过氧乙酸浸泡	

摘自：《消毒技术规范》（卫法监发[2002]282 号）。

（二）家庭安全健康

1. 儿童安全健康措施　家庭是儿童活动的主要场所，由于儿童受年龄的限制，活动半径小，活动地点较固定，与成人相比，儿童对公共活动空间的安全性有更高的要求。安全健康措施如下：

（1）跌倒及坠落物：将桌子、椅子、柜子等摆放好，以免轻易翻倒；将窗门封好，确保窗门从上方打开；在楼梯、门廊等地方安装栏杆；楼梯要装上儿童能触到的扶手并铺上地毯；使用安全栏杆将楼道和其他危险场所隔离；在楼梯口禁用幼儿学步车；在椅子脚上绑上带子；确保台灯及其他电器的电源插座在儿童的触碰范围外；儿童在家时将不用的房间锁闭；确保所有门内外都可以解锁；地面如果有水、油等污物立即擦干。

（2）有毒、有害物质：确保垃圾箱是盖好的，禁止儿童接触；让所有烟草远离儿童的视线；不在儿童所处环境吸烟；将药物和化妆品等放在高处并锁好；将有害物品放在它原有的包装里，不要把它们转移到食物包装盒中；儿童在场时不使用杀虫剂等有害试剂，使用后要立即清理；确保墙壁、家具和玩具上的使用无铅油漆；每年检查自家的供水系统的卫生情况；将过期药物及时处理；教导孩子在没有家长允许的情况下不吃不了解的果子、植物及药丸等；将家中所有植物贴上标签并且将有毒植物移除。

（3）窒息与阻塞：确保玩具没有可以卸下来的小部件；仅在有成人监督下使用气球，使用后立即将气球戳爆并丢弃；将摇篮垫上的塑料包装拆下；教导儿童耐心咀嚼食物并不在运动时进食；将所有塑料袋（包括小食品袋）储藏在儿童触碰不到的地方；阻止儿童玩带有长线的玩具或物品（如电话线、首饰、围巾等）。

（4）火灾及触电：不要用微波炉加热奶瓶和婴儿食物；将家中热水器控制在 50℃ 或以下；将不用的电插头套上帽子；安装接地故障断路器，防止触电；将电插头安装在儿童摸不到的地方；确保电视机背面儿童无法触及；避免将电源线拖到地毯底下，钩子上或通过门缝；将打火机和火柴放在儿童碰不到的地方；将锅碗放在灶台的背面，并将把手放到背面。

2. 老年人安全健康措施　家庭意外是重大伤亡意外的一个主要来源，对于老年人，他们骨质较为疏松，更容易发生严重伤害事故，安全健康措施如下：

（1）一般性的安全措施：紧急呼救热线、紧急联络人的电话号码及住址都要放在每个电话旁；在每个房间安装电话，为防止老年人摔倒，每个电话都要放在从地面上能够拿到位置；门内外的把手和锁要方便使用，门把用杠杆式的而不是圆形门把，门槛要低并呈斜角或者不设置门槛；窗户可以从里面轻易打开，但要有锁来防止他人从外面进入；水加热恒温器要设在一定温度以下避免意外烫伤；药品根据包装上的说明存放在安全的地方；地毯不能是破损的；电器、电灯要保持清洁并处于良好的状态；避免灯泡暴露以免引起刺眼眩晕；每个房间的某些位置要有电源插座，安装接地故障断路器防止触电。

（2）客厅、浴室、卧室的安全措施：客厅内电源线要绕开通行要道，围绕墙面走行（但绝不能放在地毯下）；椅子沙发要牢固安全但不能太低或太深，并且上面要有扶手以便起坐；电灯开关要设在入口处，确保过道有足够空间走动。浴缸在站立区放置有防滑垫，浴室门的材质应该用安全玻璃或塑料，在厕所和浴缸旁的墙上装把手，毛巾架和皂盒要耐用并牢固安装，确保浴室的照明灯不刺眼并且开关设置在门边，浴室门要往外开，要有暖气和通风装置。在卧室，床边放一盏台灯或手电筒，按时检查电池使用情况，保证有备用电池在手边；在床头放置电话，眼镜或其他重要的物品；确保床边有足够行走的空间。

第三节　家庭健康服务评估与信息化发展

一、家庭健康服务评估

（一）家庭健康服务评估概要

"生理 - 心理 - 社会"医学模式的提出，对护理学的发展产生了深远的影响，丰富了家庭健康服务评估的内涵。家庭健康服务评估源于护理评估，是在家庭内部实施的综合性健康服务评估。家庭健康服务评估包括 3 个部分，即家庭生活周期、家庭心理层面和社会环境。

1. 家庭生活周期　主要包括的问题有：这个家庭有几个成员，成员近来住址；该家庭处于家庭生活周期中的哪个阶段，这个阶段目前发生了哪些问题；过去该家庭遭遇过哪些大问题，家庭对这些问题的处理方式是否满意等。

2. 家庭心理层面　主要包括的问题有：谁是这个家庭的决策者；在这个家庭里，哪些人应受重视；家庭成员中，大家各自的期望值是什么，是否已经实现，现在还有哪些期望值；家庭成员间彼此引起注意的主要因素是什么；家庭成员的个体差异与自我表达方式；家庭成员各自间的容忍度有多大等。

3. 社会环境　主要包括的问题有：该家庭和亲戚间有多少接触，亲友是否前来帮助解决问题或是前来制造麻烦；家庭成员在邻居中是否有很多朋友，成员们参加的社团或团体有哪些；家庭有无使用社区资源，以后是否还会使用这种资源；该家庭中，双亲受教育的程度等。

（二）家庭健康服务评估工具

1. 家系图　家系图是指将家庭的结构性、功能性两方面资料，通过简单的图谱及文字表达，形成家庭主要问题的直观性解释。目前家庭评估用的家系图，除有以往的生物性医学资料外，还有家族以及家庭成员互动关系的资料。主要包括：

（1）家庭结构：家庭结构是指家庭中成员的构成及其相互作用、相互影响的状态，以及由这种状态形成的相对稳定的联系模式。家庭结构包括两个基本方面：①家庭人口要素：家庭由多少人组成，家庭规模大小；②家庭模式要素：家庭成员之间怎样相互联系，以及因联系方式不同而形成的不同的家庭模式。

（2）家庭周期：任何一个家庭，都有自己从建立、发展、解体和消亡的过程。就家庭而言，从一对夫妻结婚建立家庭生养子女（家庭形成期）、子女长大就学（家庭成长期）、子女独立和事业发展到巅峰（家庭成熟期）、夫妻退休到夫妻终老而使家庭消灭（家庭衰老期），就是一个家庭的生命周期。

（3）生活经历：包括近期的生活压力来源，如结婚、怀孕、下岗、急性和慢性疾病；慢性生活压力来源，如贫穷、工作环境恶劣、与上司关系差等。

（4）家庭关系模式：包括家庭中关系的形态，如断绝关系、冲突、疏远、融合；三角关系，如父母与孩子间的三角关系,离婚和再婚家庭三角关系,家庭收养及养育的孩子间的三角关系,多世代间的三角关系等。

(5) 家庭平衡与失衡:包括家庭结构平衡与失衡,如离婚与再婚后的结构变革;家庭角色平衡与失衡:如生育子女后所表现的角色变化情况;家庭功能平衡与失衡:某事件发生后,其家庭功能能否平衡。

2. APGAR 家庭功能问卷　家庭功能的 APGAR 问卷是 Smilkstein 于 1978 年设计的快速检测家庭功能的主观评价问卷。家庭医生在初次接触家庭时,对家庭情况有了整体的了解,给家庭进行打分。该问卷的特点是问题少、评分简单,适合社区家庭医生随访时了解家庭功能。APGAR 是代表家庭功能 5 个部分的首个字母,主要内容是:

A: adaptation(适应度),即家庭面临危机或压力时,内在或外在资源的使用情况,以及使用后解决问题的力度。

P: partnership(合作度),指家庭成员对问题的决定权、责任的共享情况。

G: growing(发展状况),即家庭成员间经过相互支持而达到生理、心理和社会适应方面的成熟与自我实现。

A: affection(感情问题),指家庭各成员间相互关爱的状况和程度。

R: resolve(亲密度),是用来代表家庭成员彼此间享受共同的时间、空间和经济资源的承诺。

问卷共分为两个部分,第一部分测量个人对家庭功能整体的满意度,共测量 5 个方面,有 3 个选项,分别赋予 2、1、0 分。计算总分时,将 5 个问题答案分数相加,7~10 分表示家庭功能良好,4~6 分表示家庭功能中度障碍,0~3 分表示家庭功能严重障碍(表 10-2);

表 10-2　家庭功能 APGAR 问卷(第一部分)

请填写下列问题,能对您的家庭有更好的了解。如果您对您的家庭或本项目有其他补充,请在"补充说明"中列出。"家庭"是由平常与您住在一起的成员组成。如果您一个人居住,请将目前与您最亲密的人作为家人。

	问题	经常	有时	几乎很少
适应度	(1)当我遭受困难时,可以从家人处得到我较满意的帮助 补充说明＿＿＿＿＿＿＿＿＿＿＿＿＿	□	□	□
合作度	(2)当家人讨论问题时,以分担问题的方式,我较满意 补充说明＿＿＿＿＿＿＿＿＿＿＿＿＿	□	□	□
成熟度	(3)当我希望从事新的活动或发展时,家人都能接受且给予支持,我较满意 补充说明＿＿＿＿＿＿＿＿＿＿＿＿＿	□	□	□
情感度	(4)我满意家人对我表达情感的方式以及对我情绪的反应(如愤怒、悲伤、爱等) 补充说明＿＿＿＿＿＿＿＿＿＿＿＿＿	□	□	□
亲密度	(5)我很满意家人与我共度时光的方式 补充说明＿＿＿＿＿＿＿＿＿＿＿＿＿	□	□	□
问卷的分数:				
家庭功能评价:				

参考:家庭 APGAR 问卷 1978 年由美国华盛顿大学的 Smilk-stein 医师根据家庭功能的特征设计。

家庭功能 APGAR 问卷第二部分用于了解个人和家庭其他成员之间的关系,分为关系良好、一般和不好(表 10-3)。

表 10-3　家庭功能 APGAR 问卷（第二部分）

按密切程度与您住在一起的人 （配偶、子女、重要的人、朋友）排序			跟这些人相处的关系 （配偶、子女、重要的人、朋友）		
关系	年龄	性别	好	一般	不好

如果您和家人不住在一起，您经常求助的人 （家庭成员、朋友、同事、邻居）排序			跟这些人相处的关系 （家庭成员、朋友、同事、邻居）		
关系	年龄	性别	好	一般	不好

参考文献：吕繁，顾湲. 家庭 APGAR 问卷及其临床应用 [J]. 国外医学（医院管理分册），1995，（2）：56-59.

二、家庭健康服务信息化发展

（一）家庭健康服务信息化类型

家庭健康服务信息化是指基于物联网、云计算、信息网等信息化技术，省市医院和社区卫生中心的家庭医生或健康保健师为家庭健康提供的网络服务模式。

按照其发展历程分为两个类型：

1. **数字健康（e-Health）** e-Health 出现于 2000 年，内容覆盖全民健康信息网络、电子健康记录等，基于 IT 和通信技术的疾病预防、健康监测和生活方式的管理系统，主要瞄准 e-Health 的准确、安全、可靠等关键需求，开发用于家庭和个人的微型、智能、数字化等健康管理设备。

2. **移动健康（m-Health）** 全球移动通信系统协会（GSMA）定义 m-Health 为把移动通信及信息技术应用于整个医疗过程的现代化医疗方式，它是面向社会的健康管理服务系统。主要包括常见重大疾病的特征参数、居民健康档案规范、统一数据交换技术、健康数据中心的云存储技术、区域化协同健康服务体系的云计算技术等。比如，无线健康城市正在以一种全新的视角诠释"移动改变生活"，在未来，无线健康城市将由分散建设向无线城市群方向发展。

（二）家庭健康服务平台建设

1. **家庭健康服务软件平台建设** 家庭健康服务信息软件平台是面向家庭，由医疗卫生服务机构及其外部技术支持单位建立，以中西医电子健康档案为信息载体，开展中西医健康管理和服务信息操作的平台。比如基于物联网的家庭健康管理可以为居民提供实时的健康管理服务，为医护人员提供在线的医疗服务平台，为卫生管理者提供健康档案实时的动态数据，并将三方有机结合在一起，这个闭合的循环系统由三部分组成：自我健康管理、健康监测、远程医疗协助。它们相互作用，保证了对个体健康的全程监控。

2. **家庭健康服务云平台建设** 基于高效的家庭健康服务云平台，提供了健康档案建立，记录了患者的各类数据，同时可将家庭成员的心率、血压、血糖、中医脉象图等多个生理参数存储到对应的健康档案中，并实时监测家庭成员的生理参数，提供健康评估，体质辨识，健康提醒和健康服务。

以家庭移动健康服务云平台为例，建设重点如下：

（1）健康宣教和心理管理：通过该平台对家庭成员发短信健康宣教来提高健康心理意识，包括医疗健康知识短信库功能和节日祝贺功能等。

（2）生理参数监测管理：例如，通过该平台提供糖尿病患者的自测血糖监测管理，糖尿患者可随时自测血糖,自动通过手机发送到移动健康服务云平台,该平台会初步判断以便医生诊断,医生会通过电脑或手机发送健康饮食、运动、自我管理建议,或者电话健康指导,极大地提高了治疗和保健的效率。

(3)饮食管理:例如,饮食对糖尿病有直接的影响,所以控制饮食对糖尿病治疗十分重要。

(4)运动管理:家庭成员可佩戴心率运动表、运动健康记录仪等设备达到有效运动,心率、有效消耗、运动强度等数据会自动上传到移动健康服务云平台,存入健康档案。

(5)用药提醒:①即时提醒:设置提醒内容,即刻将提醒内容发送到患者手机。②定时提醒:设置提醒内容,设置提醒时间,到达设定时间自动发送提醒内容到患者手机。③周期提醒:设置提醒内容和提醒周期,系统自动进行周期性发送提醒内容到患者手机。

(6)家庭健康服务评价:主要包括四个方面,①生物学方面评价:体重、血压、血脂和血糖。②心理学防控的评价:主要采用专门的量表测量。③社会学方面的评价:有专门的量表测量。④家庭功能评价:包括对患者家庭情况、居住环境、社会关系等做现场评估。同时进行健康体检,结合以往病史进行全面的身心健康问题筛查及风险评价。

(王　毅)

思考题

1. 家庭健康服务的含义和流程是什么?
2. 请阐述家庭中不同人群的膳食和体重管理特点。
3. 谈谈你对家庭心理健康的看法,并简单阐述可从哪些方面改善家庭心理健康状态。
4. 你认为适宜于家庭运动的方式有哪些?请结合实际生活,阐述家庭体育运动的意义。
5. 请简述家庭健康服务信息化的未来发展趋势。

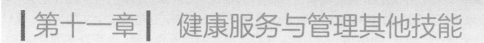

第十一章 | 健康服务与管理其他技能

本章要点

1. **掌握** 健康服务与管理常用文案撰写；与特殊人群的沟通技巧。
2. **熟悉** 健康教育宣传文案撰写；科普创作常见体裁；基本宏观管理技能。
3. **了解** 健康教育知识分享；科普演讲技巧；健康产品与服务内容；健康产业分布等。

　　基本健康文案的撰写、健康教育与健康促进、健康知识的科学普及、与特殊人群的沟通以及健康营销、健康产业规划和健康政策发展等是健康服务与管理的重要技能。通过本章学习，要让学生了解健康教育的知识分享、科普演讲技巧、健康产品与服务内容以及健康产业的分布情况；熟悉健康教育宣传文案撰写、科普创作的常见体裁以及几种常见的宏观管理技能；能够掌握撰写文案设计、文案执行、培训方案以及活动策划方案等基本技能；在实践中能正确运用与老年人群、妊娠与哺乳期人群、儿童、精神障碍患者和特殊人群家属的沟通技巧。

第一节 常用文案

一、文案设计

　　健康服务与管理文案是指通过文字表达正在制订或者已经制订的健康服务与管理的策略，通过文案执行的各种形式向大众群体普及健康服务与管理知识。下面以内容的表现形式为基础，将文案进行相关分类，并阐述每一类型文案的特点、创作技巧。

（一）情怀型文案

　　情怀，谓之一种高尚的心境、情趣和胸怀，关乎人的情感与情绪。人是一种情绪化的动物，七情六欲人皆有之。情怀式文案应用于传递健康服务与管理的文化和理念，在当代社会中，人们感受着生活与工作带来的多重压力，往往身心俱疲，管理自身健康成了无数阶层的追求。

　　情怀型文案恰好利用并迎合了这一点，以感情、理想、未来、人生、奋斗、追求等作为创作元素，配上凝练的文笔、唯美的文风，激起受众情绪反应，引发情感共鸣，从精神上将受众一一俘获。

（二）功能型文案

　　功能型文案是一种直白的表现形式，这类文案首先要确定好主题，围绕主题制订方案，通过方案有目的的传递健康服务与管理的信息。并且要根据事实，加上具体的数据或者真实场景，以策划活动、培训方案、宣讲等方式来进行创作和展示。主要应用于健康服务与管理的宣传，通过不同方式将健康服务与管理最有特色、最具优势的诉求点告知受众，从而让受众增进对健康服务与管理认知和理解，并参与其中，形成独特的记忆点，留下深刻的印象。

（三）故事型文案

　　故事型文案以优秀的健康服务与管理专家或者一线的工作者为原型，代入某些场景，形成对健康服务与管理的渗透和感染。

当然，故事型文案不可能用很长的篇幅进行故事的铺设，通常都是以简单的人物、场景、对话、陈述、记叙来展开。通过故事的悬念激起受众好奇探究的心理，引起阅读全文的兴趣；或以感人的情节，煽动受众的情绪，引发内心的共鸣；或描述真实的场景和经历，使受众感同身受，主动把自己带入到文案的人物和场景里面，以抒发内心的感情。

总的来说，故事型文案，适合在长文案中使用。与情怀式文案一样，最适用于健康服务与管理理念、文化的传播。

（四）实用性文案

实用性文案是以健康服务与管理大事记的记实或者某一专业领域具有指导性的文章，主要分为行政类文案和专业性文案。行政类文案主要是指开展健康服务与管理活动的通知、简报、报告、纪要等记录性文章；专业性文案则主要指健康服务与管理类的学术论文（通知文案举例见数字资源）。

二、主检报告

主检报告作为健康体检报告的核心部分，它不是对阳性发现和异常结果的重复拷贝，而是对健康信息的系统梳理和分析归纳，对阳性发现的科学分类和总结评估，是检后为受检者制订和实施个体化、精准化健康管理方案的重要依据。

（一）概念

主检报告是指由主检医师依据受检者在当次健康体检过程中，在完成的健康体检及疾病风险评估问卷结果的基础上，结合相关专业科室体检、实验室诊断、影像学诊断以及其他仪器设备检查的结果，综合运用临床医学和健康管理学的理论和知识进行分析、概括和总结，最终针对受检者当前健康状况以及疾病风险出具的个体化体检结论、健康评估和健康建议。一份合格的主检报告应包括：体检结论、健康评估与健康建议3个部分。

（二）特点

一份合格的主检报告应具备以下几个特点：内容全面、逻辑清晰、主次分明、用语规范。

1. **内容全面**　体检结论应全面、客观、真实地反映受检者当次体检的身体状况，对受检者自动放弃的项目应由受检者签字确认，不出现漏诊、误诊，这是对主检报告的基本要求。

2. **逻辑清晰**　主检报告充分体现了主检医师的临床思维与鉴别能力，尽可能在繁多的结果中找出清晰的脉络与逻辑关系，做出"一元化"诊断，又对阳性结果准确把控、罗列，体检结论能够做到不漏不错，不散不过，让受检者清楚当前自身健康存在的主要问题与次要问题。

3. **主次分明**　主检报告结论排序，做到有序统一，增强主检报告的规范性与条理性。

4. **用语规范**　主检报告提及的描述与诊断都应按照医学规范用语概括。

（三）撰写主检报告的前提条件

1. **合格的主检医师**　主检医师即负责签署健康体检报告的医师，应当具有内科或外科副主任医师以上专业技术职务任职资格。鉴于健康体检多以慢性非传染性疾病及其相关危险因素的诊断和阳性发现为主，主检医师应优先考虑由副主任医师以上的全科医生，以及心血管、内分泌、消化和呼吸等专业医师担任。

2. **制订合理的健康体检方案**　包括基本体检项目和针对受检者个体健康状况的深度健康体检，二者缺一不可。

3. **完善严格的体检质控体系**　健康体检的质量控制直接影响主检医师出具主检报告的客观准确性，因此，必须制订严格的质控策略。

（四）撰写原则

1. **"一元化"原则**　主检医师应运用其临床医学知识和经验将受检者当次体检过程中产生的

各类数据和结果进行系统全面的分析和梳理，找出彼此之间的关联性，尽可能地按照《疾病和有关健康问题的国际统计分类》(ICD-10)的要求，给出"一元化"的诊断。当然，健康体检项目的设置具有一定的局限性，可能会与出现阳性结果间有一定的联系，但不足以做出明确诊断的情况，这时，应以阳性结果表达更为稳妥。

2. 排序原则 主检报告应根据对生命、生活质量影响的轻重缓急，按照疾病诊断、阳性结果、风险因素的顺序对当次健康体检结论进行科学排序，以方便受检者更加直观地了解自身健康状况。具体如下：

（1）高危异常结果：包括一元化诊断、重大阳性结果等。

（2）疑似和/或新发现高危结果：如肺部占位、肿瘤标志物异常增高等。

（3）已确诊的慢性疾病：如高血压、糖尿病等。

（4）其他阳性结果：如脂肪肝（肝脏脂肪附着）等良性病变、退行性病变等。

（5）风险因素：如功能性检测和基因检测等发现的各类潜在风险因素等。

同时，在上述5个层级的相同层级内，建议按照内科（心血管、消化、呼吸、内分泌、血液、神经）、外科、妇科、五官科等专业科室顺序对体检结论进行排序。

3. 权威性原则 主检报告中的疾病诊断名称和阳性结果都应参照ICD-10规范书写。

4. 时效性原则 现代医学发展日新月异，各种临床疾病的诊疗指南和专家共识不断更新迭代，这就要求健康体检相关软件系统的字典库和主检医师的专业知识储备必须紧跟指南和共识，及时更新，为撰写科学、准确、专业的主检报告提供专业保障。

5. 有效性原则 鉴于健康体检的主要目的是发现健康和疾病的相关危险因素以及早期病变，因此，主检医师不应把重点放在疾病诊治上，同时，对于自身专业知识的有限性要有充分认识，对于自身知识面难以覆盖的部分专科疾病的诊断须持谨慎态度，应以客观、准确表述和相关专科转诊建议为主。

6. 动态化原则 单次的健康体检得到的结果仅仅片面地反映了受检者当次健康体检时的健康状况，不能反映其长期健康趋势，因此，对于在同一体检机构有2次及2次以上体检经历的受检者，主检医师应利用健康体检相关软件系统对其重要阳性指标进行比对分析和/或绘制趋势图，为受检者提供更加直观的视觉效果和科学指导。

7. 疾病诊断原则

（1）直接确诊：即单个阳性发现可以直接确诊疾病，包括：

1）问诊确诊：通过问诊或问卷发现的疾病，如冠状动脉粥样硬化性心脏病史等。

2）查体确诊：通过一般体格检查发现的疾病，如肥胖、外痔等。

3）检查确诊：通过实验室诊断和/或影像学诊断发现的疾病，如超声检查发现甲状腺结节、脂肪肝等。

（2）联合确诊：即通过2个及2个以上阳性发现可以确诊疾病。例如：受检者有高血压病史，心电图提示左心室肥厚，可以诊断为高血压性心脏病；受检者超重，血压超标，同时伴有血脂和血糖异常，可以诊断为代谢综合征。

（3）疑似诊断：符合疾病诊断标准部分条件，但仍不能确诊，包括：

1）高度怀疑某疾病但不能确诊的重要阳性发现；

2）高度指向某疾病但不能确诊的多个阳性发现。需要强调的是，阳性发现和疑似诊断必须具有直接因果关系。其书写规范为：疑似诊断+？+阳性发现+（危险因素）。例如：高血压？初次血压高+（危险因素）；肝癌？超声提示肝右叶结节+甲胎蛋白轻度升高。

8. 体检结论六要素原则

（1）定位：除去缺铁性贫血、高胆固醇血症等全身性疾病，凡是牵涉到具体解剖位置的疾病诊断和阳性结果，体检结论均须含有定位诊断，如右眼近视、肝右叶囊肿等。

（2）定性：即疾病诊断或阳性结果要明确，如胆囊结石、谷氨酰基转移酶升高等。

（3）分型：如依据空腹血糖、随机血糖或口服葡萄糖耐量试验后 2h 血糖确定的糖尿病、空腹血糖受损和糖耐量异常等糖代谢异常分型；依据病因确定的 1 型糖尿病、2 型糖尿病、特殊类型糖尿病和妊娠期糖尿病等 4 种糖尿病主要类型；依据体重指数确定的过轻、正常、超重、肥胖前期、Ⅰ度 /Ⅱ度 /Ⅲ度肥胖的体重分型。

（4）分级分度：如依据收缩压和 / 或舒张压数值确定的 1 级、2 级、3 级高血压诊断；依据血红蛋白浓度和红细胞计数确定的轻度、中度、重度、极重度缺铁性贫血。

（5）分期分层：如依据肿瘤原发灶情况、区域淋巴结受累情况以及远处转移情况确定恶性肿瘤的 TNM 分期；依据有无危险因素、危险因素数量、有无靶器官损害、有无临床并发症或合并糖尿病，结合高血压分级确定未来发生心血管事件风险的低危、中危、高危、很高危分层。

（6）治疗评价：对于受检者未经治疗或干预的疾病或阳性结果，应做出是否达到药物或非药物干预程度或是继续随访观察的未治评价，如"重度高胆固醇血症，高危，达到药物治疗水平"；对于已经处于治疗或干预阶段的疾病或阳性结果，应做出异常水平分级和危险程度分层是否控制或达标的已治评价，如"3 级高血压，极高危，控制不达标"。

9. 科普的原则　一份优质的体检报告，还应该尽可能地达到科普性原则，让每一位体检客户都能看得懂这份体检报告。用通俗的话写明白，是主检报告应遵循的基本原则。

总体来说，体检结论应做到"诊断完整且规范，定位定性是关键；定位诊断要具体，分型定性求详细；分级分度放诊前，分期分层诊后连；治疗评价来垫底，健康结论准而全"。例如：3 级单纯收缩期型高血压，极高危，目前控制不达标。

（五）主检报告撰写注意事项

1. 用词要精准　专科查体或检查时，凡是肉眼所见的疾病或阳性结果均应用"见"作谓语；而通过影像学特点或电生理表述等物理手段来记录的特征印象，应用"提示"表述。例如：眼底检查见……胃镜检查见……CT 提示……心电图提示……

2. 注重个体化　在当前健康体检 / 管理软件人工智能（AI）技术尚不成熟的情况下，体检结论、健康评估和健康建议不可过分依赖软件系统自动生成，而应结合受检者当次《健康体检自测问卷》和健康体检结果，进行个体化表述、诊断、评估和建议，防止千篇一律模式化。例如：高胆固醇血症的调脂建议应依据受检者的动脉粥样硬化性心血管疾病（ASCVD）的危险程度来决定是否启动药物调脂治疗，并依据其不同危险分层设定相应的调脂目标值。

3. 避免自相矛盾　当某个疾病或阳性结果存在两种（或以上）检查结论不一致时，应优先选择金标准或更为客观、准确的结论进行描述，避免自相矛盾。例如：外科查体触及前列腺轻度增生，而超声探查未见异常，应选择超声检查的结论。

4. 科学性和通俗性兼顾　主检报告属于正规医疗文件，应严肃认真，科学严谨。除了疾病诊断、阳性结果、风险因素等应使用专业名词，健康评估和健康建议应使用通俗易懂的语言文字，尽量避免使用过于专业和晦涩的词语，同时也应避免使用过于口语化的语言文字。

（六）主要疾病诊断及其他阳性发现

1. 甲状腺节　甲状腺结节是一种常见的甲状腺病症，临床上有很多甲状腺疾病可以表现为结节，甲状腺退行性变、炎症、自身免疫以及新生物等多种甲状腺病变可表现为甲状腺结节。建议到甲状腺科诊治。

2. 窦性心律不齐　正常成人窦房结每分钟可自动地、有节律地发放冲动 60～100 次，在医学上称为"窦性心律"。如果由于迷走神经张力的变化而使窦房结发放的冲动不规则，窦性周期长短不一，以致心跳时快时慢，则医学上称为"窦性心律不齐"。呼吸性窦性心律不齐平时较常见，一般没有症状，不影响人体健康，无重要临床意义。如是因心脏病引发的窦性心律不齐，应及早治疗。建议到心内科咨询诊治。

3. **外耳道耵聍多** 外耳道软骨部皮肤具有耵聍腺,其分泌淡黄色黏稠的分泌物,称耵聍,俗称"耳屎"。耵聍具有保护外耳道皮肤和黏附外物(如尘埃、小虫等)的作用,平时借助咀嚼、张口等运动,耵聍多可自行排除。建议到耳鼻喉科咨询。

4. **龋齿** 龋齿是由口腔多种因素的复合作用所导致的牙齿硬组织破坏疾病。应建立良好的卫生习惯,如每天定时刷牙,睡前不要进甜食,定期口腔健康检查。建议到口腔科治疗。

5. **血小板计数异常** 血小板主要与凝血机制有关。建议到血液病科咨询诊治。

6. **乙肝表面抗体阳性** 乙肝表面抗体是机体对乙肝病毒感染产生免疫力的标志,是一种保护性抗体。阳性表示既往感染过乙肝病毒,现已产生免疫力或接种乙肝疫苗后产生免疫效果。应注意定期加强接种。

7. **尿潜血阳性** 建议复查尿常规。

（七）健康指导

1. **饮食指导** 2016年国家卫生计生委发布《中国居民膳食指南(2016)》,引导合理膳食制定,实施国民营养计划,深入开展食物(农产品、食品)营养功能评价研究,全面普及膳食营养知识,发布适合不同人群特点的膳食指南,引导居民形成科学的膳食习惯,推进健康饮食文化建设,建立健全居民营养监测制度,对重点区域、重点人群实施营养干预,重点解决微量营养素缺乏、部分人群油脂等高热能食物摄入过多等问题,逐步解决居民营养不足与过剩并存问题。实施临床营养干预。加强对学校、幼儿园、养老机构等营养健康工作的指导。开展示范健康食堂和健康餐厅建设。到2030年,居民营养知识素养明显提高,营养缺乏疾病发生率显著下降,全国人均每日食盐摄入量降低20%,超重、肥胖人口增长速度明显放缓。同时,对居民膳食做了新的、科学合理的推荐:食物多样,谷类为主;吃动平衡,健康体重;多吃蔬果、奶类、大豆;适量吃鱼、禽、蛋、瘦肉;少盐少油,控糖限酒;杜绝浪费,兴新食尚。

体重是评价人体营养和健康状况的重要指标,各个年龄段人群都应该坚持天天运动、维持能量平衡、保持健康体重。

《中国居民膳食指南(2016)》还推荐每周应至少进行5天中等强度身体活动,累计150min以上;坚持日常身体活动,平均每天主动身体活动6 000步;尽量减少久坐时间,每小时起来动一动,动则有益。有益健康的身体活动推荐量。建议每日6~10千步当量身体活动;经常进行中等强度的有氧运动;积极参加各种体育和娱乐活动;专门锻炼保持肌肉和关节功能;日常生活"少静多动"。

《中国居民膳食指南(2016)》推荐的老年人膳食指南:少量多餐细软;预防营养缺乏;主动足量饮水;积极户外活动;延缓肌肉衰减;维持适宜体重;摄入充足食物;鼓励陪伴进餐。

以上提到的一般人群膳食指南的内容也适合于老年人。应用老年营养领域的新理念和技术,补充了适应老年人特点的膳食指导内容,旨在帮助老年人更好地适应身体功能的改变,努力做到合理膳食、均衡营养,减少和延缓疾病的发生和发展,延长健康生命时间,促进成功老龄化。

2. **运动指导** 要对对方的健康状况做初步了解,选择适合其身体条件的运动;二要进行种类的选择,比如平衡运动、柔韧性运动、强度运动;三是运动频率的选择;四是运动目标的确定,使心率达到年龄段相应的健康指标。有氧运动的心率范围可以按照下面的公式计算:

(1)初级公式:针对健康状况较差的人群。目标心率=(200-年龄)×(60%~80%),60%~70%主要用于减脂;70%~80%主要用于提高心肺功能。

(2)普通公式:针对普通人群。目标心率=(220-年龄)×(60%~80%),60%~70%主要用于减脂;70%~80%主要用于提高心肺功能。

(3)卡福能公式:针对身体素质较高的人群。

目标心率=(220-年龄-静止心率)×(65%~85%)+静止心率,65%~75%主要用于减脂;75%~85%主要用于提高心肺功能。

3. 自检指导   女性应每月进行乳腺自我检查,若触及肿块立即到乳腺科门诊就诊。乳腺自检可每月 1 次,最好在月经过后 7 天进行。方法如下:

(1)从正面、侧面等各个角度,观察皮肤是否有溃烂或凹陷,乳头是否有分泌物等。

(2)将双手举起,观察乳房是否有凹陷。并从正面、侧面等各个角度观察乳房的形状。

(3)用拇指、小指之外的 3 根手指头,大范围的抚摸乳房。可以将乳房视为太阳,手指以地球自转和公转的方式活动。

(4)除了自转和公转法之外,也可以采用水平的方向,从乳房的外侧向内侧进行抚摸检查。

(5)将右手放下,左手探查右侧腋下,看看是否摸得到淋巴结。挤压乳头,检查是否有分泌物。

三、培训方案

（一）概念

培训方案是指为更好地达到培训目的而制订的计划和具体实施方法。

（二）结构

一份完整的培训方案格式,包括培训目标、培训对象、培训方法、培训师资、培训内容、培训时间、培训地点、费用预算、培训简报和培训效果评价十个方面。

四、活动策划方案

（一）基本框架

在撰写活动策划方案之前,要遵循 5W + 1H 分析法。

1. 确定出活动的 5W   活动事件(what)、地点(where)、时间(when)、人员(who)、原因(why)。

2. 1H 方法(how)   从这六个方面提出问题进行思考,确定出活动的基本框架。

（二）确定主题

在计划好 5W 和 1H 后,再确定出活动的主题。

（三）撰写方案

确定出活动基本框架和主题后,就开始活动策划方案的撰写,基本包括以下几方面:

1. 活动目的和意义

2. 活动概况

3. 活动亮点

4. 活动方案   包括活动议程、邀请嘉宾等。

5. 活动选址

6. 工作进度安排

7. 媒体报道

8. 活动服务安排   包括交通安排、餐饮接待方案、住宿接待方案、安保实施方案等。

9. 活动的预算

第二节   健康教育宣传文案

一、健康教育宣传文案概念

健康服务与管理过程中,健康教育宣传文案主要是指真实、可靠,有实用价值和推广价值的健康科普文章,常涉及到健康食品、功能食品、健康教育适宜技术、健康生活方式、健康心理等内容。

二、健康教育宣传文案类型

（一）健康食品宣传文案

首先根据食品特性和功效综合提炼健康教育宣传文案主题，然后围绕主题逐一叙述。

（二）健康技术宣传文案

通过精美语言的描述和实际操作，把生活中操作简便易行、效果良好的健康知识和技术通过健康教育宣传文案呈现出来。

（三）健康心理宣传文案

心理健康的标准有三良好，即：良好的个性、良好的处事能力、良好的人际关系。但是在科技飞速发展的今天，在人民生活水平发生着悄无声息变化的同时，生活方式的巨大变化使人们的心理复杂多变，需要用传统文化装点现代人的心灵，才会使大众群体豁然开朗。

（四）健康生活方式宣传文案

大数据时代，在物质文化日益丰富，居民平均寿命不断增长的前提下，倡导健康生活方式是缓解和预防慢性病最经济、最直接、最便捷、最健康、最有效的。

（五）健康教育宣传文案的五点技巧

1. 编写前的整体布局 是指在一定范围内或者某件事上对事物运作的全面规划和安排。

提前布局的好处：

（1）内容不会出"局"。

（2）言之有物。

（3）不混乱、有重点，让内容输出稳步前进。不会导致一篇文章把所有要讲的话都讲完。

2. 编写时以点带面，丰富内容 比如"艾滋病健康教育"，如果只介绍艾滋病的专业知识，倡导主动预防、人人健康，内容肯定是具有价值的，但是可能会缺少了传播性。所以需要故事性、警示性的内容来引起重视，内容编排上可以选择添加病例介绍、真实患者经历、预防注意事项等细节来丰富文章内容，让文章可读性、可传播性更强。

3. 编写中巧妙地激发灵感

（1）追热点：比如"倡导健康生活方式"健康教育宣传文案，撰写的时间可以是一年四季，受众人群不同，内容主体不动、附加内容拓宽，新闻界铺天盖地的都是养生信息，利用"智慧养生"作引子，告诫大家树立健康的生活方式。

（2）找细节：善于从生活中发掘内容，然后经过提炼来写。比如健康教育现场，听众的正反两方面的反馈，都是之后健康讲座应该汲取和完善的。

4. 推敲排版、细节 编写后反复观看、筛选现场照片，反复推敲文字编排，推敲细节，用细节来立意，可以把整篇文章提升到一个更高的层面。

5. 提炼标题 通览全篇内容，升华叙事内涵，自我验证对自己的打动程度，高度概括整体要表达的中心内容。

（六）健康教育宣传文案写作简易流程

整体布局—重点突出—以点带面—丰富内容—激发灵感—推敲排版—提炼标题。

第三节 健 康 科 普

一、基本特点和要求

科普作品以先进成熟的科学知识、应用技术以及科学思想和科学技术方法为内容，以提高广大人民群众的科技素质、公民健康素养为目的。科普作品要能吸引普及对象并且适应他们的阅读水平，它既不同于科技论文，也不同于一般的文学艺术作品。

一般说来，健康的科普作品应该具有科学性、思想性、通俗性和新颖性。以社区居民为普及对象的医学科普作品又有着特别的要求：

（一）注重学科特点

注重跟医学的联系和区别。将现代和未来社会、生活息息相关的医学科学技术，以及医学特有的人体健康、养生保健等科学方法介绍给大家，使社区居民开阔眼界、丰富知识、启迪智慧、易于学习和传播，并能通过接受这些知识提高健康素养、传播健康理念。

（二）重视思想性

我国基层卫生正处于大力发展的重要时期，健康科普作品是重视思想性、使用性的结合，在给社区居民传播健康科普知识的同时，要深入百姓所生活的地域，了解他们的生活习性，摸清当地高发疾病病种及困扰百姓的首要健康问题，结合身边熟人的健康事例，传递给居民科学的养生知识，使之树立正确的养生保健意识，从而进行正确的引导和具体实操。

（三）增强趣味性

将医学科普作品和趣味性的培训讲座融合在一起，做到言传身教，贴近大众的生活，符合老百姓的思维特点。

（四）强调启发性

健康科普知识，要重视科学方法的渗透和能力的培养，我们不是把居民都培养成全科医生，我们是在向居民提供丰富材料的同时，提出问题，激发求知的兴趣，引导他们去观察、去实践、去思考、去集中精力。（提问哪个月有 28 天呢？一般回答 2 月，让大家再想一想。然后再问，哪一个月只有 28 天呢？肯定回答的人就更多了，2 月，让大家再想想！最后揭晓标准答案，平年的 2 月 28 天，闰年的 2 月 29 天，这样今天讲座的兴趣就出来了）

（五）注意形象性

儿童生长发育时期，要用童话般的健康向上的故事，引导孩子的求知欲望；成年人好奇心强，要用正能量的健康知识引导健康心态；老年人正处于形象思维和逻辑思维稳定的时期，从形象、感性的事物出发，通过具体、生动的叙述引出概念，寓逻辑思维于形象表现中，这样老年人更容易接受。无论哪个层面的人群，图文配合都更容易使科技内容形象化。

图 11-1 展示了肾脏的外形和主要功能，用简单的数字帮助读者在短时间内了解、掌握慢性肾脏病的防治知识。

二、健康科普的主要环节

传统的医学科普创作，侧重于医学知识的传播，同时，强调作品的通俗性。另外，从科普创作的手法和内容上，一些科普作者已经从观念上发生转变。其中如"科学好玩""快乐科普"等主张，受到了科普界的重视。

1. **选题**　健康（医学）科普作品的题材非常广泛，可以是医学知识、技能的回顾和展望，可以是反映祖国医学的发展和现实适用性；或围绕智慧养生和生活保健，让人们了解奇妙的医学世界；或联系家庭生活，介绍医学在实际中的运用。

2. **构思**　构思是对整个作品结构、形式、内容的安排。首先要紧扣主题，安排主线，使各种具体材料得到恰当的取舍，并加以组织。其次要注意研究题材，创立新意。医学科普作品不能平铺直叙，要设计情节，使之跌宕起伏、引人入胜。此外，还要考虑恰当的表现手段、篇幅大小、体裁形式等。

3. **取材**　健康（医学）科普创作选材时要注意以下几个方面：

（1）材料、数据要真实、可靠和准确，严禁抄袭，出处要清楚，引用时须加以核实；

（2）内容要具体，忌空洞论述或者从概念到概念；

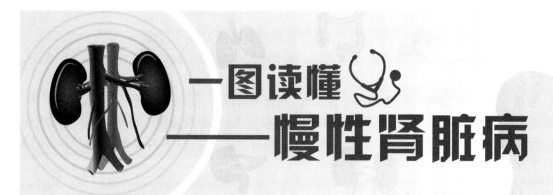

肾脏是一个24小时工作的"清洁工厂"。外形像蚕豆，左右两个分布在腰部脊柱两侧。

大多数人在患病之前可能不知道肾脏对维持健康和生命的重要性。

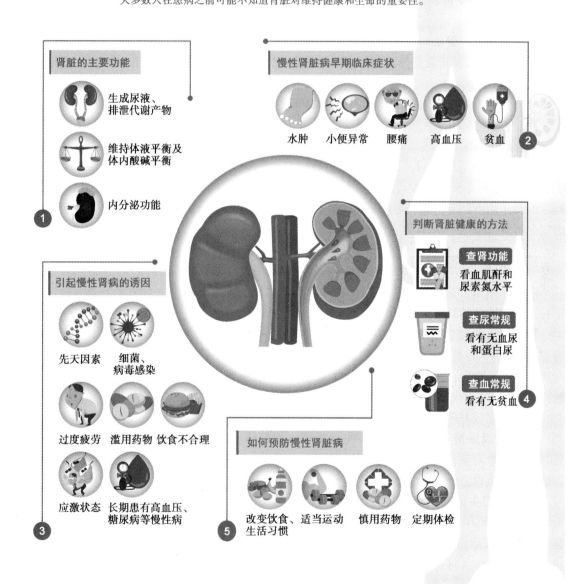

图 11-1　一图读懂慢性肾脏病

（3）选材要典型，能反映事物本质；

（4）注意社会效果，不利读者心身健康的东西，即使新奇诱人，也应舍去。

4. 写作   要选词用字精确，语言合乎逻辑，能正确表达健康科普内容；并且力求文字优美、文章生动。

5. 校改   首先要纵观全貌，看结构是否合理、条理是否清楚、逻辑是否严密、重点是否明确、前后是否重复、脱节或相互矛盾，然后作必要的调整和修改，从中提炼可以概括全篇内容、引人入胜的标题，最后是对文字进行加工润色，在通读全篇的基础上斟字酌句，使整篇作品既能准确表达科学内容，又通俗、生动、流畅。

三、科普创作的常见体裁

健康科普创作的表现手法有多种。同一题材的内容，可以通过不同的体裁来表达。主要介绍基层实用、常用、利于宣传推广的科普惠民内容创作体裁。

（一）对话型

把所要介绍的健康科技知识用对话的形式表达，它的结构多种多样，可以是居民提出问题，演讲者回答；或以辩论会的形式，通过双方或多方的对话、争论，表达、突出主题。

（二）思维型

从一系列有趣味的难题着手通过难题的解决，介绍基本医学科学原理和解决健康问题的思维过程，有意识地培养思维方法和创造能力，提出的难题要有准确而不含糊的结论或答案。

（三）动手型

在讲述科学道理的同时，教读者做实验、制标本、观察现象、掌握某种技术。它的写法常着眼于实用，结构多平铺直叙，由浅入深、由易到难地介绍各种具体过程，并说明原理，进行现象分析。这类作品不同于实验指导书，一方面要考虑读者能在简易的条件下就地取材，另一方面要考虑安全可靠、简单易行、有趣实用。

四、科普的演讲技巧

演讲学是研究演讲的发生和发展规律以及演讲的方法和技巧的一门社会科学；并且是一门带有方法论性质的科学，一门具有很强的实践性的科学。

科普演讲的技巧实际上就是使用语言的技巧，一种用口头表达来普及科技知识。它有以下特点：费时少，普及面广；传播及时、迅速，能使居民及时了解和掌握新的医学常识；有鼓动性和感召力；直接交流，形式活泼；信息存留短暂；听众很难长久记住讲话内容，稍不留神就难以捕捉。

要达到比较好的科普演讲效果要尽量做到以下几个方面：

1. 要充满激情   好的演讲必须充满激情。想使演讲打动听众，首先演讲者自己要被打动。只有当演讲者对演讲的内容十分熟悉，并把自己对科学的热爱、对生活的向往和对科学家的崇敬等感情融入演讲之中，才有可能使听众受到感染。

2. 运用口头语言，富于变化   演讲语言不同于一般的书面语言，对它的基本要求是"讲起来上口、听起来顺耳"，要用老百姓熟悉的语言，做到深入浅出、通俗易懂。其次，演讲的有声语言要有"表演"的成分，特别强调语音的变化，即通过声调、节奏、语气等的变化追求较强的表达效果和较高的审美价值。抑扬顿挫的语调可表达演讲者的情感，以声带情，声情并茂，从而引起共鸣。

3. 运用体态语言配合   面对听众，演讲者在运用有声语言表达知识和思想的同时，总是伴随相应的表情、动作等体态的变化，借以加强表达效果、加深印象，或弥补有声语言的某些不足。

4. 运用辅助手段   健康科普演讲还可以有其他的辅助手段。医学是一门以实验为基础的学科，医学实验的水、血的变化不仅会给演讲增添无穷的乐趣，同时能帮助听众理解知识。

（1）弥补欠缺：科普演讲作为科普的一种手段，也有它的不足之处。由于时间短促和信息存留短暂，或者听众对所讲的内容比较生疏，有时会收不到预期效果。在演讲前分发演讲提纲之类的材料，或事后及时整理编印讲稿，可以弥补这一欠缺。

（2）用眼神和听众交流：一个成功的演讲者，技巧应用是非常到位和巧妙的，要善于用眼神与听众交流，在发现听众全神贯注地聆听时，可以把枯燥的内容迅速交代清楚，在听众稍有走神之时，马上讲述吸引观众的内容或用精美的语言再次把注意力集中回来。

第四节　特殊人群沟通技能

沟通是一种技术，又是一门艺术，也是一种文化。所谓"良言一句暖三冬，恶语伤人六月寒"。积极有效的沟通好似一扇大门，其背后蕴藏着无穷的智慧和力量。特殊人群的沟通与一般人群的沟通有共同之处，但也有其独特的地方，掌握特殊人群的沟通技能并进行有效沟通，能够为特殊人群提供个性化的健康服务、加强健康管理、提升健康水平。本节所指的特殊人群主要包括老年人群、妊娠与哺乳期人群、儿童、精神障碍人群和特殊人群家属。

一、老年人群沟通技能

（一）人群特点

1. **生理特点**　老年人的各组织器官发生退行性改变、功能老化、适应力减退，使老年人易患病，且往往是多种疾病缠身。

2. **心理特点**

（1）心理压力大：随着现代社会人口流动的加速和长期推行计划生育政策的影响，传统家庭照料关怀模式开始动摇，4∶2∶1的家庭模式越来越普遍，空巢家庭也应运而生。空巢家庭中老人面临的问题比一般家庭老人面临的问题多且大。城市空巢老人体验到的主要心理压力源于身体健康、生活服务、担心子女和经济状况等。刚刚退休的低龄老人在给予子女经济支持和家务劳动等方面付出的经济和体力压力也相对较大。

（2）认知功能下降和智力减退：认知功能是指一个人认识外界客观事物的能力，包括感知、记忆、学习、思维的过程。老年人感觉功能和记忆力减退非常明显，常常表现为视物模糊，不清晰，听不清楚或听错。

（3）孤独、失落感：老年人从工作岗位上退下来以后，人际交往减少，社会及家庭地位也发生了改变，空闲时间增多，感到无事可做。常为一点小事而发脾气，有的老人丧偶后无子女陪伴照料，有的老年人因慢性疾病而不愿出门，与外界隔绝，因而更易在心理上产生强烈的孤独感。老人在情感上是有所期盼的，非常希望有人能够探视、陪伴。

（4）恐病心理：随着医疗信息的公开化，各媒体和公众对老年保健的宣传，人们越来越多地认识老年疾病，也了解到许多疾病的发展转归。于是随着年龄的增长，机体各功能的逐渐衰退，身体不适及慢性病的发生，老年人对外界事物的兴趣逐渐转移到自己的身体上来，担心患病。表现为主观感觉加强，对生活认真、刻板、缺少灵活性。而且患病后自理能力下降，既需要人照顾，又要吃药打针或住院，有的可能会留下后遗症，不仅给子女带来麻烦，还会加重经济负担。因此有些经济条件差的老年人就更害怕患病，这些会给老年人带来心理上的恐惧感和精神紧张，导致机体产生应激反应。

（二）沟通技能

1. **语言沟通技巧**　主要包括使用亲切得体称呼语，如可在姓氏后加尊称，以示尊重；语言简洁明了，如在与老年人交流时尽量少用专业术语，语言简单通俗，重点突出等；语速慢、语调平和，有耐心，语气亲切，语调缓慢；注重问诊技巧，如在与他们交谈时，要尽量避免审问式提问，而应多采用开放式和封闭式相互交换的谈话方式；多用称赞的语言，如学会间接的、用第三者的口吻赞美他人，树立老年人的自尊和战胜疾病的信心等。

2. 非语言沟通技巧　主要通过端庄的仪表和稳重的举止、关爱的目光和微笑的表情、持续的目光接触、必要的手势沟通、适当地使用触摸、善于倾听、恰当的人际距离、善于解读老年人的非语言行为等，从而减轻老年人的压力，使他们有安全感、亲切感，取得他们的信赖、默契与配合。

二、妊娠与哺乳期人群沟通技能

（一）人群特点

1. 生理特点　妊娠和哺乳是正常的生理过程，期间母体为了适应胎儿和婴儿生长发育的需要，各器官系统都会发生改变，包括心理的变化等。

2. 心理特点

（1）优生优育愿望强烈：随着人们生育观念的改变及婚育年龄的增大，越来越多的家庭把生育看做是一个家庭至关重要的头等大事，优生优育的概念早已深入人心，每个家庭都希望诞下一个健康的宝宝，所以对新生儿的期望值非常高。

（2）产后情感发生变化：由于产后生理和角色的改变，产妇的情感会较以往变得更加脆弱敏感，易受外界因素的影响，处于严重不稳定状态，存在一定的心理问题，这样不仅会影响产妇的身心健康，还会影响到婴儿、家庭及社会。若这一特殊转化期不能做出适应性调整则可能会导致产后抑郁症。

（二）沟通技能

1. 妊娠期用药的沟通　用药前或更换药物时，向妊娠期人群交代使用药物的作用，可能发生的不良反应及防范措施，用药注意事项和医疗费用等情况。对于使用贵重药物要签署特殊用药知情同意书，用药后要了解妊娠期人群可能出现的不良反应及疗效等情况。

2. 产后沟通　胎儿分娩后，产妇往往情绪激动，急切关心新生儿是否有异常、性别，甚至会问许多细节问题，此时应该在保证临床安全的前提下尽可能地告知患者，并提醒产妇胎盘娩出以及后续助产步骤是非常关键的，以便让产妇继续配合治疗。目前，我国的产妇多为初产妇，照顾新生儿以及自我护理能力较差，应该主动予以指教，对于产妇以及家属的疑问应耐心解答，指导产妇顺利康复和新生儿健康成长。同时，也要关注其情绪、精神问题，发现一些容易被忽略却是有着潜在危害的问题，促进其全面康复。

三、儿童的沟通技能

（一）人群特点

1. 生理特点

（1）自我表达能力差：由于婴幼儿不能很好地表达自己的意愿并向大人倾诉，所以他们不会通过语言来表达其不适和要求，往往表现出烦躁和哭闹不安，有时连年长儿也不能完整、准确地自我表达病情，常靠家长代为叙述。

（2）对疾病的耐受力低，反应性强：3 岁以内的婴幼儿，由于处于生长发育初期，其中枢神经发育不完善，对外界刺激的反应较强，容易泛化。

2. 心理特点

（1）情感控制能力低：儿童的心理活动大多随环境的变化而迅速变化。学龄前和学龄期儿童认识事物时常以自我为中心，情绪变化快，情感控制能力较成人明显低下。

（2）自尊心强与心理承受能力的不相适应：随着年龄的增长，儿童的独立性和主动性也逐渐增强，学龄期儿童患病后不愿别人把自己当小孩子看待，喜欢表现自己的能力，有时会表现出勇敢、合作、忍耐、肯吃苦、无所畏惧的气概，对限制自己活动的要求有抵触和反感情绪。同时，他们心理承受能力有限,特别是在疾病和治疗所产生的痛苦面前常常会将自身的弱点暴露出来,并缺乏应对能力。

(3)患病后心理变化大:儿童患病后常常表现出恐惧、愤怒、惊骇、烦闷、不安等情感,有的儿童甚至发生夜惊、尿床等现象。学龄期儿童患病后常常会考虑到学习和功课,表现出抑郁、沉默、孤独、不快、饮食不佳、睡眠不宁等,害怕打针、吃药。另外,儿童患病后到健康管理机构,突然面对陌生的环境,心理上会有一个不适应的过程,对家属的依恋及依赖性增强。

（二）沟通技能

1. 与婴幼儿的沟通 对于婴幼儿来说,通常需要由长期照顾孩子的家长代为叙述其生活习惯,关于如何喂养,大小便情况、睡眠规律,以及最近新出现的症状等。在接触婴幼儿时要给予其无微不至的关爱和呵护,注意动作轻柔、熟练、敏捷,以减少额外刺激,同时用亲昵的语言、温和的爱抚,并称呼其乳名,来消除陌生感和恐惧感。对于已经会说话的幼儿尽量使用简单的语言,调动孩子的积极性,在其回答问题后要多夸奖、多鼓励。

2. 与学龄期儿童的沟通 这个年龄阶段的儿童其认知功能和学习能力非常强大,已经形成自己独特的个性,但他们在患病时,仍会表现得十分依赖父母。在与这些孩子沟通时要多交流和互动,充分了解其性格特点和喜好,多谈些他们喜欢的话题来获得他们的信赖和认同。在交流时多使用鼓励性语言,注意要语气亲和,语调活泼,并适时地给予重复和肯定,表示自己在认真倾听。同时,也要给予儿童眼神上的鼓励,不要随意打断孩子的叙述,以表达自己的理解和支持,尽量使患儿能够脱离对家长的依赖,主动配合工作。另外,有的儿童性格活泼好动,注意力难以集中,这就需要有足够的耐心,反复多次与儿童沟通,获取正确有用的信息。

3. 与青春期儿童的沟通 随着年龄的增长,儿童的独立性和主动性会逐渐增强。有些孩子会具有表现的欲望,希望别人认为自己是勇敢的人,具有吃苦耐劳、无所畏惧的英雄气概,不希望自己被当做小孩和弱者来对待。而有些孩子则因为担心家里的经济情况,或是想早日出院以免耽误课程等原因,常常会隐瞒自己的某些症状。因此,在与这些儿童沟通时,要尽量用平等的态度,努力使自己成为这些孩子的"速成朋友",为他们详细地讲解病情并分析其中的利害关系,采纳他们提出的正确的意见和建议,体现对他们的正视和尊重,使他们能够及时主动反映自己的不适症状。同时,也要考虑到孩子们的心理承受能力是有限的,要注意在治疗过程中及时发现他们的情绪变化,不断地鼓励他们勇敢地面对疾病和治疗所带来的压力和痛苦。

四、精神障碍人群的沟通技能

（一）精神障碍人群特点

1. 病耻感 病耻感是几乎所有疾病都共有的,但在某些种类的疾病中尤其突出,比如性病、传染病、精神障碍等,其中精神障碍的病耻感无疑最强烈、最广泛,而且具有根深蒂固的历史和文化根源。生活在一个不包容、不接纳精神障碍患者的社会环境里,他们的病耻感更加严重,心理负担更重,心态往往更加失衡,导致病情难以好转甚至加重,并可能以异常的暴力方式来应对生活中的困境和他人的歧视,这又反过来加重社会对精神障碍的恐惧、排斥、误解和歧视,如此形成恶性循环。

2. 疾病自知力缺陷 躯体疾病人群基本上能意识到自己的身体有病,与之相反,许多精神疾病人群不承认自己有精神方面的问题,因此拒绝就医。也有不少精神障碍表现出明显的躯体症状,这些人群反复就诊于综合医院各科,过度地检查和治疗,不相信健康管理机构工作人员的解释,否认自己的症状是某种精神疾病的表现,坚持认为是躯体疾病。

3. 人格异常 人格障碍是精神科的一类疾病,也是其他精神障碍的重要危险因素。人格缺陷尽管达不到人格障碍的诊断标准,但和人格障碍一样是导致沟通困难的重要因素。健康管理机构工作人员如果不了解这类的人格特点,沟通时就会对他们的行为与交流方式感到不理解和难以接受,出现情绪和行为上的冲突,从而导致沟通失败。

4. 交流障碍　交流障碍是许多严重精神障碍的常见症状,也是沟通过程中经常遇到的障碍。有交流障碍的人群经常答非所问,一般人很难听懂他们要表达什么,他们封闭内心,拒绝交流,使人很难深入到他们的内心世界。有些人群在一般寒暄交谈时言语清晰,思路清楚,但是对于一些关键性问题却采取回避、隐瞒的态度,拒绝回答。其原因可能与不信任有关,也可能与其他症状有关。

(二)沟通技能

1. 理解精神障碍人群的一般心理特点　最常见的重性精神障碍是精神分裂症和双相障碍。处于疾病期的精神分裂症人群常有疾病自知力的缺陷,部分人群丧失自知力,不承认自己有精神方面的疾病。同时幻觉、妄想、思维松弛、情感淡漠等症状也是沟通困难的重要原因。双相障碍狂躁相人群的思维高度活跃,言语滔滔不绝难以打断,对不同意见容易产生过分反应而争执不休甚至大发脾气;严重的抑郁相的人群思维缓慢,经常"听不懂"别人的话,跟不上正常的谈话节奏,交谈非常缓慢、迟滞而且不流畅。同时这类人群自我评价过低,容易反面理解他人的鼓励和关心。深入理解精神障碍人群的这些特点,有助于沟通诊断时采取针对性强的最佳谈话方式。

2. 了解精神障碍人群当前的心理状况　了解精神障碍人群当前的心理状况有助于决定告知的时机。如果精神障碍人群并不急于知道诊断,则选择病情明显好转后告知。如果精神障碍人群情绪不稳定,则应等待其情绪稳定时告知。例外的情况是,对非自愿住院治疗的严重精神障碍人群,《精神卫生法》明确要求在办理入院时即应告知其诊断和评估结论,以便这类人群在入院后3日内决定是否提出再次诊断或者医学鉴定的申请。精神障碍人群可以对告知的诊断表示异议,但不妨碍健康管理机构按照法律的要求执行非自愿住院程序,等待病情好转后再次和他们深入讨论诊断问题。

3. 了解精神障碍人群对疾病的认识程度　一方面有助于确定告知和解释的重点,同时也使精神障碍人群对即将被告知的诊断有一个心理准备。比如在交谈之初看似无意地询问:"您对精神分裂症了解多少?"不少人群都能意识到诊断的结果可能会是什么,有些人群在回答这个问题的过程中还会对照自己的情况,意识到自己可能患有这种疾病。神经症人群对类似问题甚至可以达到"一点就通"的理解程度。

4. 全面告知诊断信息　全面告知是知情同意的基本要求。不应只是简单地告知一个诊断名词,而应当将疾病的发生发展规律、当前治疗状况、可能的预后等信息全面告知。有的健康管理机构工作人员担心全面告知会加重他们的心理负担,其实只要在告知的同时及时跟进解释和安慰,精神障碍人群的心理负担反而会减轻。

5. 及时安慰与鼓励　在全面告知诊断信息时,应当注意保留精神障碍人群对治疗和预后的希望。应恰当地利用一些对这类人群明显有利的信息来安慰和鼓励他们,但要注意不要因此造成过高的期望和盲目乐观情绪。

6. 妥善回答精神障碍人群的问题　精神障碍人群在得知诊断后经常询问的问题是:"我这个病能彻底治好吗?""我为什么会得这种病?""最好的治疗方法是什么?"等,这些问题反映了他们的担心。

7. 进行个体化的沟通　需要强调的是必须在遵循基本原则的基础上进行个体化的沟通,根据精神障碍人群个体的具体情况,选择最恰当的时机和最合适的方式,进行最有效的沟通。

五、特殊人群家属沟通技能

(一)特殊人群家属的心理特点

1. 敏感冲动　当家属得知自己的亲人健康状况出现问题后,通常会带着特殊人群四处求医,这不仅会给特殊人群家属造成经济上的损失,也会打乱他们正常的生活和工作节奏,给他们带来心理上的负担和精神上的疲惫，心理应激普遍增强，容易出现焦虑、愤怒、厌恶等不愉快的情绪。

2. **焦虑恐惧**　当特殊人群家属对涉及特殊人群利害的事物失去控制能力的时候，焦虑与恐惧就是对潜在危险的反馈。特殊人群家属对特殊人群的生存希望、病情变化、预后转归没有把握，对就医的环境因素、健康管理机构的诊疗水平和服务态度、自身医疗知识的欠缺过分担忧，均可导致其产生焦虑和恐惧情绪。

3. **消极悲观**　现代社会竞争不断加剧，要求人们必须紧跟时代发展的步伐，但是疾病却严重影响着人们的正常生活，生病后，家属不得不把更多的精力、金钱投入到特殊人群的照顾和治疗中，家属的工作、生活等都受到了影响，在这种情况下，特殊人群家属难免会产生消极悲观的情绪。

4. **缺乏信任**　我国目前正处于社会主义初级阶段，健康资源的配置还存在不公平现象，导致群众不愿意到基层医疗机构看病，而集中涌入医疗设备成本较高而数量有限的大型医疗机构，从而产生了"看病难，看病贵"的问题，加之一些健康管理机构工作人员缺乏医学人文精神，共同导致了特殊人群及其家属对健康管理机构缺乏信任。

（二）特殊人群家属的沟通技能

1. **重视特殊人群家属的心理感受，及早做好心理疏导**　健康管理机构工作人员不仅需要了解特殊人群的心理状况，做好特殊人群的心理疏导，还需要重视特殊人群家属的心理感受，做好他们的心理疏导。健康管理机构工作人员应及时向家属告知、解释特殊人群的健康变化，以及目前的健康干预方案、预期结果、估计需要的费用等，消除家属不必要的顾虑，以缓解他们的心理压力。

2. **了解特殊人群家属背景，选择恰当的语言沟通**　语言是人际沟通最为主要的媒介，根据对象选择合适的语言进行沟通有利于避免分歧，促成共识，从而提高沟通的效果。在与特殊人群家属进行沟通时，应首先了解特殊人群家属的背景，针对家属的文化层次、职业特点和理解能力，选择合适的语言进行交流。

3. **善用比喻、假设和举例，着力提升沟通效果**　在沟通中，比喻、假设和举例能够加强谈话的说服力，可以帮助特殊人群及其家属更好的理解病情、诊疗措施和预后，如家属问："手术失败率有多高？"可以回答："不好说，比如说只有1%，但如果这1%发生在你身上就是100%。"如果家属质疑之前的治疗效果，可以这样说："这就像吃饭，吃一个馒头不饱，吃两个饱了，不能由此认为第一个馒头就白吃了。"除了上述比喻和假设之外，还可以用举例的方法，这样容易获得特殊人群及其家属的理解和支持。

4. **优化健康干预方案，争取理解支持**　要学会站在特殊人群家属的角度体会他们的心情，考虑他们的难处。在对特殊人群进行健康干预时，要尽可能把特殊人群及其家属想象成自己的亲人，以真诚的态度对待他们，认真倾听他们的意见，设身处地地为他们着想，像对待亲人那样认真设计和优化干预方案，及时与特殊人群家属进行沟通，详细告知各种干预方案的优缺点和所需费用，尽可能在征得特殊人群家属同意的情况下选择安全高效而又价格合理的干预方案。

5. **与特殊人群家属沟通时分清主次轻重**　分清主要家属和次要家属，找出关键的谈话对象。谈话前，要明确特殊人群家属中每个成员在家庭中的地位、与特殊人群的关系远近等，和家属中最关键的人谈，儿童则只和监护人谈，最好不要向那些来关心的亲戚、朋友、邻居等与特殊人群关系不大又爱出主意的人多说。

总之，在健康服务与沟通中，要全面了解不同沟通技能的优缺点，并根据特殊人群及家属的具体情况，灵活运用口头沟通技能，如询问、倾听、说服等；肢体沟通技能，如动作沟通、表情沟通、仪态沟通、环境沟通；书面沟通技能，如肯定性沟通、说明性沟通、劝说性沟通等；其他沟通技能，如电话沟通、短信沟通、网络沟通等。通过有效的沟通，了解和掌握特殊人群的健康状况，开展健康状况检测和信息收集；关心和评价特殊人群的健康，开展健康风险评估和健康评价；改善和促进特殊人群的健康，开展健康危险干预和健康促进。

第五节　健康服务宏观管理

2016 年 8 月 26 日,中共中央政治局召开会议审议了"健康中国 2030"规划纲要,正式将"健康中国"建设上升为国家战略。党的十九大报告指出,人民健康是民族昌盛和国家富强的重要标志,要完善国民健康政策,为人民群众提供全方位的健康服务。健康中国建设,需要健康服务与管理的学生掌握一定的宏观管理知识与基本技能。

一、健康营销

营销分为战略营销与战术营销。战略营销是基于现有市场形势在分析当前最佳市场机会的基础上提出目标市场和价值建议,制定最广泛意义上的营销目标和战略;战术营销是指企业在实施特定的营销战略时所明确的短期行动和实施细则,它使得战略营销规划得以展开并变得可操作化。健康营销,主要是指通过分析目标消费群体健康状况,以顾问式的健康服务,最大限度地向目标消费者提供并满足消费者在健康产品和健康服务两方面的健康需求。

(一)健康营销内容的基本分类

健康营销的内容可以按照大健康业态进行区分,分为健康管理、医疗医药、康复智能、养老养生等四个维度。

1. 健康管理　健康管理是建立在"以人为本"理念基础上的营销服务,也可以说是对民众一般营销服务的"升级版"。健康管理由健康检测与监测、健康评估与指导、健康干预与维护三个大的基本服务模块构成,并在一个信息平台上运行,通过不断的跟踪服务进行营销。

2. 医疗医药行业　医疗医药行业是大健康业态的重要维度之一,也是我国国民经济的重要组成部分。其主要门类包括化学原料药及制剂、中药材、生物制品、生化药品、医疗器械、药用包装材料及医药商业。目前市场空间巨大,营销潜力值得开发。

3. 康复智能产业　康复智能产业正逐渐成为名副其实的朝阳产业。从国家助推到创新发力,近年来中国康复辅助器具产业发展迅速,并在可穿戴设备、康复机器人等领域涌现出不少领军企业。面对人口老龄化以及持续增加的康复服务需求,康复智能正迎来发展良机,健康营销可从康复智能扩展应用,为解决患者的康复问题贡献力量。

4. 养老养生　养老养生已成为民众关注的焦点,以人类生命周期为例,健康营销就是紧紧围绕着人们的期望核心,让人们"生得优、活得长、不得病、少得病、病得晚、走得安",养老养生已经成为我们目前正在蓬勃发展的一项新兴产业。

(二)健康营销的战略

1. 进入市场——填补战略与创新战略

(1)填补战略:即企业将自己的产品及服务定位在目标市场目前的空缺部分。市场的空缺部分指的是市场上尚未被竞争者发觉或占领的那部分需求空档。采用填补策略进行健康营销,一定程度上可避开激烈的市场竞争,获得进入某一市场的先机,先入为主地建立对自己有利的市场地位。当老一代产品进入衰退期而新一代产品尚未投入市场时,容易出现市场空档。比如考虑到我国人口和消费的巨大基数,医疗服务市场、养生养老市场等都有广阔的提升空间。

(2)创新战略:是以产品的创新以及产品生命周期的缩短为导向的一种竞争战略。企业在营销过程中,依据多变的环境,积极主动地在经营战略、技术、产品、服务方面不断进行创新,从而在激烈竞争中保持独特优势。创新也是国内健康产业发展的长期趋势,但短期内创新还不会为大部分企业贡献明显业绩,可结合实际情况在原有市场上挖掘潜在需求,通过增加健康产品的新功能、新用途来进入市场,也可通过营销服务模式的创新使之成为健康营销的突破口。

2. 占领市场——特色战略与取代战略

（1）特色战略：健康产业的相关企业要在市场站稳脚跟，就必须另辟蹊径，形成自己的特色，能够应对来自各方面的竞争。特色战略就是指在目前市场具有同类竞争产品的情形下，根据市场需求和消费者特点，进行有效创新，走出一条"人有我特"的发展战略，从而达成战胜其他同类产品的目标。

（2）取代战略：就是指将竞争对手赶出原来的位置，自己取而代之。这是一种竞争性最强的营销竞争策略。如果采用此种营销方式占领市场，企业应该具备以下三个条件：一是自身产品在质量、功能等其他方面明显优于现有健康市场产品；二是企业能够凭借强有力的营销力量使消费者认同这些优越之处；三是企业有足够实力及资源来支持这种较量。

3. 保存市场——回避战略与并存战略

（1）回避战略：它是一种由于中小企业自身实力所限，它们为了维持生存或转移竞争者的注意力以达到保存实力、谋求长远发展的一种营销战略。两个或更多的中小健康企业可以采取联合营销方式在技术、资金、人才等要素上相互渗透，实现共同目标；也可在保存各自一定市场份额基础上，集中精力在较小规模的领域内取得优势进而转移目标市场，达到避免在竞争中两败俱伤的后果。

（2）并存战略：它是指企业将自己的产品定位在现有竞争者的产品附近，力争与竞争者服务于相近的顾客群，但并不是要取代竞争对手。采取此类营销模式的健康企业应当认识到，其产品在各个方面能与竞争产品媲美，同时有又自己的品牌特色，这样才能拥有自己的顾客，保存市场份额。

4. 离开市场——撤退战略 撤退战略是当消费者爱好发生转移、竞争者大量涌入、产品创新收效甚微和企业处于停滞阶段时，应有所准备地离开市场，从无法获利或正在衰退的产业中全身而退，从而保证企业主力能投入到核心或优势产业中。在中国传统医学发展过程中诞生了许多"老字号"，如同仁堂、九芝堂、云南白药、何济公、王老吉、潘高寿等，在时代不断变迁、经济飞速发展的过程中，调整原有产业结构和营销模式，退出传统市场，将触角逐渐深入到疾病预防、护肤美容等"大健康"领域，使传统中药与现代生活完美结合，在医疗卫生、营养保健、健身休闲、健康管理等与人类健康紧密相关的生产和服务领域有所建树。

二、健康产业规划

所谓产业规划是指综合运用各种理论分析工具，从当地实际状况出发，充分考虑国际国内及区域经济发展态势，对当地产业发展的定位、产业体系、产业结构、产业链、空间布局、经济社会环境影响、实施方案等做出一年以上的科学计划。健康产业规划将通过市场分析、品牌策划、项目运营、产业布局、战略规划等方面展开。

（一）市场分析

在进行市场分析时，我们一般使用 SWOT 的分析方法从健康产业的发展优势、劣势、机会和威胁等四个方面进行。

1. 健康产业发展优势 健康产业是近年来崛起并被称为财富第五波的新兴产业。从经济方面来看，作为全球最大的产业之一，全球健康年支出总额占世界国内生产总值（GWP）总额的 1/10 左右，2020 年健康产业全球总产值将达到 13.393 万亿美元，是全球经济发展的新引擎。从政治角度考虑，中国政府高度重视维护人民健康并在深化改革、推进基本医疗和公共卫生服务均等化方面取得了重要进展。从技术方面而言，科技发展促进健康产业升级。生物科技的重大突破为健康产业提供持续发展动力，信息技术与健康产业的结合也是备受瞩目的新趋势。此外，其他领域的科技进步也对未来健康产业的发展提供新的方向。

2. 健康产业发展劣势 我国大健康产业低水平的重复生产十分严重，特别是研发和技术创新不足。商业模式比较单一和落后，势必成为制约发展的桎梏，产业发展必须闯出创新商业模式。产业法规不完善、市场秩序混乱、假冒伪劣产品横行、标准和信息滞后等，造成了消费者的"信任危机"。健康理念还相对滞后，各级政府仍将治病为中心的医疗工作放在首要位置，"重疾病救治，轻预防和康复"的现象仍较普遍；人们对预防和康复的重要性认识不足，从事预防和康复的工作人员社会地位不够高，预防为主的工作方针有待进一步落实，健康康复设施较缺乏。

3. 健康产业发展机遇　在我国发展健康产业面临着诸多的良好机遇，包括居民生活水平的提升、健康服务投入的逐年提升、居民健康素养和健康环境的改变等。如在健康教育和相关政策推动下，我国居民的健康意识和卫生文明素质明显提升，健康生活方式日益普及。2017年中国居民健康素养监测结果显示，2017年中国居民健康素养水平为14.18%，较2016年的11.58%增长2.6个百分点，呈持续上升态势。主要健康指标也得到了显著改善。从1990年至2017年，我国居民人均预期寿命由68.6岁提高到76.7岁，在发展中国家位于前列。婴儿死亡率从50.2‰下降到6.8‰，孕产妇死亡率从80/10万下降到19.6/10万，我国居民主要健康指标总体上优于中高收入国家平均水平。

4. 健康产业面临的威胁　健康产业的发展也面临着诸多威胁，严重制约着健康产业的健康、快速和有序发展。主要包括老龄化进程加速，卫生健康服务供不应求；医疗卫生服务体系结构倒置，资源配置失衡；健康预防和康复体系尚未建立；医疗保险、医疗卫生、医药供应体制改革滞后以及环境污染问题等都成为健康产业发展瓶颈。如我国地下水质量堪忧，据生态环境部发布的《2017中国生态环境状况公报》显示，原国土资源部对全国31个省区市223个地市级行政区的5 100个监测点（其中国家级监测点1 000个）开展了地下水水质监测。评价结果显示，水质为优良级、良好级、较好级、较差级和极差级的监测点分别占8.8%、23.1%、1.5%、51.8%和14.8%。主要超标指标为总硬度、锰、铁、溶解性总固体、"三氮"、硫酸盐、氟化物、氯化物等，个别监测点存在砷、六价铬、铅、汞等重（类）金属超标现象。

（二）品牌策划

品牌是给拥有者带来溢价、产生增值的一种无形的资产，其载体是用以和其他竞争者的产品或劳务相区分的名称、术语、象征、或者设计及其组合。品牌策划（brand planning）是指使企业形象和产品品牌在消费者脑海中形成一种个性化的区隔，并使消费者与企业品牌和产品品牌之间形成统一的价值观，从而建立起自己的品牌声浪。简单来说，能够做到口口相传的牌子才称得上品牌。

企业的竞争即是品牌的竞争。健康管理者如何给自己出招以完善品牌建设，在激烈的品牌竞争中制胜，这就需要对企业制定有效的品牌建设战略，以及有效的执行。一般来说，健康产业品牌建设需要遵循以下四个基本原则：一是立足长远，服从国家健康大政方针政策；二是立足高效，优化组织形态，创新合作模式；三是立足签约，开展多层次多样化服务；四是立足分级，助力基层首诊，做好双向转诊康复指导。

（三）项目运营

健康产业关乎民生幸福与社会和谐，具有广阔的应用前景，巨大的市场潜力，非凡的幸福价值。推动健康项目运营、培育壮大健康产业是加快培育新的经济增长点、转变经济发展方式的重要途径。以健康产业四大维度中的医疗医药产业为例，中国医药工业信息中心于2018年11月在"2018年（第十一届）中国医药战略大会"上推出2018《中国健康产业蓝皮书》，从医药工业、医药市场、医疗器械市场和医疗服务市场四个主要板块开展项目运营。

1. 医药工业　近年来我国医药工业总产值保持高速增长，中国已经成为全球最大的新兴医药市场。医药工业方面应协调推进多元化办医，创新医疗卫生服务供给模式，加强医疗卫生服务能力建设，建立信息共享互联互通机制，提高服务水平。

2. 医药市场　从医药市场来看，规模稳步增长，增速略有回升。加快推进绿色医药与健康农业发展,种植中草药及农副产品,开发观光农业、创意农业、教育农业和体验农业等。大力发展医药商业和流通行业,构建现代医药物流和零售网络,打造具有实力、竞争力的医药物流产业。

3. 医疗器械市场　人口老龄化、健康产业快速发展背景下,医疗器械在不断渗透。引进发展医疗器械产品,围绕预防、诊断、治疗、康复和保健市场的需求,以需求侧示范应用拉动消费需求,不断促进医药行业需求的稳定增长和健康企业创新能力提升。

4. 医疗服务市场　加强养老机构建设,完善医疗卫生与养老服务合作机制,提高公办养老机构服务质量。鼓励和支持社会资本举办各类养老机构,引导非公立医疗机构和社会养老机构向高水平、规模化、规范化方向发展。

同时,还可以不断开拓健康旅游市场,因地制宜,利用区域环境优势积极开发养生旅游、康复疗养等健康旅游产品和服务。推动体育与健身、休闲、医疗融合发展,转变健康产业投入方式,将体育健身作为重要增长点,积极引导公众转变健康消费理念,使传统事后医疗投入转变为事前健身投入和事后医疗投入相结合,促进健康产业社会化、产业化发展。

（四）产业布局

健康产业是指以医疗卫生和生物技术、生命科学为基础,以维护、改善和促进人民群众健康为目的,为社会公众提供与健康直接或密切相关的产品（货物和服务）的生产活动集合。

为贯彻落实党中央国务院关于发展健康产业的重大部署和《"健康中国2030"规划纲要》等有关健康产业发展要求,根据健康产业概念、范围及统计分类编制原则,满足新形势对健康产业发展的需求,国家统计局同国家发展改革委、国家卫生健康委共同研制《健康产业统计分类（2019）》。如图11-2所示,本分类将健康产业划分为13个大类、58个中类、92个小类。

因此,健康产业布局应以国家有关文件为指导,确定健康产业的基本范围。以《国民经济行业分类》为基础,以国际标准为参考,结合《健康服务业分类（试行）》的主体内容,结合我国健康产业发展政策要求和健康产业发展的新业态新模式,补充健康产业所涉及第一产业、第二产业内容,丰富调整健康服务业内容。在充分考虑我国健康产业特点和实际发展状况的基础上,逐步完善我国健康产业布局。

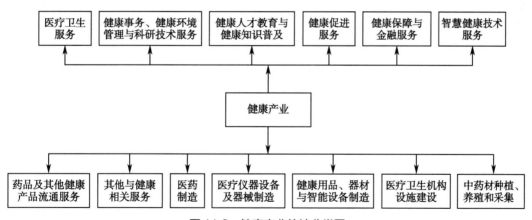

图11-2　健康产业统计分类图

（五）战略规划

1. 健康旅游战略　生态就是资源,生态就是生产力。筑牢绿色发展理念,推进生态旅游发展。要抢抓绿色发展机遇,将资源优势转化为经济优势,合理开发利用旅游资源,科学论证严谨规划,让利绿色发展,生态发展,做好绿色生态旅游文章,实现经济效益、生态效益、社会效益的有机统一,逐步形成勤俭节约、节能环保、绿色低碳、文明健康的发展理念。

2. 健康食品战略　民以食为天,转型发展,民生为要。全面实施生态农业战略,强化机制创新和科技创新,加强绿色食品基地和市场建设,大力开发绿色农产品品牌,推动绿色食品产业的发展,打造健康品牌形象,提升健康食品加工产业链的发展。

3. 健康智慧工程战略   加快智慧制造与智能办公系统的转型升级步伐,推进智慧医疗、家庭智能医生发展步伐。利用物联网、云计算、大数据、智能硬件等新一代信息技术产品,能够实现个人、家庭、社区、机构与健康服务与管理资源的有效对接和优化配置,推动健康管理服务智慧升级,提升健康管理服务质量效率水平。为加快智慧健康产业发展,培育新产业、新业态、新模式,促进信息消费增长,推动信息技术产业转型升级。

4. 健康人才激励战略   健康产业的发展,人才的作用是关键。目前我国拥有的健康管理人才远不能满足社会需求。加快培养健康管理专业人才是当前发展健康管理服务行业的重中之重。依靠好政策、搭建好平台留住人才是人才培养与人才激励战略的第一步;依靠好政策、搭建更高平台是引进"高端"人才的第二步;制定更加灵活的人才政策,依靠自身教育资源、重视教育投入、引入民间资本,大力发展职业教育,加快应用型人才培养、改善人才的匮乏是第三步。

三、健康政策发展

健康中国 2030 规划纲要,是国家为提高全民健康水平做出的政策安排,作为健康服务与管理专业学生及相关从业人员,不仅要学习各项健康政策,同时还要提升在政策分析、政策制定、政策执行和政策评估等方面的基本技能。

（一）健康政策分析

1. 问题界定   当今社会,工业化、城镇化、人口老龄化、疾病谱变化、生态环境及生活方式变化等,给维护和促进健康带来一系列新的挑战,健康服务供给总体不足与需求不断增长之间的矛盾也较为突出,健康领域发展与经济社会发展的协调性有待增强,这些问题已经影响到人们正常生活并导致了各种各样的社会问题,引起社会广泛的关注。对于引起社会广泛关注且与健康领域有关的公共问题,能否上升为公共政策,作为健康管理者就需要对此进行科学界定。公共问题的分析、界定是公共政策的起点,具体包括公共政策问题概念,公共政策问题的发现、提出与确认,公共问题分析与公共政策议程。

2. 目标确立   健康政策的目标是决策者希望通过决策实施所达到的状态,或者通过采取某项行动方案所要达到的期望效果。一般来说,进行健康政策的目标确立应遵循以下原则:一是明确性。政策目标必须具体明确,有的放矢。二是系统性。政策目标必须系统化。三是灵活性。政策目标必须灵活可调,不能出现无法变通的现象。四是可行性。政策目标必须切实可行,立足现实、量力而行,特别是要符合国家健康发展规划和发展战略。例如,国务院办公厅于 2015年印发了《中医药健康服务发展规划（2015—2020 年）》、2016 年印发了《中医药发展战略规划纲要（2016—2030）》、2016 年 12 月 25 日表决通过我国首部《中华人民共和国中医药法》,这些法律法规和规划对当前和今后一个时期我国的中医药健康服务发展进行了全面部署,也为我们确立健康管理相应领域的发展目标指明了方向。

（二）健康政策制定

健康政策制定就是针对健康领域的公共问题,依据决策目标,设计并制定实现目标的各种可能性方案的过程。健康政策的制定要从不同角度、多种途径出发,尽量大胆提出多种多样的方案设想。主要包括两方面:一是为实现既定的决策目标,大致可提出多少个决策方案。二是将各种方案的轮廓,如行动原则、指导方针、发展阶段等大致勾画出来。三是对备选方案的筛选和淘汰。这一阶段的主要工作是在重新进行决策目标分析的基础上,通过对可能性方案与目标的比较来去掉那些偏离决策目标的方案。头脑风暴法、对演法、综摄法等是常用的基本方法。

（三）健康政策执行

健康政策的执行直接决定着健康政策目标能否实现以及实现的程度,政策的执行也是修正、补充和改进政策的重要途径。健康政策执行过程包括政策宣传、政策分解、物质准备、组织准备、政策实验以及全面实施等多个环节，上述诸环节构成健康政策执行的功能活动过程。其中，健康政策的全面实施是政策实施过程中操作性、程序性最强，涉及面最具体、最广泛的一个环节。但只有每项功能活动都做好了，政策执行才能顺利进行，政策方案才能取得预期效果。

（四）健康政策评估

健康政策更多是面向未来的，其实施过程是不可逆转的，所产生的效果既可能符合人们的主观愿望，也可能背离愿望。这就要求政策系统必须做好评估，对未来的政策环境情景及对象的变化要有所把握。通过评估，帮助决策者认识和控制未来的不确定性，把对未来变化的无知减少到最低限度。健康政策评估的基本步骤一般是收集资料、确定方法、计算和分析、评审结果。常常采用的方法有德尔菲法、会议法、时间序列法、回归分析法以及趋势外推法等。

习近平总书记在全国卫生与健康大会上指出：没有全民健康，就没有全面小康。人民健康是社会文明进步的基础。拥有健康的人民意味着拥有更强大的综合国力和可持续发展能力。业兴于才，才以业立。健康管理人才在健康中国建设进程中发挥着关键作用，新形势下，加强健康管理人才宏观管理技能，创新健康管理服务机制与流程，拓展人才培养路径，提高人才培养质量，可以更好地满足国家和社会对健康服务与管理人才的需求，共同建设一个更加健康的中国。

（许才明　黄立坤　司建平）

 思考题

1. 常见的健康管理文案有哪些，试列举其中的两种加以分析。
2. 如何消除演讲时的紧张？
3. 目前，我国已进入老龄社会，2019年我国65岁及以上老年人已经达到1.76亿，请结合实际谈谈如何针对老年人群的特点进行健康服务与管理沟通。
4. 请列举当前社会关注的一个健康产业，谈谈你对该产业如何作出科学的发展规划。
5. 请列举一项健康产品，谈谈如何对该产品进行有效营销。
6. 作为一名健康管理人员，可以从哪些方面参与政府的健康管理决策？

推 荐 阅 读

[1] 王陇德. 健康管理师基础知识. 北京：人民卫生出版社，2019.

[2] 王玉龙. 康复功能评定学. 3 版. 北京：人民卫生出版社，2019.

[3] 谢海德. 公文写作：从入门到精通. 北京：北京大学出版社，2019.

[4] 万学红，卢雪峰. 诊断学. 9 版. 北京：人民卫生出版社，2018.

[5] Perry J P, Burnfield J M. 姜淑云，主译. 步态分析：正常和病理功能. 2 版. 上海：上海科技出版社，2017.

[6] Whetten D A, Cameron K S. 庄孟升，等译. 管理技能开发. 9 版. 北京：清华大学出版社，2016.

[7] 中国红十字会总会. 常见急症与避险逃生. 北京：人民卫生出版社，2015.

[8] 郭清. 健康管理学. 北京：人民卫生出版社，2015.

[9] 万崇华. 中华医学统计百科全书：健康测量分册. 北京：中国统计出版社，2013.

[10] 毛哲编. 家庭健康管理通俗读本. 天津：天津科学技术出版社，2011.

中英文名词对照索引

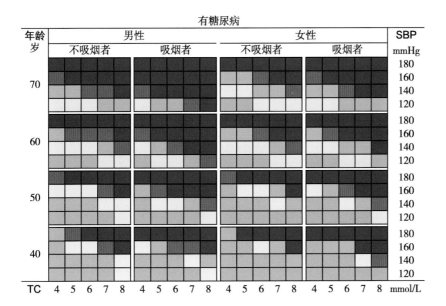

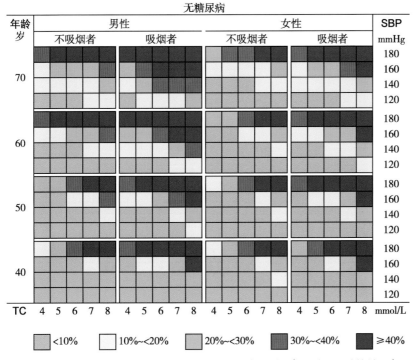

| | <10% | | 10%~<20% | | 20%~<30% | | 30%~<40% | | ≥40% |

彩图 5-1　西太平洋 B 亚区域 WHO/ISH 风险预测图（可测胆固醇的地区）

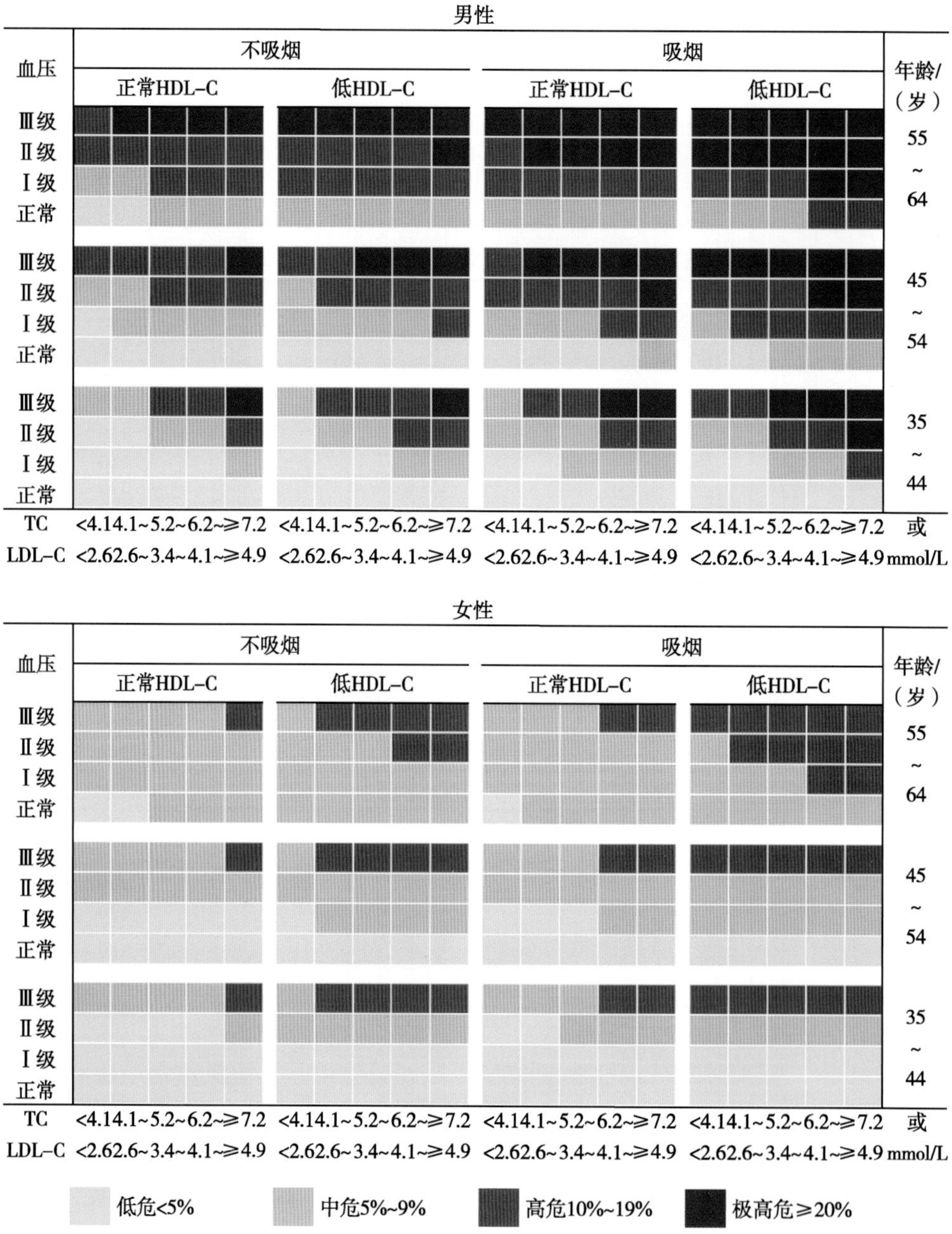

男性

血压	不吸烟								吸烟								年龄/（岁）
	正常HDL-C				低HDL-C				正常HDL-C				低HDL-C				

TC < 4.1 4.1~ 5.2~ 6.2~ ≥ 7.2 < 4.1 4.1~ 5.2~ 6.2~ ≥ 7.2 < 4.1 4.1~ 5.2~ 6.2~ ≥ 7.2 < 4.1 4.1~ 5.2~ 6.2~ ≥ 7.2 或
LDL-C < 2.6 2.6~ 3.4~ 4.1~ ≥ 4.9 < 2.6 2.6~ 3.4~ 4.1~ ≥ 4.9 < 2.6 2.6~ 3.4~ 4.1~ ≥ 4.9 < 2.6 2.6~ 3.4~ 4.1~ ≥ 4.9 mmol/L

女性

血压	不吸烟								吸烟								年龄/（岁）
	正常HDL-C				低HDL-C				正常HDL-C				低HDL-C				

TC < 4.1 4.1~ 5.2~ 6.2~ ≥ 7.2 < 4.1 4.1~ 5.2~ 6.2~ ≥ 7.2 < 4.1 4.1~ 5.2~ 6.2~ ≥ 7.2 < 4.1 4.1~ 5.2~ 6.2~ ≥ 7.2 或
LDL-C < 2.6 2.6~ 3.4~ 4.1~ ≥ 4.9 < 2.6 2.6~ 3.4~ 4.1~ ≥ 4.9 < 2.6 2.6~ 3.4~ 4.1~ ≥ 4.9 < 2.6 2.6~ 3.4~ 4.1~ ≥ 4.9 mmol/L

低危<5%　　中危5%~9%　　高危10%~19%　　极高危≥20%

彩图 5-2　ASCVD 危险分层

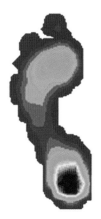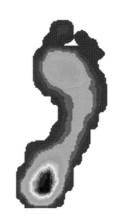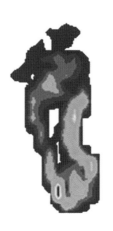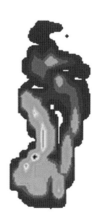

彩图 7-2　穿矫形鞋垫前(左),后(右)的足底压力比较

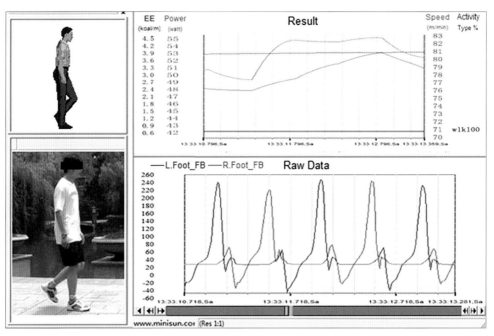

彩图 7-5　佩戴运动分析仪进行测量步态,活动类型,能量消耗等

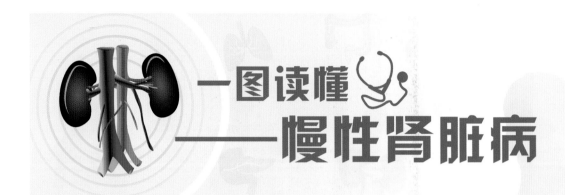

肾脏是一个24小时工作的"清洁工厂"。外形像蚕豆，左右两个分布在腰部脊柱两侧。

大多数人在患病之前可能不知道肾脏对维持健康和生命的重要性。

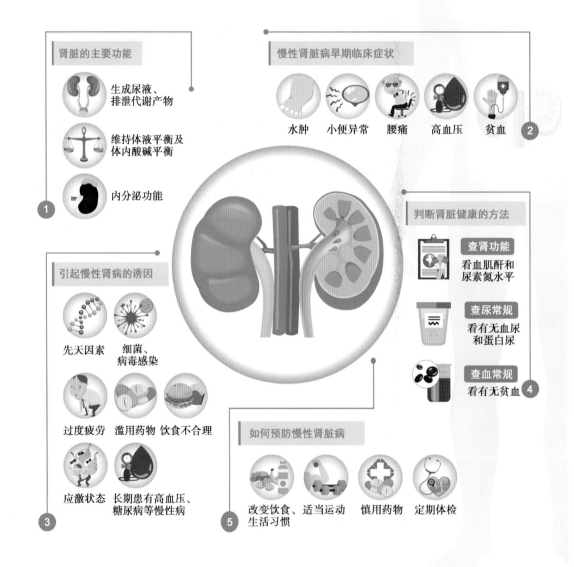

彩图 11-1　一图读懂慢性肾脏病